中文翻译版

肿瘤液体活检

Tumor Liquid Biopsies

〔法〕F. 沙夫纳（Florence Schaffner）
〔法〕J. L. 墨林（Jean-Louis Merlin）　主编
〔德〕N. 布诺夫（Nikolas von Bubnoff）
刘　毅　译

科学出版社
北　京

图字：01-2021-0432 号

内 容 简 介

液体活检是指采用体液标本而开展的分子诊断，其中尤以血液标本应用最为广泛，能够更好地反映肿瘤的时空异质性，指导患者的个体化治疗。近年来，随着相应检测技术的不断优化和改进，液体活检已经逐渐开始从实验室走向常规应用，为临床诊疗工作带来了长足的进步。本书从CTC、ctDNA、ctRNA 与外泌体以及生物信息学四个方面对液体活检的最新进展做了系统介绍，涉及的内容包括液体活检相关材料的形成机制和生物学特征、对应检测技术的原理及其应用过程中的注意事项、临床应用的现有证据及未来的前景和展望等。

本书可以作为肿瘤相关科室的医生及实验室工作人员的推荐读物，同时也适合从事肿瘤相关药物及诊断试剂研发、生产与销售等工作的企业人员阅读和使用。

图书在版编目（CIP）数据

肿瘤液体活检 /（法）F. 沙夫纳（Florence Schaffner），（法）J. L. 墨林（Jean-Louis Merlin），（德）N. 布诺夫（Nikolas von Bubnoff）主编；刘毅译. —北京：科学出版社，2022.6

书名原文：Tumor Liquid Biopsies

ISBN 978-7-03-072377-2

Ⅰ. ①肿… Ⅱ. ①F… ②J… ③N… ④刘… Ⅲ. ①肿瘤–活体组织检查 Ⅳ. ①R730.4

中国版本图书馆 CIP 数据核字（2022）第 091205 号

责任编辑：丁慧颖 / 责任校对：张小霞

责任印制：赵 博 / 封面设计：吴朝洪

科学出版社 出版
北京东黄城根北街 16 号
邮政编码: 100717
http://www.sciencep.com
北京中科印刷有限公司 印刷
科学出版社发行 各地新华书店经销
*
2022 年 6 月第 一 版 开本：720×1000 1/16
2024 年 1 月第二次印刷 印张：22 1/4
字数：445 000
定价：158.00 元
（如有印装质量问题，我社负责调换）

中译本序一

恶性肿瘤是我国死亡率最高的疾病，每年新发现的各类肿瘤患者数量高达四百多万，严重影响国民的身体健康。肿瘤的病因非常复杂，个体之间的差异显著，而且随着治疗的进行，患者的病情还会发生动态的变化，这为肿瘤的防治带来了极大的挑战。清晰了解患者的个体化特征是开展有效治疗的必要前提，分子靶向治疗和免疫治疗领域近年来在患者生存和生活质量方面所取得的巨大进步反复证实了这一点。相比于传统的组织活检，液体活检更容易执行，能够实时动态地反映患者整体而非局部的特征信息，在早期筛查、预后判断、疗效预测、微小残留病灶监测以及克隆进化分析等方面都具有重要的临床应用价值，是受到广泛关注的肿瘤研究热点。

肿瘤液体活检近年来的飞速发展也是转化医学研究实践的经典案例：临床医生首先提出具体需求，进而由实验室来研发和优化解决方案，然后通过双方共同的努力将其反馈于临床，整个过程动态往复，不断解决临床的实际问题，最终让患者从中受益。在转化医学研究中，临床医生具有极大兴趣并且能够深度参与，而实验室也可以做到有的放矢，让自己的工作更有意义。在解放军总医院近期的学部制改革之中，一个重要的举措就是在每个学部内部都配备了研究所，目的就是要加强临床和实验室之间的交流和协作，这是促进医学认识进步和提高临床诊疗水平的必要途径。对于病因复杂和异质性明显的恶性肿瘤来说，临床和实验室之间的这种交流和协作尤为重要。

来自解放军总医院肿瘤医学部研究所的刘毅副研究员多年来一直与临床密切配合开展液体活检的转化研究，在循环肿瘤细胞（circulating tumor cell，CTC）、循环肿瘤 DNA（circulating tumor DNA，ctDNA）与外泌体等领域开展了多项实践，并且通过中国临床肿瘤学会和中国抗癌协会等专业平台的学术交流促进了液体活检的推广和普及。这些前期工作经历促使《肿瘤液体活检》一书的翻译得以顺利完成，该书汇集了关于液体活检的最新国际进展，相信对于基本概念的理清、方法学的优化、结果的解读以及应用的落地都将具有积极的推动作用，最终将有助于更好地实现肿瘤患者的个体化治疗。

祝贺该书顺利出版！希望更多同行能够读到该书并从中获益！

胡　毅

解放军总医院肿瘤医学部主任

2022 年 5 月于北京

中译本序二

液体活检是近年来受到广泛关注的肿瘤研究领域，常用的材料包括CTC、ctDNA 以及细胞外囊泡（extracellular vesicles，EV）等。这些材料各具优势，能够从不同的侧面反映肿瘤的特征，是了解肿瘤发生、发展机制的重要窗口。同时，液体活检还是指导患者个体化治疗的有效手段，具有微创、便捷、实时、动态等诸多优势，能够为传统的组织活检提供借鉴和补充，使患者的治疗更为精准。

我们研究团队在液体活检领域已经做了很多卓有成效的工作，例如 2009 年启动的 CBCSG 004 随机对照临床研究首次在中国乳腺癌患者人群之中证实了 CTC 数目与预后的相关性，推动了 CellSearch®系统在我国的获批上市。后期我们通过 CTC 分型与患者靶向治疗的相关性研究、新型检测平台的验证和测试、"中国 CTC 研究进展高峰论坛"的举办以及中国临床肿瘤学会乳腺癌临床治疗指南的修订，促进了 CTC 临床应用的推广。此外，我们近期发表的研究论文显示，EV 中的蛋白可以有效区分转移性和非转移性乳腺癌并且能够准确地监测转移性乳腺癌患者的疗效，是患者生存的独立预后因子。这些研究实践使我们越来越清楚地认识到，液体活检领域的进步离不开基础研究对肿瘤生物学特性的深入了解，也离不开敏感、稳定和高通量检测技术的不断进步。为了保证这个领域的良性发展，有必要对现有的成功经验进行及时的归纳总结，形成切实可行的操作规范和行业标准，同时也需要为未来的探索指出明确的发展方向。

在此背景之下，非常高兴得知我部刘毅副研究员翻译的《肿瘤液体活检》一书即将出版，该书系统翔实地介绍了肿瘤液体活检的前沿理念、工具手段、注意事项以及未来前景，对于学科发展和患者诊疗来说都有非常积极的意义。相信每一位对肿瘤液体活检有兴趣的同行在阅读该书时，都会像我一样收获良多。

感谢刘毅副研究员在该书翻译过程中的辛苦付出！也希望通过该书能够汇集更多志同道合的研究者和临床医生，一起推动肿瘤液体活检在中国推广普及的进程，最终造福患者。

江泽飞
解放军总医院肿瘤医学部主任医师、教授
中国临床肿瘤学会（CSCO）副理事长兼秘书长
2022 年 5 月于北京

译者前言

患者个体之间及同一个体内部存在的时空异质性，是导致恶性肿瘤复发转移和耐药的重要原因。因此，通过适当的分子诊断技术分析患者的异质性，是认识肿瘤并进行精准个体化治疗的必要手段。肿瘤组织无疑是异质性分析的最佳选择，然而并不是所有的患者都能提供满足相关要求的组织标本，尤其是因为组织取样是一个有创的过程，在患者病情的进展过程之中很难进行实时动态的取样。此外，用于分子诊断的部分肿瘤组织可能也无法反映肿瘤患者身体状况的全貌，从而影响正确治疗决策的制订。为了克服组织标本的上述不足，“液体活检”（liquid biopsy）的概念应运而生并迅速成为肿瘤基础、临床及转化研究领域的热点之一。

所谓肿瘤液体活检，是指采用血液、脑脊液、胸腔积液、腹腔积液、尿液、唾液等体液标本开展的分子诊断，其中尤以血液标本应用最为广泛。在这些体液标本之中，有很多来自肿瘤的物质，包括循环肿瘤细胞（circulating tumor cell，CTC）、循环肿瘤 DNA（circulating tumor DNA，ctDNA）及循环肿瘤 RNA（circulating tumor RNA，ctRNA）与外泌体（exosome）等。它们携带治疗前和治疗后肿瘤特征的关键信息，是开展液体活检主要的材料来源。相比于组织标本，液体标本的获取更加容易，对患者的创伤不大，而且其中肿瘤来源的物质相对均一，因此能够更好地反映患者肿瘤的时空异质性。近年来，随着相应检测技术的不断优化，液体活检已经逐渐开始从实验室走向临床常规应用，为认识肿瘤发生、发展机制及改善患者治疗带来了长足的进步。

本书从 CTC、ctDNA、ctRNA 与外泌体及生物信息学这 4 个方面，系统介绍了液体活检的最新进展。涉及的内容包括液体活检相关材料的形成机制及生物学特征、对应检测技术的原理及其应用过程中的注意事项、临床应用的现有证据及未来的前景和展望等，对于从事肿瘤诊疗领域工作的研究人员、临床医生和技术研发人员都具有重要的参考价值。为促进我国肿瘤液体活检领域的发展，特将此书翻译为中文，以飨读者。

本书的翻译得到了单位领导、业内专家、团队同事及亲朋好友的大力支持，在此深表感谢！由于时间仓促，书中不足和疏漏之处在所难免，恳请各位读者朋友不吝赐教，以便再版时能够予以修正。

刘　毅

解放军总医院肿瘤医学部研究所副研究员

2022年5月于北京

目　录

第1篇　循环肿瘤细胞（CTC）

第2篇　循环肿瘤 DNA（ctDNA）

第3篇　循环肿瘤 RNA（ctRNA）与外泌体

第4篇　生物信息学

第 1 篇

循环肿瘤细胞（CTC）

第1章

肿瘤细胞释放到循环系统中的病理生理学和循环肿瘤细胞的特征

Tilman Todenhöfer，Klaus Pantel，Arnulf Stenzl，Stefan Werner

传统的转移进展模型假设形成远处转移的能力是由原发肿瘤中细胞的随机突变所驱动的。在克隆性扩增及在第二转移部位被选择之前，这些突变一直很少见（Fidler & Kripke，1977）。然而新的模型提出，转移是原发肿瘤发展的一种延伸，并不是一个具有特征性突变决定因素的独特步骤（Vanharanta & Massague，2013）。原发肿瘤内部的克隆异质性依然是选择转移性肿瘤细胞的一个来源，来自于原发及第二转移部位的循环肿瘤细胞（circulating tumor cell，CTC）自身会携带与肿瘤进展和癌症治疗相关的分子特征的重要信息。因此，在癌症患者的血液中分析 CTC 的液体活检概念具有非常重要的价值，因为这些细胞是在转移的形成中具有生物学功能的生物标志物，对其进行分析将有可能揭示癌症进展和癌症治疗相关的关键机制（Alix-Panabieres & Pantel，2016）。转移的形成是一个生物级联过程，在不同的癌症类型之间具有高度的动态和动力学差异。这个转移级联过程由几个随机事件组成，包括活化细胞的迁移、局部侵袭、肿瘤细胞内渗进入血管、散播、在第二转移部位和原发部位被捕获、外渗到远端部位、定殖、植入远端部位，最终形成临床可检测到的转移（Vanharanta & Massague，2013）。在多数情况下，上皮间质转化（epithelial-mesenchymal transition，EMT）被认为是肿瘤细胞释放入血流并在其中散播的重要步骤。此外，具有干细胞样特征的肿瘤细胞也被认为是肿瘤进展和远端部位定殖的重要推动力。由于 EMT 和干细胞特征都被认为是与转移进展相关，研究人员提出了 CTC 分析的各种标志物用于评价这些特征（Werner et al.，2017）。CTC 的相应特征不仅有助于对晚期肿瘤分子改变的认识，也有助于对转移风险的预测

T. Todenhöfer，A. Stenzl

Department of Urology，Eberhard-Karls-University，Tuebingen，Germany

K. Pantel*，S. Werner

Department of Tumor Biology，University Medical Center Hamburg-Eppendorf，Hamburg，Germany

* e-mail：pantel@uke.de

（Alix-Panabieres & Pantel，2016）。

1.1 上皮间质转化在肿瘤细胞释放中的作用

应用临床前模型的不同研究均显示，EMT 是实体瘤发展过程中的一个核心步骤（De Craene & Berx，2013）。肿瘤细胞从原发灶的散播包括细胞侵袭进入血管并且需要细胞分化表型的改变，如能动性增强和细胞骨架的改变（Thiery，2002）。这些改变使得肿瘤细胞能够侵入小的血管壁并进入血液循环。这一过程是肿瘤细胞散播和转移进程的第一步，也是必不可少的步骤（Joosse et al.，2015；Schilling et al.，2012）。一旦肿瘤细胞进入血流之中，它们就能够移动到远端的器官，如骨髓（Mohme et al.，2017；Todenhofer et al.，2015）。在远端部位渗出血管之后，肿瘤细胞可以直接形成转移灶，或者转换为一种被称为“肿瘤细胞休眠”的潜伏状态，这被认为是延时转移增殖的基础（Uhr & Pantel，2011）。但是，肿瘤细胞休眠和转移形成的内在分子机制目前并未被充分阐明，仍处在有待深入研究之中。然而，在这个关键点上采取治疗干预将会有巨大的潜力，可以用于抑制肿瘤细胞的进展并且更为有效地治疗患者（Uhr & Pantel，2011）。在肿瘤细胞起始散播时，研究人员已经证明了一些环境因素及几种相关蛋白显著促进了原发实体肿瘤中细胞的 EMT。这些环境因素包含生理应力和机械应力，如缺氧和辐射（Cannito et al.，2008）。在缺氧条件下，肿瘤细胞上调转录因子如缺氧诱导因子 1α（hypoxia-inducible factor 1 alpha，HIF1α），这是细胞应对低氧水平的一种重要蛋白（Ye et al.，2016）。HIF1α 可上调各种基因的表达，包括涉及 EMT 的基因，如 N-钙黏蛋白和波形蛋白的基因。研究推测，缺氧诱发 EMT 从而导致了肿瘤细胞对治疗的抵抗（Marie-Egyptienne et al.，2013）。有意思的是，针对肿瘤细胞的机械应力如穿刺活检，也有可能会诱导 EMT，因为 EMT 标志物显示上调，这些标志物可能参与了肿瘤细胞散播的过程（Mathenge et al.，2014）。然而，CTC 中 EMT 的生物学功能仍然没有被充分阐释。截至目前，研究认为所有从原发肿瘤散播的肿瘤细胞在侵袭血管或血液循环移动的过程中确实都必须经历 EMT 过程的证据还是比较滞后。而且，还没有临床前模型可以令人信服地证实，EMT 是上皮肿瘤细胞开始散播和转变为 CTC 的必要步骤。此外，对 CTC 间质特征的临床相关性也不清楚，尽管近期有证据提示具有间质特征的 CTC 的出现与侵袭性疾病有关（Krawczyk et al.，2014）。EMT 的生物学进程与干细胞特征的检测密切相关（Barriere et al.，2014）。癌症干细胞（cancer stem cell，CSC）是一个独特的肿瘤细胞亚群，具有自我更新和增殖的潜能，因此被认为是肿瘤生长的主要推动力（Pardal et al.，2003）。特异靶向干细胞样肿瘤细胞的概念已经成为癌症治疗的一个重要目标（Yoshida & Saya，2016）。此概念进一步提示，具有无限潜能进行自我更新和复制的肿瘤干细胞组成了 CTC 中有能力形成远处转移的唯一亚群（Kreso & Dick，2014）。因此，在阐述 CTC 的临床作用时，鉴别具有干细胞样特征的 CTC 被认为与其临床作用具有高度相关性（Yang et al.，2015）。迄今为止，这些细胞的确切分子特征仍未被充分了解。有必要研发新的技术平台对干细胞样 CTC 进行富集和分子分析。这些平台应该包括体外检测及 CTC 的培养，用以评价肿瘤干细胞的关键特征。截至目前，很多研究所采用的多数分析方法并不能够评价所培养的 CTC 的复制和自我更新情况，这限制了对干细胞主要特征的评估（Alix-Panabieres et al.，2016）。

1.2 癌症干细胞在转移进程中的作用

如前所述，CTC 的 EMT 特征与干细胞特征密切相关，被认为是转移进程中的重要步骤。在良性组织中，干细胞是一种罕见的、增殖缓慢的细胞类型，具有特殊的生物学特征，其中它们能够自我更新和分化成不同细胞类型的能力尤为重要。总的来讲，这些特征使得干细胞能够最终经历大量的增殖，同时保持一种未分化的、具有可塑性的细胞状态，这可以帮助维持组织的动态平衡（Clevers，2011）。恶性转化和肿瘤进展的传统多重步骤模型都假设有一个长寿的前体细胞参与了癌症的形成，其中基础遗传改变的累积推动了向恶性的转化（Fearon & Vogelstein，1990）。癌症干细胞（CSC）模型的核心点是肿瘤可能只是由一个具有干细胞样特征的肿瘤细胞亚群推动的。换言之，实体肿瘤可能包含具有功能异质性的细胞，只由其中的一个细胞亚群负责肿瘤的维持和进展（Clevers，2011）。由于实体瘤中表达间质标志物的细胞也经常被归类为 CSC，因此有学者提出，在肿瘤的进展过程中可以通过 EMT 而获得高度相关的干细胞样表型，尤其是那些与转移进程有关的特征，如侵袭和移动能力的增强，这也是 CSC 的特征（Singh & Settleman，2010）。因此，转移性癌细胞（它们可能已经获得了上皮-间质的可塑性）可能会拥有 CSC 的表型。CSC 的概念认为，将 CSC 作为 CTC 中具有生物学和治疗相关性的亚群进行检测和分类具有重要的意义。首先，关于严重临床问题的评估（如治疗耐受和肿瘤复发），CSC 模型可以提示重要的结果。化疗和放疗被广泛应用于各种类型癌症患者的治疗，这些治疗手段的主要目的是消除快速细胞周期循环和增殖的细胞。作为肿瘤形成和转移进程的潜在关键因素，CSC 被认为具有较低的增殖活性。因此，CSC 通常可以在这些治疗之中存活下来，在撤去化疗之后重新开始细胞周期循环，从而在某个临床条件下造成肿瘤的复发（Mitra et al.，2015）。在这个背景下，CSC 模型可以令人信服地解释为何少数非细胞周期循环的肿瘤细胞能够在治疗结束之后导致肿瘤的复发，这几乎是实体瘤不可避免的治疗结局。出于该原因，在整个 CTC 群体之中对潜在的 CSC 亚群进行检测和分类将会提供有关治疗效果和出现治疗耐受的有用信息，这可以提供更具信息量的方法，以便更有效地治疗癌症患者。CSC 模型的第二个意义是指干细胞样的细胞在转移形成中的作用。在远端部位的转移增殖是导致实体肿瘤癌症相关死亡的最主要原因。从原发灶释放出来的单个肿瘤细胞是在远端部位形成第二病灶的潜在“新种子”（Braun et al.，2005；Werner & Pantel，2017）。相反，转移的进程是一个非常低效的步骤，在血液样本中检测到 CTC 并不能够肯定地提示患者正在遭受二次转移。然而，简单的 CTC 计数是实体肿瘤（如乳腺癌）患者复发的良好预测因子（Rack et al.，2014）。这提示患者血液中 CTC 的检测确实与微小转移的临床症状有关，或者至少与第二器官中散播的肿瘤细胞有关。然而，转移增殖的能力是癌症进展的瓶颈。相应的，在整个 CTC 群体之中只有一小部分肿瘤细胞能够在远端部位成功地形成明显的转移灶（Coumans et al.，2013）。因此，有学者推测转移起源于一个少见的 CTC 亚群，它们可能具有干细胞样的特征。这些所谓的转移起始细胞（metastasis-initiating cell，MIC）被认为是整个 CTC 群体之中最为危险的亚群，它们具有自我更新、多潜能和起始转移的能力（Celia-Terrassa & Kang，2016）。因此，在患者血样的整个 CTC 群体中对推测的 MIC 进行检测和后续的分型将有助于预测哪些患者最有可能发生远处转移，也能够分析转移形成背后的生物学机制。最后，肿瘤休眠是与 CSC 假说有关的另外一个难于处理的临床现象，它被定义为癌症患者从原发肿瘤切除到后续出现远处复发的一段非常长的潜伏期，如果不是因为复发，该患者会被认为不再患癌（Uhr & Pantel，2011）。例如，在乳腺癌中，临床观察发现有很大比例的癌症幸存者会携带残余癌细胞生存很多年，但是在其一生中都保持着临床无癌的状态，因为这些残余的细胞一直保持休眠的状态（Karrison et al.，1999）。有学者进一步假设，在这里也有缓慢细胞周期循环甚或休眠的 CSC 作为延迟转移增殖的“种子”（Uhr & Pantel，2011）。因此，释放到血液循环系统中的 CTC 可能含有一个干细胞样细胞的小亚群，它们被困在第二器官并且很多年都会维持一种休眠的状态。之后，根据相应的环境因素，这些前体细胞或只是它们其中的一小部分可以重启细胞周期，在第二器官部位形成微转移或宏转移（Uhr & Pantel，2011）。有意思的是，在临床前模型中已经证实，在癌症进展过程中，到达第二器官的单个 CTC 能够占据已有的干细胞龛，这是一个特殊的微环境，能够在生理条件下调节其内干细胞的细胞分化和细胞周期的启动。在干细胞龛中，散播的肿瘤细胞必须保存起来，经受住有害的环境而存活下来。越来越多来自功能研究的证据提示，为了能够在干细胞龛中持续存在，这些散播的肿瘤细胞必须形成干细胞样的特征（Lander et al.，2012）。一旦它们在干细胞龛中定居下来，它们就不会只是依赖细胞的内在事件，而是依赖微环境来控制其休眠状态，以及维持增殖的活性和细胞的适应性。因此，有学者认为维持 CSC 表型的信号通路是新型治疗策略的诱人靶点。能够抑制休眠细胞与干细胞龛之间进行相互作用的物质，可以使这些细胞对化疗敏感（Lander et al., 2012）。总的来说，这些 CSC 的假说为癌症治疗和肿瘤诊断提供了重要的建议，因为它们与主要临床问题密切相关，包括治疗耐受和远处转移形成。因此，正如 EMT 的特征一样，在患者血样中对 CTC 的异质性进行综合分析并且发现具有干细胞样的 CTC 群体受到了研究者热切关注。

1.3　间质样 CTC 富集和分析的原理

目前，CTC 的富集和分析可以采用基于不同方法学概念的各种检测方法。很多平台采用的是能够识别上皮蛋白或癌症特异蛋白表位的抗体。这些抗体通常与免疫磁珠或纳米颗粒偶联在一起，根据相应抗原的表达来实现 CTC 的富集（Schilling et al., 2012；Alix-Panabieres & Pantel, 2014；Hegemann et al., 2016）。最常使用的抗原是 EpCAM（上皮细胞黏附分子）蛋白。这种蛋白在上皮肿瘤细胞中表达，但是在良性血细胞上并无表达。然而，几个研究团队均证实有一个 CTC 的亚群存在减弱的或不充分的 EpCAM 表达。多数情况下，这些细胞被认为是在 EMT 的过程中丧失了 EpCAM 的表达。这种具有间质特征并且缺乏 EpCAM 表达的肿瘤细胞显然不能被基于 EpCAM 的富集平台检测到（Alix-Panabieres & Pantel, 2014；Hyun et al., 2016）。与此同时，有研究发现在良性结肠疾病患者的循环系统中也存在 EpCAM 阳性的细胞，这对于将 EpCAM 作为肿瘤特异标志物的应用提出了挑战（Pantel et al., 2012）。因此，大量的研究旨在开发不依赖 EpCAM 蛋白表达的分析方法来富集 CTC。这些方法通常是利用肿瘤细胞的物理和生物学特征来进行 CTC 的富集。总的来讲，CTC 的富集方法应该能够获得高的 CTC 回收率，同时还要保证高纯度。纯度或回收率不理想是目前的 CTC 平台普遍存在的问题，不论是对 EpCAM 依赖还是非依赖的方法。细胞丢失和较长的血液样本处理时间也应该注意避免。若要避免假阴性结果及避免丢失具有特殊生物学特性和预后相关性的细胞，高回收率是必要的条件。但目前仍然缺乏证据显示 CTC 的哪些特性导致了转移的形成和疾病的进展。若要评价任何 CTC 平台的效果，可靠的回收率数据是必不可少的。确定 CTC 回收率最常用的方法是在健康捐赠者的外周血中掺入一定数量的经过培养的肿瘤细胞，然后采用特定的方法进行定量（只要此方法允许定量）（Todenhofer et al., 2017；Weissenstein et al., 2012）。若采用稳定细胞系中的一些细胞，面临的共同问题是它们通常不能完整地反映肿瘤的多样性和异质性（Park et al.，2014）。相反，那些声称自己的平台有更高敏感性（与其他平台相比对患者样本有更高的检出率）的研究必须要慎重考虑，因为真实的 CTC 数目当然是不能判定的（Andreopoulou et al.，2012；van der Auwera et al.，2010）。这是所有 CTC 检测体系中普遍存在的缺陷。对于一个实用的 CTC 检测方法，另外一个关键特征是高纯度，这是降低下游分析的要求，在富集的群体中进行 CTC 鉴定所必需的。这种可选择的下游分析方法肯定会降低 CTC 的回收率，有可能会限制对 CTC 的生物学特征进行分类的机会，如短期和长期的培养、体外药物测试，或者单细胞的转录组分析（Alix-Panabieres et al.，2016）。例如，一个基于肿瘤细胞变形性和大小的微流控富集平台可以提供 100%的回收率，但是在其流出管道中混有白细胞，比率是每个 CTC 对应 10 个白细胞，这样就只能获得 5%～10%的纯度。在这个例子中，为了准确地鉴定 CTC，进一步的分析是必不可少的。进行后续补充分析的其中一种选择是采用上皮或肿瘤的特异标志物对潜在的 CTC 进行免疫细胞化学染色。免疫细胞化学检测中 CTC 最常用的标志物是只在上皮来源细胞中表达的蛋白，如细胞角蛋白。正如 EpCAM 蛋白一样，这些标志物在发生了 EMT 的细胞中也可能会消失（Barriere et al.，2014）。截至目前，尚缺乏关于非上皮 CTC 特异标志物的信息，而且在第二个验证步骤中采用一个特异的标志物时，一个标志物非依赖的富集策略与基于标志物的富集策略相比，其优势会有某种程度的损失。免疫细胞化学 CTC 分析的一个主要缺点是需要做细胞的固定，这最终会杀死细胞。遗憾的是，细胞的活性对于很多体外分析都至关重要，如药物测试或细胞培养，而对于提高 CTC 生物学的认识来说，这些分析与之具有高度的相关性（Alix-Panabieres et al.，2016）。因此，若要避免进行额外的分析，富集之后的高纯度非常关键。然而，能够对具有间质表型的 CTC 进行特异富集的抗体依赖的富集方法目前还没有被广泛应用。间质分化的典型标志物，如 N-钙黏蛋白和波形蛋白通常也会在外周血单核细胞（peripheral blood mononuclear cell，PBMC）上表达。因此，这些标志物不适合进行特异的 CTC 富集。一种替代的做法是将表达 CD45 的白细胞从所分析的细胞悬液中去除掉，从而富集到恶性的间质样 CTC。在 EpCAM 的阳性分选之外，这种阴性分选也被应用到了 CellSearch 平台之中。然而，现有研究已经证实，只基于 CD45 阳性细胞去除的方法仍然会产生较高的污染，其中包含 CD45 阴性的 PBMC。这种良性细胞的杂质在很大程度上会影响旨在对 CTC 进行特异鉴定和分析的下游应用的结果。因此，截至目前还没有被广泛应用和经过验证的标志物可以用于间质表型 CTC 的特异富集。尽管以往的研究者提出了各种方法，但它们之中还没有一个能够令人信服地证实其可以从血样中特异地富集肿瘤细胞。然而，要检测具有间质特征的肿瘤细胞，选择合适的标志物是最重要的。总的来说，可能会有不同的方法来实现这一目标。首要的是，目前有研究已经证实同时评价上皮和间质标志物就是一个可行的方法。然而，其前提条件是被分析的 CTC 还没有完全间质分化，仍然能够显示出至少有一些上皮标志物的残留表达。在这种情况下最常用的上皮特异性蛋白是细胞角蛋白（Kallergi et al.，2011），尽管在 EMT 的过程中，上皮特异性细胞角蛋白的下调是经常出现的特征（Lamouille et al.，2014）。因此，同时分析细胞角蛋白和间质标志物只能检测中间的分化状态，而不是检测那些完全转换为间质表型的 CTC。然而，单独检测间质标志物也存在风险，可能鉴别的是表达间质标志物的非肿瘤细胞。白细胞已经被证实可以表达间质标志物，如波形蛋白（Wu et al.，2015）。因此，另外一种可能的方法是采用白细胞特异的蛋白进行一次阴性分选，然后再联合间质标志物进行检测（Wu et al.，2015；Dinney et al.，2014）。

1.4　间质标志物在 CTC 上表达的预后及临床相关性

在采用间质分化进行 CTC 鉴定的背景下，有几种蛋白最常被用作 CTC 分析的标志物。在间质细胞中，波形蛋白是细胞骨架的主要成分，作为细胞能动性的分子决定因素而起作用。它参与了调节细胞完整性，稳定细胞骨架内的相互作用并且调控应对机械压力的耐受性。在各种临床前和转化性研究中，肿瘤细胞中波形蛋白的表达被证实与转移的形成有关（Hu et al.，2004；Zelenko et al.，2017）。CTC 中波形蛋白表达的相关性也已经被很多研究所证实，尤其是在晚期乳腺癌患者的血样中，波形蛋白阳性的 CTC 比早期乳腺癌患者的血样中检出更为频繁。另一项研究还发现了波形蛋白与 EMT 促进转录因子 TWIST 共表达的现象（Kallergi et al.，2011）。波形蛋白阳性的 CTC 也被认为是癌症的不良预后因子，包括前列腺癌和胰腺癌（Lindsay et al.，2016；Poruk et al.，2016）。然而，采用波形蛋白作为标志物的一个主要不足是细胞内的波形蛋白表达不仅会出现在肿瘤细胞中，也会出现在良性的血细胞中（Gorges et al.，2016）。因此，细胞膜上波形蛋白的鉴定（这是肿瘤细胞所特有的）就变得尤为重要（Mitra et al.，2015；Satelli et al.，2014）。例如，可以根据细胞表面波形蛋白的表达来富集肉瘤患者的 CTC。而且在其他实体瘤类型中，细胞表面波形蛋白的表达也被证实与治疗反应和临床转归有关（Satelli et al.，2015a，2015b）。与波形蛋白类似，N-钙黏蛋白也是间质细胞的一个重要组分，在细胞与细胞连接的粘连蛋白复合体中发挥作用。它通常被认为是一个分析间质分化的标志物。与其他间质标志物一样，N-钙黏蛋白表达的升高与肿瘤转移潜能的增加和不良患者预后有关（Hui et al.，2013；Nieman et al.，1999；Yi et al.，2014）。与此同时，当前对于 CTC 中 N-钙黏蛋白表达作用的认识仍不明确。尽管在一项探索性研究中，

Armstrong 等在 10 例乳腺癌和 10 例转移性去势耐受前列腺癌（castration-resistant prostate cancer，CRPC）的队列中证实，在富集 EpCAM 阳性的细胞之后，有 84%的 CRPC 和 82%的 CTC 表达 N-钙黏蛋白（Armstrong et al.，2011）。然而，在多数患者中，N-钙黏蛋白阳性的 CTC 也会显示出大量 E-钙黏蛋白的表达，说明这些细胞具有一种细胞分化的中间状态。在一项包含 26 例转移性乳腺癌患者的研究中，研究者同时评价了 CTC 中 N-钙黏蛋白与干细胞标志物 CD133 的表达情况，发现 N-钙黏蛋白的表达出现在少于 1/3 的 CTC 之中，这强调了这些标志物的表达不仅取决于患者人群，还依赖于进行分析和 CTC 富集时所采用的方法（Bock et al.，2014）。ZEB1 是一个锌指和同源结构域转录因子，其生物学功能与细胞分化高度相关，也与肿瘤细胞的散播和转移进程有关（Bourcy et al.，2016）。近期的临床前模型强烈提示 ZEB1 功能的失活可以降低肿瘤细胞的转移潜能（Bourcy et al.，2016；Zhang et al.，2015）。后来，ZEB1 的表达被用于鉴定具有间质表型的 CTC 亚群，而且发现它可以与其他 EMT 相关的基因共表达（Gorges et al.，2016）。在一项评价胰腺癌患者 CTC 的 *KRAS* 突变的研究中，在去除 CD45 阳性的白细胞之后，表达 ZEB1 的非血细胞被定义为 CTC（Kulemann et al.，2016）。有意思的是，这些表达 ZEB1 的 CTC 绝大多数也表达上皮标志物 CK19，只有少数癌症患者在 CTC 上只有 ZEB1 的表达。尽管受限于病例数目较小，ZEB1 的表达仍被证实与患者的不良总生存有关。细胞角蛋白阴性、ZEB1 阳性细胞患者比双阳性细胞患者的转归更差。通过对去除 CD45 的 PBMC 进行转录分析，在 102 例早期乳腺癌患者的队列中没有发现表达 ZEB1 的 CTC，但其他 EMT 相关的转录本（如 SLUG）是表达的；而在健康捐献者中，去除 CD45 的 PBMC 的转录分析显示，在良性细胞中也会出现 ZEB1 的背景表达。与此相一致的是，乳腺癌中的另外一项研究显示，EpCAM/CD326 阳性 CTC 中的 ZEB1 表达水平并不比 CD45 阳性的白细胞高（Giordano et al.，2012）。在解释 PBMC 中 ZEB1 的表达时，必须要考虑到这一点。TWIST1 是属于基本螺旋-环-螺旋家族的另外一个转录因子。同 ZEB1 一样，TWIST1 蛋白参与了细胞谱系的决定和分化。*TWIST1* 基因的突变与 Sezary 综合征的形成有关（Howard et al.，1997）。在癌症进程的背景下，TWIST1 被发现是 EMT 进程和转移形成的重要参与者（Zhu et al.，2016）。TWIST1 是编码 E-钙黏蛋白的 *CDH1* 基因的一个转录抑制因子，而 E-钙黏蛋白则被广泛用作上皮表型标志物（Vesuna et al.，2008）。*TWIST1* 的高表达与各种癌症类型的不良生存有关（Riaz et al.，2012；Wushou et al.，2014）。与此同时，在临床前模型中，抑制 TWIST1 蛋白的功能可以导致肿瘤生长和转移进程的减缓（Finlay et al.，2015；Khan et al.，2015）。TWIST1 也是 Adnatest® EMT 试剂盒中的一个关键因子，该试剂盒是第一批用于间质分化细胞检测的商业检测方法之一。在采用免疫磁珠对 EpCAM、EGFR（表皮生长因子受体）或 HER2（人表皮生长因子受体 2）阳性细胞进行富集之后，对 *TWIST1*、*AKT2*、*PIK3CA* 进行转录分析。采用这一技术检测乳腺癌患者血样中的 CTC，根据 *TWIST1*、*AKT2*、*PIK3CA* 基因表达的提示，证实尤其在晚期乳腺癌患者中，有相当一部分比例的患者会具有间质特征的 CTC，而新辅助化疗也许不能有效清除这些 CTC（Aktas et al.，2009；Mego et al.，2012）。在膀胱癌患者中也有研究显示，与非转移的患者相比，发生转移的患者中 12.5%的人会有 TWIST1 表达阳性的 CTC（Todenhofer et al.，2016）。Papadaki 等在早期和晚期乳腺癌患者的血样中通过免疫组化检测了 CTC 中 TWIST1 的表达，发现 TWIST1 蛋白的亚细胞定位也具有临床意义。在他们的研究中，转移阶段的 CTC 中，TWIST1 的核定位有所增加，而在早期乳腺癌患者的 CTC 中，TWIST1 的细胞质定位会更常见（Papadaki et al.，2014）。总的来说，同波形蛋白一样，TWIST1 也在白细胞中表达。因此，我们推荐对 TWIST1 表达的评价应该联合对其他标志物的评价或 CD45 阳性细胞的阴性去除，以便将假阳性结果最小化（Li et al.，2010；Merindol et al.，2014）。PI3K/Akt/mTOR 信号通路通常是持续活化的，因此在多个恶性肿瘤中都是一个吸引人的治疗靶点，包括肾细胞癌。被 PI3K 活化之后，Akt 激酶有大量的下游效应因子，能够推动肿瘤细胞增殖、侵袭及转移进程（Merindol et al.，2014）。活化的 Akt 在 EMT 进程中的一个重要结果就是抑制 E-钙黏蛋白（Barber et al.，2015；Larue & Bellacosa，2005）。在前面所提到的用于检测上皮间质转化和肿瘤干细胞相关 CTC 的 Adnatest®检测方法中，*AKT2* 和 *PIK3CA* 的转录分析是两个关键的组件（Todenhofer et al.，2016）。同样，Akt 磷酸化或 PI3K 磷酸化的免疫组化分析显示，在超过 80%的早期和晚期乳腺癌患者的血样中都有阳性的 CTC。Schneck 等在乳腺癌患者的 CTC 中评价了 *PIK3CA* 基因的活化突变。44 例中有 7 例患者在 *PIK3CA* 基因中有 1 个单核苷酸多态性（SNP）位点（Schneck et al.，2013）。在结直肠癌（colorectal cancer，CRC）患者中，Ning 等也观察到在 CTC 上表达 PI3K-α 或 AKT2 的患者有明显更差的生存（Ning et al.，2016）。

1.5　干细胞样 CTC 富集和分析的原则

特异靶向具有干细胞样特征的肿瘤细胞亚群有很多益处，受其鼓舞，许多研究都尝试对 CSC 进行功能分型，也尝试在癌症患者中证实 CSC 的假说。血液肿瘤中的功能性研究使我们认识到，CSC 的群体可以连续移植到 NOD-SCID 小鼠体内并导致白血病，而在更加分化的白血病细胞中则看不到这种表型。通过特征性的细胞表面蛋白的表达，有望对这些 CSC 亚群进行检测和富集。分离 CSC 的常规方法是采用干细胞特异的细胞表面标志物进行肿瘤细胞的流式细胞分选，然后将其移植到 NOD-SCID 小鼠体内评价其致瘤潜能（Shipitsin & Polyak，2008）。采用这种方法，各研究团队已经成功地从不同的实体瘤中确立了具有干细胞样特征和致瘤潜能的肿瘤细胞亚群。然而，对于实体瘤中的分化谱系和干细胞标志物的表达模式，我们了解的并不比血液肿瘤多（Shipitsin & Polyak，2008）。对于上皮肿瘤细胞的干细胞样特征（尽管对于它的认识还不完整），鉴定实体肿瘤 CSC 最常使用的标志物是 CD24、CD44、CD133 和 ALDH1。2003 年，Al-Hajj 等最先采用异种移植模型，证实了一个乳腺癌细胞的小亚群能够在免疫缺陷的小鼠中形成新的肿瘤。他们的研究采用流式细胞仪来富集 CD44 高表达/CD24 低表达的肿瘤，以期鉴定和分离潜在的 CSC。根据这一原则，他们区分出了诱发肿瘤和非致瘤性的癌细胞。这些发现与推测的表型相一致，即只有具备干细胞样特征的肿瘤细胞才会推动癌症的形成，并且乳腺肿瘤细胞的 CD44 高表达/CD24 低表达模式也能够用于富集具有多种分化潜能的干细胞（Al-Hajj et al.，2003）。Patrawala 等提出了一个类似的前列腺癌细胞的异种移植模型。然而，他们采用了简化的富集策略——只是根据 CD44 的表达。但是，他们证实了 CD44 高表达的前列腺癌细胞群体比 CD44 低表达的细胞亚群在增殖、克隆形成、致瘤性及转移性等方面都更强。后续对这些 CD44 高表达的前列腺癌细胞进行功能分析，发现这些细胞确实拥有某些转移祖细胞的内在特征（Patrawala et al.，2006）。虽然 CD133 并非完全适用于乳腺和前列腺来源的 CSC 的富集，但 CD133 的表达也可应用于各种癌组织的干细胞样肿瘤细胞的分离，包括胶质母细胞瘤和结直肠肿瘤（Galli et al.，2004；O'Brien et al.，2007）。Ginestier 等亦证实，通过 ALDH1 的表达和活化可以在体外、体内和原位固定的组织上对正常及肿瘤的乳房干细胞进行检测和富集（Ginestier et al.，2007）。然而，上述所有研究都是从原发肿瘤组织或胸腔积液之中，而非从可能含有 CTC 的患者血液样本之中富集推测的 CSC 亚群。相反，Baccelli 等在一项探索性研究中则是从乳腺癌患者的血液样本中特异分离 MIC，以测试 CTC 中是否含有高度侵袭性的、能够在第二器官形成远处转移的 CSC 亚群。作者从已知 CTC 数目的 luminal 型乳腺癌患者中采集了血液样本。这些血液样本被去除血细胞，然后通过表面标志物 EpCAM、CD44、CD47 和 MET 的表达来富集潜在的 CSC。之后，将这些富集的细胞亚群以一种异种移植的方式移植到非致死剂量照射小鼠的骨髓腔中。该实验中，推测的 CSC 亚群在小鼠的骨、肺和肝等部位形成了远处转移，确认原发的人类 luminal 型乳腺癌 CTC 中确实含有 MIC。这一结果在一个小的转移患者队列中得到了验证，其中 EpCAM、CD44、CD47 和 MET 阳性（而不是只有 EpCAM 表达）CTC 的数目与不良总生存和转移部位的增加有关。这些结果首次确定，在癌症患者血液样本的总 CTC 中存在功能性的循环 MIC（Baccelli et al.，2013）。

Lu 等发表了另外一项研究，目的是从乳腺癌患者的血液样本中直接鉴定和富集具有侵袭性的 CTC。为了从患者血液样本中分离到具有侵袭表型的 CTC，作者使用了一种基于胶原黏附特性的功能性细胞分离方法。采用这种方法，从Ⅰ～Ⅲ期乳腺癌患者的血液样本中分离到有活性的 CTC。之后对这些捕获到的具有侵袭性的 CTC 进行基因表达和流式细胞分析，发现其中存在独特的细胞亚群，包括上皮谱系的细胞和干细胞或祖细胞（Lu et al.，2010）。最近，成功建立了一个来自结直肠癌患者血液样本的稳定 CTC 细胞系（命名为 CTC-MCC-41）。对这个细胞系进行系统分析，发现它与起始的原发灶拥有相似的特征，显示出一种稳定的表型，具有一种上皮/间质的中间表型以及干细胞样的特征。体外的功能分析进一步揭示，CTC-MCC-41 在免疫缺陷小鼠的异种移植测试中迅速地诱导内皮细胞管和肿瘤的形成。总之，这个结直肠癌来源的 CTC 细胞系的建立使得各种有关 CTC 表型的功能分析以及体内和体外的应用都成为可能，其中也包括药物测试（Cayrefourcq et al.，2015）。然而，也有证据显示，CSC 模型不能用于解释所有肿瘤的生物学行为。例如，一个概念验证研究对患者的 CTC 进行体外培养和分型，以便非侵袭性地监测乳腺癌患者药物敏感模式的转变，但该研究并未在培养的 CTC 中观察到明确的干细胞相关标志物的表达升高，尽管多数用于分析的 CTC 细胞系都来自转移性患者，而且在异种移植测试中表现出了致瘤性（Yu et al.，2014）。

1.6　干细胞标志物在 CTC 上表达的预后及临床相关性

CSC 假说支持 CTC 在检测和临床相关性中的重要意义。如果确实存在一个具有独特生物学意义的 CSC 亚群，则从原发灶释放出来的缺乏干细胞特征的肿瘤细胞将不能够引起自发增殖的转移，不论它们处于怎样的分化状态和具有怎样的增殖潜能。此外，治愈性的治疗将有必要完全消除整个 CSC 群体。即使存在少数的 CSC，最初对治疗有效的患者最终也可能会复发（Marsden et al.，2009）。因此，在外周血液样本中检测具有干细胞样特征的 CTC 将会是一种有效的指导治疗决策的诊断方法。干细胞样 CTC 的功能分析也会拓展我们对于肿瘤发生、休眠及转移增殖等方面的认知。从维持 CSC 表型的信号通路中可以找到吸引人的靶点来建立创新性的治疗策略（Lander et al.，2012）。有几项研究尝试了对干细胞样 CTC 亚群进行鉴定和进一步分型。接下来将对不同肿瘤中的这类研究做简单介绍。2009 年，Aktas 等发表了对乳腺癌患者血液样本中的 CTC 进行干细胞特征分析的首个研究。针对 39 例转移性乳腺癌患者随访过程中的 226 例血液样本，作者评估了干细胞样标志物 ALDH1 及其他 EMT 标志物的表达，并将结果与 CTC 计数和治疗反应进行了关联。该研究中，CTC 阴性患者的血液样本中 ALDH1 mRNA 的检出率为 14%，而在 CTC 阳性组中 ALDH1 的检出率为 69%。在治疗无效的患者中，有 44%的样本检测到了 ALDH1 的转录；而在治疗有效的患者中，这一比率大不相同，只有 5%。数据结果提示，转移性乳腺癌患者的大部分 CTC 确实显示出了肿瘤干细胞的特征（Aktas et al.，2009）。后续的研究也评估了 ALDH1 在乳腺癌患者血液样本 CTC 中的表达和活性。采用抗-细胞角蛋白、抗-ALDH1 和抗-TWIST 的抗体对单个 CTC 进行 3 种免疫荧光标记，Papadaki 等发现转移性乳腺癌患者的 CTC 通常会表达大量的 ALDH1 蛋白。他们进一步证实 EMT 相关转录因子 TWIST 定位于细胞核中。这一结论表明这些 CTC 显示出了干细胞样特征，在癌症进展的过程中可能会占有优势（Papadaki et al.，2014）。另外，在 Giordano 等发表的一项前瞻性研究中，一种综合性的方法被用于在 28 例 HER2 阳性转移性乳腺癌患者中评估 CTC 的潜在 CSC 特征。作者采用去除 CD326 和 CD45 的方法从外周血中富集 CTC。采用多参数流式细胞仪分析这些细胞的 ALDH 活性，以及 CD24、CD44 和 CD133 等干细胞标志物的表达。另外，在纯化的细胞中还进行了 EMT 标志物表达的转录分析。相比于正常表达 EMT 标志物的患者，从 EMT 相关转录本高表达的患者中富集到的 CTC 成分有相当高比例的细胞为 ALDH 和 CD133 阳性，提示了 HER2 阳性转移性乳腺癌患者携带具有 EMT 和 CSC 特征的 CTC（Giordano et al.，2012）。此外，CD44 和 CD24 表面蛋白的表达也被成功应用于从乳腺癌患者的血液样本中富集具有 CSC 特征的 CTC 亚群。为了特异性地分离与肿瘤休眠相关的 CTC 亚群，Vishnoi 等从诊断为有或无乳腺癌脑转移的患者血液样本中富集了缺乏 EpCAM 和 CD24 表达，但是 CD44 表达阳性的细胞。他们进一步将其分析与尿激酶受体（uPAR）和整联蛋白-β1 的表达评估结合在一起。这两个标志物被认为直接参与了乳腺癌休眠的调控。以这种方式分离的 CTC 被成功地培养为三维的肿瘤球。有意思的是，这些培养的肿瘤细胞其增殖和侵袭性明显与 uPAR 和整联蛋白-β1 的组合表达有关。因此，采用这一方法有望识别可能有高风险形成乳腺癌脑转移的患者（Vishnoi et al.，2015）。结肠隐窝中干细胞的研究也为了解上皮组织中干细胞的生物学特性提供了实质性的知识。与其最接近的子代相比，多潜能干细胞中会强烈表达含有亮氨酸富集重复的 G 蛋白偶联受体 5（leucine-rich repeat-containing G-protein-coupled receptor 5，LGR5），因此，这是一个在小肠和结肠中得到公认的干细胞标志物（Barker et al.，2007）。Valladares-Ayerbes 在 54 例结直肠癌患者和 19 例健康对照者的外周血中分析了 *LGR5* mRNA 表达与作为生物标志物的临床相关性。他们发现，与健康对照者相比，结直肠癌患者血液样本中 *LGR5* 基因的表达水平明显更高。此外，在被评估的血液样本中，*LGR5* mRNA 表达水平的升高与转移、高分级和较短的患者总生存时间有关。这些结果表明，外周血中 *LGR5* mRNA 的分析也许可以反映结直肠癌患者血液样本中存在干细胞样的 CTC（Valladares-Ayerbes et al.，2012）。CD133 是另一个得到公认的结直肠癌 CSC 的标志物，在结直肠癌患者的血液样本中被用于富集和描述潜在的 CSC 亚群。在 7 例结直肠癌患者的血液样本中，Malara 等分离出了异质性的 CTC 群体，根据 CD133 的表达，区分出了两个完全不同的 CTC 亚群，它们与不同的临床转归有关。结果显示，携带很多循环肿瘤干细胞（表达 CD133）的患者具有更短的总生存时间（Malara et al.，2016）。此外，Pilati 等回顾性评价了提前收集的术前血液样本，以便在经历了结直肠癌肝转移完全切除的患者中确定循环生物标志物。在 7 个被分析的基因中，发现 CD133 的表达是患者生存的唯一独立的预测因子。作者认为 CD133 阳性的 CTC 可能是一个合适的预后标志物，可用于结直肠癌转移肝脏切除患者的风险分层，这开辟了一条新的途径，对那些最有可能从辅助治疗之中获益的患者进行鉴别和监测（Pilati et al.，2012）。其他研究通过分析前列腺癌患者的血液样本发现了类似的结果。例如，Armstrong 等采用免疫组化对 41 例去势抵抗前列腺癌患者的 CTC 进行了干细胞标志物 CD133 和 EMT 标志物表达的评估。他们发现，多数被分析的 CTC 同时表达干细胞标志物 CD133、上皮蛋白（如 EpCAM、细胞角蛋白和 E-钙黏蛋白）与一些间质蛋白（包括波形蛋白、N-钙黏蛋白和 O-钙黏蛋白）。根据这些发现，作者提示在携带转移性上皮肿瘤的患者中可以富集到干细胞样的 CTC，在这类患者人群中，这些细胞可能会导致治疗耐受（Armstrong et al.，2011）。为了测试在转移性前列腺癌患者的血液样本中检测到 EMT 和干细胞相关 mRNA 的表达是否可以与简单的 CTC 计数互补，Chang 等建立了一个基于定量 PCR 的方法。他们总共分析了 70 例患者的外周血样本，并且采用 CellSearch 系统在这些血液样本中进行了 CTC 计数，采用定量 PCR 对前列腺干细胞相关基因（*ABCG2*、*CD133* 和 *PSCA*）以及 EMT 相关基因（*TWIST1* 和 *VIM*）的表达进行了平行分析。这项研究发现，干细胞相关基因的表达会提示不良预后，而 EMT 相关基因的表达则不会如此。而且，对于 40 例有较好 CTC 计数的患者来说，阳性的干细胞相关基因表达也会提示不良预后。因此，检测外周血干细胞相关基因的表达可以与 CTC 计数形成互补，在转移性前列腺癌患者中预测总生存时间和治疗效果（Chang et al.，2015）。在子宫内膜癌患者的血液样本中，也检测到了同时表达 EMT 和干细胞标志物的 CTC 群体。在高风险的子宫内膜癌患者中，基于 EpCAM 表达而富集的 CTC 展现出了一种可塑性的表型，其为表达 EMT 标志物及干细胞标志物 ALDH 和 CD44（Alonso-Alconada et al.，2014）。在肝细胞癌患者的血液样本中，也发现了具有干细胞样表型的基于 EpCAM 表达而富集的 CTC。这些 CTC 显示出 EMT 标志物和癌症干细胞标志物（CD133 和 ABCG2）的共表达。而且，这种表达模式伴随着 Wnt 信号通路的活化、较高的致瘤潜能和较低的凋亡倾向。因此，这个 CTC 亚群可能构成了肝细胞癌标本中的肿瘤起始亚群，对其表达的检测可以作为一个实时的参数用于疗效的监测（Sun et al., 2013）。Schulze 等采用基于 EpCAM 的方法从肝癌患者中分离了干细胞样 CTC。与 Sun 等的研究相一致的是，在中期和晚期肝癌患者中检测到了 EpCAM 阳性的干细胞样 CTC。他们进一步证实，这些 CTC 的检出对于总生存时间具有预后价值，可能会用于未来的治疗分层（Schulze et al., 2013）。在非小细胞肺癌（non-small cell lung cancer，NSCLC）患者的血液样本中也检测到了 ALDH1 的表达，提示在这类患者人群中存在干细胞样的 CTC（Hanssen et al., 2016）。总的来说，几项涉及不同实体瘤患者的研究分别对 CTC 中及外周血液样本中干细胞标志物的表达进行了分析。多数研究检测到了 CSC 标志物（如 CD133、CD44 和 ALDH1）的表达升高与患者的不良转归有关。这说明在整个 CTC 群体之中，确实存在一个稀有的干细胞样的 CTC 亚群。然而，仍有证据表明，通过干细胞模型并不能令人信服地解释某些肿瘤的进展。例如，在 Quintana 等完成的一项研究中，作者并没有检测到一个特殊的没有致瘤潜能的黑色素瘤细胞亚群，22 个标志物没有一个有差异表达，包括富集的致瘤细胞。一些黑色素瘤在小鼠中发生了转移，这与推测的干细胞标志物表达并无关系。而且，很多标志物似乎是被致瘤的黑色素瘤细胞逆向表达（Quintana et al., 2010）。另外，表达干细胞标志物的肿瘤起始细胞的真正影响仍然没有被很好地阐明。例如，在人类转移性结直肠癌中，有研究显示只看 CD133 的表达并不足以鉴定出上皮细胞和肿瘤起始细胞的完全亚群。在 Shmelkov 等完成的一项研究中，CD133 阳性和 CD133 阴性的转移性肿瘤细胞亚群在体外培养中都形成了克隆球，在连续的异种移植模型中也具有长期的致瘤性。这说明 CD133 的表达并不限于肠干细胞或癌症起始细胞（Shmelkov et al., 2008）。此外，最近基于遗传谱系追踪的研究描述了正常上皮干细胞谱系替代受损的或丢失的干细胞时所采用的各种策略（Greulich & Simons, 2016）。这些发现对之前所预期的 CSC 的生物学相关性提出了挑战，因为肿瘤细胞谱系的 CSC 模型认为定型和分化是单向发生的。而且，肿瘤细胞群体内部的可塑性可能比经典 CSC 模型中所预想的要更加常见。不管内在的生物学原理是什么，在癌症患者外周血中检测具有侵袭性的 CTC 亚群具有重要的临床意义。通过对推动转移进程的潜在亚群进行连续评估，从而直接评价全身性癌症治疗的效果被证实是可行的，但是对仅仅作为 CTC 计数方法而言，还需要更好的特异性和敏感性。将 CSC 的概念应用到临床实践之中，准确的 CSC 鉴定是必要的，经过验证的液体活检方案在未来将会为治疗分层相关的干预性临床研究铺平道路。

参 考 文 献

Aktas B，Tewes M，Fehm T，Hauch S，Kimmig R，Kasimir-Bauer S（2009）Stem cell & epithelial-mesenchymal transition markers are frequently overexpressed in circulating tumor cells of metastatic breast cancer patients. Breast Cancer Res 11（4）：R46. https：//doi. org/10. 1186/bcr2333

Al-Hajj M，Wicha MS，Benito-Hern&ez A，Morrison SJ，Clarke MF（2003）Prospective identification of tumorigenic breast cancer cells. Proc Natl Acad Sci U S A. 100（7）：3983-3988. https：//doi. org/10. 1073/pnas. 0530291100

Alix-Panabieres C，Bartkowiak K，Pantel K（2016）Functional studies on circulating & disseminated tumor cells in carcinoma patients. Mol Oncol 10（3）：443-449. https：//doi. org/10. 1016/j. molonc. 2016. 01. 004

Alix-Panabieres C，Pantel K（2014）Technologies for detection of circulating tumor cells：facts & vision. Lab Chip 14（1）：57-62. https：//doi. org/10. 1039/c3lc50644d

Alix-Panabieres C，Pantel K（2016）Clinical applications of circulating tumor cells & circulating tumor DNA as liquid biopsy. Cancer Discov 6（5）：479-491. https：//doi. org/10. 1158/2159-8290. CD-15-1483

Alonso-Alconada L，Muinelo-Romay L，Madissoo K，Diaz-Lopez A，Krakstad C，Trovik J et al（2014）Molecular profiling of circulating tumor cells links plasticity to the metastatic process in endometrial cancer. Mol Cancer 13：223. https：//doi. org/10. 1186/1476-4598-13-223

Andreopoulou E，Yang LY，Rangel KM，Reuben JM，Hsu L，Krishnamurthy S et al（2012）Comparison of assay methods for detection of circulating tumor cells in metastatic breast cancer：AdnaGen AdnaTest BreastCancer Select/Detect versus Veridex Cell Search system. Int J Cancer 130（7）：1590-1597. https：//doi.org/10.1002/ijc.26111

Armstrong AJ，Marengo MS，Oltean S，Kemeny G，Bitting RL，Turnbull JD et al（2011）Circulating tumor cells from patients with advanced prostate & breast cancer display both epithelial & mesenchymal markers. Mol Cancer Res 9（8）：997-1007. https：//doi. org/10. 1158/1541-7786. MCR-10-0490

Baccelli I，Schneeweiss A，Riethdorf S，Stenzinger A，Schillert A，Vogel V et al（2013）Identification of a population of blood circulating tumor cells from breast cancer patients that initiates metastasis in a xenograft assay. Nat Biotechnol 31（6）：539-544. https：//doi. org/10. 1038/nbt. 2576

Barber AG，Castillo-Martin M，Bonal DM，Jia AJ，Rybicki BA，Christiano AM et al（2015）PI3K/AKT pathway regulates E-cadherin & Desmoglein 2 in aggressive prostate cancer. Cancer Med 4（8）：1258-1271. https：//doi. org/10. 1002/cam4. 463

Barker N，van Es JH，Kuipers J，Kujala P，van den Born M，Cozijnsen M et al（2007）Identification of stem cells in small intestine & colon by marker gene Lgr5. Nature 449（7165）：1003-1007. https：//doi. org/10. 1038/nature06196

Barriere G，Fici P，Gallerani G，Fabbri F，Zoli W，Rigaud M（2014）Circulating tumor cells & epithelial，mesenchymal & stemness markers：characterization of cell subpopulations. Ann Transl Med 2（11）：109. https：//doi. org/10. 3978/j. issn. 2305-5839. 2014. 10. 04

Bock C，Rack B，Huober J，&ergassen U，Jeschke U，Doisneau-Sixou S（2014）Distinct expression of cytokeratin，N-cadherin & CD133 in circulating tumor cells of metastatic breast cancer patients. Future Oncol 10（10）：1751-1765. https：//doi. org/10. 2217/fon. 14. 58

Bourcy M，Suarez-Carmona M，Lambert J，Francart ME，Schroeder H，Delierneux C et al（2016）Tissue factor induced by epithelial-mesenchymal transition triggers a procoagulant state that drives metastasis of circulating tumor cells. Cancer Res 76（14）：4270-4282. https：//doi. org/10. 1158/0008-5472. CAN-15-2263

Braun S，Vogl FD，Naume B，Janni W，Osborne MP，Coombes RC et al（2005）A pooled analysis of bone marrow micrometastasis in breast cancer. N Engl J Med 353（8）：793-802. https：//doi. org/10. 1056/NEJMoa050434

Cannito S，Novo E，Compagnone A，Valfre di Bonzo L，Busletta C，Zamara E et al（2008）Redox mechanisms switch on hypoxia-dependent epithelial-mesenchymal transition in cancer cells. Carcinogenesis. 29（12）：2267-2278. https：//doi. org/10. 1093/carcin/bgn216

Cayrefourcq L，Mazard T，Joosse S，Solassol J，Ramos J，Assenat E et al（2015）Establishment & characterization of a cell line from human circulating colon cancer cells. Cancer Res 75（5）：892-901. https：//doi. org/10. 1158/0008-5472. CAN-14-2613

Celia-Terrassa T，Kang Y（2016）Distinctive properties of metastasis-initiating cells. Genes Dev 30（8）：892-908. https：//doi. org/10. 1101/gad. 277681. 116

Chang K，Kong YY，Dai B，Ye DW，Qu YY，Wang Y et al（2015）Combination of circulating tumor cell enumeration & tumor marker detection in predicting prognosis & treatment effect in metastatic castration-resistant prostate cancer. Oncotarget 6（39）：41825-41836. https：//doi. org/10. 18632/oncotarget. 6167

Clevers H（2011）The cancer stem cell：premises，promises & challenges. Nat Med 17（3）：313-319. https：//doi. org/10. 1038/nm. 2304

Coumans FA，Siesling S，Terstappen LW（2013）Detection of cancer before distant metastasis. BMC Cancer 13：283. https：//doi. org/10. 1186/1471-2407-13-283

De Craene B，Berx G（2013）Regulatory networks defining EMT during cancer initiation & progression. Nat Rev Cancer 13（2）：97-110. https：//doi. org/10. 1038/nrc3447

Dinney CPN，Melnikova VO，Pretzsch SM，Garza M，Wu W，Davis DW et al（2014）Heterogeneity of circulating tumor cells isolated from bladder cancer patients using ApoStream & biomarkers of epithelial-mesenchymal transition. J Clin Oncol 32（4_suppl）：349. https：//doi. org/10. 1200/jco. 2014. 32. 4_suppl. 349

Fearon ER，Vogelstein B（1990）A genetic model for colorectal tumorigenesis. Cell 61（5）：759-767

Fidler IJ，Kripke ML（1977）Metastasis results from preexisting variant cells within a malignant tumor. Science 197（4306）：893-895

Finlay J，Roberts CM，Lowe G，Loeza J，Rossi JJ，Glackin CA（2015）RNA-based TWIST1 inhibition via dendrimer complex to reduce breast cancer cell metastasis. Biomed Res Int 2015：382745. https：//doi. org/10. 1155/2015/382745

Galli R，Binda E，Orfanelli U，Cipelletti B，Gritti A，De Vitis S et al（2004）Isolation & characterization of tumorigenic，stem-like neural precursors from human glioblastoma. Cancer Res 64（19）：7011-7021. https：//doi. org/10. 1158/0008-5472. CAN-04-1364

Ginestier C，Hur MH，Charafe-Jauffret E，Monville F，Dutcher J，Brown M et al（2007）ALDH1 is a marker of normal & malignant human mammary stem cells & a predictor of poor clinical outcome. Cell Stem Cell 1（5）：555-567. https：//doi. org/10. 1016/j. stem. 2007. 08. 014

Giordano A，Gao H，Anfossi S，Cohen E，Mego M，Lee BN et al（2012）Epithelial-mesenchymal transition & stem cell markers in patients with HER2-positive metastatic breast cancer. Mol Cancer Ther 11（11）：2526-2534. https：//doi. org/10. 1158/1535-7163. MCT-12-0460

Gorges TM，Kuske A，Rock K，Mauermann O，Muller V，Peine S et al（2016）Accession of tumor heterogeneity by multiplex transcriptome profiling of single circulating tumor cells. Clin Chem 62（11）：1504-1515. https：//doi. org/10. 1373/clinchem. 2016. 260299

Greulich P，Simons BD（2016）Dynamic heterogeneity as a strategy of stem cell self-renewal. Proc Natl Acad Sci U S A 113（27）：7509-7514. https：//doi. org/10. 1073/pnas. 1602779113

Hanssen A，Wagner J，Gorges TM，Taenzer A，Uzunoglu FG，Driemel C et al（2016）Characterization of different CTC subpopulations in non-small cell lung cancer. Sci Rep 6：28010. https：//doi. org/10. 1038/srep28010

Hegemann M，Stenzl A，Bedke J，Chi KN，Black PC，Todenhofer T（2016）Liquid biopsy：ready to guide therapy in advanced prostate cancer? BJU Int 118（6）：855-863. https：//doi. org/10. 1111/bju. 13586

Howard TD，Paznekas WA，Green ED，Chiang LC，Ma N，Ortiz de Luna RI et al（1997）Mutations in TWIST，a basic helix-loop-helix transcription factor, in Saethre-Chotzen syndrome. Nat Genet 15（1）：36-41. https：//doi. org/10. 1038/ng0197-36

Hu L, Lau SH, Tzang CH, Wen JM, Wang W, Xie D et al（2004）Association of Vimentin overexpression & hepatocellular carcinoma metastasis. Oncogene 23（1）：298-302. https：//doi. org/10. 1038/sj. onc. 1206483

Hui L, Zhang S, Dong X, Tian D, Cui Z, Qiu X（2013）Prognostic significance of twist & N-cadherin expression in NSCLC. PLoS ONE 8（4）：e62171. https：//doi. org/10. 1371/journal. pone. 0062171

Hyun KA, Koo GB, Han H, Sohn J, Choi W, Kim SI et al（2016）Epithelial-to-mesenchymal transition leads to loss of EpCAM & different physical properties in circulating tumor cells from metastatic breast cancer. Oncotarget 7（17）：24677-24687. https：//doi. org/10. 18632/oncotarget. 8250

Joosse SA, Gorges TM, Pantel K（2015）Biology, detection, & clinical implications of circulating tumor cells. EMBO Mol Med 7（1）：1-11. https：//doi. org/10. 15252/emmm. 201303698

Kallergi G, Papadaki MA, Politaki E, Mavroudis D, Georgoulias V, Agelaki S（2011）Epithelial to mesenchymal transition markers expressed in circulating tumour cells of early & metastatic breast cancer patients. Breast Cancer Res 13（3）：R59. https：//doi. org/10. 1186/bcr2896

Karrison TG, Ferguson DJ, Meier P（1999）Dormancy of mammary carcinoma after mastectomy. J Natl Cancer Inst 91（1）：80-85

Khan MA, Tania M, Wei C, Mei Z, Fu S, Cheng J et al（2015）Thymoquinone inhibits cancer metastasis by downregulating TWIST1 expression to reduce epithelial to mesenchymal transition. Oncotarget 6（23）：19580-19591. https：//doi. org/10. 18632/oncotarget. 3973

Krawczyk N, Meier-Stiegen F, Banys M, Neubauer H, Ruckhaeberle E, Fehm T（2014）Expression of stem cell & epithelial-mesenchymal transition markers in circulating tumor cells of breast cancer patients. Biomed Res Int 2014：415721. https：//doi. org/10. 1155/2014/415721

Kreso A, Dick JE（2014）Evolution of the cancer stem cell model. Cell Stem Cell 14（3）：275-291. https：//doi. org/10. 1016/j. stem. 2014. 02. 006

Kulemann B, Liss AS, Warshaw AL, Seifert S, Bronsert P, Glatz T et al（2016）KRAS mutations in pancreatic circulating tumor cells：a pilot study. Tumour Biol 37（6）：7547-7554. https：//doi. org/10. 1007/s13277-015-4589-2

L&er AD, Kimble J, Clevers H, Fuchs E, Montarras D, Buckingham M et al（2012）What does the concept of the stem cell niche really mean today? BMC Biol 10：19. https：//doi. org/10. 1186/1741-7007-10-19

Lamouille S, Xu J, Derynck R（2014）Molecular mechanisms of epithelial-mesenchymal transition. Nat Rev Mol Cell Biol 15（3）：178-196. https：//doi. org/10. 1038/nrm3758

Larue L, Bellacosa A（2005）Epithelial-mesenchymal transition in development & cancer：role of phosphatidylinositol 3' kinase/AKT pathways. Oncogene 24（50）：7443-7454. https：//doi. org/10. 1038/sj. onc. 1209091

Li X, Marcondes AM, Gooley TA, Deeg HJ（2010）The helix-loop-helix transcription factor TWIST is dysregulated in myelodysplastic syndromes. Blood 116（13）：2304-2314. https：//doi. org/10. 1182/blood-2009-09-242313

Lindsay CR, Le Moulec S, Billiot F, Loriot Y, Ngo-Camus M, Vielh P et al（2016）Vimentin & Ki67 expression in circulating tumour cells derived from castrate-resistant prostate cancer. BMC Cancer 16：168. https：//doi. org/10. 1186/s12885-016-2192-6

Lu J, Fan T, Zhao Q, Zeng W, Zaslavsky E, Chen JJ et al（2010）Isolation of circulating epithelial & tumor progenitor cells with an invasive phenotype from breast cancer patients. Int J Cancer 126（3）：669-683. https：//doi. org/10. 1002/ijc. 24814

Malara N, Trunzo V, Foresta U, Amodio N, De Vitis S, Roveda L et al（2016）Ex-vivo characterization of circulating colon cancer cells distinguished in stem & differentiated subset provides useful biomarker for personalized metastatic risk assessment. J Transl Med 14（1）：133. https：//doi. org/10. 1186/s12967-016-0876-y

Marie-Egyptienne DT, Lohse I, Hill RP（2013）Cancer stem cells, the epithelial to mesenchymal transition（EMT）&

radioresistance：potential role of hypoxia. Cancer Lett 341（1）：63-72. https：//doi. org/10. 1016/j. canlet. 2012. 11. 019

Marsden CG，Wright MJ，Pochampally R，Rowan BG（2009）Breast tumor-initiating cells isolated from patient core biopsies for study of hormone action. Methods Mol Biol 590：363-375. https：//doi. org/10. 1007/978-1-60327-378-7_23

Mathenge EG，Dean CA，Clements D，Vaghar-Kashani A，Photopoulos S，Coyle KM et al（2014）Core needle biopsy of breast cancer tumors increases distant metastases in a mouse model. Neoplasia 16（11）：950-960. https：//doi. org/10. 1016/j. neo. 2014. 09. 004

Mego M，Mani SA，Lee BN，Li C，Evans KW，Cohen EN et al（2012）Expression of epithelial-mesenchymal transition-inducing transcription factors in primary breast cancer：the effect of neoadjuvant therapy. Int J Cancer 130（4）：808-816. https：//doi. org/10. 1002/ijc. 26037

Merindol N，Riquet A，Szablewski V，Eliaou JF，Puisieux A，Bonnefoy N（2014）The emerging role of Twist proteins in hematopoietic cells & hematological malignancies. Blood Cancer J 4：e206. https：//doi. org/10. 1038/bcj. 2014. 22

Mitra A，Mishra L，Li S（2015a）EMT，CTCs & CSCs in tumor relapse & drug-resistance. Oncotarget 6（13）：10697-10711. https：//doi. org/10. 18632/oncotarget. 4037

Mitra A，Satelli A，Xia X，Cutrera J，Mishra L，Li S（2015b）Cell-surface Vimentin：a mislocalized protein for isolating csVimentin（+）CD133（−）novel stem-like hepatocellular carcinoma cells expressing EMT markers. Int J Cancer 137（2）：491-496. https：//doi. org/10. 1002/ijc. 29382

Mohme M，Riethdorf S，Pantel K（2017）Circulating & disseminated tumour cells—mechanisms of immune surveillance & escape. Nat Rev Clin Oncol 14（3）：155-167. https：//doi. org/10. 1038/nrclinonc. 2016. 144

Nieman MT，Prudoff RS，Johnson KR，Wheelock MJ（1999）N-cadherin promotes motility in human breast cancer cells regardless of their E-cadherin expression. J Cell Biol 147（3）：631-644

Ning Y，Zhang W，Hanna DL，Yang D，Okazaki S，Berger MD et al（2016）Clinical relevance of EMT & stem-like gene expression in circulating tumor cells of metastatic colorectal cancer patients. Pharmacogenomics J. https：//doi. org/10. 1038/tpj. 2016. 62

O'Brien CA，Pollett A，Gallinger S，Dick JE（2007）A human colon cancer cell capable of initiating tumour growth in immunodeficient mice. Nature 445（7123）：106-110. https：//doi. org/10. 1038/nature05372

Pantel K，Deneve E，Nocca D，Coffy A，Vendrell JP，Maudelonde T et al（2012）Circulating epithelial cells in patients with benign colon diseases. Clin Chem 58（5）：936-940. https：//doi. org/10. 1373/clinchem. 2011. 175570

Papadaki MA，Kallergi G，Zafeiriou Z，Manouras L，Theodoropoulos PA，Mavroudis D et al（2014）Co-expression of putative stemness & epithelial-to-mesenchymal transition markers on single circulating tumour cells from patients with early & metastatic breast cancer. BMC Cancer 14：651. https：//doi. org/10. 1186/1471-2407-14-651

Pardal R，Clarke MF，Morrison SJ（2003）Applying the principles of stem-cell biology to cancer. Nat Rev Cancer 3（12）：895-902. https：//doi. org/10. 1038/nrc1232

Park S，Ang RR，Duffy SP，Bazov J，Chi KN，Black PC et al（2014）Morphological differences between circulating tumor cells from prostate cancer patients & cultured prostate cancer cells. PLoS ONE 9（1）：e85264. https：//doi. org/10. 1371/journal. pone. 0085264

Patrawala L，Calhoun T，Schneider-Broussard R，Li H，Bhatia B，Tang S et al（2006）Highly purified CD44+ prostate cancer cells from xenograft human tumors are enriched in tumorigenic & metastatic progenitor cells. Oncogene 25（12）：1696-1708. https：//doi. org/10. 1038/sj. onc. 1209327

Pilati P，Mocellin S，Bertazza L，Galdi F，Briarava M，Mammano E et al（2012）Prognostic value of putative circulating cancer stem cells in patients undergoing hepatic resection for colorectal liver metastasis. Ann Surg Oncol 19（2）：402-408. https：//doi. org/10. 1245/s10434-011-2132-2

Poruk KE，Valero V 3rd，Saunders T，Blackford AL，Griffin JF，Poling J et al（2016）Circulating tumor cell phenotype predicts recurrence & survival in pancreatic adenocarcinoma. Ann Surg 264（6）：1073-1081. https：//doi.

org/10. 1097/SLA. 0000000000001600

Quintana E, Shackleton M, Foster HR, Fullen DR, Sabel MS, Johnson TM et al（2010）Phenotypic heterogeneity among tumorigenic melanoma cells from patients that is reversible & not hierarchically organized. Cancer Cell 18（5）: 510-523. https://doi. org/10. 1016/j. ccr. 2010. 10. 012

Rack B, Schindlbeck C, Juckstock J, &ergassen U, Hepp P, Zwingers T et al（2014）Circulating tumor cells predict survival in early average-to-high risk breast cancer patients. J Natl Cancer Inst 106（5）. https://doi. org/10. 1093/jnci/dju066

Riaz M, Sieuwerts AM, Look MP, Timmermans MA, Smid M, Foekens JA et al（2012）High TWIST1 mRNA expression is associated with poor prognosis in lymph node-negative & estrogen receptor-positive human breast cancer & is co-expressed with stromal as well as ECM related genes. Breast Cancer Res 14（5）: R123. https://doi. org/10. 1186/bcr3317

Satelli A, Brownlee Z, Mitra A, Meng QH, Li S（2015a）Circulating tumor cell enumeration with a combination of epithelial cell adhesion molecule- & cell-surface vimentin-based methods for monitoring breast cancer therapeutic response. Clin Chem 61（1）: 259-266. https://doi. org/10. 1373/clinchem. 2014. 228122

Satelli A, Mitra A, Brownlee Z, Xia X, Bellister S, Overman MJ et al（2015b）Epithelial-mesenchymal transitioned circulating tumor cells capture for detecting tumor progression. Clin Cancer Res 21（4）: 899-906. https://doi. org/10. 1158/1078-0432. CCR-14-0894

Satelli A, Mitra A, Cutrera JJ, Devarie M, Xia X, Ingram DR et al（2014）Universal marker & detection tool for human sarcoma circulating tumor cells. Cancer Res 74（6）: 1645-1650. https://doi. org/10. 1158/0008-5472. CAN-13-1739

Schilling D, Todenhofer T, Hennenlotter J, Schwentner C, Fehm T, Stenzl A（2012）Isolated, disseminated & circulating tumour cells in prostate cancer. Nat Rev Urol. 9（8）: 448-463. https://doi. org/10. 1038/nrurol. 2012. 136

Schneck H, Blassl C, Meier-Stiegen F, Neves RP, Janni W, Fehm T et al（2013）Analysing the mutational status of PIK3CA in circulating tumor cells from metastatic breast cancer patients. Mol Oncol 7（5）: 976-986. https://doi. org/10. 1016/j. molonc. 2013. 07. 007

Schulze K, Gasch C, Staufer K, Nashan B, Lohse AW, Pantel K et al（2013）Presence of EpCAM-positive circulating tumor cells as biomarker for systemic disease strongly correlates to survival in patients with hepatocellular carcinoma. Int J Cancer 133（9）: 2165-2171. https://doi. org/10. 1002/ijc. 28230

Shipitsin M, Polyak K（2008）The cancer stem cell hypothesis: in search of definitions, markers, & relevance. Lab Invest 88（5）: 459-463. https://doi. org/10. 1038/labinvest. 2008. 14

Shmelkov SV, Butler JM, Hooper AT, Hormigo A, Kushner J, Milde T et al（2008）CD133 expression is not restricted to stem cells, & both CD133+ & CD133– metastatic colon cancer cells initiate tumors. J Clin Invest 118（6）: 2111-2120. https://doi. org/10. 1172/JCI34401

Singh A, Settleman J（2010）EMT, cancer stem cells & drug resistance: an emerging axis of evil in the war on cancer. Oncogene 29（34）: 4741-4751. https://doi. org/10. 1038/onc. 2010. 215

Sun YF, Xu Y, Yang XR, Guo W, Zhang X, Qiu SJ et al（2013）Circulating stem cell-like epithelial cell adhesion molecule-positive tumor cells indicate poor prognosis of hepatocellular carcinoma after curative resection. Hepatology 57（4）: 1458-1468. https://doi. org/10. 1002/hep. 26151

Thiery JP（2002）Epithelial-mesenchymal transitions in tumour progression. Nat Rev Cancer 2（6）: 442-454. https://doi. org/10. 1038/nrc822

Todenhofer T, Azad A, Stewart C, Gao J, Eigl BJ, Gleave ME et al（2017）AR-V7 transcripts in whole blood RNA of patients with metastatic castration resistant prostate cancer correlate with response to abiraterone acetate. J Urol 197（1）: 135-142. https://doi. org/10. 1016/j. juro. 2016. 06. 094

Todenhofer T, Hennenlotter J, Dorner N, Kuhs U, Aufderklamm S, Rausch S et al（2016）Transcripts of circulating tumor cells detected by a breast cancer-specific platform correlate with clinical stage in bladder cancer patients. J Cancer Res Clin Oncol 142（5）：1013-1020. https：//doi. org/10. 1007/s00432-016-2129-0

Todenhofer T，Hennenlotter J，Faber F，Wallwiener D，Schilling D，Kuhs U et al（2015）Significance of apoptotic & non-apoptotic disseminated tumor cells in the bone marrow of patients with clinically localized prostate cancer. Prostate 75（6）：637-645. https：//doi. org/10. 1002/pros. 22947

Uhr JW，Pantel K（2011）Controversies in clinical cancer dormancy. Proc Natl Acad Sci U S A 108（30）：12396-12400. https：//doi. org/10. 1073/pnas. 1106613108

Valladares-Ayerbes M，Blanco-Calvo M，Reboredo M，Lorenzo-Patino MJ，Iglesias-Diaz P，Haz M et al（2012）Evaluation of the adenocarcinoma-associated gene AGR2 & the intestinal stem cell marker LGR5 as biomarkers in colorectal cancer. Int J Mol Sci 13（4）：4367-4387. https：//doi. org/10. 3390/ijms13044367

Van der Auwera I，Peeters D，Benoy IH，Elst HJ，Van Laere SJ，Prove A et al（2010）Circulating tumour cell detection：a direct comparison between the Cell Search System，the AdnaTest & CK-19/mammaglobin RT-PCR in patients with metastatic breast cancer. Br J Cancer 102（2）：276-284. https：//doi. org/10. 1038/sj. bjc. 6605472

Vanharanta S，Massague J（2013）Origins of metastatic traits. Cancer Cell 24（4）：410-421. https：//doi. org/10. 1016/j. ccr. 2013. 09. 007

Vesuna F，van Diest P，Chen JH，Raman V（2008）Twist is a transcriptional repressor of E-cadherin gene expression in breast cancer. Biochem Biophys Res Commun 367（2）：235-241. https：//doi. org/10. 1016/j. bbrc. 2007. 11. 151

Vishnoi M，Peddibhotla S，Yin W，Scamardo AT，George GC，Hong DS et al（2015）The isolation & characterization of CTC subsets related to breast cancer dormancy. Sci Rep 5：17533. https：//doi. org/10. 1038/srep17533

Weissenstein U，Schumann A，Reif M，Link S，Toffol-Schmidt UD，Heusser P（2012）Detection of circulating tumor cells in blood of metastatic breast cancer patients using a combination of cytokeratin & EpCAM antibodies. BMC Cancer 12：206. https：//doi. org/10. 1186/1471-2407-12-206

Werner S，Pantel K（2017）Tracing the seeds in the soil. Clin Chem. https：//doi. org/10. 1373/clinchem. 2017. 274290

Werner S，Stenzl A，Pantel K，Todenhofer T（2017）Expression of epithelial mesenchymal transition & cancer stem cell markers in circulating tumor cells. Adv Exp Med Biol 994：205-228. https：//doi. org/10. 1007/978-3-319-55947-6_11

Wu S，Liu S，Liu Z，Huang J，Pu X，Li J et al（2015）Classification of circulating tumor cells by epithelial-mesenchymal transition markers. PLoS ONE 10（4）：e0123976. https：//doi. org/10. 1371/journal. pone. 0123976

Wushou A，Hou J，Zhao YJ，Shao ZM（2014）Twist-1 up-regulation in carcinoma correlates to poor survival. Int J Mol Sci 15（12）：21621-21630. https：//doi. org/10. 3390/ijms151221621

Yang MH，Imrali A，Heeschen C（2015）Circulating cancer stem cells：the importance to select. Chin J Cancer Res 27（5）：437-449. https：//doi. org/10. 3978/j. issn. 1000-9604. 2015. 04. 08

Ye LY，Chen W，Bai XL，Xu XY，Zhang Q，Xia XF et al（2016）Hypoxia-induced epithelial-to-mesenchymal transition in hepatocellular carcinoma induces an immunosuppressive tumor microenvironment to promote metastasis. Cancer Res 76（4）：818-830. https：//doi. org/10. 1158/0008-5472. CAN-15-0977

Yi S，Yang ZL，Miao X，Zou Q，Li J，Liang L et al（2014）N-cadherin & P-cadherin are biomarkers for invasion，metastasis，& poor prognosis of gallbladder carcinomas. Pathol Res Pract 210（6）：363-368. https：//doi. org/10. 1016/j. prp. 2014. 01. 014

Yoshida GJ，Saya H（2016）Therapeutic strategies targeting cancer stem cells. Cancer Sci 107（1）：5-11. https：//doi. org/10. 1111/cas. 12817

Yu M，Bardia A，Aceto N，Bersani F，Madden MW，Donaldson MC et al（2014）Cancer therapy. Ex vivo culture of circulating breast tumor cells for individualized testing of drug susceptibility. Science 345（6193）：216-220. https：//doi. org/10. 1126/science. 1253533

Zelenko Z，Gallagher EJ，Tobin-Hess A，Belardi V，Rostoker R，Blank J et al（2017）Silencing vimentin expression decreases pulmonary metastases in a pre-diabetic mouse model of mammary tumor progression. Oncogene 36（10）：1394-1403. https：//doi. org/10. 1038/onc. 2016. 305

Zhang P，Sun Y，Ma L（2015）ZEB1：at the crossroads of epithelial-mesenchymal transition，metastasis & therapy resistance. Cell Cycle 14（4）：481-487. https：//doi. org/10. 1080/15384101. 2015. 1006048

Zhu QQ，Ma C，Wang Q，Song Y，Lv T（2016）The role of TWIST1 in epithelial-mesenchymal transition & cancers. Tumour Biol 37（1）：185-197. Zhu QQ，Ma C，Wang Q，Song Y，Lv T（2016）The role of TWIST1 in epithelial-mesenchymal transition & cancers. Tumour Biol 37（1）：185-197. https：//doi. org/10. 1007/s13277-015-4450-7

第2章

循环肿瘤细胞富集技术

Mert Boya，Chia-Heng Chu，Ruxiu Liu，
Tevhide Ozkaya-Ahmadov，Ali Fatih Sarioglu

2.1 引言

肿瘤细胞通过淋巴和血液循环从原发肿瘤转移到远处器官，从而实现癌症的转移。这些迁移的癌细胞被称为循环肿瘤细胞（CTC），它们从原发肿瘤脱落，通过血管的漏洞进行血管内渗入，在循环系统保持活性，在远端部位渗出血管，在那里增殖并形成新的肿瘤（Fidler，2003）。因此，对于在细胞水平上理解癌症的转移及疾病的临床治疗来说，从血液样本中分离 CTC 及其后续的分析将具有至关重要的作用。例如，富集 CTC 的体外增殖（Yu et al.，2014）将会在以下方面提供潜在的帮助：动物模型中癌症转移相关的功能研究、针对不同治疗的肿瘤反应的药效动力学研究，以及靶向转移进程的特异治疗的研发。在癌症诊断和预后（Cristofanilli et al.，2004；van de Stolpe et al.，2011）、鉴定疾病分期（Budd et al.，2006），以及监测患者治疗反应（Al-Mehdi et al.，2000；De Bono et al.，2008；Hayes et al.，2006）等方面已经证实了 CTC 检测的临床价值。而且，对癌症患者血液样本中分离的 CTC 进行分子分析（Jahr et al.，2001；Shaffer et al.，2007；Smirnov et al.，2005）在指导新研发的靶向治疗方面有巨大的前景，不需要进行有创活检。

从患者血液样本中检测 CTC 是一个技术挑战，因为 CTC 通常与循环系统的原有细胞混在一起，CTC 检测需要从背景细胞中将肿瘤细胞识别出来并且以一种与下游检测相兼容的方式将其富集起来。靶向肿瘤细胞是很困难的，因为用于鉴定 CTC 的生物标志物并不特异，不能将血细胞完全排除在外（Sawyers，2008）。而且，由于肿瘤细胞的异质性，即使是在同一患者中，也没有一个单独的生物标志物可以普遍地用于鉴定所有的 CTC（Powell et al.，2012）。这样

M. Boya，C.-H. Chu，R. Liu，T. Ozkaya-Ahmadov，A. F. Sarioglu *
Georgia Institute of Technology，Atlanta，USA
* e-mail：sarioglu@gatech.edu

的挑战使得特异性成为CTC富集技术一个重要的设计参数和性能指标，以尽可能地减少假阳性/假阴性结果。CTC富集的另一个挑战是血液中CTC的数量极少，每毫升血液中仅有1～10个CTC，相比较而言，正常的血细胞则数以亿计（Alix-Panabières & Pantel，2014；Pantel & Alix-Panabières，2010）。因此，对于可靠的CTC富集来说，哪怕丢失一个CTC都是不允许的，应用于早期肿瘤（它们会产生更少的CTC）的检测时尤其如此（Lucci et al.，2012）。因此，对于CTC富集技术来说，敏感性是另一个关键的设计参数和性能指标。

CTC的巨大应用潜能与其检测方面的技术挑战激发了一个活跃的研究领域，聚焦于研发适合的工具以便从癌症患者的血液样本中检测CTC（Nagrath et al.，2007）。早在20世纪50年代，科学家就尝试通过密度梯度离心来富集CTC，在离心力的作用下细胞得以分离。Stoke沉降定律设定（Katkov & Mazur，1999）沉降系数与细胞的大小和密度直接成比例，根据沉降系数的差异，密度梯度离心使得具有相似特征的细胞在试管中分层（Lu et al.，2015）。这种批处理的富集步骤首先由Fawcett等报道（Fawcett et al.，1950），他们采用白蛋白作为介质，将红细胞、白细胞和恶性肿瘤细胞分离成不同的层面。然而，由于白蛋白的制备既昂贵又复杂，这种方法并没有得到广泛的应用。后来，Seal（1959）引进了一种硅混合油的介质，在所筛选的53%（25/47）的胃肠道肿瘤患者中成功地观察到了CTC。尽管其敏感性还不足以进行临床应用，但是这些研究证实了基于离心的技术在CTC富集中的潜力，之后就出现了Percoll和Ficoll-Paque的密度梯度离心技术（Li et al.，2017；Yoo et al.，2016；Krishnamurthy et al.，2013）。

最初从集成电路演化而来的细微制造和纳米制造技术后来被应用于生物医学领域，微流控系统的研发为CTC富集技术带来了巨大的进步，尤其是软蚀刻技术（Fujii，2002）的引进使得生物医学研究者（他们并不是设备制造的专家）能够对微流控系统进行快速的原型设计、测试和优化，因此极大地促进了这个领域的革新。自从10多年前Nagrath等（2007）的开创性工作以来，研究者已经研发出采用各种富集原理（图2-1）的多种微流控CTC分离设备（Ferreira et al.，2016）。一方面，与传统的批处理步骤相比，CTC富集的微流控系统具有多个优势：第一，微流控系统可以被设计为在质控的微环境中从一个样本中实现每个细胞的决定性筛选，保证更少的细胞丢失和失真，以及更高的敏感性；第二，微流控设备可以采用一系列物理或化学的相互作用力及近场效应来区分肿瘤细胞与其他细胞，因此可以发现和应用非传统的生物标志物来进行CTC的富集。另一方面，微流控设备在本质上比批处理方法更慢，因此采用这些工具处理具有临床相关性的血液样本在体积方面是一个挑战。

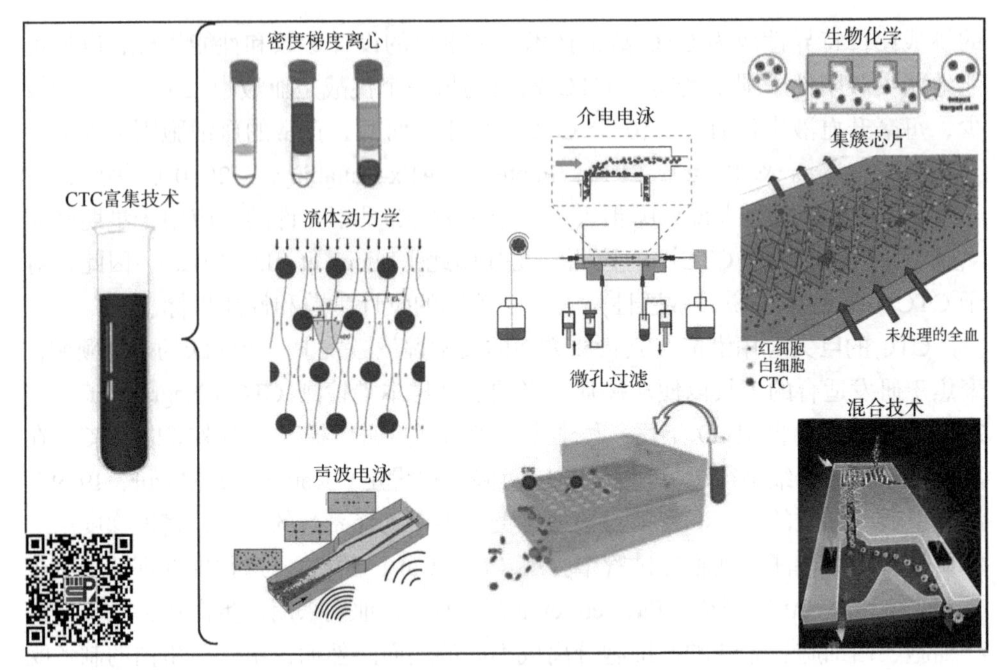

图 2-1　CTC 富集中所采用的不同鉴别机制的示意图

经过相应出版机构的允许，本图对以下作者的工作进行了调整和转载：Antfolk et al.（2015），Creative Commons；Fan et al.（2015），Elsevier；Gupta et al.（2012），AIP 出版社；Hyun et al.（2013），美国化学学会；Inglis et al.（2006），英国皇家化学学会；Karabacak et al.（2014），Nature 出版集团；Lu et al.（2015），Wiley；Sarioglu et al.（2015），Nature 出版集团

正如在本章中将要讲到的，可以通过靶向和直接分离肿瘤细胞而富集 CTC（即阳性富集），也可以靶向和选择性地清除混入的正常血细胞而留下肿瘤细胞（即阴性富集）。细胞的阳性富集依赖肿瘤特异的生物标志物，考虑到肿瘤细胞之间的异质性，这可能会导致分选偏差至一个 CTC 亚群（Lustberg et al.，2012）。通过采用明确的血细胞标志物，基于阴性富集的技术可以产生非偏倚的结果，但是富集的 CTC 纯度较低，因为会混入未被清除的白细胞（Hyun et al.，2013；Ozkumur et al.，2013）。这是一个问题，因为富集产物的纯度对于减低分子检测中的背景噪声来说尤其重要（Lara et al.，2004；Yang et al.，2009）。

在 CTC 富集技术中另外一个重要的参数是富集步骤中所要求的血液样本类型及样本处理的程度。样本的处理包括靶点肿瘤细胞或血细胞的预标记（Karabacak et al.，2014）、细胞的固定（Coumans et al.，2013）、红细胞的裂解（Warkiani et al.，2016）、预过滤（Tan et al.，2009）及样本的稀释（Loutherback et al.，2012）。虽然这些步骤的目的通常是通过放大靶细胞和非靶细胞之间的差别而协助富集的过程，但有可能会影响下游的检测，存在失真和细胞丢失的风险，因此会限制该技术在某些应用过程中的实用性。为了避免这样的问题，目前研究人员已经开发了能够处理未操作血液样本的 CTC 富集技术（Lee et al.，2013b）。

在本章中，根据不同的富集原理，CTC 富集技术将被分成不同亚类来详细讨论。首先是讨论基于 CTC 和血细胞之间生物物理学差异的 CTC 富集技术，尤其聚焦在微孔过滤、流体动力学、声波电泳和介电电泳技术上。通过介绍近期研发的特异靶向 CTC 簇的设备，我们将对此部分做一个总结。之后是展示基于生物化学特性进行 CTC 富集的技术，并特别讨论采用抗体和适配体进行基于免疫亲和吸附的 CTC 阴性富集和阳性富集。最后将会提供混合技术（将不同的富集机制整合在一个单独的系统之中）的例子，以此作为结束。

需要指出的是，本章不可能将 CTC 富集领域的所有创新性工作都涵盖在内。因此，这里所提供的参考文献都是具有代表性的例子，可以作为读者对 CTC 富集技术更进一步研究的起点。

2.2　基于生物物理学差异的 CTC 富集

细胞生物物理学特性的应用引起了人们极大的兴趣，因为它依赖于细胞特征的内在差异，为研发无细胞标记的 CTC 富集设备铺平了道路。细胞在生物物理学特性方面的差异，如大小、变形性、密度及电荷特征等已经成为有用的标志，可以将 CTC 从其他血液成分中区分开来。本节将聚焦于利用 CTC 和血细胞之间生物物理学特性的差异进行分离和富集的技术。

2.2.1　基于微孔过滤的富集技术

基于微孔过滤的富集技术进行肿瘤细胞的富集可以回溯至 19 世纪 60 年代中期（Seal，1964）。肿瘤细胞更大的表型使得基于过滤的富集方法能够应用于 CTC 的分离（Fan et al.，2015）。随着微孔过滤技术的发展，人们研发出了更高级的微孔过滤系统。可以商业购买的 ISET®（Isolation by Size of Epithelial Tumor cells，根据上皮肿瘤细胞的大小进行分离）设备（Rarecell，巴黎，法国）是采用了经过轨迹蚀刻的聚碳酸酯膜对肿瘤细胞进行基于大小的富集（Vona et al.，2000）。该设备含有 12 个孔径 8μm 的圆柱状微孔，可以对 1：10 稀释的 10ml 样本直接进行过滤。尽管这种富集肿瘤细胞的方式不会影响细胞形态（Chinen et al.，2013），但较低的特异性妨碍了其实用性。与 ISET®类似，ScreenCell®的过滤设备（ScreenCell，巴黎，法国）采用了圆形的轨迹蚀刻膜，分别通过 6.5μm 或 7.5μm 的孔进行活细胞或固定细胞的分离（Desitter et al.，2011）。这种一次性使用的价格低廉的设备包括三种不同的类型：ScreenCell® Cyto，分离固定的细胞进行细胞学研究；ScreenCell® CC 和 ScreenCell® MB，分离活细胞分别进行细胞培养和分子生物学研究。与 ISET®相比，ScreenCell®的优势是可以富集未固定的活细胞；然而，由于白细胞的掺入，其特异性也较差。从 76 例已知或怀疑为肺癌的患者中收集血液样本进行 ScreenCell® Cyto 的评估，证实该技术有望成为一种诊断肺癌的血液检测技术（Freidin et al.，2014）。

除了轨迹蚀刻膜之外，其他微型加工滤器也可以用于 CTC 的过滤富集。光刻法制成的微滤器 CellSieve™（Creatv MicroTech）含有 160 000 个 7μm 直径的孔，均匀分布在一个直径 9mm 的过滤区域（图 2-2a）（Adams et al.，2014）。采用 MCF-7 乳腺癌细胞系掺入到 7.5ml 的全血中进行测试，Adams 等证实，与轨迹蚀刻相比，该设计对于固定和非固定细胞的捕获效率平均分别提高了 25%和35%。而且，过滤后的白细胞数均值从 47 840 个降至了 3920 个，减少幅度超过了 10 倍。

尽管现在已经有了商业化的滤器，但是研发优化的微滤器进行 CTC 富集还是一个活跃的研究领域。Zhang 等采用反应离子蚀刻（reactive-ion etching，RIE）技术蚀刻聚对二甲苯膜以精确地控制滤器上孔的大小、几何形状和密度（Zheng et al.，2007）。在 1cm×1cm 的聚对二甲苯薄片上进行蚀刻，以获得直径 10μm 的圆孔，间隔为 20μm。根据报道的回收率，这个基于聚对二甲苯的设计可以胜过 CellSearch®系统的表现，而后者是唯一被美国食品药品监督管理局（Food and Drug Administration，FDA）批准用于转移性乳腺癌、前列腺癌和结直肠癌患者监测的系统（Lin et al.，2010）。这个聚对二甲苯微滤器设备能够以＞90%的回收率在 57 例患者中的 51 例患者中检测到 CTC。尽管其高回收率拥有良好的应用前景，但是聚对二甲苯材料的自发荧光使其临床应用受到了限制（Lu et al.，2010a）。而且，为了避免过滤过程中的剪切压力造成的细胞裂解，需要对血液做预固定，这使其不能应用于活细胞的富集。2014 年，同一研究团队提出了一种 3D 膜的微滤器，它有一个分离的双层设计，不需要做预固定，因此能够捕获活的 CTC（图 2-2b）（Zhou et al.，2014）。这种滤器由间隙为 10μm 的双层聚对二甲苯膜组成，中间可以抓住捕获的细胞，其顶层具有 40μm 的孔，与含有六角形 8μm 孔的底层相对齐。它通过捕获相对较大的肿瘤细胞而实现肿瘤细胞的富集，但是对细胞活性的影响很小，因为它减少了细胞上的机械压力。据报道，对于 MCF-7 细胞系和 MDA-MB-231 细胞系，经测试其捕获率分别为 83%±3%和78%±4%；另外，峰值细胞活性分别为 74%±2%和 71%±9%。

除了膜滤器之外，具有内置滤器的微流控设备也可用于 CTC 的富集。Tan 等研发了一种无须细胞标记的微流控设备，能够通过一排月牙形的分离陷阱从全血中分离肿瘤细胞，对于乳腺癌和结肠癌细胞的分离效率至少为 80%（图 2-2c）（Tan et al.，2009）。这种设备是由聚二甲基硅氧烷（polydimethylsiloxane，PDMS）

制成的，采用了软蚀刻技术（McDonald & Whitesides，2002），因此它是光学透明的并且具有生物相容性。该设备利用了细胞大小和变形性的差异从血细胞中分离肿瘤细胞。而且，它可以保证所捕获肿瘤细胞的活性和完整性，也可以通过逆转液流方向而回收这些细胞。据报道，对于 MCF-7、MDA-MB-231 和 HT-29 细胞系，其平均回收率分别为 95%、97%和 96%。更重要的是，作为基于过滤技术的主要障碍，分离细胞的纯度（＞80%）经证实与某些基于免疫亲和性的富集技术相当，这将在后面进行讨论。Yoon 等介绍了一种微流控的芯片滤器，专门解决富集过程中堵塞的问题，这在大多数基于微孔过滤的 CTC 富集技术中很常见（Yoon et al.，2016）。它采用如下方式来实现 CTC 的无堵塞分离：通过一个压电传动装置引起感应流体振动，这可以置换滤器上捕获的细胞，由此允许小的细胞通过滤器并在废液出口对其进行收集（图 2-2d）。通过转换液流的方向，就可以回收留在滤器上的 CTC。采用分别代表 CTC 和红细胞（red blood cell，RBC）的 20μm 和 5μm 颗粒在滤器上进行测试，其分离效率和纯度均为 100%，而所筛选到的颗粒的回收效率为 99.2%，而且加入到全血中的 MDA-MB-231 肿瘤细胞在处理过程中没有发生任何堵塞。

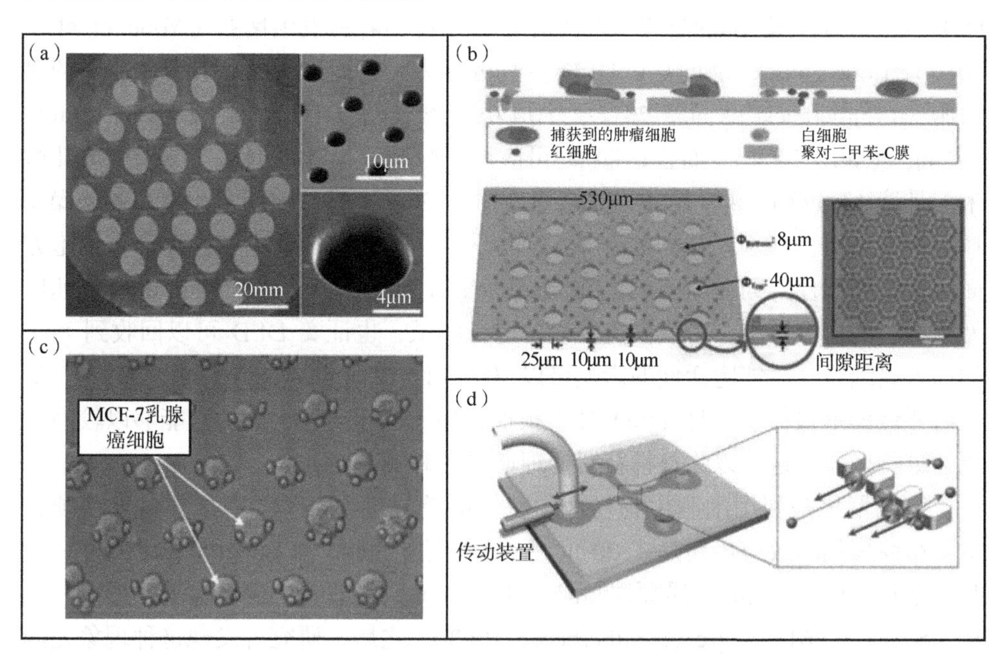

图 2-2　（a）CellSieve 设备的图片及光刻法制成的微孔的扫描电镜（scanning electron microscope，SEM）图片。（b）3D 聚对二甲苯双层分离微滤器及其工作原理的横断面图。（c）月牙形的分离陷阱及其捕获到的 MCF-7 细胞。（d）无堵塞的微流控芯片及过滤区域的放大示意图

经过相应出版机构的允许，本图对以下作者的工作进行了调整和转载：Adams et al.（2014），英国皇家化学学会；Tan et al.（2009），Springer；Yoon et al.（2016），Creative Commons；Zhou et al.（2014），Nature 出版集团

由于其设计简单、操作方便、处理通量高，微孔过滤技术被广泛应用于CTC 的富集。然而，由于 CTC 与白细胞之间的大小有重叠（Ferreira et al.，2016；Ozkumur et al.，2013；Xu et al.，2015），基于滤器的 CTC 富集通常有较低的特异性和纯度。而且，滤器容易发生堵塞，尤其是在处理大体积的全血时（Hosic et al.，2015；Ji et al.，2008）。

2.2.2 基于流体动力学的富集技术

另一种富集 CTC 的方法利用了微流控管道中独特的流体动力学。由于微流控管道的尺寸较小，液流呈层状（即低雷诺数），其流动行为与我们所熟知的大规模湍流有所不同（Stone & Kim，2001）。有一种流行的技术利用微流控管道中的层流进行基于大小的细胞分选，被称为决定性侧方移位（deterministic lateral displacement，DLD）（Holm et al.，2011；Huang et al.，2004；Inglis et al.，2006）。在 DLD 中，细胞与周期性转换的多排微柱进行碰撞，根据细胞大小与一个设定阈值的比较，细胞会被微柱偏折到一个方向或未经偏折而流过微柱（图 2-3a）。由于 DLD 是一个连续流动的过程，与微孔过滤相比不容易发生堵塞（Yoon et al.，2016）。Loutherback 等证实了 DLD 阵列的效果，它能够从通常小于 15μm 的血细胞（Loutherback et al.，2012）中成功分离大的 CTC（即直径 15～30μm）（Meng et al.，2004）。而且，DLD 可应用于颗粒（尺寸范围从几纳米到十几微米）悬液（Davis et al.，2006；Wunsch et al.，2016）并且被证实能够在各种操作环境下有效分离颗粒。Loutherback 等也证实，三角形的微柱阵列在分离细胞方面比传统的圆柱阵列更加有效（Loutherback et al.，2010）。以 10ml/min 的速度处理稀释的血液样本，对该微流控设备进行测试，也证实 DLD 可以回收到 86% 的掺入癌细胞，对细胞活性的影响可以忽略不计（Loutherback et al.，2012）。尽管需要做样本稀释，但是 DLD 技术很适合用于临床研究，因为它能够以较高的流速进行操作，这可以弥补稀释对处理通量的影响。

惯性聚焦是利用细胞生物物理学特性的差异进行 CTC 富集的另外一项技术。惯性聚焦的效应最初是在 20 世纪 60 年代由 Segré 和 Silberberg 证实的，当时观察到 1mm 直径的悬浮颗粒倾向于朝着 1cm 直径管道的侧壁运动并形成一个环（Segré，1961；Segré & Silberberg，1962）。之后，研究者发现这种现象是因为惯性作用（Karnis et al.，1966；Tachibana，1973）。Lee 等设计了一个微通道设备，称为收缩-扩张列阵（contraction-expansion array，CEA）（图 2-3b），该设备具有交替收缩和扩增的区域，以便在惯性升力和 Dean 牵引力的共同作用下分离细胞（Di Carlo et al.，2007；Lee et al.，2010，2013b）。因为惯性升力和 Dean 牵引力之间的平衡需要依靠颗粒的大小，不同大小的颗粒会聚集到微流控通道中不同的平衡位置，因此能够实现细胞彼此之间的分离（Di Carlo，2009）。尤其是，大的细胞或颗粒更容易受到惯性升力的影响，会被牵引着朝向一侧，而小的颗粒更容易受到 Dean 牵引力的影响，会被牵引着朝向相反的一侧。需要注意的是，设备中的流速非常重要。对于慢流速，惯性升力是可以忽略的。对于非常快流速，即使是小的颗粒，惯性力也会支配 Dean 牵引力，因此不能实现分离。根据 Lee 等（2013b）的报道，在最佳条件下，这种设备能够直接从非稀释的全血中分离 CTC，可以实现 99.1%的 CTC 回收率、88.8%的血细胞排除率，通量为每分钟 1.1×10^8 个细胞。而且，研究者发现，通过将两个芯片连接到一起，血细胞的排除率可以达到 97.4%。

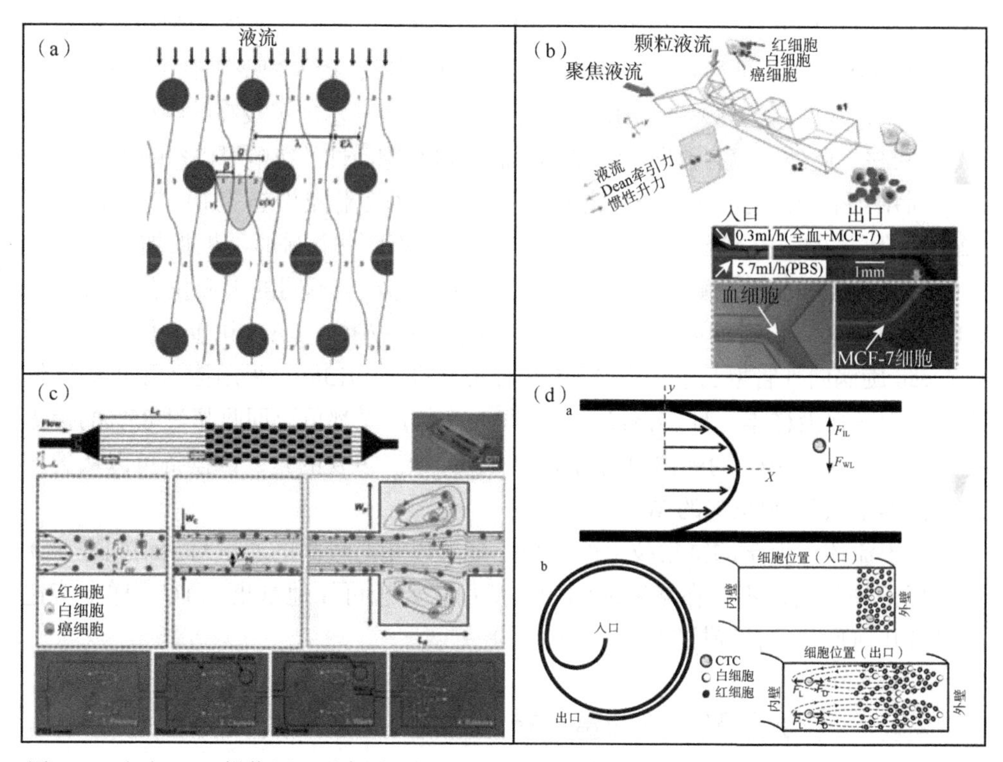

图 2-3 （a）DLD 操作原理示意图。（b）CEA 芯片示意图及全血中掺入肿瘤细胞的分离结果。（c）在不同阶段进行分离细胞操作的微流控涡旋芯片示意图。（d）螺旋微流控管道的工作原理及时间序贯的细胞分离结果

经过相应出版机构的允许，本图对以下作者的工作进行了调整和转载：Inglis et al.（2006），英国皇家化学学会；Lee et al.（2013b），美国化学学会；Sollier et al.（2014），英国皇家化学学会；Warkiani et al.（2016），Nature 出版集团

旋涡陷阱捕获是另外一种基于流体动力学的 CTC 富集技术（Hur et al.，2011）。它的操作方式是将靶细胞捕获到微流控设备所形成的微旋涡中。除了具有对称的可以产生微旋涡的扩张部分之外，Sollier 等所介绍的 Vortex 芯片在设计

上与之前所介绍的 CEA 芯片类似（Sollier et al., 2014）。Moffatt 和 Cherdron 也对这些区域中旋涡形成的数学运算进行了研究（Cherdron et al., 1978；Moffatt, 1964）。这种 Vortex 芯片采用了一个长的通道，首先将随机分布的细胞聚焦到它们在剪切梯度升力和壁效应升力作用之下的平衡侧位（Hur et al., 2010）。剪切梯度升力将细胞导向微流控管道的管壁，而壁效应升力则将细胞推向管道的中线。剪切梯度升力在更大的细胞上面会更强。因此，当 CTC 进入旋涡区域时，壁效应升力会大为减少，把更大的 CTC 推向旋涡区域的更深处，而小的细胞如 RBC 和白细胞（white blood cell, WBC）则被留在主管道中。之后可以对 CTC 进行回收，先用 PBS（磷酸盐缓冲液）冲洗芯片以移除管道中残留的细胞，然后只是通过降低流速就可以使捕获的 CTC 从旋涡区域中逃离出来。将肿瘤细胞掺入全血之中，用 Vortex 芯片进行测试。采用 20×的稀释样本，掺入肿瘤细胞的平均回收率为 20.7%，纯度高达 89%。采用患者血液的测试也显示出了较高的纯度，范围为 57%～95%。此外，也有数据证实 Vortex 芯片对细胞活性的影响可以忽略不计。

利用惯性聚焦进行 CTC 富集的另外一种微流控设备是由 Warkiani 等（2016）研发的。在该设备中，微流控管道形成了一个圆形，根据惯性升力和 Dean 牵引力之间的平衡，CTC 和更小的血细胞处于不同的平衡位置，特别是 CTC 被推动着向设备的内壁运动，而血细胞（如 WBC、RBC 和血小板）则会顺着 Dean 旋涡向外管壁移动（图 2-3d）（Hou et al., 2013a）。采用掺入了不同癌细胞系的裂解血液样本，证实该设备对于每一个细胞系都可以回收超过 85%的掺入癌细胞，混入 WBC 的中位数为每毫升 3109 个。重要的是，该设备可以从裂解血液样本中去除 99.99%的 WBC。

基于流体动力学的富集技术的优势是能够以相对较高的通量对活细胞进行无细胞标记的分离，不存在堵塞的问题；然而，要想可靠地富集 CTC，样本流速和设备几何形状的精确控制是必不可少的。

2.2.3 基于声波电泳的富集技术

基于声波电泳的 CTC 富集是一种无细胞标记的方法，依靠液流中的声波，基于细胞的生物物理学特性来实现其分离，能够保持细胞的完整性和活性。在声波电泳中，由一个传感器产生持续的声音压力波，以此来诱导细胞的运动（Fan & Vitha, 2016）。微流控管道中的持续声波有节点和反节点，这是压力振荡的最低和最高点。因为压力振荡的原因，细胞受到了与其大小成比例的力量。而且，力量的方向要依靠声音的对比因子，这是由细胞的密度及介质的相对压缩率决定的。具有阳性声音对比因子的细胞朝着节点运动，而具有阴性声音对比因子的细胞则朝着反节点运动。在基于声波电泳的 CTC 富集技术中，根据细胞生物物理学特性的差别，移动的速度和方向可以用于分离细胞。

Antfolk 等报道了一种用硅微型制造的微流控芯片，采用声波电泳从 WBC 中分离 CTC（Antfolk et al.，2015）。这种芯片包含两个管道，一个是预对齐管道，另一个是分离管道，分别由两个压电换能器在 4.530MHz 和 2.001MHz 下推动。在预对齐管道中，细胞被推向靠近微流控管道内壁的压力节点，必要的话也可以在分离步骤之前替换为流体动力学的细胞预聚焦。在分离管道中，在更高的声学压力下，CTC 被选择性地朝着中心的压力节点移动，而更小的白细胞则依然更靠近管壁（图 2-4a）。Antfolk 等将前列腺癌细胞（DU145）掺入到 RBC 裂解的全血样本中，从两个不同的出口收集侧向分离的细胞，CTC 的回收率为 86.5%±6.7%，有 1.1%±2.8%的白细胞混入。增加声场的密度可以获得更高的回收率（94.8%±2.8%），但代价是有更高比例（2.2%±0.6%）的白细胞混入。

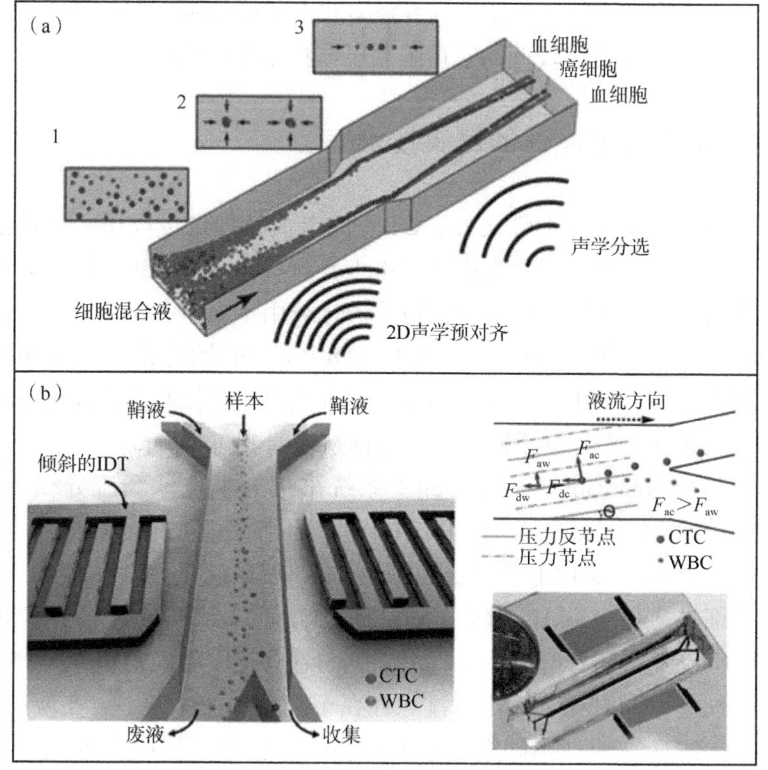

图 2-4 （a）二阶声波电泳芯片示意图，展示了分离过程中横断面的细胞位置；（b）taSSAW 设备的原理图和实物图

经过相应出版机构的允许，本图对以下作者的工作进行了调整和转载：Antfolk et al.（2015），Creative Commons；Li et al.（2015），美国国家科学院

虽然基于声波电泳从白细胞中分离 CTC 已被不同的研究团队所证实（Antfolk et al.，2015；Augustsson et al.，2012；Ding et al.，2014），但是这种设

备进行长期操作的不稳定性和低通量限制了其在临床样本中的使用。2015 年，Li 等通过采用倾斜三角持续表面声波（tilted-angle standing surface acoustic waves，taSSAW）设备实现了乳腺癌患者 CTC 的富集（图 2-4b）（Li et al.，2015）。在这种设备中，倾斜的相互交错的传感器（interdigitated transducer，IDT）被用作传动装置，在微流控管道中形成了倾斜节点和反节点的多个区域。当细胞从这些区域经过时，它们会经受不同水平的声学力量，这会控制它们在管道中的位置。采用 1.2ml/h 的流速，将细胞系掺入 RBC 裂解血液样本中的实验证实，对 MCF-7 细胞和 HeLa 细胞的回收率超过 87%，UACC-903M 和 LNCaP 癌细胞系的回收率则为 83%。采用 3 例乳腺癌患者的临床血液样本进行测试。对于前 2 例患者，从 2ml 血液样本中分别检测到了 59 个和 8 个 CTC。对于第 3 例患者，在 6ml 血液样本中只检测到了 1 个 CTC。

虽然基于声波电泳的富集技术具有轻柔和不需要细胞标记的特点，非常适合分离活的 CTC，但是目前较低的通量限制了该技术在临床中的应用。

2.2.4 基于介电电泳的富集技术

除了大小、密度和变形性之外，CTC 的电荷特性也可以用于从其他血液成分中对其进行区分。在基于介电电泳（dielectrophoresis，DEP）的富集技术中，根据电介质的差异，非均匀电场和细胞的极化被用于吸引和排斥过程。如果细胞朝着电场源的方向移动，称为阳性 DEP（pDEP）；如果细胞从更高的电场离开，则被称为阴性 DEP（nDEP）。通过为不同的细胞设定交换频率之间的电荷激发频率，就有可能通过反向推动不同的细胞群体从而对其进行分离。

商品化的 ApoStream™（ApoCell）系统采用介电电泳场流分级（dielectrophoretic field-flow fractionation，DEP-FFF）进行活肿瘤细胞的无细胞标记分选（图 2-5a）（Gupta et al.，2012）。该系统采用了 45～65kHz 的 AC（交流）信号，该信号处于癌细胞（30～40kHz 附近）和外周血细胞（90～140kHz）的交换频率之间，以此吸引癌细胞朝着电极，并将血细胞向着管道中心推动。在产物收集口收集富集的癌细胞，同时在废液出口排除存在于腔室中的血细胞。在使用 SKOV3 和 MDA-MB-231 这两种不同细胞系的实验中，报道的回收率分别为 75.4%±3.1%和 71.2%±1.6%。而且，富集细胞的活性超过了 97.1%。利用连续液流设计的优势，ApoStream™能够在 1 小时内处理 7.5ml 的样本，高于大多数基于介电电泳的 CTC 富集技术（Cheng et al.，2007；Kuczenski et al.，2011）。

除了不同的平面设计之外，Cheng 等使用了一种 3D 的侧向介电电泳进行 CTC 的富集（Cheng et al.，2015）。在这种设备中，一个 3D 的 V 形螺旋微管道（其顶部表面和底部的斜面侧壁之间有一个电场）被用于基于 DEP 的癌细胞分离

（图 2-5b）。细胞被流体动力学聚焦于靠近管道侧壁的位置，在整个管道中都受到DEP 力的作用，肿瘤细胞则被推向微管道中心迁移从而实现肿瘤细胞的分离。采用 AS2-GFP 肺癌细胞系以 20μl/min 的流速对该设备进行测试，结果证明可以实现85%的回收率，纯度为 90%。若将流速增加到 2ml/h，则可以获得 81%的回收率。

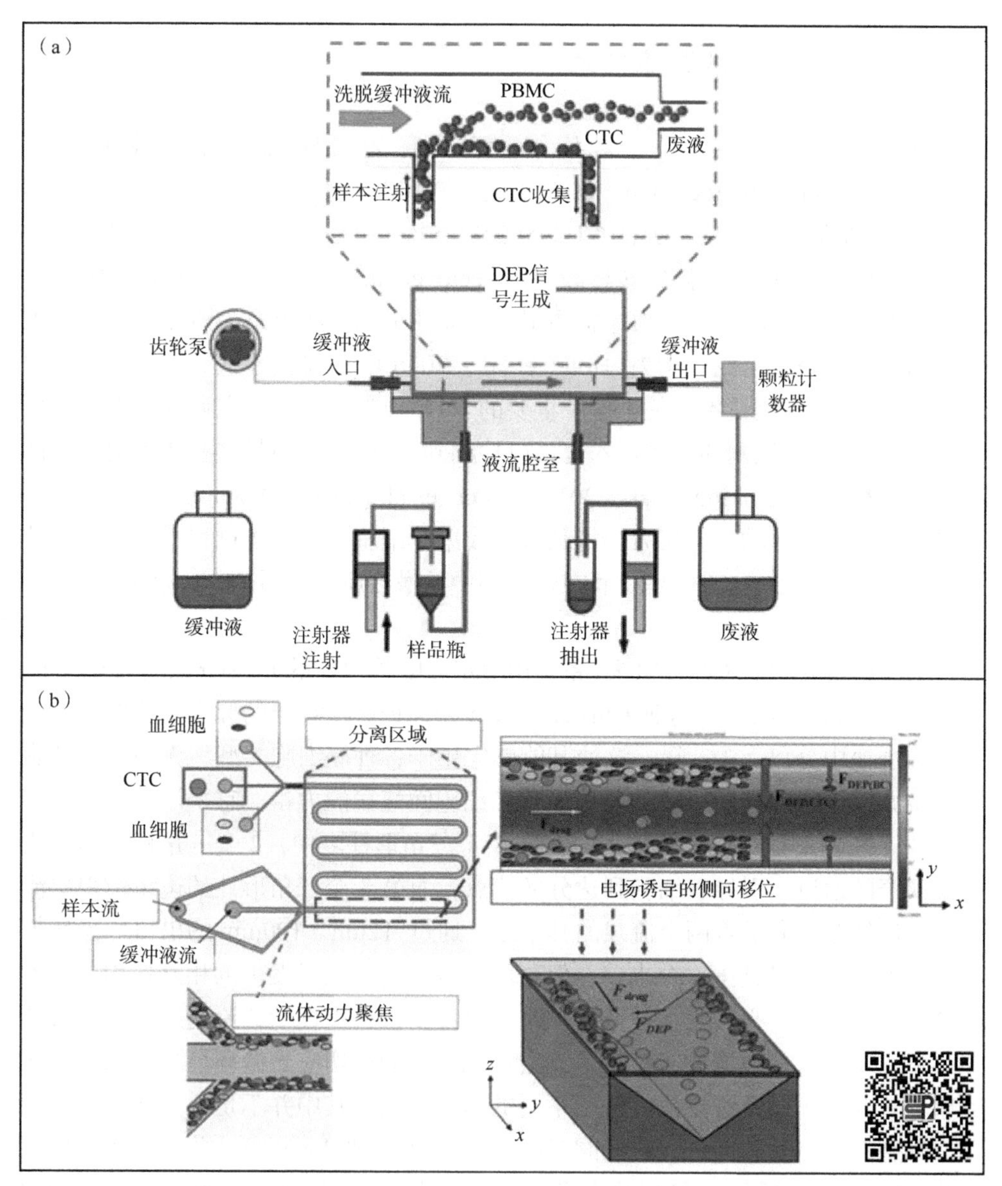

图 2-5 （a）ApoStream 系统操作示意图；（b）设计好的微流控芯片示意图及 V 形管道内部介电电泳力的展示

经过相应出版机构的允许，本图对以下作者的工作进行了调整和转载：Cheng et al.（2015），英国皇家化学学会；Gupta et al.（2012），AIP

能够利用 CTC 的内在电荷特性而无须任何标记地对其进行鉴定，以及以较高的活性分离单个肿瘤细胞的能力，使得基于介电电泳的分离技术具有很大的吸引力。然而，在基于 DEP 的 CTC 富集技术应用于临床之前，处理通量和样本的纯度都是必须要解决的挑战。

2.2.5 CTC 簇的富集技术

除了循环系统中的单个肿瘤细胞，被称为 CTC 簇或循环肿瘤微栓（circulating tumor microemboli，CTM）的 CTC 聚集物也会造成癌症的转移。尽管 CTC 簇非常稀少，只占所有 CTC 的 2%～5%，但是动物模型的研究显示肿瘤细胞簇比单个 CTC 有更高的转移倾向（Aceto et al.，2014；Watanabe，1954）。虽然 CTC 簇也可以作为生物标志物用于癌症的早期检测以及为治疗进程提供重要的信息（Goto et al.，2017；Hong et al.，2016），但是由于缺乏从临床样本中分离 CTC 簇的优化技术，关于这个重要的 CTC 亚群的细节研究遇到了阻碍。尽管用于单个 CTC 检测的某些技术也可以检测到 CTC 簇，但是这些技术的敏感性和特异性都比较低（Hou et al.，2013b；Stott et al.，2010；Vona et al.，2000）。而且，作用在簇上的高剪切力会将其分离成单个细胞，在富集过程中产生错误结果。要想进一步了解 CTC 簇及其在转移癌中的潜在应用，活 CTC 簇的有效和可靠富集是必不可少的。

第一个特异靶向 CTC 簇的设备是由 Sarioglu 等研发的 Cluster 芯片（图 2-6）（Sarioglu et al.，2015）。这种 Cluster 芯片无须标记肿瘤特异的标志物就能够从未处理的全血中分离 CTC 簇，这使其能够应用于各种癌细胞类型，无须依赖细胞表面抗原。该芯片利用了簇的几何形状和细胞间连接的力量。它采用了一种特殊的由 3 个三角形柱组成的簇陷阱。在这 3 个三角形柱之中，2 个三角柱之间形成一个狭窄的通道，引导着细胞到达分叉节点，而第 3 个三角形柱的边缘使得层流分叉，使细胞转向沿着两个流线的其中之一通过 12μm×100μm 的出口。虽然单个细胞不得不经过其中一个出口，但是因为两个流线同时发生的相互作用，CTC 簇会在动态力量的平衡之下被截留下来。该设备以亚生理学的流速运行，其流速明显低于基于微孔过滤的富集技术，会形成较低的剪切应力微环境从而保持簇的完整性。与基于微孔过滤的方法所不同的是，堵塞在其中并不是一个问题，因为单个细胞并不会被 Cluster 芯片捕获到，因此，不需要任何的样本操作就可以处理大体积的全血。采用 2.5ml/h 的流速，Cluster 芯片可以捕获到 99%（169/171）的至少含有 4 个细胞的 MDA-MB-231 细胞簇，70%（28/40）的 3 个细胞的簇，以及 41%（48/117）的 2 个细胞的簇。在一个 4℃的热电冷却器上完成捕获 CTC 簇的释放，这可以减少逆向液流下非特异细胞的黏附。在这些条件下，80%（188/236）

的捕获到的簇都被释放出来，而且对细胞活性没有明显的影响。在 60 例转移性黑色素瘤、乳腺癌和前列腺癌患者的临床样本中应用 Cluster 芯片技术，在 40% 的患者中检测到了 CTC 簇。Cluster 芯片的效率和柔和的本性也使得在分离到的 CTC 簇上，以及与其黏附在一起移动的 WBC 上进行单细胞的 RNA 测序成为可能。将 Cluster 芯片所富集到的 CTC 簇用于 CTC 簇循环的生物物理学研究，研究结果显示 CTC 簇可以重新组合为单行链并且能够通过狭窄的毛细血管，这打破了之前所认为的 CTC 簇太大而不能通过狭窄的毛细血管的错误观念（Au et al.，2016）。

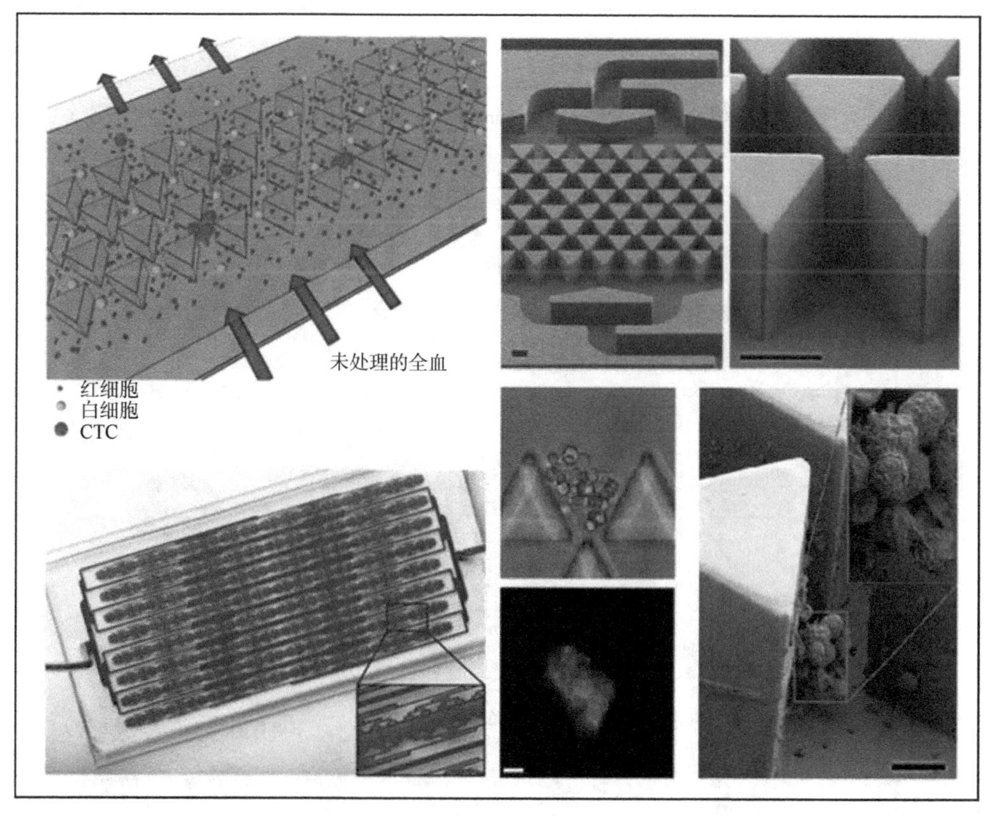

图 2-6　Cluster 芯片的设计和操作示意图以及所捕获到的 CTC 簇的扫描电镜（SEM）和荧光显微镜图像

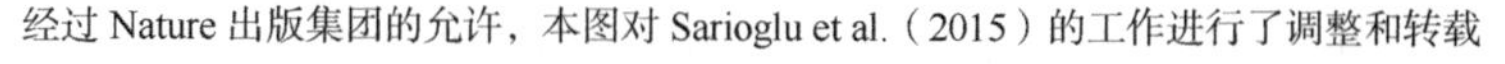
经过 Nature 出版集团的允许，本图对 Sarioglu et al.（2015）的工作进行了调整和转载

近期，Au 等介绍了一种二阶连续液流微流控芯片，利用 CTC 簇的大小和不对称特性来分离获得 CTC 簇（图 2-7）（Au et al.，2017）。该芯片利用了决定性侧方移位（DLD）技术的修改版本。第一个阶段，与传统的 DLD 设备类似（Huang et al.，2004；Inglis et al.，2006），由聚二甲基硅氧烷（PDMS）柱子组

成，用于大簇的偏转。第二个阶段，接受了第一个阶段中未偏离的成分（即单细胞和小簇），由不对称形状的柱子组成，用于小簇的偏转。这个阶段有 30μm 高的管道，促使簇的纵轴与 *X-Y* 平面对齐。与第一个阶段不同，这个阶段利用了簇的不对称性及大小。所选择的 0.5ml/h 的流速会形成 2.9Pa 和 4.8Pa 的剪切应力，低于人类脉管系统中的剪切应力（Chandran et al.，2007），回收细胞的活性可以超过 87%。将细胞掺入缓冲液中 CTC 簇的回收率，大簇为 99.3%±1.1%、小簇为 79%±6.1%。全血之中 CTC 簇的回收率降低，大簇为 98.7%±2.4%、小簇为 65.5%±6.5%。

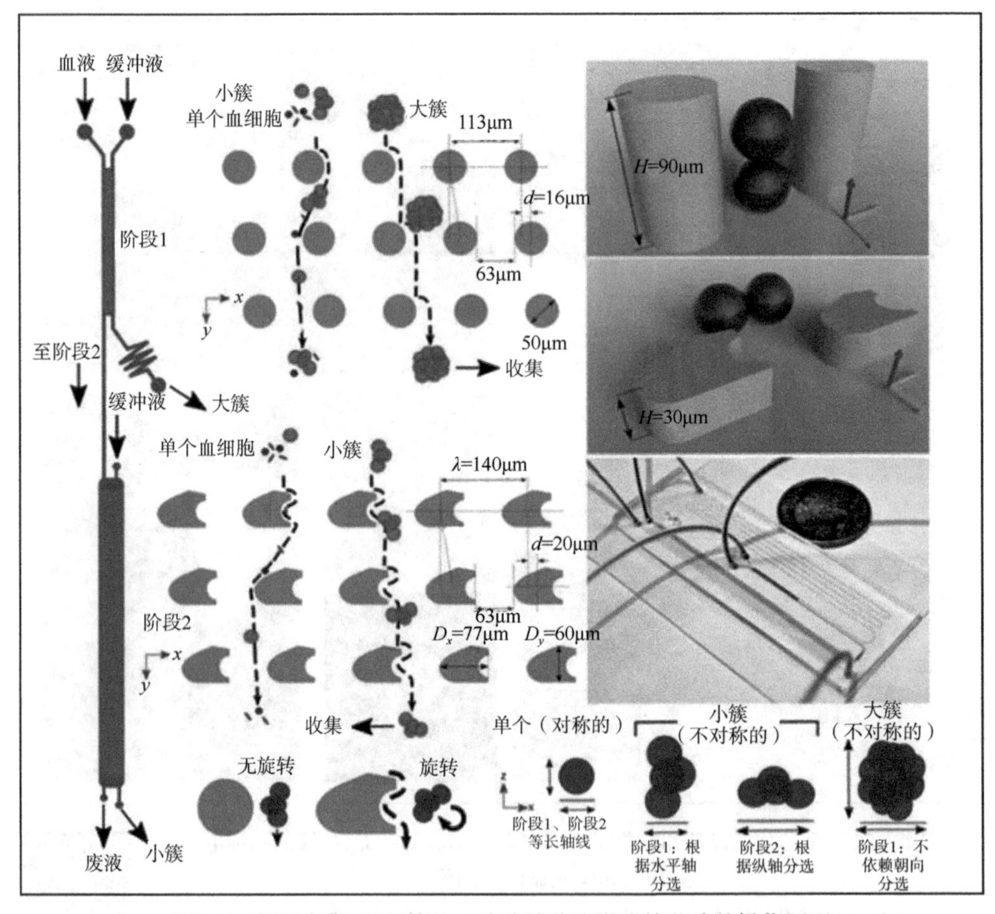

图 2-7　用于富集 CTC 簇的二阶连续液流微流控芯片的操作原理

研发优化的技术进行活 CTC 簇的富集是非常重要的，因为这些技术所提供的更高的特异性和敏感性将有助于相关的临床和基础研究了解其在癌症转移中的临床作用和生理功能。

2.3　基于生物化学差异的 CTC 富集

基于生物物理学特性的 CTC 富集可以实现高通量和无细胞标记的富集，但是在提高富集 CTC 的特异性和纯度方面都面临着挑战（Song et al.，2017；Yu et al.，2011）。CTC 的生物化学靶向作用依赖的是配体和 CTC 细胞膜上的肿瘤抗原之间高度特异的相互作用。在多数方法中，亲和性配体（抗体或适配体）被固定在具有增强表面体积比的一个微装置或磁珠上，以实现较高的捕获效率和纯度（Hoshino et al.，2011；Lee et al.，2013a）。多数免疫亲和性的方法将上皮细胞黏附分子（epithelial cell adhesion molecule，EpCAM）作为生物标志物，EpCAM 广泛地表达于上皮型癌症的 CTC 上，如肺癌、肝癌、乳腺癌、前列腺癌和结直肠癌（Went et al.，2004）；或者采用一个组织特异的膜蛋白，如乳腺癌中的人表皮生长因子受体 2（human epidermal growth factor receptor 2，HER2）和前列腺癌中的前列腺特异膜蛋白（prostate specific membrane，PSMA）（Alix-Panabières & Pantel，2014）。

本节将重点介绍利用 CTC 和血细胞之间细胞膜蛋白的差异进行富集的技术。

2.3.1　基于抗体的 CTC 富集

肿瘤细胞和血细胞之间在特异细胞膜抗原表达水平上的差异被应用于基于免疫亲和性的 CTC 富集方法（Pantel et al.，2008）。多数基于抗体的 CTC 富集技术采用偶联抗体的装置或磁珠来靶向上皮生物标志物（Saliba et al.，2010）。EpCAM 是最常使用的直接捕获上皮型 CTC 的生物标志物（Allan & Keeney，2009；Stott et al.，2010；Talasaz et al.，2009），而 CD45 是最常使用的清除白细胞的生物标志物靶点（Giordano et al.，2012；Lara et al.，2006）。

免疫磁性 CTC 富集是最常使用的方法，其中包被了抗体的磁珠与细胞结合，在外部磁场的作用下从血液样本中分离 CTC。在 CellSearch®系统中（Pantel et al.，2008；Riethdorf et al.，2007），采用与铁磁流体磁性颗粒耦合的 EpCAM 特异抗体从血细胞中分离 EpCAM 阳性的肿瘤细胞，随后进行固定并采用抗-角蛋白和 DAPI（4′, 6-二脒基-2-苯基吲哚）进行荧光染色，而血细胞则采用抗-CD45 抗体进行染色。最后，细胞角蛋白（cytokeratin，CK）和 DAPI 阳性且 CD45 阴性的细胞被确认为 CTC，并采用一个半自动化的荧光显微镜进行计数。CellSearch®系统局限于捕获只表达 EpCAM 和细胞角蛋白的 CTC。由于经历了上皮间质转化（EMT）的肿瘤细胞会存在 EpCAM 表达的降低而无法被检测到，所以该方法会存在 20%～40%的细胞丢失（Alix-Panabières & Pantel，2013）。磁性活化细胞分选（magnetic activated cell sorting，MACS）系统是用于阳性和阴性CTC富集的另一项常用技术。在这一系统中，通过与包被了抗-EpCAM抗体的磁性铁微球一起孵育，上皮癌细胞从血液中被富集，随后采用一个强磁场的柱子进行磁性分选（Miltenyi et al.，1990）。采用这种技术，在15分钟内可以分选10^9个细胞，实现＞100倍的富集，活性为90%。经过磁性标记的表达EpCAM的CTC会留在柱子中，移去磁场之后可以对其进行回收。免疫磁珠磁性分离技术是与MACS类似的一项技术，但是不需要柱子进行磁性分离（Neurauter et al.，2007）。在这个系统中磁铁被设计用于直接分离磁性标记的细胞，不需要额外的步骤。总的来说，这种技术的不足是细胞回收率并不一致（Lin et al.，2011）。

第一个基于免疫亲和性进行CTC富集的微流控技术是由Nagrath等研发的CTC-Chip（2007）。这个系统能够以较高的敏感性和特异性从全血中分离CTC。CTC-Chip是采用硅材料，通过深度反应离子蚀刻（deep reactive-ion etching，DRIE）进行显微制作而成，由100μm高并且被抗-EpCAM抗体功能化的微柱列阵组成（图2-8a）。78 000个微柱的几何排列经过了优化，以便于细胞和微柱之间有效地相互作用，在116例癌症患者的115例癌症患者中都检测到了CTC（79～197个CTC/ml），而在健康个体的对照样本中则没有发现CTC。继CTC-Chip之后的十年中，各种基于EpCAM的微流控CTC富集技术被研发出来，它们具有不同程度的敏感性和纯度（Chen et al.，2011；Choi et al.，2013；Davies et al.，1994；Harb et al.，2013；Hughes & King，2010；Kim et al.，2014；Lu et al.，2010b；Mittal et al.，2012；Nagrath et al.，2007；Ozkumur et al.，2013；Wang et al.，2009，2011）。鲱鱼骨（Herringbone，HB）芯片的操作基础与CTC-Chip类似，只不过它是由PDMS制成，包含了鲱鱼骨形状的芯片而不是微柱（Stroock et al.，2002）。HB芯片是通过鲱鱼骨形状的设计来引起微旋涡，扰乱层流，增加CTC与功能化的设备表面的相互作用，从而提高CTC的捕获效率（Stott et al.，2010）。对于掺入的PC3细胞，HB芯片显示出了高于90%的捕获效率，与之相比，采用相同流速（1ml/h）的CTC-Chip的捕获效率约为68%。在转移性前列腺癌患者中也对该设备进行了测试，结果在15例患者的14例患者中都能检测到CTC。纳米黏扣CTC芯片采用了纳米毛表面，可以将CTC和抗-EpCAM抗体之间的接触频率最大化，从而提高CTC的捕获效率（Lu et al.，2013）。在PBS和血液中掺入LNCaP、PC3和C4-2前列腺癌细胞系，所报道的捕获效率都高于80%。高通量的微采样单元（high-throughput microsampling unit，HTMSU）是一个电动的富集设备，有51个包被了抗-EpCAM抗体的正弦式微通道[35μm（宽）×150μm（深）]，所报道的从全血中捕获CTC的细胞回收率为97%（Adams et al.，2008）。最近，一种3D支架的微芯片被开发用于从全血中分离单个和簇状的CTC（图2-8b）。这种3D支架芯片具有相互联结的大孔结构，可以显著增加细胞与固化的抗-EpCAM 抗体之间的接触频率，即使是采用较高的流速，也可提高全血中的 CTC 捕获效率（Cheng et al.，2016）。它成功地从 14 例癌症患者中捕获到了 CTC（1～118 个/ml），而采用 100μl/min 的流速，在这 14 例癌症患者的 5 例之中都检测到了 CTC 簇（1～14 个/ml）。整合了高通量设备的免疫磁性 CTC 分离也是一个流行的技术，被广泛地应用于全血中的 CTC 富集。Besant 和 Poudineh 等研发了一种微流控设备，上面带有 X 形微结构所组成的图案，能够在设备的不同区域对标记的 CTC 进行磁性分离（图 2-8c）。通过控制速度或磁场力，相比于具有低纳米颗粒载量的 EpCAM 低表达细胞，具有高纳米颗粒载量的 EpCAM 高表达细胞可以在不同的区域被捕获到，这可以提供 CTC 抗原表达的表型排序，回收率>90%（Besant et al.，2015；Poudineh et al.，2017a）。

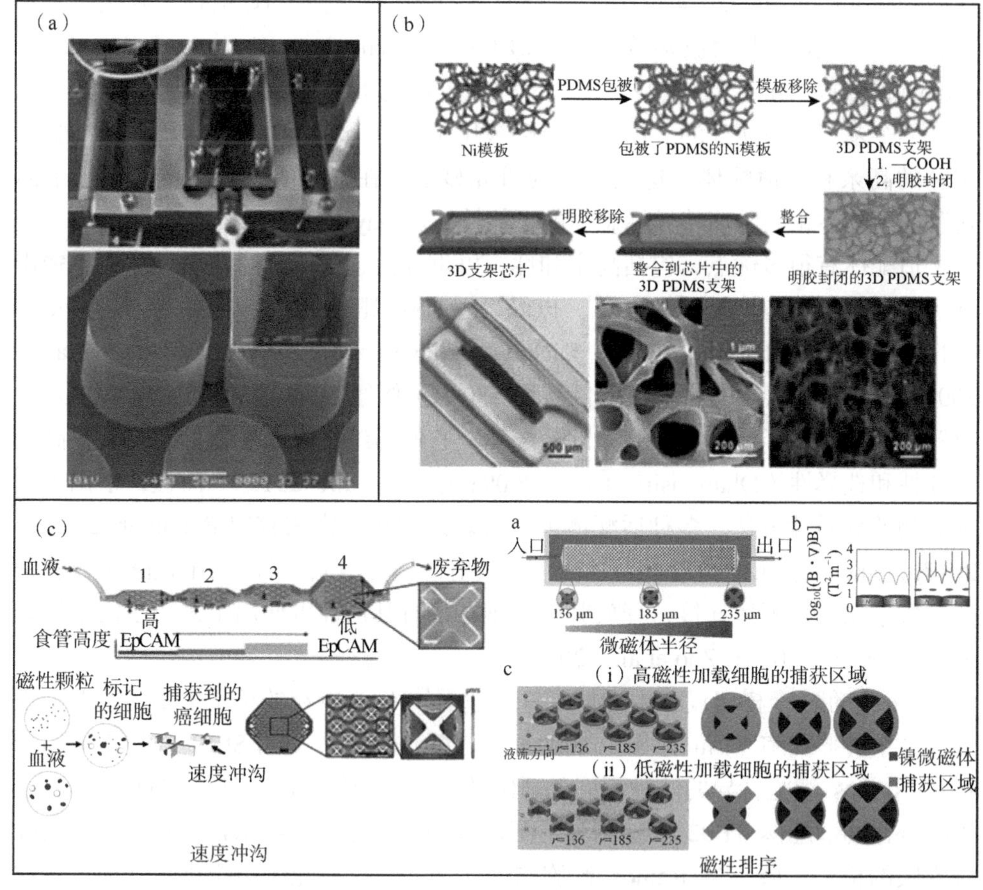

图 2-8　具有代表性的基于抗体的 CTC 富集技术的设计和工作原理。（a）CTC 芯片；（b）3D PDMS 支架芯片；（c）CTC 磁性表型排序的微流控技术

经过相应出版机构的允许，本图对以下作者的工作进行了调整和转载：Besant et al.（2015），英国皇家化学学会；Cheng et al.（2016），美国化学学会；Nagrath et al.（2007），Nature 出版集团；Poudineh et al.（2017a），Nature 出版集团

由于在靶点细胞的鉴定方面具有高特异性，抗体被广泛应用于 CTC 的富集技术之中，然而重复性差、储存期有限、费用高、释放过程复杂等方面的不足仍然是基于抗体的 CTC 富集的技术挑战（Jackson et al.，2017）。

2.3.2 基于适配体的 CTC 富集

化学抗体也被称为适配体，由于其能够通过亲和性与靶点细胞进行特异结合，目前已经在 CTC 富集技术之中被用作替代生物学抗体（Jackson et al.，2017；Nagrath et al.，2007；Phillips et al.，2008；Zhou & Rossi 2014）。适配体是短的单链寡核苷酸，能够通过折叠成独特的 3D 结构构象而识别靶细胞并与其特异结合（Sun et al.，2014）。它们可以通过一个针对靶点 CTC 的体外筛选步骤而轻松产生，这个步骤被称为 Cell-SELEX（systematic evolution of ligands by exponential enrichment，指数富集法配体系统进化）（Tuerk & Gold，1990）。近期，一个基于组织切片的 SELEX 策略被用于从单个患者中产生异种肺癌细胞标志物的高亲和性适配体。这项独特的研究显示了在不同的患者之中设计“个体化”的适配体靶向肿瘤特异标志物的可能性（Zamay et al.，2015）。

适配体有很多优点，包括高亲和性、可重复性、存储时间长、尺寸小、费用低、容易与各种功能基团整合，以及不会损伤靶细胞的释放机制（Bruno，2015；Bunka & Stockley，2006；Dickey & Giangrande，2016；Farokhzad et al.，2004；Song et al.，2012）。虽然目前只有少数抗体经鉴定可以捕获 CTC，但是针对靶点癌细胞已经产生了相当多的适配体，它们与细胞表面生物标志物有很高的亲和性和选择性（Dharmasiri et al.，2009；Qian et al.，2015）。而且，根据表面标志物的异质性表达，多种适配体可以有效识别和区分 CTC（Poudineh et al.，2017b；Shen et al.，2013）。另外，在亲和性选择之后，可以采用核酸酶或互补核苷酸来切开适配体连接，释放肿瘤细胞并保持其活性以便用于进一步的下游分析（Ma et al.，2015；Zao et al.，2017）。

Liu 等在一个横流设备中设计了一种适配体-纳米颗粒的条状生物传感器来检测和富集肿瘤细胞（Liu et al.，2009）。在这项研究中，Cell-SELEX 技术被用于鉴定 Ramos 细胞特异的两种不同的适配体（一个硫醇化的适配体 TD05 和一个生物素化的适配体 TE02）。这两种适配体分别被固定于金纳米颗粒和一个硝酸纤维素膜的检测区域。当 Ramos 细胞与横流条上经过适配体功能化的金纳米颗粒接触时，金纳米颗粒就会聚集在测试区域并产生可见的红色条带。然而，这项技术在血液样本体积上有局限，因为红细胞会非特异地结合到膜上。Viraka Nellore 等开发了一种 RNA-适配体-包被的石墨烯氧化物膜，上面有直径 20～40μm 的孔，用于从血液样本之中捕获和鉴定各种类型的癌细胞（Viraka Nellore et al.，

2015）。适配体能够以 95%的捕获效率实现肿瘤细胞 SKBR3、LNCaP 和 SW-948 的捕获。在这项研究中，采用多色荧光成像，不同荧光标记的适配体可以用于鉴定不同的细胞类型。

具有高亲和性适配体的微型设备为患者血液样本中 CTC 的富集提供了独特的机会（Myung & Hong，2015）。例如，有研究者展示了一种适配体修饰的基于细胞亲和层析的微设备（Phillips et al.，2008）。该设备能够以 97%的纯度从质控细胞混合液中捕获靶细胞，并且能够在单次运行中以 135 倍的富集率将细胞同时分选至独立的部分中（图 2-9a）（Xu et al.，2009）。Zhao 等开发了一种基于长多价 DNA 适配体的微流控设备，可以利用滚动圈放大的方法来捕获淋巴母细胞 CCRF-CEM（Zhao et al.，2008）。在这种设备中，DNA 适配体被设计为与蛋白酪氨酸激酶的多个位点相结合，在鲱鱼骨形的表面形成一个 3D 的网络。这种方法被证实在多种样本流速下（0.06～6ml/h）都可以产生比单价适配体和抗体更高的靶细胞捕获效率和纯度（Zhao et al.，2012）。Sheng 等介绍了另外一种基于适配体进行 CTC 捕获的微流控设备。这种微流控设备含有超过 59 000 个微柱，在 28 分钟之内就可以从 1ml 未经处理的全血样本中分离出至少 10 个具有较高细胞活性的肿瘤细胞，捕获效率＞95%（Sheng et al.，2012）（图 2-9b）。同样，一种由 PDMS 制作的 Hele-Shaw 设备，上面带有凹点的列阵，其中含有 RNA 适配体功能化的玻璃微球，它能够从细胞混合液中以 44%的效率捕获 EGFR 高表达的人多形性成胶质细胞瘤（hGBM）细胞。采用互补的适配体，捕获到的细胞能够以 92%的效率从玻璃微球上释放，可以用于下游的分析（Wan et al.，2012）。另外一个 RNA-适配体生物芯片是一个 PDMS 芯片，它在二氧化硅膜上采用了一个微电极矩阵，用于细胞的捕获和检测（Wang et al.，2012）。由于电极（被 2.5μm 的间隙分开）之间的电阻增加，这种设备可以检测到肿瘤细胞与抗 EGFR 的 RNA 适配体之间的结合。

Sheng 等将适配体功能化的金纳米颗粒与微流控相结合，设计了一种包被多价 DNA 适配体纳米球的设备，该设备能够从全血中有效地捕获人类急性淋巴细胞性白血病（CEM）细胞（图 2-9c）（Sheng et al.，2013）。采用金纳米颗粒-适配体复合物，缓冲液中 CEM 细胞的捕获效率从单独使用适配体的 49%提高到了 92%。在微流控设备中整合一种鲱鱼骨形状结构会进一步提高全血中 CEM 细胞的捕获效率，从低于 60%提高到大于 90%。近期，Zhao 等基于具有协同效果的适配体组合开发了一种微流控的 CTC 芯片（Zhao et al.，2016）。将单个适配体结合到硅纳米线上时，该设备的 CTC 捕获性能相对较弱（图 2-9d）。然而，采用适配体组合不但具备了更高的捕获亲和性（不同适配体之间的协同相互作用），而且实现了不同 CTC 亚群的差异捕获效率。采用不同的适配体组合，对于某些非小细胞肺癌（NSCLC）细胞系可以实现高于 50%的捕获效率。而且，采用适配体组合可以从 11 例 NSCLC 患者所收集的样本中成功地检测到 CTC。基于这些结果，这种方法有望在治疗监测中提供更加综合的信息。Labib 等近期开发了一种新的适配体介导的 2D 微流控方法，根据细胞表面标志物的不同表达水平来分离 CTC（图 2-9e）。在该设备中，标记了适配体偶联磁性纳米颗粒的肿瘤细胞在一个二阶的过程中根据其 EpCAM 和 HER2 的表达情况被分离到 16 个不同的亚群之中（Labib et al.，2016）。

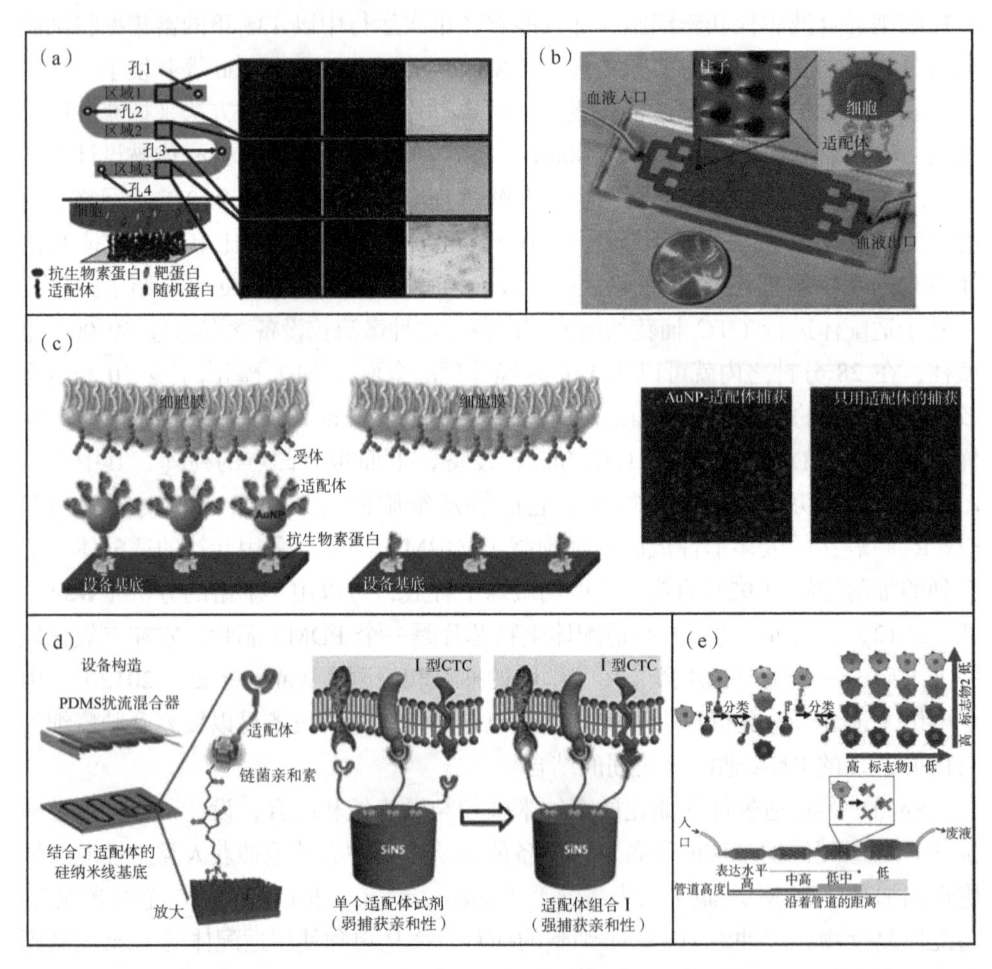

图 2-9 具有代表性的基于适配体的 CTC 富集技术的设计和工作原理。（a）具有多重检测功能的适配体功能化的微流控设备；（b）经过微柱修饰并包被 DNA 适配体的微流控设备；（c）AuNP-适配体修饰的微流控设备；（d）适配体组合修饰的微流控 CTC 芯片；（e）2D 适配体微流控分选设备

经过相应出版机构的允许，本图对以下作者的工作进行了调整和转载：Labib et al.（2016），美国化学学会；Sheng et al.（2012），美国化学学会；Sheng et al.（2013），美国化学学会；Xu et al.（2009），美国化学学会；Zhao et al.（2016），Wiley

基于适配体的 CTC 富集平台的早期研究显示出了敏感性的巨大提升，尤其是在应用多个适配体进行 CTC 的捕获时。尽管在现有的 CTC 富集技术之中抗体作为靶向配体更为常见，但是适配体所提供的独特优势使其在 CTC 富集的技术研发中成为切实可行的备选方案。

2.4 混合技术

综合了不同生物物理学和（或）生物化学原理的 CTC 富集技术也已经被引入。正如前面所解释的，每种技术都有其优势和不足，因此将它们结合在同一个设备之中或许可以减轻每一种技术单独使用时的不足，并为 CTC 富集提供更高的敏感性和特异性。在 Ozkumur 等和 Karabacak 等所开发的 CTC-iChip 中，决定性侧方移位（DLD，即基于细胞大小的分离）、惯性聚焦和基于亲和性的阴性分选（通过磁性电泳）被组合到一个设备中（Ozkumur et al.，2013；Karabacak et al.，2014）。在阴性分选模式（^{neg}CTC-iChip）中，全血样本预先与 CD15 和 CD45 免疫磁珠混合以标记 WBC（图 2-10a）。在阳性分选模式（^{pos}CTC-iChip）中，采用抗-EpCAM 偶联的免疫磁珠预先标记 CTC 进行阳性分选。在操作过程中，更小的 RBC 和血小板首先在 DLD 阶段被清除，留下有核细胞（WBC 和 CTC）进入接下来的过程。当 WBC 和 CTC 通过一个螺旋管道时，设备利用惯性聚焦将其聚焦排列成一个单行。最后，CTC 和标记的 WBC 被引入一个外部磁场，在这里，磁性标记的细胞（^{neg}CTC-iChip 的 WBC 和 ^{pos}CTC-iChip 的 CTC）被转向，从而实现 CTC 的富集。对于 EpCAM 表达水平各不相同的细胞系，^{pos}CTC-iChip 的回收率在 98.6%（SKBR3）～77.8%（MDA-MB-231）；而 ^{neg}CTC-iChip 的回收率相当稳定，所测试的两种细胞系（MCF10A 和 MCF10A-LBX1）均约为 97%。将 ^{pos}CTC-iChip 的表现与 CellSearch®系统做比较，结果发现当 CTC 数值低于 30 个 CTC/7.5ml 时，^{pos}CTC-iChip 在回收率方面的表现要明显好于 CellSearch®系统。

有些 CTC 富集技术结合了样本的前处理，采用微流控系统的批处理来实现 CTC 更高的回收率和纯度。Park 等结合了免疫亲和性、密度梯度离心及芯片上的微孔过滤等方法，从全血中富集掺入的乳腺癌细胞（MCF-7）和肺癌细胞（DMS-79）（图 2-10b）（Park et al.，2012）。这项技术的目的是提高基于细胞大小的 CTC 富集技术的回收率，否则将会遭受 WBC 的污染，因为 CTC 和 WBC 之间存在大小的重叠。在这项工作中，首先是通过免疫亲和性将大小-密度扩增颗粒（size-density amplification bead，SDAB）结合到 CTC 的膜上。之后通过密度梯度离心将标记好的 CTC 从血细胞中分离出来。由于结合了 SDAB，CTC 会聚集到试管的底层，能够以更少的损失吸出其他的血细胞。剩余的细胞首先进行重悬，然后通过一个装有微滤器的微流控芯片行进一步的富集。采用这种方法，在离心步骤之后就可以去除约 99%的 WBC，DMS-79（89%）和 MCF-7（99%）细胞都可以获得很高的回收率。

尽管从工程学的角度来看这会导致产生更加复杂的系统，过程也会更具挑战性，但是多种技术的组合可以极大地提高 CTC 检测的敏感性和特异性，能够在临床样本中进行有效的 CTC 富集。

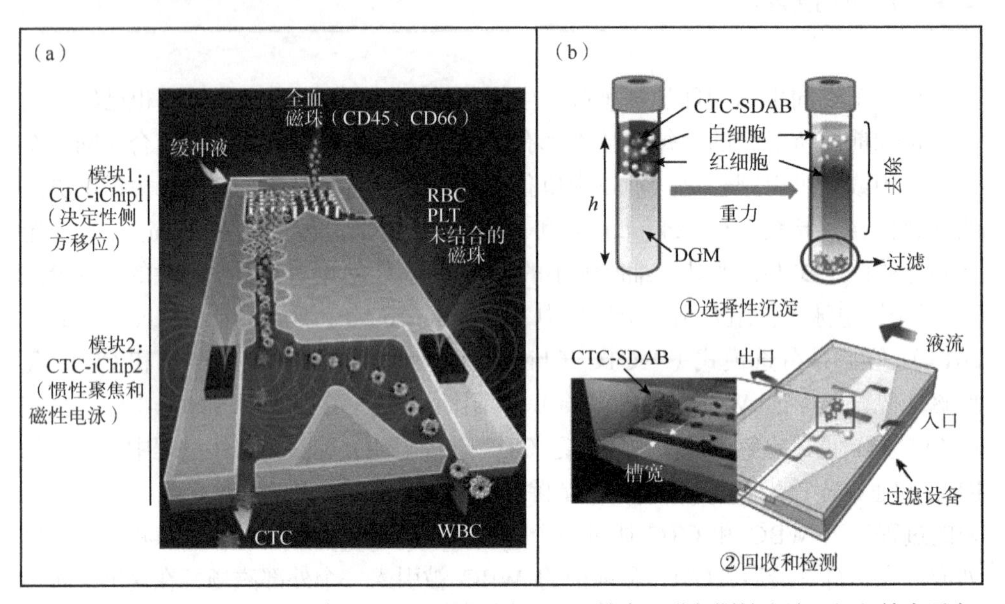

图 2-10 （a）CTC-iChip 示意图，显示为磁珠与 WBC 结合，进行阴性去除；（b）结合了密度梯度离心和微孔过滤设备的 CTC 富集过程的工作原理。PLT：血小板

经过相应出版机构的允许，本图对以下作者的工作进行了调整和转载：Karabacak et al.（2014），Nature 出版集团；Park et al.（2012），美国化学学会

2.5 总结

由 CTC 引起的血道转移是癌症相关死亡的主要原因，这使得 CTC 的检测和分析对于癌症诊断和有效治疗的研发至关重要。由于 CTC 极度稀少且内部存在异质性，从转移性癌症患者的血液样本中直接富集 CTC 存在技术上的挑战，但它却能够为有创的手术活检提供一种替代方式，并且通过连续的“液体”活检为个体化的癌症治疗带来变革。在过去的十年中，CTC 的检测和分析获得了巨大的进步，但从临床样本中可靠地富集 CTC 依然是一项技术挑战。尤其是在多学科努力下，显微技术和纳米制造技术应用于 CTC 富集之中，引入了新的方法。相比于传统的实验室方法，这些新方法提高了 CTC 检测的敏感性和特异性。该

领域进一步的发展不仅需要研发新的 CTC 富集技术，还需要在患者样本中对这些技术及其临床转化进行严格的测试。考虑到该领域技术发展的步伐和强大的研究活力，对于 CTC 富集工具所能够达到的敏感性和特异性水平，以及如何将这些工具应用于癌症的研究和患者的治疗，我们完全有理由保持乐观。

参考文献

Aceto N，Bardia A，Miyamoto DT et al（2014）Circulating tumor cell clusters are oligoclonal precursors of breast cancer metastasis. Cell 158（5）：1110-1122

Adams AA，Okagbare PI，Feng J et al（2008）Highly efficient circulating tumor cell isolation from whole blood and label-free enumeration using polymer-based microfluidics with an integrated conductivity sensor. J Am Chem Soc 130（27）：8633-8841

Adams DL，Zhu P，Makarova OV et al（2014）The systematic study of circulating tumor cell isolation using lithographic microfilters. RSC Adv 4（9）：4334-4342

Alix-Panabières C，Pantel K（2013）Circulating tumor cells：liquid biopsy of cancer. Clin Chem 59（1）：110-118

Alix-Panabières C，Pantel K（2014）Challenges in circulating tumour cell research. Nat Rev Cancer 14（9）：623-631

Allan AL，Keeney M（2009）Circulating tumor cell analysis：technical and statistical considerations for application to the clinic. J Oncol 2010：426218

Al-Mehdi AB，Tozawa K，Fisher AB et al（2000）Intravascular origin of metastasis from the proliferation of endothelium-attached tumor cells：a new model for metastasis. Nat Med 6（1）：100-102

Antfolk M，Antfolk C，Lilja H et al（2015）A single inlet two-stage acoustophoresis chip enabling tumor cell enrichment from white blood cells. Lab Chip 15（9）：2102-2109

Au SH，Edd J，Stoddard AE et al（2017）Microfluidic isolation of circulating tumor cell clusters by size and asymmetry. Sci Rep 7：2433

Au SH，Storey BD，Moore JC et al（2016）Clusters of circulating tumor cells traverse capillary-sized vessels. Proc Natl Acad Sci U S A 113（18）：4947-4952

Augustsson P，Magnusson C，Nordin M et al（2012）Microfluidic，label-free enrichment of prostate cancer cells in blood based on acoustophoresis. Anal Chem 84（18）：7954-7962

Besant JD，Mohamadi RM，Aldridge PM et al（2015）Velocity valleys enable efficient capture and spatial sorting of nanoparticle-bound cancer cells. Nanoscale 7（14）：6278-6285

Bruno JG（2015）Predicting the uncertain future of aptamer-based diagnostics and therapeutics. Molecules 20（4）：6866-6887

Budd GT，Cristofanilli M，Ellis MJ et al（2006）Circulating tumor cells versus imaging-predicting overall survival in metastatic breast cancer. Clin Cancer Res 12（21）：6403-6409

Bunka DH，Stockley PG（2006）Aptamers come of age-at last. Nat Rev Microbiol 4（8）：588-596 Chandran K，Yoganathan A，Rittgers S（2007）Biofluid mechanics：the human circulation. CRC Press，Boca Raton

Chen GD，Fachin F，Fernandez-Suarez M et al（2011）Nanoporous elements in microfluidics for multiscale manipulation of bioparticles. Small 7（8）：1061-1067

Cheng IF，Chang HC，Hou D et al（2007）An integrated dielectrophoretic chip for continuous bioparticle filtering，focusing，sorting，trapping，and detecting. Biomicrofluidics 1（2）：021503

Cheng IF，Huang WL，Chen TY et al（2015）Antibody-free isolation of rare cancer cells from blood based on 3D lateral dielectrophoresis. Lab Chip 15（14）：2950-2959

Cheng SB，Xie M，Xu JQ et al（2016）High-efficiency capture of individual and cluster of circulating tumor cells by a microchip embedded with three-dimensional poly（dimethylsiloxane）scaffold. Anal Chem 88（13）：6773-6780

Cherdron W，Durst F，Whitelaw JH（1978）Asymmetric flows and instabilities in symmetric ducts with sudden expansions. J Fluid Mech 84（1）：13-31

Chinen LT，de Carvalho FM，Rocha BM et al（2013）Cytokeratin-based CTC counting unrelated to clinical follow up. J Thorac Dis 5（5）：593

Choi H，Kim KB，Jeon CS et al（2013）A label-free DC impedance-based microcytometer for circulating rare cancer cell counting. Lab Chip 13（5）：970-977

Coumans FAW，van Dalum G，Beck M et al（2013）Filtration parameters influencing circulating tumor cell enrichment from whole blood. PLoS ONE 8（4）：e61774

Cristofanilli M，Budd GT，Ellis MJ et al（2004）Circulating tumor cells，disease progression，and survival in metastatic breast cancer. N Engl J Med 351：781-791

Davies J，Dawkes AC，Haymes AG et al（1994）A scanning tunneling microscopy comparison of passive antibody adsorption and biotinylated antibody linkage to streptavidin on microtiter wells. J Immunolog Meth 167（1-2）：263-269

Davis JA，Inglis DW，Morton KJ et al（2006）Deterministic hydrodynamics：taking blood apart. Proc Natl Acad Sci U S A 103（40）：14779-14784

De Bono JS，Scher HI，Montgomery RB et al（2008）Circulating tumor cells predict survival benefit from treatment in metastatic castration-resistant prostate cancer. Clin Cancer Res 14（19）：6302-6309

Desitter I，Guerrouahen BS，Benali-Furet N et al（2011）A new device for rapid isolation by size and characterization of rare circulating tumor cells. Anticancer Res 31（2）：427-441

Dharmasiri U，Balamurugan S，Adams AA et al（2009）Highly efficient capture and enumeration of low abundance prostate cancer cells using prostate-specific membrane antigen aptamers immobilized to a polymeric microfluidic device. Electrophoresis 30（18）：3289-3300

Di Carlo D（2009）Inertial microfluidics. Lab Chip 9（21）：3038-3046

Di Carlo D，Irimia D，Tompkins RG et al（2007）Continuous inertial focusing，ordering，and separation of particles in microchannels. Proc Natl Acad Sci U S A 104（48）：18892-18897

Dickey DD，Giangrande PH（2016）Oligonucleotide aptamers：a next-generation technology for the capture and detection of circulating tumor cells. Methods 97：94-103

Ding X，Peng Z，Lin SC et al（2014）Cell separation using tilted-angle standing surface acoustic waves. Proc Natl Acad Sci U S A 111（36）：12992-12997

Fan X，Jia C，Yang J et al（2015）A microfluidic chip integrated with a high-density PDMS-based microfiltration membrane for rapid isolation and detection of circulating tumor cells. Biosens Bioelectron 71：380-386

Fan ZH，Vitha MF（2016）Circulating tumor cells：isolation and analysis. Wiley，Hoboken

Farokhzad OC，Jon S，Khademhosseini A et al（2004）Nanoparticle-aptamer bioconjugates. Cancer Res 64（21）：7668-7672

Fawcett DW，Vallee BL，Soule MH（1950）A method for concentration and segregation of malignant cells from bloody，pleural and peritoneal fluids. Science 3：34-36

Ferreira MM，Ramani VC，Jeffrey SS（2016）Circulating tumor cell technologies. Mol Oncol 10（3）：374-394

Fidler IJ（2003）The pathogenesis of cancer metastasis：the 'seed and soil' hypothesis revisited. Nat Rev Cancer 3（6）：453-459

Freidin MB，Tay A，Freydina DV et al（2014）An assessment of diagnostic performance of a filter-based antibody-independent peripheral blood circulating tumour cell capture paired with cytomorphologic criteria for the diagnosis of cancer. Lung Cancer 85（2）：182-185

Fujii T（2002）PDMS-based microfluidic devices for biomedical applications. Microelectron Eng 61：907-914

Giordano A，Gao H，Anfossi S et al（2012）Epithelial-mesenchymal transition and stem cell markers in patients with HER2-positive metastatic breast cancer. Mol Cancer Ther 11（11）：2526-2534

Goto W，Kashiwagi S，Asano Y et al（2017）Circulating tumor cell clusters-associated gene plakoglobin is a significant prognostic predictor in patients with breast cancer. Biomark Res 5（1）：19

Gupta V，Jafferji I，Garza M et al（2012）ApoStream™，a new dielectrophoretic device for antibody independent isolation and recovery of viable cancer cells from blood. Biomicrofluidics 6（2）：024133

Harb W，Fan A，Tran T et al（2013）Mutational analysis of circulating tumor cells using a novel microfluidic collection device and qPCR assay. Transl Oncol 6（5）：528IN1-538

Hayes DF，Cristofanilli M，Budd GT et al（2006）Circulating tumor cells at each follow-up time point during therapy of metastatic breast cancer patients predict progression-free and overall survival. Clin Cancer Res 12（14）：4218-4224

Holm SH，Beech JP，Barrett MP et al（2011）Separation of parasites from human blood using deterministic lateral displacement. Lab Chip 11（7）：1326-1332

Hong Y，Fang F，Zhang Q（2016）Circulating tumor cell clusters：what we know and what we expect. Int J Oncol 49（6）：2206-2216

Hoshino K，Huang YY，Lane N et al（2011）Microchip-based immunomagnetic detection of circulating tumor cells. Lab Chip 11（20）：3449-3457

Hosic S，Murthy SK，Koppes AN（2015）Microfluidic sample preparation for single cell analysis. Anal Chem 88（1）：354-380

Hou HW，Warkiani ME，Khoo BL et al（2013a）Isolation and retrieval of circulating tumor cells using centrifugal forces. Sci Rep 3：1259

Hou S，Zhao L，Shen Q et al（2013b）Polymer nanofiber-embedded microchips for detection，isolation，and molecular analysis of single circulating melanoma cells. Angew Chem Int Ed 52（12）：3379-3383

Huang LR，Cox EC，Austin RH et al（2004）Continuous particle separation through deterministic lateral displacement. Science 304（5673）：987-990

Hughes AD，King MR（2010）Use of naturally occurring halloysite nanotubes for enhanced capture of flowing cells. Langmuir 26（14）：12155-12164

Hur SC，Mach AJ，Di Carlo D（2011）High-throughput size-based rare cell enrichment using microscale vortices. Biomicrofluidics 5（2）：022206

Hur SC，Tse HT，Di Carlo D（2010）Sheathless inertial cell ordering for extreme throughput flow cytometry. Lab Chip 10（3）：274-280

Hyun KA，Lee TY，Jung HI（2013）Negative enrichment of circulating tumor cells using a geometrically activated surface interaction chip. Anal Chem 85（9）：4439-4445

Inglis DW，Davis JA，Austin RH et al（2006）Critical particle size for fractionation by deterministic lateral displacement. Lab Chip 6（5）：655-658

Jackson JM，Witek MA，Kamande JW et al（2017）Materials and microfluidics：enabling the efficient isolation and analysis of circulating tumour cells. Chem Soc Rev 46（14）：4245-4280

Jahr S，Hentze H，Englisch S et al（2001）DNA fragments in the blood plasma of cancer patients：quantitations and evidence for their origin from apoptotic and necrotic cells. Cancer Res 61（4）：1659-1665

Ji HM，Samper V，Chen Y et al（2008）Silicon-based microfilters for whole blood cell separation. Biomed Microdevices 10（2）：251-257

Karabacak NM，Spuhler PS，Fachin F et al（2014）Microfluidic，marker-free isolation of circulating tumor cells from blood samples. Nat Protoc 9（3）：694

Karnis A，Goldsmith HL，Mason SG（1966）The flow of suspensions through tubes：V. Inertial effects. Can J Chem

Eng 44（4）：181-193

Katkov II，Mazur P（1999）Factors affecting yield and survival of cells when suspensions are subjected to centrifugation. Cell Biochem Biophys 31（3）：231-245

Kim YJ，Koo GB，Lee JY et al（2014）A microchip filter device incorporating slit arrays and 3-D flow for detection of circulating tumor cells using CAV1-EpCAM conjugated microbeads. Biomaterials 35（26）：7501-7510

Krishnamurthy S，Bischoff F，Ann Mayer J et al（2013）Discordance in HER2 gene amplification in circulating and disseminated tumor cells in patients with operable breast cancer. Cancer Med 2（2）：226-233

Kuczenski RS，Chang HC，Revzin A（2011）Dielectrophoretic microfluidic device for the continuous sorting of Escherichia coli from blood cells. Biomicrofluidics 5（3）：032005

Labib M，Green B，Mohamadi RM et al（2016）Aptamer and antisense-mediated two-dimensional isolation of specific cancer cell subpopulations. J Am Chem Soc 138（8）：2476-2479

Lara O，Tong X，Zborowski M et al（2004）Enrichment of rare cancer cells through depletion of normal cells using density and flow-through，immunomagnetic cell separation. Exp Hematol 32（10）：891-904

Lara O，Tong X，Zborowski M et al（2006）Comparison of two immunomagnetic separation technologies to deplete T cells from human blood samples. Biotechnol Bioeng 94（1）：66-80

Lee HJ，Cho HY，Oh JH et al（2013a）Simultaneous capture and in situ analysis of circulating tumor cells using multiple hybrid nanoparticles. Biosens Bioelectron 47：508-514

Lee MG，Choi S，Park JK（2010）Rapid multivortex mixing in an alternately formed contraction-expansion array microchannel. Biomed Microdevices 12（6）：1019-1026

Lee MG，Shin JH，Bae CY et al（2013b）Label-free cancer cell separation from human whole blood using inertial microfluidics at low shear stress. Anal Chem 85（13）：6213-6218

Li H，Meng QH，Noh H et al（2017）Detection of circulating tumor cells from cryopreserved human sarcoma peripheral blood mononuclear cells. Cancer Lett 403：216-223

Li P，Mao Z，Peng Z et al（2015）Acoustic separation of circulating tumor cells. Proc Natl Acad Sci U S A 112（16）：4970-4975

Lin H，Balic M，Zheng S et al（2011）Disseminated and circulating tumor cells：role in effective cancer management. Crit Rev Oncol Hematol 77（1）：1-11

Lin HK，Zheng S，Williams AJ et al（2010）Portable filter-based microdevice for detection and characterization of circulating tumor cells. Clin Cancer Res 16（20）：5011-5018

Liu G，Mao X，Phillips JA et al（2009）Aptamer−nanoparticle strip biosensor for sensitive detection of cancer cells. Anal Chem 81（24）：10013-10018

Loutherback K，Chou KS，Newman J et al（2010）Improved performance of deterministic lateral displacement arrays with triangular posts. Microfluid Nanofluid 9（6）：1143-1149

Loutherback K，D'Silva J，Liu L et al（2012）Deterministic separation of cancer cells from blood at 10 mL/min. AIP Adv 2（4）：042107

Lu B，Zheng S，Quach BQ et al（2010a）A study of the autofluorescence of parylene materials for lTAS applications. Lab Chip 10（14）：1826-1834

Lu J，Fan T，Zhao Q et al（2010b）Isolation of circulating epithelial and tumor progenitor cells with an invasive phenotype from breast cancer patients. Int J Cancer 126（3）：669-683

Lu Y，Liang H，Yu T et al（2015）Isolation and characterization of living circulating tumor cells in patients by immunomagnetic negative enrichment coupled with flow cytometry. Cancer 121（17）：3036-3045

Lu YT，Zhao L，Shen Q et al（2013）NanoVelcro Chip for CTC enumeration in prostate cancer patients. Nat Methods 64（2）：144-152

Lucci A，Hall CS，Lodhi AK et al（2012）Circulating tumour cells in non-metastatic breast cancer：a prospective study. Lancet Oncol 13（7）：688-695

Lustberg M，Jatana KR，Zborowski M et al（2012）Emerging technologies for CTC detection based on depletion of normal cells. In：Ignatiadis M，Sotiriou C，Pantel K（eds）Minimal residual disease and circulating tumor cells in breast cancer. Springer，Heidelberg，pp 97-110

Ma H，Liu J，Ali MM et al（2015）Nucleic acid aptamers in cancer research，diagnosis and therapy. Chem Soc Rev 44（5）：1240-1256

McDonald JC，Whitesides GM（2002）Poly（dimethylsiloxane）as a material for fabricating microfluidic devices. Acc Chem Res 35（7）：491-499

Meng S，Tripathy D，Frenkel EP et al（2004）Circulating tumor cells in patients with breast cancer dormancy. Clin Cancer Res 10（24）：8152-8162

Miltenyi S，Müller W，Weichel W et al（1990）High gradient magnetic cell separation with MACS. Cytometry Part A 11（2）：231-238

Mittal S，Wong IY，Deen WM et al（2012）Antibody-functionalized fluid-permeable surfaces for rolling cell capture at high flow rates. Biophys J 102（4）：721-730

Moffatt HK（1964）Viscous and resistive eddies near a sharp corner. J Fluid Mech 18（1）：1-8

Myung JH，Hong S（2015）Microfluidic devices to enrich and isolate circulating tumor cells. Lab Chip 15（24）：4500-4511

Nagrath S，Sequist LV，Maheswaran S et al（2007）Isolation of rare circulating tumour cells in cancer patients by microchip technology. Nature 450（7173）：1235-1239

Neurauter AA，Bonyhadi M，Lien E et al（2007）Cell isolation and expansion using Dynabeads®. In：Scheper T，Belkin S，Bley T et al（eds）Advances in biochemical engineering/biotechnology. Springer，Heidelberg，pp 41-73

Ozkumur E，Shah AM，Ciciliano JC et al（2013）Inertial focusing for tumor antigen-dependent and-independent sorting of rare circulating tumor cells. Sci Transl Med 5（179）：179ra47

Pantel K，Alix-Panabières C（2010）Circulating tumour cells in cancer patients：challenges and perspectives. Trends Mol Med 16（9）：398-406

Pantel K，Brakenhoff RH，Brandt B（2008）Detection，clinical relevance and specific biological properties of disseminating tumour cells. Nat Rev Cancer 8（5）：329-340

Park JM，Lee JY，Lee JG et al（2012）Highly efficient assay of circulating tumor cells by selective sedimentation with a density gradient medium and microfiltration from whole blood. Anal Chem 84（17）：7400-7407

Phillips JA，Xu Y，Xia Z et al（2008）Enrichment of cancer cells using aptamers immobilized on a microfluidic channel. Anal Chem 81（3）：1033-1039

Poudineh M，Aldridge PM，Ahmed S et al（2017a）Tracking the dynamics of circulating tumour cell phenotypes using nanoparticle-mediated magnetic ranking. Nat Nanotechnol 12（3）：274-281

Poudineh M，Labib M，Ahmed S et al（2017b）Profiling functional and biochemical phenotypes of circulating tumor cells using a two-dimensional sorting device. Angew Chem Int Ed 56（1）：163-168

Powell AA，Talasaz AH，Zhang H et al（2012）Single cell profiling of circulating tumor cells：transcriptional heterogeneity and diversity from breast cancer cell lines. PLoS ONE 7（5）：e33788

Qian W，Zhang Y，Chen W（2015）Capturing cancer：emerging microfluidic technologies for the capture and characterization of circulating tumor cells. Small 11（32）：3850-3872

Riethdorf S，Fritsche H，Müller V et al（2007）Detection of circulating tumor cells in peripheral blood of patients with metastatic breast cancer：a validation study of the cell search system. Clin Cancer Res 13（3）：920-928

Saliba AE，Saias L，Psychari E et al（2010）Microfluidic sorting and multimodal typing of cancer cells in self-assembled magnetic arrays. Proc Natl Acad Sci U S A 107（33）：14524-14529

Sarioglu AF，Aceto N，Kojic N et al（2015）A microfluidic device for label-free，physical capture of circulating tumor cell clusters. Nat Methods 12（7）：685-691

Sawyers CL（2008）The cancer biomarker problem. Nature 452（7187）：548-552

Seal SH（1959）Silicone flotation：a simple quantitative method for the isolation of free-floating cancer cells from the blood. Cancer 12（3）：590-595

Seal SH（1964）A sieve for the isolation of cancer cells and other large cells from the blood. Cancer 17（5）：637-642

Segré G（1961）Radial particle displacements in Poiseuille flow of suspensions. Nature 189：209-210

Segré G，Silberberg A（1962）Behaviour of macroscopic rigid spheres in Poiseuille flow Part 2. Experimental results and interpretation. J Fluid Mech 14（1）：136-157

Shaffer DR，Leversha MA，Danila DC et al（2007）Circulating tumor cell analysis in patients with progressive castration-resistant prostate cancer. Clin Cancer Res 13（7）：2023-2029

Shen Q，Xu L，Zhao L et al（2013）Specific capture and release of circulating tumor cells using aptamer-modified nanosubstrates. Adv Mater 25（16）：2368-2373

Sheng W，Chen T，Kamath R et al（2012）Aptamer-enabled efficient isolation of cancer cells from whole blood using a microfluidic device. Anal Chem 84（9）：4199-4206

Sheng W，Chen T，Tan W et al（2013）Multivalent DNA nanospheres for enhanced capture of cancer cells in microfluidic devices. ACS Nano 7（8）：7067-7076

Smirnov DA，Zweitzig DR，Foulk BW et al（2005）Global gene expression profiling of circulating tumor cells. Cancer Res 65（12）：4993-4997

Sollier E，Go DE，Che J et al（2014）Size-selective collection of circulating tumor cells using Vortex technology. Lab Chip 14（1）：63-77

Song KM，Lee S，Ban C（2012）Aptamers and their biological applications. Sensors 12（1）：612-631

Song Y，Tian T，Shi Y et al（2017）Enrichment and single-cell analysis of circulating tumor cells. Chem Sci 8（3）：1736-1751

Stone HA，Kim S（2001）Microfluidics：basic issues，applications，and challenges. AIChE J 47（6）：1250-1254

Stott SL，Hsu CH，Tsukrov DI et al（2010）Isolation of circulating tumor cells using a microvortex-generating herringbone-chip. Proc Natl Acad Sci U S A 107（43）：18392-18397

Stroock AD，Dertinger SKW，Ajdari A et al（2002）Chaotic mixer for microchannels. Science 295（5555）：647-651

Sun H，Zhu X，Lu PY et al（2014）Oligonucleotide aptamers：new tools for targeted cancer therapy. Mol Ther Nucleic Acids 3：e182

Tachibana M（1973）On the behaviour of a sphere in the laminar tube flows. Rheol Acta 12（1）：58-69

Talasaz AH，Powell AA，Huber DE et al（2009）Isolating highly enriched populations of circulating epithelial cells and other rare cells from blood using a magnetic sweeper device. Proc Natl Acad Sci U S A 106（10）：3970-3975

Tan SJ，Yobas L，Lee GY et al（2009）Microdevice for the isolation and enumeration of cancer cells from blood. Biomed Microdevices 11（4）：883-892

Tuerk C，Gold L（1990）Systematic evolution of ligands by exponential enrichment：RNA ligands to bacteriophage T4 DNA polymerase. Science 249（4968）：505-510

van de Stolpe A，Pantel K，Sleijfer S et al（2011）Circulating tumor cell isolation and diagnostics：toward routine clinical use. Cancer Res 71（18）：5955-5960

Viraka Nellore BP，Kanchanapally R，Pramanik A et al（2015）Aptamer-conjugated grapheme oxide membranes for highly efficient capture and accurate identification of multiple types of circulating tumor cells. Bioconjug Chem 26（2）：235-242

Vona G，Sabile A，Louha M et al（2000）Isolation by size of epithelial tumor cells：a new method for the immunomorphological and molecular characterization of circulating tumor cells. Am J Pathol 156（1）：57-63

Wan Y，Liu Y，Allen PB et al（2012）Capture，isolation and release of cancer cells with aptamer-functionalized glass bead array. Lab Chip 12（22）：4693-4701

Wang L，Zheng Q，Zhang QA et al（2012）Detection of single tumor cell resistance with aptamer biochip. Oncol Lett 4（5）：935-940

Wang S，Liu K，Liu J et al（2011）Highly efficient capture of circulating tumor cells by using nanostructured silicon substrates with integrated chaotic micromixers. Angew Chem Int Ed 50（13）：3084-3088

Wang S，Wang H，Jiao J et al（2009）Three-dimensional nanostructured substrates toward efficient capture of circulating tumor cells. Angew Chem Int Ed 48（47）：8970-8973

Warkiani ME，Khoo BL，Wu L et al（2016）Ultra-fast，label-free isolation of circulating tumor cells from blood using spiral microfluidics. Nat Protoc 11（1）：134-148

Watanabe S（1954）The metastasizability of tumor cells. Cancer 7（2）：215-223

Went PT，Lugli A，Meier S et al（2004）Frequent EpCam protein expression in human carcinomas. Hum Pathol 35（1）：122-128

Wunsch BH，Smith JT，Gifford SM et al（2016）Nanoscale lateral displacement arrays for the separation of exosomes and colloids down to 20 nm. Nat Nanotechnol 11：936-940

Xu Y，Phillips JA，Yan J et al（2009）Aptamer-based microfluidic device for enrichment，sorting，and detection of multiple cancer cells. Anal Chem 81（17）：7436-7442

Yang L，Lang JC，Balasubramanian P et al（2009）Optimization of an enrichment process for circulating tumor cells from the blood of head and neck cancer patients through depletion of normal cells. Biotechnol Bioeng 102（2）：521-534

Yoo CE，Moon HS，Kim YJ et al（2016）Highly dense，optically inactive silica microbeads for the isolation and identification of circulating tumor cells. Biomaterials 75：271-278

Yoon Y，Kim S，Lee J et al（2016）Clogging-free microfluidics for continuous size-based separation of microparticles. Sci Rep 6：26531

Yu M，Bardia A，Aceto N et al（2014）Ex vivo culture of circulating breast tumor cells for individualized testing of drug susceptibility. Science 345（6193）：216-220

Yu M，Stott S，Toner M et al（2011）Circulating tumor cells：approaches to isolation and characterization. J Cell Biol 192（3）：373-382

Zamay GS，Kolovskaya OS，Zamay TN et al（2015）Aptamers selected to postoperative lung adenocarcinoma detect circulating tumor cells in human blood. Mol Ther 23（9）：1486-1496

Zhao L，Tang C，Xu L et al（2016）Enhanced and differential capture of circulating tumor cells from lung cancer patients by microfluidic assays using aptamer cocktail. Small 12（8）：1072-1081

Zhao W，Ali MM，Brook MA et al（2008）Rolling circle amplification：applications in nanotechnology and biodetection with functional nucleic acids. Angew Chem Int Ed 47（34）：6330-6337

Zhao W，Cui CH，Bose S et al（2012）Bioinspired multivalent DNA network for capture and release of cells. Proc Natl Acad Sci U S A 109（48）：19626-19631

Zhao Y，Xu D，Tan W（2017）Aptamer-functionalized nano/micro-materials for clinical diagnosis：isolation，release and bioanalysis of circulating tumor cells. Integr Biol 9（3）：188-205

Zheng S，Lin H，Liu JQ et al（2007）Membrane microfilter device for selective capture，electrolysis and genomic analysis of human circulating tumor cells. J Chromatogr A 1162（2）：154-161

Zhou J，Rossi JJ（2014）Cell-type-specific，aptamer-functionalized agents for targeted disease therapy. Mol Ther Nucleic Acids 3（6）：e169

Zhou MD，Hao S，Williams AJ et al（2014）Separable bilayer microfiltration device for viable label-free enrichment of circulating tumour cells. Sci Rep 4：7392

第3章

循环肿瘤细胞遗传分析

Michael Paul Kolinsky，Nikolas Stoecklein，Maryou Lambros，
Veronica Gil，Daniel Nava Rodrigues，Suzanne Carreira，
Zafeiris Zafeiriou，Johann Sebastian de Bono

3.1 引言

随着科学研究的发展，在人类癌症的分类和分型方面的研究已经取得了巨大的进展。通常根据癌症的组织来源、组织学表现、解剖学病变范围来描述癌症，也称为癌症分级和分期，这会提供有价值的预后信息。然而，这种系统并不能充分地解释癌症高度可变的临床表型，在诊断为同一种癌症的患者中也存在显著的异质性（Fraser et al.，2015，Van't Veer et al.，2002）。例如，两例新确诊的转移性去势抵抗的前列腺癌（metastatic castration-resistant prostate cancer，mCRPC）患者可能会被给予相同的治疗，原本期望他们能有相同的预后，然而临床经验却提示患者可能具有完全不同的转归。多年以来，临床医生和研究者已经认识到癌症这种高度异质性的行为，一直渴望找到其他的预后和（或）疗效预测生物标志物。随着先进技术的不断出现，例如，对导致癌症的遗传事件进行分型的二代测序（next-generation sequencing，NGS）技术，我们不仅开始了解到癌症的分子驱动因素，也获得了多数癌症内在的极端分子异质性的认识。

很多癌症显示出不同的分子亚型，这可以帮助解释我们所观察到的各不相同的临床表型（MacConaill & Garraway，2010；Biankin & Hudson，2011）。乳腺癌可能是得到最早和最好阐述的例子，雌激素、孕激素受体及人表皮生长因子受体 2（HER2）被用于早期疾病患者复发风险的分层，也被用作靶向治疗的预测标志

M. P. Kolinsky，M. Lambros，V. Gil，D. N. Rodrigues，S. Carreira，Z. Zafeiriou，J. S. de Bono *
The Institute of Cancer Research，The Royal Marsden NHS Foundation Trust，Downs Road，Sutton，Surrey SM2 5PT，UK
* e-mail：Johann.de-bono@icr.ac.uk
M. P. Kolinsky
Cross Cancer Institute，11560 University Avenue，Edmonton，AB T61Z2，Canada
N. Stoecklein
University of Düsseldorf，Moorenstr. 5，Düsseldorf 40225，Germany

物。最近，乳腺癌的一些分子亚型得到了确认，在早期乳腺癌患者中，一些基因表达的检测方法已经得到了临床的验证并被用作标准测试方法指导辅助治疗（Sørlie et al.，2001；Sotiriou & Pusztai，2009）。其他几种恶性肿瘤也显示出了类似的分子异质性，一些特异的标志物会影响预后或治疗的反应。例如：非小细胞肺癌中的 *EGFR* 突变，*ALK* 和 *ROS1* 的重排（Bergethon et al.，2012）；结直肠癌中的微卫星不稳定性和 *RAS* 突变（Guinney et al.，2015；Douillard et al.，2013；Le et al.，2015）；黑色素瘤中的 *BRAF* 突变（Chapman et al.，2011），以及 mCRPC 中的 DNA 修复缺陷（Mateo et al.，2015）。的确，分子异质性似乎是常规而不是例外，只有极少数癌症会显示为同质性的分子谱（Biankin & Hudson，2011）（图 3-1）。很多研究者，包括我们自己，都认为未来的癌症诊断是由分子诊断推动的，而不是目前作为标准实践的传统形态学诊断。这样一个愿景通常被称为“个体化”或“精准”医疗，它虽然很诱人，但是仍然存在很多障碍。

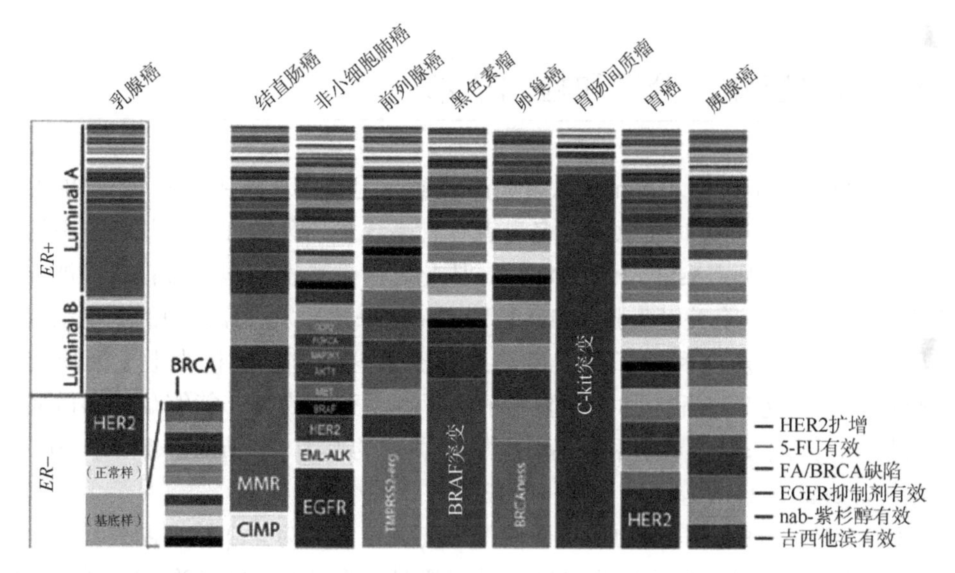

图 3-1　人类癌症的分子分层：多数人类癌症具有许多不同的遗传事件，这会导致异质性的分子表型（图中用条纹来表示）。虽然一些癌症会具有共同的驱动突变，通常会有一个所谓的长尾罕见突变，但它们有不同的预后和（或）治疗反应

来自 Biankin & Hudson，2011，经允许后使用

获得适合的组织进行研究就是其中的挑战之一。新鲜的组织活检目前被认为是对获得组织进行分子诊断的金标准。在疾病的早期阶段这通常是可行的，因为绝大多数患者是通过新鲜组织活检和（或）手术切除而被诊断为癌症的，通常有剩余的组织可用。然而，对于晚期转移性疾病的患者来说，诊断时所获得的组织可能要早于疾病复发很多年，不一定代表恶性肿瘤当前的分子表型，因为在干预

治疗期间可能会发生克隆的进化，而且在转移灶和原发肿瘤之间可能存在异质性（Greaves，2012；Gerlinger et al.，2012）。很多患者可能没有技术上可以获得的转移灶进行活检，而那些有合适病灶的患者，活检也会伴随着痛苦和焦虑，而且检测也并不是没有风险。另外，多数患者可能也不适合进行多次活检，包括不同病灶和不同时间的连续多次活检，而这正是研究肿瘤间和肿瘤内异质性及克隆进化所必需的。

随着循环肿瘤材料的发现，如循环肿瘤细胞（CTC）、游离 DNA（cell-free DNA，cfDNA）及肿瘤外泌体等，这些材料有望作为新鲜组织活检的血液替代物，它们更加适合患者，更容易被研究者得到，也能够从整体肿瘤负荷的角度提供更具代表性的样本。其中，CTC 尤其令人兴奋，因为这些细胞是转移过程中的关键物质，研究它们将有可能揭示癌症转移的关键信息（Aceto et al.，2014）。在本章，我们将重点介绍 CTC 的遗传分析。

3.2 CTC 富集、分离和检测技术

一位澳大利亚医生 Thomas Ashworth，被认为首次观察到了 CTC。1869 年 Ashworth 在进行尸检时注意到一名患者脉管系统中出现的细胞与其肿瘤中的细胞具有相同的表现（Ashworth，1869）。从此之后，恶性细胞的血管转移被视为肿瘤转移进程的一个关键步骤（Fidler，2003）。来自原发肿瘤组织的上皮细胞在经历了一系列的形态和分子改变后进入血流，这个过程被称为上皮间质转化（EMT）。通过这个过程，肿瘤细胞展示出了一系列的表型，能够耐药和散播到远端器官，因此 EMT 在转移过程中起到了关键的作用（Barrière et al.，2012；Denlinger et al.，2010）。

CTC 是稀有的，其生物学特征使得分离和检测成为一项技术挑战，因为白细胞（WBC）的数目要远大于 CTC，数量级是每毫升血液中 10^6～10^7 个 WBC 对 1 个 CTC。CTC 由各种亚群组成，它们参与了肿瘤内部的异质性和癌症的侵袭；因此，多年来研究者提出了各种方法来对其进行评价，然而金标准技术的开发一直很困难（Alix-Panabieres & Pantel，2013，2014）。利用能够引起肿瘤细胞和血细胞分离的物理和生物学特征可以实现 CTC 的富集。其中，物理特征包括细胞的大小、密度、变形性和电学特性等，而生物学特征指的是独特的细胞表面抗原的表达。根据物理特征的富集方法具有通用性，容易以较低的成本实施，能够从任何癌症类型中分离 CTC。然而，缺乏特异性和特征是它的不足，因为 CTC 和 WBC 偶尔会呈现出不同的大小和形状（Marrinucci et al.，2007）。根据上皮肿瘤细胞的大小进行分选（isolation by size of epithelial tumour cell，ISET）

系统采用含有 8μm 直径微孔的滤膜，这些微孔允许小的白细胞通过，而更大的肿瘤细胞则不能通过（Vona et al., 2000）。因此，丢失一些小的 CTC 和收集到一些大的 WBC 是这种方法的一个不足之处。另外一种常用的方法是采用密度梯度介质（如 Ficoll-Paque™、Lymphoprep™）进行全血离心，这会产生一个中间相的分层，其中有单个核的血细胞（mononuclear blood cell, MNC）和 CTC，它们很容易被收集到用于下游的分析。但是大量混入的白细胞会将 CTC 的纯度降低至 1%甚至更低。将 OncoQuick™或 SepMate™去除系统与 RosetteSep™一起联合进行富集也许可以克服这些问题，获得更高的回收率（Eifler et al., 2011）。

在生物学特征中，可以通过上皮细胞标志物的表达来实现 CTC 的免疫富集，如上皮细胞黏附分子（EpCAM）和细胞角蛋白（CK）（Armstrong et al., 2011）。此外，采用 DAPI 核染色及白细胞标志物 CD45 可以通过排除白细胞而提高 CTC 的检出率。因此，由 FDA 批准的 CellSearch™系统是该领域的一项主要成就，它采用 EpCAM 包被的磁珠进行分离，采用免疫化学进行检测，实现了很好的重复性和较高的性能（Riethdorf et al., 2007）。另外，联合了磁珠捕获和微流控的 CTC-Chip 技术可以在一个硅芯片上进行处理，能够通过染色和分子分型来分离和确认 CTC（Sequist et al., 2009; Nagrath et al., 2007）。基于蛋白质的其他富集技术还包括细胞表面和细胞核标志物的荧光活化细胞分选（fluorescence-activated cell sorting, FACS），以及基于免疫磁珠的 CTC 吸附，如 EasySep™（StemCell Technologies™）的阳性分选和阴性分选。

目前已经建立了 CTC 检测和定量的多种方法。这些方法在预富集步骤要求中的优势和不足导致了联合策略的使用（Krebs et al., 2014; Pantel & Alix-Panabieres, 2012）。根据核酸的鉴定，AdnaTest 平台（一组基因的多重 RT-PCR）可以在临床诊断中提供 CTC 的分子分型（Zieglschmid et al., 2005）。其他检测方法还包括采用流式细胞成像和多标志物鉴定的免疫细胞化学方法（ImageStream®）（Lopez-Riquelme et al., 2013），以及最近出现的荧光成像后在芯片中根据电场的变化来分离细胞的 DEP array®（Gascoyne et al., 2009）。另外，EPISPOT 检测为区分凋亡的和活的 CTC 提供了可能；这是一项体外的功能测试，将短期培养的活肿瘤细胞的分泌蛋白作为标志物进行免疫荧光检测（Alix-Panabieres, 2012）。

总的来讲，CTC 研究中所面临的关键挑战是这些稀有细胞的稀缺性和生物学特征，在世界范围内仍有大量的技术在针对此进行研发。解决 CTC 极度稀少的一种潜在方案是提高检测的血液量，这显然具有技术挑战性。一种潜在的方法是使用抗-EpCAM 抗体包被的金属丝，将其插入肘静脉之中持续 30 分钟，从流经其上的血液中捕获 CTC（Saucedo-Zeni et al., 2012; Gorges et al., 2016）。初步的结果证实这种策略确实可以提高 EpCAM 阳性 CTC 的检出率。另外一种有意思的并且具有更少预选择性的方法是采用诊断性白细胞去除术（diagnostic leukapheresis，DLA）来分析更多的血液量（Fischer et al.，2013）。通过连续的密度梯度离心从数升血液中收集外周单核细胞，CTC 被收集并富集到 DLA 产物之中。然而，将 DLA 应用于常规临床还有待进一步的研究及对现有方法的优化（Stoecklein et al.，2016）。目前在 FP7 EU 的 CTCTrap 项目中，正在协作进行这样的研究（http：//www.cordis.europa.eu/result/rcn/ 150205_de.html）。

3.3 CTC 的临床应用

采用 CellSearch™方法进行 CTC 计数已经被 FDA 批准用于转移性乳腺癌、结直肠癌（CRC）和 mCRPC 患者的监测。治疗开始之前的 CTC 计数被证实具有预后意义，而治疗之中 CTC 计数的变化与治疗的转归有关。这些肿瘤的每一种类型都确定了一个阈值（乳腺癌为≥5 个 CTC/7.5ml，这一阈值后来在 mCRPC 中得到了确认和应用，CRC 为≥3 个 CTC/7.5ml），以区分预后良好和预后不良的患者。有意思的是，尽管仅存在微小的差异，在 3 种肿瘤类型的患者中，根据治疗过程中与基线时相比较的 CTC 变化情况，可以将患者大致分成四组：①基线时数值较好且在治疗过程之中继续保持，这组患者有最好的转归；②治疗之前数值不好，在治疗的过程中改善为较好的水平，这组患者甚至会获得与第一组相接近的有利转归；③基线时数值较好，后来恶化为不利的数值，这组患者会获得与最后一组类似的不良结局；④基线时数值不好且在治疗过程之中继续保持，这组患者的预后最差。

3.3.1 乳腺癌中 CTC 计数

在针对接受化疗的转移性乳腺癌患者的一项研究中，CTC 计数首次被确立为一个预后工具。在患者治疗开始之前和开始之后约 4 周内进行 CTC 计数。同时也在作为正常对照的健康女性和具有良性乳腺疾病的患者中进行 CTC 检测。这项研究的初衷是确定有利和不良预后之间 CTC 数值的分界线。为实现这个目的，研究对基线时 1～1000 个细胞的阈值与无进展生存（progression free survival，PFS）的相关性进行了系统性评价。后来发现检测值在 1 个 CTC/7.5ml 时就已经出现差异，但是在约 5 个 CTC/7.5ml 时会达到一个平台期。另外，没有一例正常对照有≥4 个 CTC/7.5ml。因此，将≥5 个 CTC/7.5ml 的界值作为预后标志物的最佳选择。

检测值大于 5 个 CTC/7.5ml 的患者被发现具有更短的中位总生存时间（Overall survival，OS）和 PFS，多变量分析显示，基线时和治疗后第一次随访时的 CTC 数值是最有意义的预后因素（Cristofanilli et al.，2004）。重要的是，不管基线时的数值如何，第一次随访时的 CTC 水平也可以预测 OS，也就是说，即使基线时的数值不理想，第一次随访时 CTC 数值较好的患者也会有较好的中位 PFS 和 OS。反之亦然，第一次随访时 CTC 数值不好的患者会有不良的预后，尽管其基线时有较好的数值。

3.3.2　结直肠癌中的计数

在 CRC 中（CTC 的数量比乳腺癌低一些），CTC 计数也与放射影像学的疾病进展有系统性关联，以便在治疗开始后首先确认一个最佳的时间点进行 CTC 的测量，其次是确定与放射影像学疗效相关联的最佳阈值（Cohen et al.，2008）。这个界限被设定为≤3 个 CTC/7.5ml 为预后良好，最佳的检测时间点是治疗开始之后 3～5 周。基线时 CTC 数值不佳的患者约有 26%，他们有明显更短的 PFS 和 OS。只有 8%的患者在治疗开始后的 3～5 周会出现不好的数值，这会预测治疗开始后 6～12 周进行第一次疾病评价时的进展或死亡，尽管其敏感性较低（27%），但是特异性较高（93%），结果提示虽然 CRC 中的 CTC 能够发现一个预后不好的患者亚组，但是大部分这类不良预后的患者并没有被发现。这可能是因为这些患者的 CTC 上有较低的 EpCAM 表达，不能被 CellSearch™检测到（Hardingham et al.，2015）。同样，CTC 数值从不好转变为好的那些患者获得了与基线时就有较好数值的患者相似的良好 PFS，OS 也有所提升，比那些没有转变为较好数值的患者生存期更长，但是还是显著短于那些从基线时就一直保持较好数值的患者。重要的是，在具有相同 CTC 预后的患者群体中，放射影像学的疗效仍然具有对 OS 的预测价值，因为在相同 CTC 的群体中，放射影像学有效的患者比无效的患者有更好的转归。

3.3.3　前列腺癌中的计数

与 CRC 相反，在 mCRPC 中经常可以检测到较高的 CTC 数值。在 IMMC38 研究[该研究使 FDA 批准 CellSearch™用于该疾病的治疗（De Bono et al.，2008）]中，对将要开始新化疗的患者在基线时和治疗启动之后预先设定的时间点进行 CTC 计数。采用之前在乳腺癌研究中所使用的≥5 个 CTC/7.5ml 的阈值作为数值不好的亚组，将 CTC 数值与患者生存进行关联。基线时不好的数值再次被确认具有不良 OS 的预后价值，而 CTC 数值发生转变的患者，其预后的改变与其 CTC 数值改变的方向一致。基线时和治疗后 CTC 数值的预后价值与其他已有的预后因素和化疗路线无关。重要的是，在预测 OS 方面，发现治疗后 CTC 的改变要优于≥30%或≥50%的前列腺特异抗原（PSA）水平的降低。在采用与 IMMC38 研究相同数据的一项深入研究中，CTC 数值被作为一个连续的变量而不是二分变量进行处理，即使如此结果也被确认具有预后价值（Scher et al.，2009）。据报道，一个整合了基线时乳酸脱氢酶（LDH）和 CTC 以及治疗后 4 周、8 周或 12 周时 CTC 改变倍数的模型能够很好地预测患者生存，其效果要优于 PSA 的改变。

CTC 的预后价值在 COU-AA-301 试验的数据中也得到了证实，该试验在化疗之后的 mCRPC 患者中对醋酸阿比特龙与安慰剂进行了比较测试，并整合了 CTC 计数（Scher et al.，2015）。研究发现，治疗开始之后 12 周的 CTC 计数与相同时间点 LDH 的联合能够满足作为 OS 替代的 Prentice 标准。这个替代物所包含的标志物可以将患者划分为低（CTC＜5 个/7.5ml，任意 LDH）、中（CTC≥5 个/7.5ml，LDH=250U/L）和高（CTC≥5 个/7.5ml，LDH＞250U/L）死亡风险。然而，这个生物标志物的组合还需要在其他类型治疗的前瞻性研究中进行验证，在此之后才能确立为临床治疗决策中总生存时间的一个替代标志物，以及作为临床试验的终点。

3.3.4 CTC 计数作为临床决策的辅助

治疗开始之后 CTC 的早期改变具有预后意义这个事实推动了一些研究开展如下测试：对于第一个化疗周期结束之后没有较好 CTC 数值的患者，早一点改变治疗是否可以为其提供生存的获益？按照这个理论在乳腺癌患者中进行的研究（Smerage et al.，2014）表明，并不能在 CTC 数值不佳并随机进行早期治疗改变或继续相同治疗的患者之间发现任何 OS 的差别。这一策略仍有待在其他肿瘤类型中进行测试。

3.3.5 辅助阶段的 CTC 计数

在乳腺癌（Stathopoulou et al.，2002；Rack et al.，2014）、结直肠癌（Sastre et al.，2008）和前列腺癌（Lowes et al.，2015）中，早期非转移性癌的辅助治疗阶段也可以检测到 CTC，这似乎也有预后意义。然而，目前仍不清楚的是，与现有的预后变量相比，CTC 计数能否提供额外的信息来帮助这个阶段的治疗决策，而它们的使用也仍未整合到早期癌症患者的治疗之中。

3.4　CTC 的分型

3.4.1　逆转录聚合酶链反应（reverse transcription-polymerase chain reaction，RT-PCR）

实时 RT-PCR 是对 CTC 进行检测和分子分型的高敏感性方法。Danila 等（2011）开发了一种基于 PCR 的敏感方法，从 mCRPC 患者的 CTC 中检测 *TMPRSS2-ERG* 融合，并且探索了融合检测与临床转归之间的关系。采用 TaqMan 特异的探针，研究人员在 37%的 mCRPC 患者中检测到了 *TMPRSS2-ERG* 融合，这与之前的报道一致。尽管这个基因融合的出现与临床转归并没有关系，但是该研究提示基于 PCR 的 CTC 分析可以用于临床相关生物标志物的研究。在非小细胞肺癌中，Maheswaran 等（2008）的工作是首次证实在 CTC 中可以检测到 *EGFR* 突变的研究之一。他们采用了微流控的设备来分离 CTC，随后采用蝎型扩增阻滞突变系统（scorpion amplification refractory mutation system，SARMS）和等位基因特异的 PCR 扩增来寻找 *EGFR* 突变的差异，并将此结果与同时从血浆中分离的 cfDNA 的结果以及原始的肿瘤活检样本的结果进行比较。结果显示，CTC 的分析比 cfDNA 的分析更为敏感，在 92%的患者中检测到了 CTC 的 *EGFR* 突变，而只在 33%患者的血浆 cfDNA 中检测到了 *EGFR* 突变。连续的 CTC 采样也能够检测到对 *EGFR* 靶向治疗耐药的 *EGFR* T790M 突变。该团队后来的研究发现，CTC 和 cfDNA 的分析可以对 *EGFR* T790M 突变的检测形成互补（Sundaresan et al.，2016）。尽管在 20%～30%的病例中都不能成功地进行 *EGFR* T790M 的分型，这两种方法的组合却可以在 35%的组织活检阴性或没有结果的患者中检测到这个突变，说明组织和血液检测方法之间的分型差别可能是技术差异及取样所导致的。后来，几个团队发表了采用免疫磁性的 AdnaTest 方法通过 RT-PCR 对 CTC 进行分型的研究。Antonarakis 等（2014）报道了一种方法，在 mCRPC 男性患者的 CTC 中检测雄激素受体剪接变异体 7（androgen-receptor splice variant 7，AR-V7）的信使 RNA，并寻找其与恩扎鲁胺和阿比特龙耐药的相关性。他们在接受恩扎鲁胺和阿比特龙治疗患者的 CTC 中检测到 AR-V7 的比率分别为 39%和 19%，并且结果显示这些患者有更低的 PSA 反应率，最后的结论是，在 mCRPC 患者的 CTC 中检测到 AR-V7 与患者对雄激素受体靶向治疗的耐药有关。

3.4.2 荧光原位杂交

基于荧光原位杂交（fluorescence *in situ* hybridization，FISH）的细胞学研究使得 CTC 中特异基因扩增、缺失、拷贝数变异和（或）基因重排的研究成为可能。有几项研究已经证实采用 FISH 技术可以在 CTC 中鉴定某种生物标志物。例如，在纳入 33 例患者的一项早期原理验证研究中，Meng 等（2004）证实可以采用 FISH 检测乳腺癌 CTC 中的 *HER2* 基因扩增，CTC 的 *HER2* 状态与原发肿瘤之间有 97%的一致性。更有意思的是，24 例患者中有 9 例患者最初在诊断时被确认为 *HER2* 正常，但是在疾病进展的过程中，通过 CTC 的 FISH 检测却发现她们获得了 *HER2* 的扩增。这是一个非常重要的发现，因为大多数转移性乳腺癌患者并不会通过活检对其生物标志物状态进行重新评价。重要的是，这 9 例患者中有 4 人接受了曲妥珠单抗的 HER2 靶向治疗，3 人有效，为这一发现的临床相关性提供了进一步的验证。在此之后，几项研究采用 FISH 在几种肿瘤类型的 CTC 中检测了扩增、缺失、拷贝数变异和（或）重排，包括 mCRPC。例如，Leversha 等（2009）采用 CellSearch™系统在 77 例 mCRPC 男性患者的 CTC 中证实了采用 FISH 评价 *AR* 和 *MYC* 扩增的可行性。他们证实在具有 10 个或更多个 CTC 的患者中，37.5%的样本中都有高水平的 *AR* 扩增，相对 *MYC* 增加的比率为 55.8%。由于高细胞密度、白细胞或红细胞的污染、细胞形态不佳、处理过程中细胞丢失和（或）FISH 信号不佳，有 10 例样本（13%）不能得到 FISH 结果，这项特异性研究的总体成功率为 87%。同样，Swennenhuis 等（2009）采用来自 57 例 mCRPC 患者的 119 个 CTC 来检测 1、7、8 和 17 号染色体的拷贝数。对于这些染色体的拷贝数异常，他们在患者之间观察到了高度的异质性，但是在来自单个患者的 CTC 之间也观察到了这一点。在其中的 6 例患者中只检测到了二倍体的 CTC；然而，采用 CellSearch™系统检测，这些患者的 CTC 数量为 1～5 个/7.5ml。该研究也突出显示了 CTC 遗传分析中的一个关键问题：大多数被分析的 CTC（61%）都不能提供 FISH 信号，这些细胞的形态学分析提示它们可能正在经历凋亡。

此外，也可以通过 FISH 分析 CTC 中磷酸酶张力蛋白同源（phosphatase and tensin homolog，*PTEN*）基因的出现或缺失（杂合或纯合的），评估 *AR* 基因的拷贝数，或者是否存在成红细胞转化特异相关基因（erythroblast transformation-specific-related gene，*ERG*）的易位。通过多色荧光对这些基因进行同时研究可以得到具有预后价值的前列腺癌细胞的综合性分析结果。采用 FISH，Attard 等（2009）证实 mCRPC 的 CTC、转移灶和原发肿瘤组织与未经治疗的肿瘤具有相同的 *ERG* 基因状态，说明这可能是一个早期的致癌事件。他们在 CTC 中也观察

到了同质性的 *ERG* 基因重排状态，相反，*AR* 的拷贝数增加和 *PTEN* 的丢失则具有显著的异质性。未经治疗的肿瘤、mCRPC 的转移肿瘤，以及 CTC 的 *ERG* 重排和经过醋酸阿比特龙治疗的 mCRPC 患者中 PSA 降低的幅度之间也被证实有显著的相关性。采用一个新的 CTC 富集平台（Epic Sciences）通过 FISH 来评价 *PTEN* 基因的状态，Punoose 等（2015）证实该结果与 62%的患者样本中采用免疫组化在新鲜和保存的组织上所评估的 *PTEN* 基因状态是一致的。CTC 的数值具有预后意义，而 CTC 中的 *PTEN* 缺失与转移性 CRPC 患者的不良生存有关。

3.4.3　比较基因组杂交列阵

为了扩大单个 CTC 中的细胞遗传学研究，比较基因组杂交列阵（array comparative genomic hybridization，aCGH）提供了一种已确立的方法来筛选全基因组的拷贝数变异（copy-number alteration，CNA）（Fiegler et al.，2007；Fuhrmann et al.，2008；Möhlendick et al.，2013；Czyz et al.，2014）。现代基于寡核苷酸的 aCGH 平台能够进行高分辨率的单细胞 CNA 分析，在最佳的单细胞实验中可以提供低于 100kb 的分辨率（Möhlendick et al.，2013）。然而，与 FISH 或某个靶向 PCR 方法相比，CTC 需要被富集并对其基因组进行扩增。接下来将会列出一些基本的原则和应用的实例。从单个 CTC 中获得全基因组数据的一个先决条件是从沾染正常有核血细胞的背景中将 CTC 分离出来，截至目前，已研发的每一种 CTC 富集方法在处理完成之后，样本中都会混有血细胞。沾染的非肿瘤细胞的数量是可变的和不可预测的，但通常介于几百到几千个细胞之间（Stoecklein et al.，2016）。主要通过 3 种方法从含有沾染正常细胞的细胞悬液中分离富集到的 CTC：（手动/自动的）显微操作、荧光激活的细胞分选（FACS）及介电电泳分选（DEPArray™）（Stoecklein et al.，2016）。人工的显微操作需要经过训练的专业人员，工作量大，而且会受到操作人员选择一个目的对象时主观性的限制（Stoecklein et al.，2016）。为了克服这些不足，人们研发出了（半）自动化的 CTC 分选技术。其中一种方法是自动化的显微操作，例如，AVISO CellCelector 已被应用于 MagSweeper 设备（Lohr et al.，2014）所捕获到的单个 CTC 的分离，也可以与 CellSearch™系统一起结合使用（Heidary et al.，2014）。另外一个自动化的显微操作系统是已被报道的用于分离活 CTC 的 MMI CellEctor Plus（Pizon et al.，2013）。截至目前，针对那些（半自动化的）显微操作系统仍未发表任何有关性能的数据（如分离细胞的回收率）。采用 FACS 对 CellSearch™系统富集的 CTC 进行分离时，这类数据已经得到了详细的说明。Neves 等（2014）报道，针对同一个卡盒，CellSearch™的检出率和 FACS 的读长之间有较高的相关性。对于 CellSearch™在转移性乳腺癌患者的 36 个卡盒中所检测到的

CTC，有可能会回收到 83%。在另外一项研究中，Swennenhuis 等（2013）报道了在 10 个肺癌样本中较低的一个回收率（41%）。这两个报道之间产生差异的原因目前仍不清楚，但可能的解释包括两者采用了不同的 FACS 设备，不同的门设置，或者乳腺癌和肺癌的 CTC 存在形态学和（或）标志物表达的差异（Stoecklein et al.，2016）。FACS 方法的优势是可以采用严格的标准（设门）来分选一个确定的目标群体，分选流程的速度可以进行高通量的研究。其不足是缺少形态学的质控，而这可以由一个技术非常先进的介电电泳分离系统来提供，即 DEPArray™。这一技术经过了 Polzer 等（2014）的强力验证，可用于从 CellSearch™的卡盒之中分离乳腺癌 CTC。与乳腺癌的 FACS 类似，DEPArray™的 CTC 回收率为 77%（检测了 66 例乳腺癌患者的 79 个卡盒），CellSearch™和 DEPArray™所检测到的 CTC 之间有良好的相关性。这个系统还配备了先进的检测软件，在整个分离过程中都提供了综合归档的可能性，所分离的细胞能够达到 100%的特异性。与更快速的 FACS 方法相比，其不足是无法避免 DEPArray™卡盒 29%的无效腔体积，这会导致样本的丢失，其样本处理的时间更长。

从过滤富集法中分离纯的 CTC，不能使用前面提到的方法，因为捕获到的细胞会紧紧地黏附于过滤膜的表面。目前，最佳的分离策略可能是激光-捕获显微切割（El-Heliebi et al.，2013），这种方法通常要求人工检查，可能相当辛苦。滤膜技术中的一个新进展是将自我种植的微孔与一个用于细胞分离的自动化“穿孔器”进行结合（Swennenhuis et al.，2015）。这种芯片含有 6400 个微孔，在每个微孔的底部有一个 5μm 的小孔。通过自动化地捅破含有捕获细胞的滤膜底部，可以从微孔中分离到目的捕获细胞。采用乳腺癌细胞系，过滤之后进行穿孔，所报道的单细胞整体回收率可以高于 70%。这种微孔芯片目前被设计用于分离预富集的稀有细胞，但是直接从血液中捕获和分离 CTC 的类似芯片也已在研发计划之中（Swennenhuis et al.，2015）。

因为一个单细胞只有约 6pg 的 DNA，对成功分离到的单个 CTC 进行全基因组分析需要做全基因组扩增（whole-genome amplification，WGA）。目前，WGA 是基于 PCR、多重置换扩增（multiple displacement amplification，MDA）或二者的结合。基于 PCR 的 WGA 方案包括：采用完全的或部分的随机引物序列引物延伸预扩增（primer extension pre-amplification，PEP）PCR 或变性寡核苷酸预处理的（degenerate oligonucleotide-primed，DOP）PCR 和连接子-介导的（linker-mediated，LM）PCR 方法。例如，基于随机基因组片段的 GenomePlex 试剂盒和决定性的 Mse1 适配体-连接子 PCR（已商品化为 Ampli1），在这种方法中，适配体被连接到确定的限制酶切位点。MDA 是由随机引物 DNA 聚合酶引起的等温扩增，这种酶有链置换的活性（通常是 phi29，也可以是 Bst）。联合方法的例子是 PicoPLEX WGA 试剂盒和基于多重退火和环化的扩增循环（multiple annealing- and looping-based amplification cycles，MALBAC）方法，该方法依赖于链置换扩增来形成可以进行 PCR 扩增的片段（Macaulay & Voet，2014）。

尽管目前已经形成了稳定的 WGA 方案，但重要的是要认识到所有可用的方法都会产生某种程度的扩增假象。可以预料的错误类型包括：①主要由局部 CG 含量差异所导致的选择偏差；②由扩增早期循环/阶段中的随机扩增事件所导致的位移偏差，这会在 WGA 产物中形成不成比例的扩增产物表象；③完全的等位基因撤除（allelic drop-out，ADO）；④聚合酶失真引起的单碱基错误；⑤形成嵌合 DNA 序列；⑥非模板扩增；⑦污染（在 Sabina & Leamon，2015 中有详细的综述）。不同的 WGA 方法，所产生的扩增的错误可能不相同，因此，一些方法可能比其他方法更适合于某种下游分析，如 aCGH（Macaulay & Voet，2014）。影响 WGA 性能的其他重要因素还有模板 DNA 的质量，这再次要求对于计划的实验需要仔细选择 WGA 方法（Sabina & Leamon，2015）。例如，来自于临床样本（如 CellSearch™来源的 CTC）的片段化的福尔马林固定的 DNA 就不太适合有效的 MDA，而 LM-PCR 则可以在这类样本中取得较好的表现。

然而，最近的几项研究表明，从单个 CTC 中形成的 WGA 产物可以成功地应用于高通量的基因组分析。例如，采用 aCGH 或低通量 NGS 的拷贝数变异（CNA）分析、全外显子组测序及全基因组测序。最初针对单个 CTC 进行高分辨率 CNA 分析的两个研究是对转移性 CRC 患者的 CellSearch™卡盒进行显微操作，分离到细胞之后进行 aCGH。Heitzer（2013）采用 GenomePlex 试剂盒进行 WGA，而 Steinert（2014）采用的是 Mse1 LM-PCR。在 WGA 产物上额外进行的突变分析对 aCGH 分析提供了补充，为 CellSearch™在 CRC 中所捕获到的 $EpCAM^+/CK^+/CD45^-/DAPI^+$CTC 的恶性本质分析提供了证据。总的来说，CNA 分析在不同的自体 CTC 之间以及 CTC 与其匹配的原发肿瘤/转移灶之间展示出了克隆的关系，但是也揭示了遗传的异质性（Heirzer et al.，2013；Steinert et al.，2014）。两项更近期的研究中建立了一个半自动化的工作流程来进行 CTC 富集（CellSearch™）和单细胞分离（FACS 或 DEPArray™），用于在临床条件下进行综合性的基因组分析（Neves et al.，2014；Polzer et al.，2014）。这两项研究都采用了决定性的基于 Mse1 的 LM-PCR（Ampli1），证实复杂系列的遗传学下游分析具有临床相关性，包括 Sanger 测序、基因组 qPCR 和 aCGH，都可以应用于非常相似的 WGA 产物分析。这些研究的一个重要特征是在 WGA 之后进行复杂和费用高昂的进一步遗传分析之前需要采用多重 PCR 质控来检查基因组的完整性。总的来说，这些研究证实了 CellSearch™所检测到的乳腺癌 CTC 的恶性本质，展示了从同一患者中分离到的不同 CTC 之间的细微异质性。另外，Polzer 等（2014）的工作还鲜明地揭示了原发肿瘤 HER2 阴性患者的 CTC 中存在

ERBB2 的频繁扩增，而导致抗 HER2 治疗耐药的 *PIK3CA* 突变早已存在于这些患者的同一个 CTC 之中。

3.4.4 二代测序（next-generation sequencing，NGS）

作为 aCGH 的替代，基于低通量 NGS 的 CNA 分型也可以应用于 WGA 产物。这已经被成功地应用于单一和混合的 CTC 中，这些 CTC 是在小细胞肺癌患者中通过 DEPArray™从 CellSearch™的卡盒中进行分离而得到的（Hodgkinson et al.，2014）。这种全基因组 NGS 方法的优势是有可能精确地评价 WGA 性能的关键参数，即基因组覆盖率、均一性、可重复性、无法标绘的读数率、嵌合体发生率、等位基因丢失率、调取单核苷酸变异的假阳性率，以及调取拷贝数变异的能力（Huang et al.，2015）。在另一项研究中，Swennenhuis 等（2013）对从肺癌患者中分离到的单一 CTC 的 WGA 产物（采用 MDA 生成）进行了全外显子组测序，平均覆盖率为 20×深度时扩增效率可达到 30%，而当测序达到 40×深度时，总体的扩增效率只有 25%。NGS 的效率低得令人失望，这很可能是 MDA 在 CellSearch™卡盒中的固定细胞上性能不佳导致的，忽略了检查基因组的完整性是成功的 WGA 的标志。相反，Lohr 等（2014）在前列腺癌患者非固定的（EDTA 血）采用 MDA 生成的单一 CTC 上进行了外显子组测序，取得了更好的结果。值得注意的是，低通量（覆盖率 0.05×）全基因组测序被用于评估单个扩增的偏倚，以及预测哪个单细胞文库将会产生稳定深入（覆盖率>100×）的外显子测序数据。尽管如此，没有哪一个单一 CTC 的外显子组是完整的，因此来自独立的单一 CTC 文库的数据被组合起来（“普查”方法），这会显著降低被调取的体细胞单核苷酸变异的假阳性率。采用这种方法，作者发现了常见的“主干”突变及 CTC 的私有突变。这种非重叠的突变很有意思，因为它们也许可以为肿瘤基因组的进化提供新的认识，或者可以为全身治疗提供新的靶点（Speicher & Pantel，2014）。与 MDA 相反，但是与 Ampli1 类似，MALBAC 似乎更适合 CellSearch™系统所捕获到的固定的 CTC。Ni 等（2013）对肺癌患者中的单个 CTC 进行手工显微吸取，之后采用 MALBAC 进行 WGA，他们在 CTC 的外显子组测序（平均靶点覆盖率为 20×：45.5%，范围为 9.2%～92.6%）数据中观察到了特征性的癌症相关单碱基变异（Single nucleotide variant，SNV）和缺失。这些突变提供了个体化治疗背景中的信息，如耐药和表型转变，但是细胞与细胞之间具有异质性。相反，低通量测序（大约 0.1×的测序深度，在外显子文库制备的汇集步骤之前相同的适配体-连接 WGA 产物中进行）所获得的 CNA 特征图谱显示出了高度的个体间同质性。

总之，目前已经建立了针对临床样本中单个 CTC 进行基因组综合分析的工作流程。关于外显子或全基因组的 NGS 方法，目前仍然缺少不同 WGA 方法之间系统的基准测试。然而，需要重点注意的是，高分辨率的分析方法已经被独立的团队成功应用于 FDA 批准的 CellSearch™系统所分离到的 CTC 之中，从这类样本中能够获得具有潜在临床相关性的遗传信息。在 CTC 群体中直接分析细胞的差异和进化的轨迹不仅可以为治疗决策提供关键的信息，也可能为癌症中全身疾病的进展提供相关的生物学信息。

3.5 CTC 与其他血液活检方法的比较

3.5.1 循环游离 DNA

循环游离 DNA（circulating cell-free DNA，cfDNA）是片段化的 DNA（70～200bp，更大的片段约为 21kb），由裂解的凋亡或坏死的原发肿瘤细胞、转移的细胞、CTC、正常间质细胞和有核的血细胞不断地释放到血流之中（图 3-2）。循环的肿瘤来源的 DNA 片段在不同患者的总 cfDNA 中的比例各不相同，范围从 0.013%至超过 90%（Bettegowda et al.，2014；Thierry et al.，2014）。cfDNA 已经被证实在监测肿瘤进展和残留疾病方面是一个潜在的癌症标志物，也能够为没有检测到 CTC 的患者提供有意义的液体活检。不比单个 CTC 捕获那样需要整合细胞富集的特殊设备、尖端的单细胞分选仪或细胞挑选技术，cfDNA 的提取成本更低、更简单，它使用的是标准的血浆提取方法。近年来，很多研究聚焦于采用 aCGH（Azad et al.，2015；Shaw et al.，2012）、全基因组测序（Mohan et al.，2014）、外显子组测序（Jamal-Hanjani et al.，2015；Murtaza et al.，2013）、靶向组合测序和表观遗传研究对 cfDNA 进行肿瘤分子分型。近期的研究强调了检测拷贝数变异的敏感性和稳定性取决于肿瘤来源的 cfDNA 比例，而这些遗传变异必须在肿瘤之中很常见（Azad et al.，2015；Shaw et al.，2012）。为了在非小细胞肺癌中提高 cfDNA 检测 *EGFR* T790M 突变的敏感性，基于富集 PCR 并且联合了 cfDNA 和 CTC 的方法在所有样本中显示出了 *EGFR* T790M 突变更好的分型（Sundaresan et al.，2016）。需要注意的是，对于个体化医疗和药物敏感性测试来说，cfDNA 方法的主要不足在于：①缺乏肿瘤异质性的明确细节；②只能获得相对拷贝数而不是绝对拷贝数；③不能建立体内和体外模型，如细胞系、类器官、动物异种移植模型；④缺乏转录组或蛋白质组的检测方法。

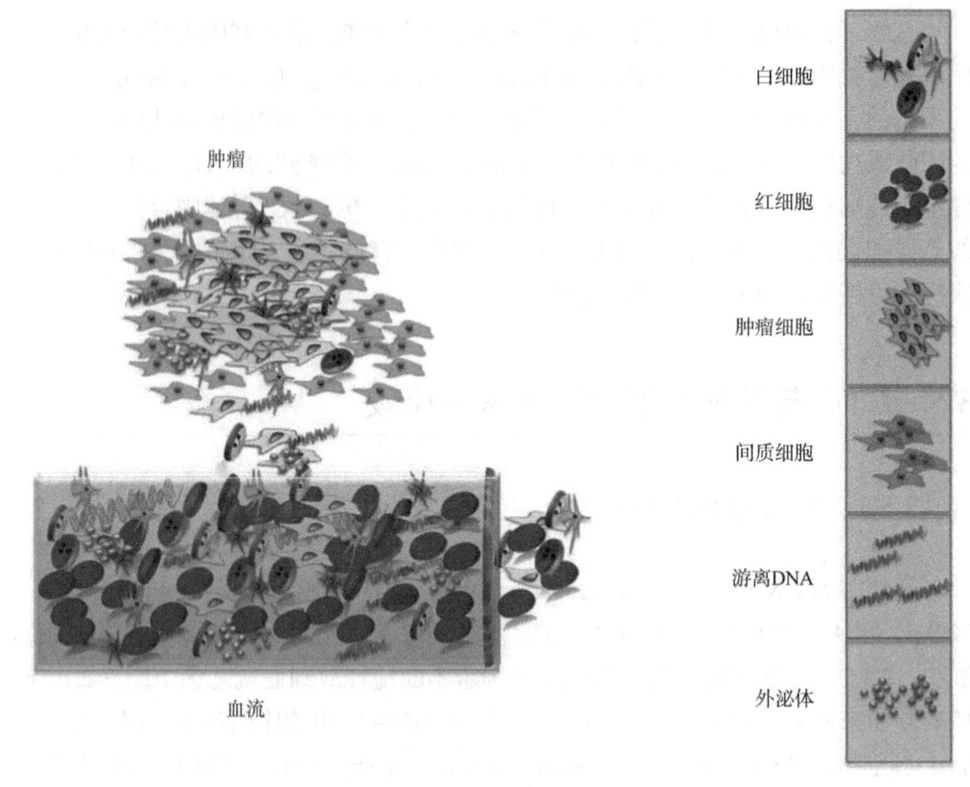

图 3-2　进入血流之中的肿瘤来源产物示意图

3.5.2　外泌体

外泌体（exosome）是小的细胞来源的囊泡（30～150nm），它出现于所有来源的体液之中，包括尿液、唾液、血浆、脑脊液，乳液和支气管灌洗液（Skog et al., 2008）。它们含有与 CTC 类似的 DNA、RNA、miRNA 和蛋白质，因此提供了除 cfDNA 和 CTC 以外的一种液体活检的选择。外泌体来源的 DNA 是双链 DNA，含有>2.5kb 的大片段，与游离 RNA（cell-free RNA，cfRNA）相比，外泌体来源的 RNA 的质量可能更好（Thakur et al., 2014）。外泌体基因组和转录组学研究还处于早期阶段，但是近期的一则报道提示肿瘤来源的 DNA 比 cfDNA（范围为 56%～82%）的水平明显更高，而且覆盖率很好，占全基因组的 65%～91%（San Lucas et al., 2016）。外泌体的提取尚未标准化，而常用的超速离心设备可能很多诊断实验室并不具备。然而，与 cfDNA 类似，外泌体也不能建立体内和体外的模型。

3.6　总结

可能与其他任何医疗领域不同的是，“个体化”或“精准”医学推动、明确了近些年来的癌症研究。这在很大程度上是因为我们认识到人类癌症本质上具有高度异质性。包括 NGS 在内的分子分型技术的应用使我们对于驱动癌症的遗传事件的认识有了空前的拓展，这使我们能够通过各种方法来研究癌症，而这些方法在之前是不可能实现的。然而，尽管拥有这些技术，但通过活检而获得合适的患者肿瘤组织通常是不可行的，尤其是在尝试研究克隆进化或异质性时。因此，基于血液的活检技术的研发是一个兴趣点，它可能会替代新鲜组织的活检。

一个世纪之前 CTC 的发现成为了解癌症发展的一个里程碑。最近，CTC 被研究作为获取肿瘤材料的一种方法，人们在 CTC 及其他循环肿瘤材料方面投入了大量的研究。关于这些生物标志物的意义虽然我们已经了解了很多，但仍然有待进一步的探索。CTC 计数提供了有价值的预后信息，CTC 的分子分型和遗传分析似乎可以为研究肿瘤细胞提供有价值、非侵袭性的方法。另外，CTC 与其他循环肿瘤材料的研究也许可以提供互补的信息。作为获取肿瘤组织的方式，这些技术是否能够取代新鲜组织活检还有待观察，但是我们有理由保持乐观。尽管其中还存在重要的发展阻碍，但基于血液的活检技术似乎是新鲜组织活检可靠的和有代表性的替代方案。

参 考 文 献

Aceto N，Bardia A，Miyamoto DT et al（2014）Circulating tumor cell clusters are oligoclonal precursors of breast cancer metastasis. Cell 158（5）：1110-1122

Alix-Panabieres C（2012）EPISPOT assay：detection of viable DTCs/CTCs in solid tumor patients. Recent results in cancer research. Fortschritte der Krebsforschung. Progres dans les Recherches sur le Cancer 195：69-76

Alix-Panabieres C，Pantel K（2013）Circulating tumor cells：liquid biopsy of cancer. Clin Chem 59（1）：110-118

Alix-Panabieres C，Pantel K（2014）Challenges in circulating tumour cell research. Nat Rev Cancer 14（9）：623-631

Antonarakis ES，Lu C，Wang H et al（2014）AR-V7 and resistance to enzalutamide and abiraterone in prostate cancer. N Engl J Med 371（11）：1028-1038

Armstrong AJ，Marengo MS，Oltean S et al（2011）Circulating tumor cells from patients with advanced prostate and breast cancer display both epithelial and mesenchymal markers. Mol Cancer Res 9（8）：997-1007

Ashworth TR（1869）A case of cancer in which cells similar to those in the tumours were seen in the blood after death. Aust Med J 14：146-149

Attard G，Swennenhuis JF，Olmos D et al（2009）Characterization of ERG，AR and PTEN gene status in circulating tumor cells from patients with castration-resistant prostate cancer. Cancer Res 69（7）：2912-2918

Azad AA，Volik SV，Wyatt AW et al（2015）Androgen receptor gene aberrations in circulating cell-free DNA：biomarkers of therapeutic resistance in castration-resistant prostate cancer. Clin Cancer Res 21（10）：2315-2324

Barrière G，Tartary M，Rigaud M（2012）Epithelial mesenchymal transition：a new insight into the detection of circulating tumor cells. ISRN Oncol 2012：382010

Bergethon K，Shaw AT，Ou SH et al（2012）ROS1 rearrangements define a unique molecular class of lung cancers. J Clin Oncol 30（8）：863-870

Bettegowda C，Sausen M，Leary RJ et al（2014）Detection of circulating tumor DNA in early- and late-stage human malignancies. Sci Transl Med 6（224）：224ra24

Biankin AV，Hudson TJ（2011）Somatic variation and cancer：therapies lost in the mix. Hum Genet 130（1）：79-91

Chapman PB，Hauschild A，Robert C et al（2011）Improved survival with vemurafenib in melanoma with BRAF V600E mutation. N Engl J Med 364（26）：2507-2516

Cohen SJ，Punt CJ，Iannotti N et al（2008）Relationship of circulating tumor cells to tumor response，progression-free survival，and overall survival in patients with metastatic colorectal cancer. J Clin Oncol 26（19）：3213-3221

Cristofanilli M，Budd GT，Ellis MJ et al（2004）Circulating tumor cells，disease progression，and survival in metastatic breast cancer. N Engl J Med 351（8）：781-791

Czyż ZT，Hoffmann M，Schlimok G et al（2014）Reliable single cell array CGH for clinical samples. PLoS ONE 9（1）：e85907

Danila DC，Anand A，Sung CC et al（2011）TMPRSS2-ERG status in circulating tumor cells as a predictive biomarker of sensitivity in castration-resistant prostate cancer patients treated with abiraterone acetate. Eur Urol 60（5）：897-904

De Bono JS，Scher HI，Montgomery RB et al（2008）Circulating tumor cells predict survival benefit from treatment in metastatic castration-resistant prostate cancer. Clin Cancer Res 14（19）：6302-6309

Denlinger CE，Ikonomidis JS，Reed CE et al（2010）Epithelial to mesenchymal transition：the doorway to metastasis in human lung cancers. J Thorac Cardiovasc Surg 140（3）：505-513

Douillard JY，Oliner KS，Siena S et al（2013）Panitumumab-FOLFOX4 treatment and RAS mutations in colorectal cancer. N Engl J Med 369（11）：1023-1034

Eifler RL，Lind J，Falkenhagen D et al（2011）Enrichment of circulating tumor cells from a large blood volume using leukapheresis and elutriation：proof of concept. Cytometry B Clin Cytom 80（2）：100-111

El-Heliebi A，Kroneis T，Zöhrer E et al（2013）Are morphological criteria sufficient for the identification of circulating tumor cells in renal cancer? J Transl Med 11：214

Fidler IJ（2003）The pathogenesis of cancer metastasis：the'seed and soil' hypothesis revisited. Nat Rev Cancer 3（6）：453-458

Fiegler H，Geigl JB，Langer S et al（2007）High resolution array-CGH analysis of single cells. Nucleic Acids Res 35（3）：e15

Fischer JC，Niederacher D，Topp SA et al（2013）Diagnostic leukapheresis enables reliable detection of circulating tumor cells of nonmetastatic cancer patients. Proc Natl Acad Sci U S A 110（41）：16580-16585

Fraser M，Berlin A，Bristow RG et al（2015）Genomic，pathological，and clinical heterogeneity as drivers of personalized medicine in prostate cancer. Urol Oncol 33（2）：85-94

Fuhrmann C，Schmidt-Kittler O，Stoecklein NH et al（2008）High-resolution array comparative genomic hybridization of single micrometastatic tumor cells. Nucleic Acids Res 36（7）：e39

Gascoyne PR，Noshari J，Anderson TJ et al（2009）Isolation of rare cells from cell mixtures by dielectrophoresis. Electrophoresis 30（8）：1388-1398

Gerlinger M，Rowan AJ，Horswell S et al（2012）Intratumor heterogeneity and branched evolution revealed by multiregion sequencing. N Engl J Med 366（10）：883-892

Gorges TM，Penkalla N，Schalk T et al（2016）Enumeration and molecular characterization of tumor cells in lung cancer patients using a novel in vivo device for capturing circulating tumor cells. Clin Cancer Res 22（9）：2197-2206

Greaves M（2012）Clonal evolution in cancer. Nature 481（7381）：306-313

Guinney J，Dienstmann R，Wang X et al（2015）The consensus molecular subtypes of colorectal cancer. Nat Med 21（11）：1350-1356

Hardingham JE，Grover P，Winter M et al（2015）Detection and clinical significance of circulating tumor cells in colorectal cancer—20 years of progress. Mol Med 21（Suppl 1）：S25-S31

Heidary M，Auer M，Ulz P et al（2014）The dynamic range of circulating tumor DNA in metastatic breast cancer. Breast Cancer Res 16（4）：1-10

Heitzer E，Auer M，Gasch C et al（2013）Complex tumor genomes inferred from single circulating tumor cells by array-CGH and next-generation sequencing. Cancer Res 73（10）：2965-2975

Hodgkinson CL，Li Y，Metcalf RL et al（2014）Tumorigenicity and genetic profiling of circulating tumor cells in small-cell lung cancer. Nat Med 20（8）：897-903

Huang L，Ma F，Chapman A et al（2015）Single-cell whole-genome amplification and sequencing：methodology and applications. Annu Rev Genomics Hum Genet 16：79-102

Jamal-Hanjani M，Wilson GA，Horswell S et al（2015）Detection of ubiquitous and heterogeneous mutations in cell-free DNA from patients with early-stage non-small-cell lung cancer. Ann Oncol 27（5）：862-867

Krebs MG，Metcalf RL，Carter L et al（2014）Molecular analysis of circulating tumour cells-biology and biomarkers. Nat Rev Clin Oncol 11（3）：129-144

Le DT，Uram JN，Wang H et al（2015）PD-1 blockade in tumors with mismatch-repair deficiency. N Engl J Med 372（26）：2509-2520

Leversha MA，Han J，Asgari Z et al（2009）Fluorescence in situ hybridization analysis of circulating tumor cells in metastatic prostate cancer. Clin Cancer Res 15（6）：2091-2097

Lohr JG，Adalsteinsson VA，Cibulskis K et al（2014）Whole-exome sequencing of circulating tumor cells provides a window into metastatic prostate cancer. Nat Biotechnol 32（5）：479-484

Lopez-Riquelme N，Minguela A，Villar-Permuy F et al（2013）Imaging cytometry for counting circulating tumor cells：comparative analysis of the cell search versus imagestream systems. APMIS 121（12）：1139-1143

Lowes LE，Lock M，Rodrigues G et al（2015）The significance of circulating tumor cells in prostate cancer patients undergoing adjuvant or salvage radiation therapy. Prostate Cancer Prostatic Dis 18（4）：358-364

Macaulay IC，Voet T（2014）Single cell genomics：advances and future perspectives. PLoS Genet 10（1）：e1004126

Macconaill LE，Garraway LA（2010）Clinical implications of the cancer genome. J Clin Oncol 28（35）：5219-5228

Maheswaran S，Sequist LV，Nagrath S et al（2008）Detection of mutations in EGFR in circulating lung-cancer cells. N Engl J Med 359（4）：366-377

Marrinucci D，Bethel K，Bruce RH et al（2007）Case study of the morphologic variation of circulating tumor cells. Hum Pathol 38（3）：514-519

Mateo J，Carreira S，Sandhu S et al（2015）DNA-repair defects and olaparib in metastatic prostate cancer. N Engl J Med 373（18）：1697-1708

Meng S，Tripathy D，Shete S et al（2004）HER-2 gene amplification can be acquired as breast cancer progresses. Proc Natl Acad Sci U S A 101（25）：9393-9398

Mohan S，Heitzer E，Ulz P et al（2014）Changes in colorectal carcinoma genomes under anti-EGFR therapy identified by whole-genome plasma DNA sequencing. PLoS Genet 10（3）：e1004271

Möhlendick B，Bartenhagen C，Behrens B et al（2013）A robust method to analyze copy number alterations of less than 100 kb in single cells using oligonucleotide array CGH. PLoS ONE 8（6）：e67031

Murtaza M，Dawson SJ，Tsui DW et al（2013）Non-invasive analysis of acquired resistance to cancer therapy by sequencing of plasma DNA. Nature 497（7447）：108-112

Nagrath S，Sequist LV，Maheswaran S et al（2007）Isolation of rare circulating tumour cells in cancer patients by microchip technology. Nature 450（7173）：1235-1239

Neves RP，Raba K，Schmidt O et al（2014）Genomic high-resolution profiling of single CKpos/CD45neg flow-sorting purified circulating tumor cells from patients with metastatic breast cancer. Clin Chem 60（10）：1290-1297

Ni X，Zhuo M，Su Z et al（2013）Reproducible copy number variation patterns among single circulating tumor cells of lung cancer patients. Proc Natl Acad Sci U S A 110（52）：21083-21088

Pantel K，Alix-Panabières C（2012）Detection methods of circulating tumor cells. J Thorac Dis 4（5）：446-447

Pizon M，Zimon D，Carl S et al（2013）Heterogeneity of circulating epithelial tumour cells from individual patients with respect to expression profiles and clonal growth（sphere formation）in breast cancer. Ecancermedicalscience 7：343

Polzer B，Medoro G，Pasch S et al（2014）Molecular profiling of single circulating tumor cells with diagnostic intention. EMBO Mol Med 6（11）：1371-1386

Punnoose EA，Ferraldeschi R，Szafer-Glusman E et al（2015）PTEN loss in circulating tumour cells correlates with PTEN loss in fresh tumour tissue from castration-resistant prostate cancer patients. Br J Cancer 113（8）：1225-1233

Rack B，Schindlbeck C，Jückstock J et al（2014）Circulating tumor cells predict survival in early average-to-high risk breast cancer patients. J Natl Cancer Inst 106（5）

Riethdorf S，Fritsche H，Müller V et al（2007）Detection of circulating tumor cells in peripheral blood of patients with metastatic breast cancer：a validation study of the Cell Search system. Clin Cancer Res 13（3）：920-928

Sabina J，Leamon JH（2015）Bias in whole genome amplification：causes and considerations. Methods Mol Biol 1347：15-41

San Lucas FA，Allenson K，Bernard V et al（2016）Minimally invasive genomic and transcriptomic profiling of visceral cancers by next-generation sequencing of circulating exosomes. Ann Oncol 27（4）：635-641

Sastre J，Maestro ML，Puente J et al（2008）Circulating tumor cells in colorectal cancer：correlation with clinical and pathological variables. Ann Oncol 19（5）：935-938

Saucedo-Zeni N，Mewes S，Niestroj R et al（2012）A novel method for the in vivo isolation of circulating tumor cells from peripheral blood of cancer patients using a functionalized and structured medical wire. Int J Oncol 41（4）：1241-1250

Scher HI，Heller G，Molina A et al（2015）Circulating tumor cell biomarker panel as an individual-level surrogate for survival in metastatic castration-resistant prostate cancer. J Clin Oncol 33（12）：1348-1355

Scher HI，Jia X，de Bono JS et al（2009）Circulating tumour cells as prognostic markers in progressive，castration-resistant prostate cancer：a reanalysis of IMMC38 trial data. Lancet Oncol 10（3）：233-239

Sequist LV，Nagrath S，Toner M et al（2009）The CTC-chip：an exciting new tool to detect circulating tumor cells in lung cancer patients. J Thorac Oncol 4（3）：281-283

Shaw JA，Page K，Blighe K et al（2012）Genomic analysis of circulating cell-free DNA infers breast cancer dormancy. Genome Res 22（2）：220-231

Skog J，Würdinger T，van Rijn S et al（2008）Glioblastoma microvesicles transport RNA and proteins that promote tumour growth and provide diagnostic biomarkers. Nat Cell Biol 10（12）：1470-1476

Smerage JB，Barlow WE，Hortobagyi GN et al（2014）Circulating tumor cells and response to chemotherapy in metastatic breast cancer：SWOG S0500. J Clin Oncol 32（31）：3483-3489

Sørlie T，Perou CM，Tibshirani R，et al（2001）Gene expression patterns of breast carcinomas distinguish tumor subclasses with clinical implications. Proc Natl Acad Sci USA 2001 98（19）：10869-74

Sotiriou C，Pusztai L（2009）Gene-expression signatures in breast cancer. N Engl J Med 360（8）：790-800

Speicher MR，Pantel K（2014）Tumor signatures in the blood. Nat Biotechnol 32（5）：441-443

Stathopoulou A，Vlachonikolis I，Mavroudis D et al（2002）Molecular detection of cytokeratin-19-positive cells in the peripheral blood of patients with operable breast cancer：evaluation of their prognostic significance. J Clin Oncol 20（16）：3404-3412

Steinert G，Schölch S，Niemietz T et al（2014）Immune escape and survival mechanisms in circulating tumor cells of colorectal cancer. Cancer Res 74（6）：1694-1704

Stoecklein NH，Fischer JC，Niederacher D et al（2016）Challenges for CTC-based liquid biopsies：low CTC frequency and diagnostic leukapheresis as a potential solution. Expert Rev Mol Diagn 16（2）：147-164

Sundaresan TK，Sequist LV，Heymach JV et al（2016）Detection of T790 M，the acquired resistance EGFR mutation，by tumor biopsy versus noninvasive blood-based analyses. Clin Cancer Res 22（5）：1103-1110

Swennenhuis JF，Reumers J，Thys K et al（2013）Efficiency of whole genome amplification of single circulating tumor cells enriched by cell search and sorted by FACS. Genome Med 5（11）：106

Swennenhuis JF，Tibbe AG，Levink R et al（2009）Characterization of circulating tumor cells by fluorescence in situ hybridization. Cytometry A 75（6）：520-527

Swennenhuis JF，Tibbe AG，Stevens M et al（2015）Self-seeding microwell chip for the isolation and characterization of single cells. Lab Chip 15（14）：3039-3046

Thakur BK，Zhang H，Becker A et al（2014）Double-stranded DNA in exosomes：a novel biomarker in cancer detection. Cell Res 24（6）：766-769

Thierry AR，Mouliere F，El Messaoudi S et al（2014）Clinical validation of the detection of KRAS and BRAF mutations from circulating tumor DNA. Nat Med 20（4）：430-435

van't Veer LJ，Dai H，van de Vijver MJ et al（2002）Gene expression profiling predicts clinical outcome of breast cancer. Nature 415（6871）：530-536

Vona G，Sabile A，Louha M et al（2000）Isolation by size of epithelial tumor cells：a new method for the immunomorphological and molecular characterization of circulating tumor cells. Am J Pathol 156（1）：57-63

Zieglschmid V，Hollmann C，Gutierrez B et al（2005）Combination of immunomagnetic enrichment with multiplex RT-PCR analysis for the detection of disseminated tumor cells. Anticancer Res 25（3A）：1803-1810

第4章

采用基于 RNA 的数字评分进行循环肿瘤细胞的定量分析

Mark Kalinich，Tanya T. Kwan，Mehmet Toner，Daniel A. Haber，Shyamala Maheswaran

4.1 引言

癌症的血行转移是癌症相关死亡的主要原因（Hanahan & Weinberg，2011）。因此，CTC 为了解肿瘤细胞的以下能力提供了关键的材料：以单个移动的细胞或肿瘤来源的簇内渗入血管进入血流，在循环之中存活，最终散播到远端器官并启动增殖（Poste & Fidler，1980；Allard et al.，2004；Yu et al.，2011；Stott et al.，2010；Aceto et al.，2014）。虽然绝大多数 CTC 在形成任何转移灶之前已经在血流之中死亡，但是这些细胞的出现提供了在疾病演化的过程中进行癌症来源材料的非侵袭性取样的关键机会（Cristofanilli et al.，2004）。在疾病进展及应对治疗干预的过程中，肿瘤的分子组成通过获得基因组变异和表观遗传修饰而不断演化（Easwaran et al.，2014；McGranahan & Swanton，2017）。这会导致广泛的肿瘤异质性，是癌症临床治疗需要面对的挑战，有必要反复调整治疗方案以应对各种获得性耐药机制（Nardi et al.，2004）。关于细胞通路，有很多的现有信息都与获得性耐药有关，这来自于研究方案中患者肿瘤的重复活检，或者来自于因重度疾病而死亡患者的尸检研究。然而，通过“液体活检”对肿瘤细胞进行重复性和非侵袭性取样也许可以为患者的个体化治疗带来变革，了解肿瘤的进化特征。最终，基于血液的肿瘤监测也许可以进行侵袭性癌症的早期检测，在形成

M. Kalinich，T. T. Kwan，D. A. Haber，S. Maheswaran *
Massachusetts General Hospital Cancer Center and Harvard Medical School，Charlestown，MA 02129，USA
* e-mail：maheswaran@helix.mgh.harvard.edu
M. Toner
Massachusetts General Hospital Center for Engineering in Medicine，Department of Surgery，and Shriner's Children Hospital，Harvard Medical School，Charlestown，MA 02129，USA
D. A. Haber
Howard Hughes Medical Institute，Chevy Chase，MD，USA

无法进行根治性治疗的大肿瘤之前进行干预。

在血液中肿瘤来源的成分包括完整的细胞（即 CTC）、细胞碎片（外泌体或癌小体）或游离的循环肿瘤 DNA（circulating tumor DNA，ctDNA）。它们各自都有不同的特征，这些特征与从全血中对其进行的分离和富集方法有关，也与其分子信息的类型有关。ctDNA 由核小体大小的 DNA 片段组成，它们基本上与肿瘤的基因组构成有同样丰富的信息（Wan et al.，2017）。外泌体似乎含有部分肿瘤来源的蛋白质、RNA，甚至是某些 DNA（Zhang et al.，2015）。循环 DNA 和外泌体都可以由正常组织和肿瘤组织释放出来，因此必须采用分子工具将肿瘤来源的分子与正常组织所释放的分子区分开来。相反，循环中的完整肿瘤细胞非常稀少，它们的富集需要依靠物理特性或细胞表面标志物的表达（Nagrath et al.，2007）。然而，一旦分离出来，CTC 即可以提供存在于单个肿瘤细胞之中的全部分子信息。在不同的癌症类型之间，CTC 的数值范围估计为每 10ml 全血 0～10 个癌细胞，其中还含有 10 亿个红细胞和 1000 万个白细胞（Nagrath et al.，2007）。CTC 通常被定义为上皮细胞特异蛋白（如 EpCAM 和细胞角蛋白）染色阳性，而不表达白细胞标志物（如 CD45）的细胞（Cristofanilli et al.，2009）。最近的研究采用的是谱系相关标志物（如前列腺癌的 PSA）而非上皮标志物，因为后者对某些类型肿瘤的特异性并不强（Miyamoto et al.，2012）。另外，作为与肿瘤侵袭性和耐药相关的细胞命运开关，上皮间质转化（EMT）也会影响上皮标志物鉴定 CTC 的可靠性（Yu et al.，2013）。因此，我们倾向于能够实现血液成分“阴性去除”的 CTC 富集技术，最重要的是移走血细胞，而在产物中留下未经标记和未经操作的 CTC（Ozkumur et al.，2013）。目前微流控技术可以实现全血样本中 10^4～10^5 个 CTC 富集，所获得的癌细胞群体可能有 0.1%～1% 的纯度（视单个样本中 CTC 的丰度而定）。考虑到从血液中富集稀有癌细胞的成功，目前的挑战仍然是对这些部分纯化的细胞群体进行评价和分子分型。在这篇综述中，我们主要关注的是在 CTC 研究中所采用的基于 RNA 的方法（图 4-1）及其在研发检测方法中的应用，这些检测方法可以用于临床之中，监测治疗的反应，并最终对具有高危癌症风险的个体进行早期检测。

4.2　RNA 原位杂交鉴定上皮和间质的 CTC 亚群

肿瘤特异蛋白生物标志物的免疫荧光染色通常被用于研究患者血液中富集到的 CTC。但许多技术的不足会影响这种分析，包括混杂的血细胞背景下 CTC 中有明显相对较低的信噪比，这通常需要高特异的抗体与荧光二抗结合以将信号

基于RNA的CTC评价	RNA-ISH	RNA-Seq	qPCR	ddPCR
要求样本的纯度	混合群体	纯的群体	混合群体	混合群体
自动分析	否	否	否	是
绝对定量	否	是	否	是
每个样本的费用	高	高	低	低
计算复杂性	高	高	低	低
偏差	是	否	是	是
靶点的数目	低	高	低	中等

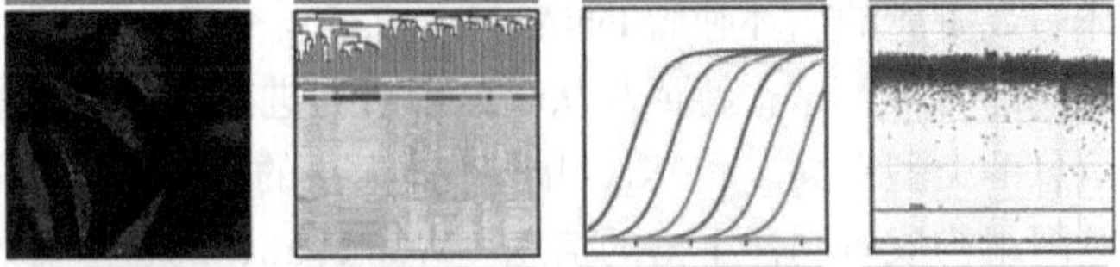

图 4-1　研究 CTC 来源的 RNA 方法间的比较

放大，同时还要对信号阈值、成像质量，以及自动成像扫描流程进行严格的设定（Allard et al.，2004；Alix-Panabières & Pantel，2014）。这种挑战的示例是有很多血细胞会同时表现为上皮和血液标志物染色阳性（细胞角蛋白/CD45“双阳性”），这通常表现为非特异的抗体结合，可能会导致过多地计数真实的 CTC 数目，甚至达多个数量级（Stott et al.，2010）。在这种情况下，多重寡核苷酸探针的 RNA 原位杂交（RNA-*in situ* hybridization，RNA-ISH）方法成为一种有力的新技术，它同时具有高度的序列特异性和可以定量的扩增信号。例如，几项研究采用了 RNA-ISH，以多个探针标记上皮和间质细胞状态，采用微流控分离、基于过滤的方法或 Ficoll 梯度等方法检测所富集到的 CTC（Yu et al.，2013；Payne et al.，2012；Wu et al.，2015）。研究结果显示，CTC 不仅会单独以上皮或间质的状态存在，也会有更加复杂的情况，即同时共表达不同数量的上皮和间质标志物。特别有意思的是，接受多次治疗的乳腺癌患者血液样本的纵向分析可能会显示出动态的转变，对新治疗有效的肿瘤最初是上皮型 CTC，而出现间质型 CTC 则与获得性耐药和临床治疗失败有关（Yu et al.，2013）。RNA-ISH 技术以这种方式对单个 CTC 进行分型具有广阔的应用前景，它提供了一个强有力的工具，可在肿瘤进化和耐药的过程中对肿瘤细胞的异质性进行分型。

4.3　RNA 测序鉴定 CTC 亚群及 CTC 中的信号通路的活化

虽然 RNA 原位杂交比基于抗体的检测更加容易进行探针设计，但它却受限于其通量，以及只能检测几个预先选择的目的转录本。批量富集或单细胞群体的RNA测序虽具有技术挑战性，却可以对整个转录组进行分析。二代测序技术的进展使得对肿瘤中数千个单细胞的测序成为可能，所产生的丰富数据集能够对癌症异质性进行更加彻底的探索（Tirosh et al.，2016）。全转录组分析已广泛应用于原发灶和转移灶活检的研究，但是将这项技术应用到CTC中却受到细胞稀有性以及采用各种技术分离之后细胞状态（即需要具有高质量RNA的不做固定的细胞）的影响。

实现CTC特异转录分析的第一种方法是采用部分纯化的CTC群体进行单分子（Helicos）RNA测序，从CTC富集的细胞群体之中扣除相匹配的对照血液样本中的RNA读数（Yu et al.，2012）。Helicos单分子测序技术在避免分子模板扩增方面非常独特，可以为转录本序列提供高度线性的检测。这种扣除策略最适合通过固定表面捕获细胞的CTC分离平台，在该平台中，单细胞不容易释放，但是从中可以分离到高质量的RNA。

早期的研究将这一策略应用于小鼠胰腺癌CTC模型，已证实在CTC富集群体之中有非经典Wnt信号通路增加（Yu et al.，2012），而对于人类黑色素瘤CTC富集群体的分析提示要注意细胞能动性相关的转录本（Luo et al.，2014）。然而，CTC来源的转录组的深度测序要求分离单个细胞和进行RNA测序，随着CTC富集技术水平的提高，已有可能实现对脱离固定表面的CTC进行显微操作，从而实现这一策略。

例如，通过MagSweeper技术可以对从乳腺癌患者中分离出的CTC进行87个癌症相关基因的单细胞RNA表达谱分析，结果显示，转移和EMT相关基因的表达有所增加（Powell et al.，2012）。采用微流控的CTC-iChip技术，Ozkumur的团队建立了一个平台，利用该平台，血细胞被抗体标记并去除，留下10^4～10^5富集的未经处理的CTC（Ozkumur et al.，2013）。在未经标记和固定的CTC中，RNA的质量非常高，实际上细胞被处理为悬液更有助于单个CTC的显微操作。这种方法可应用于解释单个CTC（收集自小鼠模型和临床样本）的综合转录组。在一个小鼠胰腺癌的模型中，与同时分离自原发胰腺肿瘤的单细胞相比，CTC高度表达编码细胞外基质蛋白（extracellular matrix protein，ECM）的基因（Ting et al.，2014）。循环系统中肿瘤来源的细胞异常表达ECM蛋白非常有意思，因为这提示转移的中间体/前体能够指导其自身的微环境生存信号，在原发肿瘤之中这些信号通常是由间质细胞提供。

将转移性乳腺癌女性患者血液中以单细胞穿行的CTC与那些作为多细胞CTC簇的一部分CTC进行单细胞RNA测序对比，结果显示，>100个基因在CTC簇中的表达是相对提高的（Aceto et al.，2014）。在CTC簇中表达提高的前几位基因中有斑珠蛋白（plakoglobin），它能够编码一种属于黏附连接复合物的蛋白。斑珠蛋白在 CTC 簇中过表达>200 倍，而其在原发肿瘤之中的表达增加与不良临床转归有关。更重要的是，在乳腺癌小鼠模型中，敲低斑珠蛋白并不会影响细胞的增殖、原发肿瘤的形成或者释放单个 CTC 进入血流之中；但是这确实会显著影响循环系统之中 CTC 簇的形成及肺部远处转移的形成。因此，斑珠蛋白似乎是一个关键的细胞连接成分，能够帮助血流中的 CTC 簇聚集在一起，参与加强 CTC 簇的转移起始潜能（Aceto et al.，2014）。

对转移性前列腺癌男性血液中单个 CTC 的 RNA 测序分析也发现了靶向雄激素受体的治疗耐药机制，包括通过 Wnt 5A 的非经典 Wnt 信号通路（Miyamoto et al.，2015）。而且，这些研究在去势抵抗前列腺癌中发现了深层次的异质性，在同一患者的不同 CTC 中具有不同的雄激素受体（androgen receptor，AR）基因突变和 *AR* 剪切变异。的确，CTC 的单细胞分析有望揭示多种独立的获得性耐药机制，每一种都可能有不同的动力学，因为患者接受的是连续的多线治疗。

总之，单个 CTC 的转录组分析可以提供特别的认识，了解推动肿瘤进展、转移及获得性耐药的机制。然而，单细胞 RNA 测序相关的成本限制了这个平台在研发中的应用。对于广泛和常规的临床应用来说，现在也有更稳定更经济的 RNA 定量方法，这也许可以转变非侵袭性癌症检测和监测的诊断模式。

4.4 采用 CTC 来源的 RNA 特征进行高通量诊断的检测方法

在血细胞的背景中进行 CTC 的 RNA 检测需要依靠癌细胞与周围白细胞间转录谱的显著差异。基于 RNA 进行 CTC 检测的最初尝试依靠的是 RT-PCR 技术，采用前列腺特异的 PSA 转录本的扩增检测血液样本单核细胞成分中的前列腺癌 CTC，以及类似地采用肝脏特异的白蛋白 RNA 检测晚期肝细胞癌患者的血沉棕黄层（Kar & Carr，1995；Seiden et al.，1994）。其他标志物，包括细胞角蛋白的 mRNA、黑色素瘤特异的标志物、ALDH1、端粒酶、MUC1 等，已被用于多种其他癌症类型的检测（Ignatiadis et al.，2015；Gazzaniga et al.，2010；Arenberger et al.，2008；Shen et al.，2009；Pierga et al.，2007）。遗憾的是，这些半定量 RT-PCR 分析的结果并不一致，部分原因是它们在未经纯化的全血之中的敏感性和特异性相对较低。对于一个丰度并不高的转录本来说，每 100 万个白细胞中有 1 个 CTC 这样的比率可能会低于 RT-PCR 的检测极限。而且，当肿瘤细胞以近乎没有的低比率数值出现时，具有高度组织特异性转录本的大量血细胞中哪怕是有极低水平的转录都会成为一个混杂因素。的确，在采用 qRT-PCR 检测相同数量的特异模板时，大量混杂的 WBC 会增加 Ct 值，大量非特异的模板（等同于>1000 个 WBC）会产生不依赖产物扩增的 SYBR Green 噪声，影响潜在信号的定量检测（Pfitzner et al.，2014）。qRT-PCR 对大量非特异模板抑制效果的敏感性或许可以解释采用这种方法报道 CTC 检测时为何存在如此大的差异和不一致性。出于上述原因，我们认为在保存 RNA 的条件下对 CTC 做初始富集，然后进行定量数字 PCR，可以提供更加可靠的 RNA 检测策略。

通过将每个单独的 cDNA 模板和 PCR 试剂分离到油包水的微滴中，微滴数字 PCR（droplet digital PCR，ddPCR）有助于克服存在过量的掺入细胞的非特异模板所引起的内在不足，从而显著增加目的转录本的有效浓度，CTC 特异基因的差异表达能够被放大以便对其进行鉴别（图 4-2）。将整个互补 DNA（cDNA）样本分隔到这些微滴之中，随后进行高循环 PCR 以最大限度地扩增每个目的模板，形成阳性微滴数量的读数，计算每一个目的转录本的比率（Kalinina et al.，1997）。将阳性和阴性微滴的总数目制成表格，然后根据分隔微

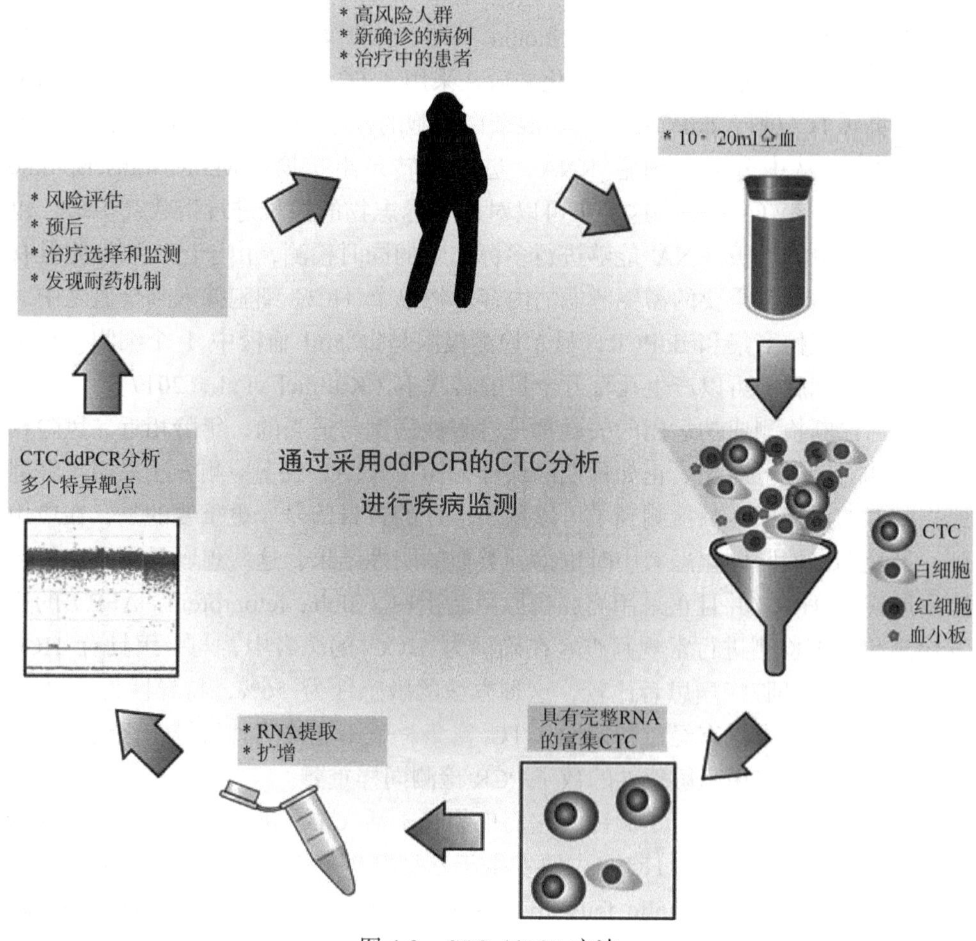

图 4-2　CTC-ddPCR 方法

滴时的泊松分布来推断目的转录本，由此可以得出样本中转录本的绝对数目。ddPCR 已被成功用于游离血浆 DNA 中稀有等位基因的检测，其检测极限是等位基因频率低于 0.01%（Vogelstein & Kinzler，1999）。在 RNA 检测中，ddPCR 可能并不那么敏感，但是它可以在前列腺癌 CTC 纯化的 RNA 中稳定地检测到异常剪接变异（如雄激素受体 Arv7 转录本）（Ma et al.，2016；Parkin et al.，2017）。除了能够对特异的癌症相关异常进行定量之外，ddPCR 检测也有望对血细胞中不存在的多个正常谱系特异的转录本进行评分和监测，因此能够确定 CTC 的某个组织来源。这一策略的成功运用需要对这些转录本进行广泛的验证，以确保在正常血细胞中完全没有信号，通过最初的微流控 CTC 富集和减少混入的白细胞数量，这一策略的效果可以得到极大的增强。

正常的肝脏表达独特的转录本，包括白蛋白和多种代谢酶，这些都是其他组织中完全没有的表达谱，这使其成为根据谱系 RNA 检测 CTC 原理的最佳验证。关于肝细胞癌（hepatocellular carcinoma，HCC）的检测，我们近期建立了一个有 10 个 RNA 标志物的组合，优化之后，采用 CTC-iChip 从已知肝癌患者的全血中富集 CTC 进行 ddPCR 扩增。混杂白细胞的样本中 HCC CTC 所占比例为 0.1%～1%，从中分离总细胞 RNA，进行全转录组扩增（whole transcriptome amplification，WTA）——这一步可以对所有标志物的信号进行指数级扩增，也会使有限含量的模板 RNA 能够进行多标志物的同时检测，由于已知癌细胞具有异质性，这是非常重要的需要考虑的内容。将单个 HCC 细胞掺入到全血之中，然后进行微流控富集和 ddPCR，显示检测极限是每 5ml 血液中 1 个细胞，从单个掺入的癌细胞中可以产生几百万个目的转录本（Kalinich et al.，2017）。

任何诊断检测成功运用的关键都是将阳性病例与适当的、年龄相近、风险相近的阴性对照进行对比。正如预期的那样，HCC CTC 数字检测方法采用年轻健康捐献者的血液样本只检测到了可以忽略不计的背景信号。更重要的是，在应用到一群晚期慢性肝硬化患者中时也得到类似的阴性结果，这些患者具有很高的风险发展成为 HCC 并且正采用癌胚抗原甲胎蛋白（alpha fetoprotein，AFP）的连续检测和超声检测进行常规筛查。在确诊为 HCC 的患者中，与一组具有 HCC 高风险的慢性肝脏疾病患者比较，这种方法的敏感性为 56%，特异性为 95%。采用该方法，如果没有经过初始的 CTC 富集，就不能检测到信号，这说明去除正常的白细胞与应用高敏感性的数字 PCR 检测同样重要。

以上结果对原理进行了验证，它们也为基于活 CTC 进行肝癌监测和早期诊断平台打开了“大门”。HCC 主要发生于乙型肝炎、丙型肝炎感染者或非酒精性脂肪性肝病（non-alcoholic fatty liver disease，NASH）所引起的肝硬化高风险个体中。目前，这样的个体是通过血浆蛋白 AFP 的水平进行监测，这是一个敏感但并不特异的生物标志物，比较有趣的是它与 CTC 来源的 AFP mRNA 水平之间的相关性并不好。肿瘤分泌 AFP 蛋白与表达 AFP 和其他转录本的 CTC 的释放可能检测的是肿瘤生物学的不同方面，这两种方法的组合有可能提高 HCC 早期检测的预测价值。事实上，在一个新确诊为 HCC 的 15 例患者的初始队列中，5 例患者为 AFP 蛋白和 CTC 检测均呈阳性，1 例仅 AFP 蛋白检测阳性，4 例仅 CTC 检测阳性。因此，AFP 和 CTC 的定量连续监测应作为一种新的血液筛查平台，用于在肝癌高风险人群中进行早期检测。

除了检测血液中的肿瘤负荷，基于 RNA 的 CTC 监测还有着广泛的应用。生物标志物的慎重使用可以指引认识细胞内信号通路，包括前列腺癌中的雄激素受体（androgen receptor，AR）信号通路和乳腺癌中的雌激素受体（estrogen receptor，ER）应答通路。例如，在转移性雌激素受体阳性的乳腺癌女性患者中，尽管她们接受了 ER 靶向治疗，但 CTC 来源的转录本持续提示 ER 信号，从而确定患者在内分泌治疗中存在快速进展（Kwan et al.，2018）。这种 CTC 来源 RNA 的数字定量为接受乳腺癌治疗后患者的 ER 信号通路提供了第一个非侵袭性血液药效动力学检测。除了研究转移性乳腺癌以外，在一个早期乳腺癌的女性队列中，术前（新辅助）化疗初始疗程之后 CTC 来源 RNA 信号的升高也能够预测手术切除时可能存在的微小残留疾病（Kwan et al.，2018）。在与前列腺癌类似的研究中，转移性前列腺癌首次复发男性中 AR 剪切变异体 AR-V7 和 HOXB13 生物标志物的 CTC 来源信号与雄激素合成抑制剂阿比特龙的疗效缩短高度相关。在局部前列腺癌的男性中检测到 CTC 来源 RNA 信号，与囊外（储精囊）侵袭和区域淋巴结的转移有关（Miyamoto et al.，2018）。CTC 来源转录本的数字定量也被应用于黑色素瘤，在该类肿瘤中，神经嵴和癌胚抗原相关的 RNA 可以提供循环肿瘤细胞的稳定信号。在转移性黑色素瘤中，对接受免疫检查点封闭患者的连续监测显示，CTC 负荷数字定量的早期降低与后续免疫治疗的反应及总生存时间之间有非常显著的相关性（Hong et al.，2018）。最后，在多种类型的癌症中，癌基因易位产物会导致嵌合体转录本，这可以采用 CTC 来源的 RNA 分析进行检测，进而采用适当的靶向治疗药物。总之，高质量富集具有完整 RNA 的 CTC 同时结合高敏感性的 RNA 数字 PCR 可以为血液中癌细胞的有效监测提供新的工具。

4.5　总结

液体活检被定义为明确实体肿瘤特征的血液成分检测，它有望彻底改变癌症的诊断和治疗。在众多的技术之中，从循环血浆 DNA 到外泌体和 CTC，每一种技术都有其独立的优势和不足，每一种技术都在某个肿瘤类型相关的特定临床场景中发挥或多或少的作用。总的来说，ctDNA 的优势是容易收集和分析，但是却受到肿瘤内部遗传变异分析的限制；相反，CTC 的分析受限于稀有细胞分离的技术障碍以及与其分子分型相关的生物学特征。我们相信，采用自动化微流控进行正常血细胞阴性去除并富集无标记和无偏倚 CTC 的新方法，以及基于 RNA 的数字读取现在已经达到“入场”的水平，使得 CTC 和 ctDNA 的检测进入了临床应用的前沿。正如假设的场景所证实的，这两种类型的液体活检是高度互补的，采用 ctDNA 检测到的未知来源的一个突变，其器官来源可能会被基于 RNA 的 CTC 分析检测到。而且，某些癌症是由明确的遗传改变驱动的，它们容易通过 ctDNA 进行鉴定，而有些癌症则与表观遗传特征或转录改变有关，它们不能通过 DNA 测序进行检测，但是通过基于 RNA 的分析却可以显现出来。因此，可以想象，在未来具有独特能力的液体活检会集成为一个综合的非侵袭性平台进行癌症监测，包括癌症起始或复发的最早期证据，以及针对癌症耐药的进化来指导最有效的治疗选择。最后，作为遗传和表观遗传驱动因素的直接输出，检测转录程序有望提高我们了解肿瘤生物学并应对其改变的能力，为未来以更有效的方式进行癌症的诊断、治疗和监测打开了大门。

参 考 文 献

Aceto N，Bardia A，Miyamoto DT et al（2014）Circulating tumor cell clusters are oligoclonal precursors of breast cancer metastasis. Cell 158：1110-1122

Alix-Panabières C，Pantel K（2014）Challenges in circulating tumour cell research. Nat Rev Cancer 14：623-631

Allard WJ，Matera J，Miller MC，Repollet M，Connelly MC，Rao C，Tibbe AGJ，Uhr JW，Terstappen LWMM（2004）Tumor cells circulate in the peripheral blood of all major carcinomas but not in healthy subjects or patients with nonmalignant diseases. Clin Cancer Res 10：6897-6904

Arenberger P，Arenbergerova M，Vohradnikova O，Kremen J（2008）Early detection of melanoma progression by quantitative real-time RT-PCR analysis for multiple melanoma markers. Keio J Med 57：57-64

Cristofanilli M，Budd GT，Ellis MJ et al（2004）Circulating tumor cells，disease progression，and survival in metastatic breast cancer. N Engl J Med 351：781-791

Cristofanilli M，Budd GT，Ellis MJ，et al（2009）Circulating tumor cells，disease progression，and survival in metastatic breast cancer 351：781-791. http：//doi. org/10. 1056/NEJMoa040766

Easwaran H，Tsai H-C，Baylin SB（2014）Cancer epigenetics：tumor heterogeneity，plasticity of stem-like states，and drug resistance. Mol Cell 54：716-727

Gazzaniga P，Gradilone A，Petracca A，Nicolazzo C，Raimondi C，Iacovelli R，Naso G，Cortesi E（2010）Molecular markers in circulating tumour cells from metastatic colorectal cancer patients. J Cell Mol Med 14：2073-2077

Hanahan D，Weinberg RA（2011）Hallmarks of cancer：the next generation. Cell 144：646-674

Hong X，Sullivan RJ，Kalinich M et al（2018）Molecular signatures of circulating melanoma cells for monitoring early response to immune checkpoint therapy. PNAS 114：1123-1128

Ignatiadis M，Lee M，Jeffrey SS（2015）Circulating tumor cells and circulating tumor DNA：challenges and opportunities on the path to clinical utility. Clin Cancer Res 21：4786-4800

Kalinich M，Bhan I，Kwan TT et al（2017）An RNA-based signature enables high specificity detection of circulating tumor cells in hepatocellular carcinoma. PNAS 114：1123-1128

Kalinina O，Lebedeva I，Brown J，Silver J（1997）Nanoliter scale PCR with TaqMan detection. Nucleic Acids Res 25：1999-2004

Kar S，Carr BI（1995）Detection of liver cells in peripheral blood of patients with advanced-stage hepatocellular carcinoma. Hepatology 21：403-407

Kwan，TT，Bardia，A，Spring，LM et al（2018）A digital RNA signature of circulating tumor cells predicting early therapeutic response in localized and metastatic breast cancer. Cancer Discov 8（10）：1286-1299

Luo X，Mitra D，Sullivan RJ et al（2014）Isolation and molecular characterization of circulating melanoma cells. Cell Rep 7：645-653

Ma Y，Luk A，Young FP，Lynch D，Chua W，Balakrishnar B，de Souza P，Becker TM（2016）Droplet digital PCR Based Androgen Receptor Variant 7（AR-V7）detection from prostate cancer patient blood biopsies. Int J Mol Sci 17：1264

McGranahan N，Swanton C（2017）Clonal heterogeneity and tumor evolution：past，present，and the future. Cell 168：613-628

Miyamoto DT，Lee RJ，Kalinich M et al（2018）An RNA-based digital circulating tumor cell signature is predictive of drug response and early dissemination in prostate cancer. Cancer Discov CD-16-1406

Miyamoto DT，Lee RJ，Stott SL et al（2012）Androgen receptor signaling in circulating tumor cells as a marker of hormonally responsive prostate cancer. Cancer Discov 2：995-1003

Miyamoto DT，Zheng Y，Wittner BS et al（2015）RNA-Seq of single prostate CTCs implicates noncanonical Wnt signaling in antiandrogen resistance. Science 349：1351-1356

Nagrath S，Sequist LV，Maheswaran S et al（2007）Isolation of rare circulating tumour cells in cancer patients by microchip technology. Nature 450：1235-1239

Nardi V，Azam M，Daley GQ（2004）Mechanisms and implications of imatinib resistance mutations in BCR-ABL. Curr Opin Hematol 11：35-43

Ozkumur E，Shah AM，Ciciliano JC et al（2013）Inertial focusing for tumor antigen-dependent and-independent sorting of rare circulating tumor cells. Sci Transl Med 5：179ra47

Parkin B，Londoño-Joshi A，Kang Q，Tewari M，Rhim AD，Malek SN（2017）Ultrasensitive mutation detection identifies rare residual cells causing acute myelogenous leukemia relapse. J Clin Invest 127：3484-3495

Payne RE，Wang F，Su N，Krell J，Zebrowski A，Yagüe E，Ma X-J，Luo Y，Coombes RC（2012）Viable circulating tumour cell detection using multiplex RNA in situ hybridisation predicts progression-free survival in metastatic breast cancer patients. Br J Cancer 106：1790-1797

Pfitzner C，Schröder I，Scheungraber C，Dogan A，Runnebaum IB，Dürst M，Häfner N（2014）Digital-Direct-RT-PCR：a sensitive and specific method for quantification of CTC in patients with cervical carcinoma. Nature Publishing Group 4：3970

Pierga J-Y，Bidard F-C，Denis MG，de Cremoux P（2007）Prognostic value of peripheral blood double detection of CK19 and MUC1 mRNA positive cells detected by RT-quantitative PCR in 94 breast cancer patients with a follow up of 9 years. Mol Oncol 1：267-268

Poste G，Fidler IJ（1980）The pathogenesis of cancer metastasis. Nature 283：139-146

Powell AA，Talasaz AH，Zhang H et al（2012）Single cell profiling of circulating tumor cells：transcriptional heterogeneity and diversity from breast cancer cell lines. PLoS ONE 7：e33788

Seiden MV，Kantoff PW，Krithivas K，Propert K，Bryant M，Haltom E，Gaynes L，Kaplan I，Bubley G，DeWolf W（1994）Detection of circulating tumor cells in men with localized prostate cancer. J Clin Oncol 12：2634-2639

Shen C，Hu L，Xia L，Li Y（2009）The detection of circulating tumor cells of breast cancer patients by using multimarker（Survivin，hTERT and hMAM）quantitative real-time PCR. Clin Biochem 42：194-200

Stott SL，Lee RJ，Nagrath S et al（2010）Isolation and characterization of circulating tumor cells from patients with localized and metastatic prostate cancer. Sci Transl Med 2：25ra23

Ting DT，Wittner BS，Ligorio M et al（2014）Single-Cell RNA sequencing identifies extracellular matrix gene expression by pancreatic circulating tumor cells. Cell Rep 8：1905-1918

Tirosh I，Venteicher AS，Hebert C et al（2016）Single-cell RNA-seq supports a developmental hierarchy in human oligodendroglioma. Nature Publishing Group 539：309-313

Vogelstein B，Kinzler KW（1999）Digital PCR. PNAS 96：9236-9241

Wan JCM，Massie C，Garcia-Corbacho J，Mouliere F，Brenton JD，Caldas C，Pacey S，Baird R，Rosenfeld N（2017）Liquid biopsies come of age：towards implementation of circulating tumour DNA. Nature Publishing Group 17：223-238

Wu S，Liu S，Liu Z，Huang J，Pu X，Li J，Yang D，Deng H，Yang N，Xu J（2015）Classification of circulating tumor cells by epithelial-mesenchymal transition markers. PLoS ONE 10：e0123976

Yu M，Bardia A，Wittner BS et al（2013）Circulating breast tumor cells exhibit dynamic changes in epithelial and mesenchymal composition. Science 339：580-584

Yu M，Stott S，Toner M，Maheswaran S，Haber DA（2011）Circulating tumor cells：approaches to isolation and characterization. J Cell Biol 192：373-382

Yu M，Ting DT，Stott SL et al（2012）RNA sequencing of pancreatic circulating tumour cells implicates WNT signalling in metastasis. Nature Publishing Group 487：510-513

Zhang X，Yuan X，Shi H，Wu L，Qian H，Xu W（2015）Exosomes in cancer：small particle，big player. J Hematol Oncol 8：83

第5章

循环肿瘤细胞的高通量成像和生物信息学分析

Kevin Keomanee-Dizon，Stephanie N. Shishido，Peter Kuhn

5.1 引言

1869 年，Ashworth 发表了对循环肿瘤细胞（circulating tumor cell，CTC）的初步分析及 CTC 在认识癌症转移中的应用（Ashworth，1869）。有些意外的是，直到 20 世纪后期这一观察结果一直被忽视，很大程度上是因为血流中的 CTC 含量非常低：其范围为 10^9 个血细胞中有 1 个 CTC。然而，近期的技术进步已使得非侵袭性液体活检的 CTC 鉴定成为可能，虽然这一领域仍然处于其发展的早期阶段，但 CTC 的出现频率已经被证明与转移性乳腺癌、结直肠癌和前列腺癌的总生存时间之间存在预后关联（Budd et al.，2006；Cohen et al.，2008；de Bono et al.，2008）。但是即使我们能够检测到 CTC，采用 CTC 进行癌症进展动态研究也仍存在一些其他的障碍。值得讨论的一点是肿瘤的异质性：肿瘤微环境及循环系统中各种细胞表型的出现以及谜一般的细胞间相互作用为治疗决策提出了严峻的挑战。尽管目前已经有很多 CTC 的检测技术，每一种技术也都有其相应的成就，但它们多数是依赖蛋白质的富集或物理分选方法（Ozkumur et al.，2013；Yap et al.，2014）。由于没有广泛一致的 CTC 生物标志物（Phillips et al.，2014；Samson & Baas，2015），诸如基于大小特异或基于蛋白质的假设是比较危险的，因为通过这些传统的检测方法，可能在不经意间会损失潜在相关的细胞事件。因

K. Keomanee-Dizon，S. N. Shishido，P. Kuhn *

Convergent Science Institute in Cancer，Michelson Center for Convergent Bioscience，Dornsife College of Letters，Arts and Sciences，University of Southern California，1002 W. Childs Way，Los Angeles 90089-3502，CA，United States

* e-mail：pkuhn@usc.edu

K. Keomanee-Dizon

e-mail：kdizon@usc.edu

S. N. Shishido

e-mail：sshishid@usc.edu

K. Keomanee-Dizon，P. Kuhn

Viterbi School of Engineering，University of Southern California，1002 W. Childs Way，Los Angeles，CA 90089，United States

此，对哪些肿瘤细胞才是疾病进展关键的研究可能会错过一些重要的信息。

与多数 CTC 检测方法完全不同的是，高分辨率单细胞检测（high-definition single-cell assay，HD-SCA）是一种无须富集的高通量方法，用于对液体样本中整个细胞群体进行检测，还可以与临床病理分析完全兼容。HD-SCA 的检测流程由 Scripps 物理科学-肿瘤中心（Physical Sciences-Oncology Center，PS-OC[1]）建立，它将现代的免疫荧光方法与非常先进的图像处理技术结合在一起，能够在外周血血小板、红细胞和白细胞的环境中对少见的肿瘤细胞进行快速和准确的检测。针对转移性乳腺癌、肺癌和前列腺癌（Marrinucci et al.，2009，2012；Nieva et al.，2012；Pecot et al.，2011），这种方法已经建立了可靠和敏感的 CTC 检测和分型流程，并有直接的临床应用（Carlsson et al.，2014；Dago et al.，2014；Gross et al.，2015）。

本章的目的在于解释 HD-SCA 技术如何对液体活检中少见的 CTC 进行显像、分型和检测，以及所得到的哪些信息可以告诉我们癌症如何在人体内散播。本章还介绍了 HD-SCA 的基本概念，聚焦于图像处理和分析相关的主题；展示了这种技术如何用于癌症转移液体分期的研究和检测；探讨了 HD-SCA 技术与目前的标准治疗相联合，在提高癌症诊断和干预的精准度方面有着怎样的意义。

5.2 标准化的血细胞准备和免疫荧光染色

对于癌症在人体之中的时空进化，推动我们相关认识的发展，需要对 CTC 进行直接的定量评估，因为 CTC 是造成转移级联进程的潜在“种子”（Chaffer & Weinberg，2011；Scott et al.，2012）。理想的情况是，我们可以检测所有在疾病自然进程及治疗压力之下的异质性 CTC 及其进化。为此，每一次血液活检都需要进行红细胞裂解，然后非常小心地，将所有有核的血细胞都铺到定制的载玻片上制成生物学单层细胞[如 Marrinucci 等的报道（2012）]。这种载玻片有一个特有的黏附层，可以最大程度地保存活细胞，每张载玻片含约 3×10^6 个有核细胞。铺板之后，将细胞固定、做渗透化处理和进行免疫荧光染色，采用的单克隆抗体可以靶向一组细胞角蛋白（CK1、CK4、CK5、CK6、CK8、CK10、CK13、CK18 和 CK19，一种只在上皮细胞中存在的中间丝）、CD45（一种泛白细胞特异的标志物），以及 DAPI（一种核染料）；如果需要，还可以另外增加一个预先选择的疾病特异性第四标志物（如雄激素受体、雌激素受体、HER2、PDGFRα 和 VE-钙黏蛋白）。最终，采用定制的全自动扫描显微镜系统对每一张

1 为了促进物理科学在癌症中的应用，美国国家癌症中心的 PS-OC 计划于 2009 年启动，它最初是由 12 个中心组成的一个网络，包括 Scripps PS-OC——目的是将传统的癌症生物学和肿瘤学与物理和工程科学汇聚，为癌症研究带来全新的方法（http：//physics.cancer.gov）。

载玻片进行连续成像，为不断变化的疾病提供快照分析（概述见图 5-1）。

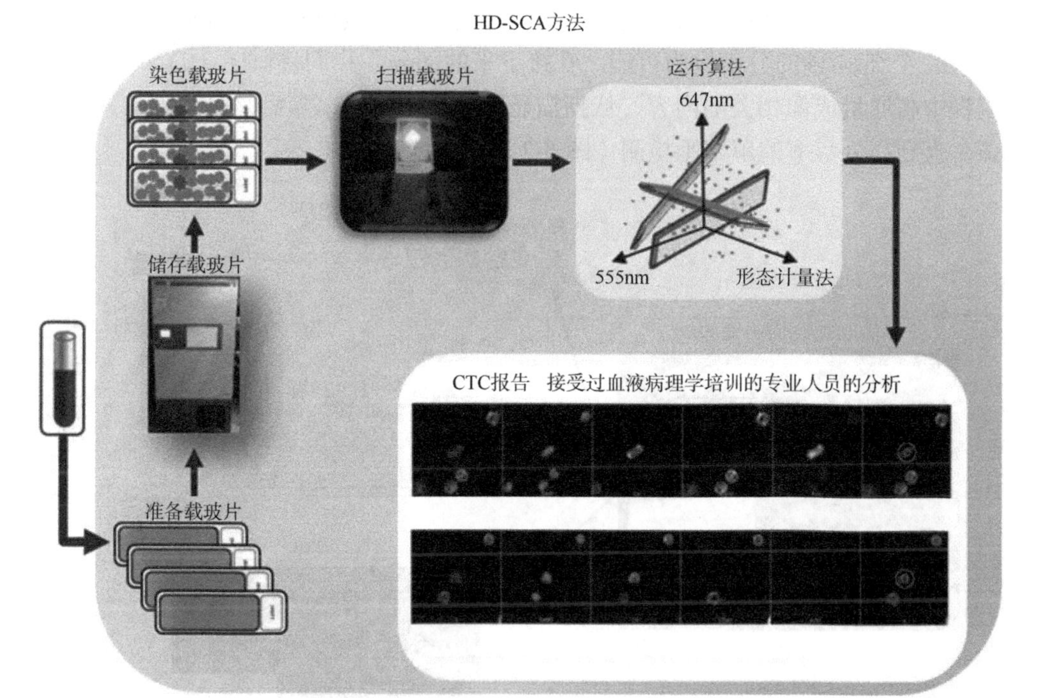

图 5-1　HD-SCA 检测流程概览示意图。对患者全血样本进行红细胞裂解处理，然后将其铺板到黏附性的载玻片上。将多张载玻片（来自于同一患者的血液样本）保存于生物储存库中，以便研究者能够同时采用几种策略来检测同一个样本。准备好载玻片，对其进行免疫荧光染色并通过自动化的扫描显微镜成像。对所获得的图像进行计算分析以推断出候选的 CTC，这一结果会呈现于报告之中，以供接受过血液病理学培训的专业人员进行分析

尽管这种方法需要对细胞做化学固定，这是一个已知有很多缺点的步骤（Phillips et al.，2014），但它的优势是不需要富集步骤，而且只需对血液样本做最低限度的处理。因此，采用该方法可以对较少体积样本中的整个异质性循环细胞群体进行分型，没有任何的选择偏差，非常有效并且花费有限。此外，该方法还做了大量分析前变量的测试，以确保准确和可重复的数据输出（Rodriguez-Lee，2018；Stephanie，accepted）。

5.3　CTC 的高通量成像

快速和可靠的自动化荧光显微镜的出现使我们能够对外周血中大量细胞群的多个定量参数进行低至单细胞水平的检测（Marrinucci et al.，2012；Nieva et al.，2012；Cho et al.，2012；Kuhn & Bethel，2012；Wendel et al.，2012）。与上述免疫荧光染色步骤相一致的是，定制设计的光学显微镜和成像流水线使得高达 3×10^5 个细胞/秒的分析成为可能。在接下来的部分，我们将概述 HD-SCA 检测流程中高通量成像相关的内容，从扫描显微镜系统开始，随后是一系列的计算步骤，直到高分辨率的单细胞检测（图 5-2）。

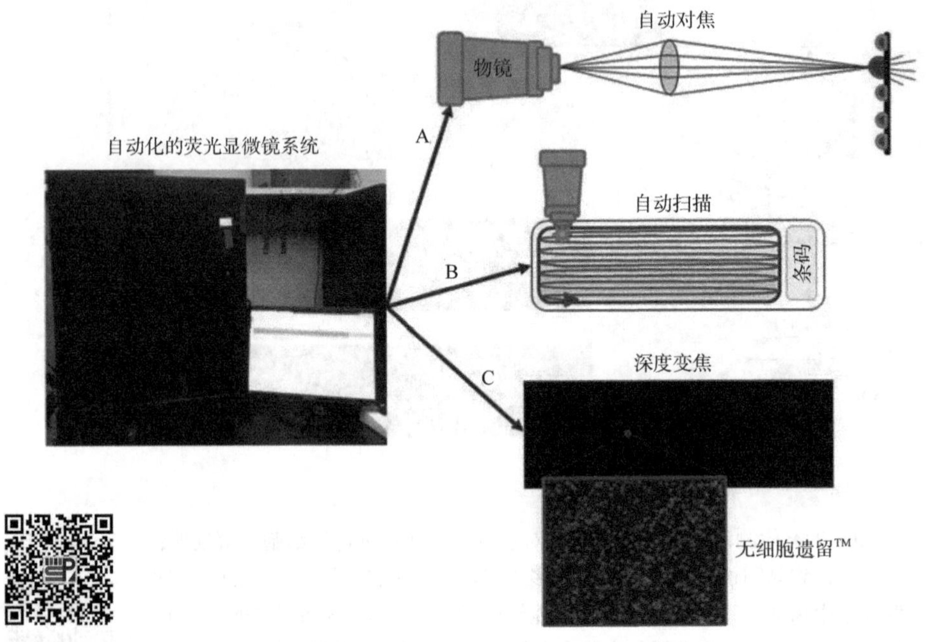

图 5-2 HD-SCA 自动化荧光扫描显微镜系统。A. 首先，针对每张载玻片进行聚焦和曝光（针对每一个荧光通道）的自动设置。B. 其次，每一张载玻片的整个活性表面都被自动扫描，然后每一个细胞都被自动化分段进行细胞特征提取。C. 最后，从收集到的载玻片扫描图像中形成一个深度变焦，使研究者能够进行交互式的平移、放大和缩小

5.4 自动化的荧光成像

定制的全自动扫描显微镜系统配备了一个广谱的照明器，一个多波段的滤光片设备[对 DAPI、异硫氰酸荧光素（fluorescein isothiocyanate，FITC）、四甲基罗丹明-5-异硫氰酸酯（tetramethylrhodamine-5-isothiocyanate，TRITC）、Cy5 及其他相似的荧光基团做了优化]，以及一个 20MHz、14 位的相机，具有进行高速信息处理的 IEEE 1394 界面。配有一个自制的图像分析流水线，对于数字图像的自动获取和分析来说，这是一个同等重要的部分。在配备好大容量的计算存储和处理能力之后，这种用于高通量荧光成像的光学设备就准备就绪了。

基于显微镜的细胞学检测分析首要的一个步骤就是细胞核的对焦。相应的，HD-SCA 成像流水线采用了一个基于 Vollath 自相关函数的自动对焦算法（Vollath，1987），根据针对荧光显微镜的 13 种聚焦算法的比较，该算法被证实是最理想的（Santos et al.，1997）。其次，在每个光学通道的理想范围内自动设定曝光时间，执行自动曝光（同时还会采用一种方法对不同切片之间实验的差异进行标准化）。所有这些步骤加在一起，对一张载玻片的整个活性区域（即 19.3mm×56.9mm 和约 3×10^6 个数据点）进行 10× 放大的完全扫描需要 45min。

该图像系统可以支持 4 张载玻片，最终产生超过 10^7 个细胞的 6900 张以上的数字图像（Marrinucci et al.，2012）。所获得的原始数据将被提供给具有内部冗余的硬盘驱动器阵列（RAIDs）。得到的图像会保留细胞核和细胞质结构的精细细节，然后被输入到包含两步的半自动算法中进行候选 CTC 的鉴定。

5.5 CTC 的自动化检测

目前有很多成熟的图像处理程序可以对基于显微镜的细胞学检测进行细胞分割和特征提取（例如，CellProfiler 和 ImageJ，以及诸如 Lab-VIEW、MATLAB、Python 和 R 之类的程序设计环境/语言）。ImageJ 的开源本质和普遍性使其成为 HD-SCA 流程中非常有吸引力的一个图像处理和分析程序。ImageJ 与更先进的算法（通过 Python）的结合，能够实现对数千张图像的表型特征进行自动分析。

该算法从对单个细胞的分割开始，定位图像中的细胞和边界，通过某个细胞核的 DAPI 荧光强度，可以从数字图像之中识别每一个细胞。然后计算每个细胞的质心以生成针对细胞表型定量描述的蒙版（Marrinucci et al.，2012），包括各个光学通道中每个有核细胞的物理特征[面积、长宽比、圆形度（circularity）、圆度（roundness）、坚硬度、簇计数]和表达水平（荧光信号强度），光学通道包括针对 DAPI 荧光的荧光激发波长（λ_{ex}）=359nm 和荧光发射波长（λ_{em}）=461nm；针对 TRITC（细胞角蛋白）荧光的 λ_{ex}=555nm 和 λ_{em}=578nm；针对 Cy5（CD45）荧光的 λ_{ex}=647nm 和 λ_{em}=666nm，以及针对 FITC（可选，疾病特异）荧光的 λ_{ex}=495nm 和 λ_{em}=519nm（表 5-1）。如果需要对目的细胞做进一步分析，该细胞被记录的质心，或相对应的，它在载玻片上的坐标，可以很容易被挖掘出来，从而可被任何标准化的系统隔离出来进行下游的分析。举例来说，可以采用一个共聚焦显微镜在不同的聚焦平面上对目的细胞进行重新成像以获得 3D 信息（图 5-4；更多的例子参见荧光之外的 HD-SCA 部分）。

表 5-1 由 HD-SCA 流程自动生成的 CTC 检测结果

特征	描述	单位
物理特征	为每一个细胞核所产生的物理检测结果	
x	*x* 质心（*x*-轴）	16-位像素值
y	*y* 质心（*y*-轴）	16-位像素值
圆度	一个物体的形状与圆形有多么接近	
圆形度	圆度的倒转	
面积	面积大小	16-位像素值 ^{2}
面积（局部比值）	目的细胞核的面积与周围 50 个细胞核平均面积的比值	
长宽比	宽度和高度之间的关系	
坚硬度	质地	
簇计数	一个 CTC 簇中的单个细胞核	细胞核
表达水平检测	每一个荧光通道（DAPI，TRITC，FITC，Cy5）中的每个细胞所产生的信号强度	
均值	目的细胞的平均像素强度	16-位像素值
标准差	目的细胞及周围细胞平均像素强度的标准差	16-位像素值
均值之上的标准差	目的细胞平均像素强度超过周围 50 个细胞平均像素强度的标准差数目	16-位像素值

像所有的细胞检测一样，该过程通常的限制因素包括固定、透化和染色，它们将会不可避免地存在差异。但是，通过将每个稀有（CTC）检测与周围的非稀有（白细胞）检测进行标准化以形成同一个实验中的相对 CTC 尺度，所有的这些变化都可以进行处理和管理。然后采用逐个细胞的方式对这些相对尺度进行计算分析，主要是通过细胞角蛋白和 CD45 的荧光信号强度来推断出候选的 CTC，然后将其传送给专业人员进行技术分析和分类。

5.6 无细胞遗留™

通过一系列跨越大范围时空规模的亚临床过程，癌症在人体内从初始的状态发展为广泛转移的疾病。概括来说，癌症的行为方式必须要遵循达尔文动力学的背景，并与患者体内的生物物理学事件相关。癌细胞必须能够感知、计算和做出决定：去发现食物、在血流中穿行、逃避人体的免疫系统、与其他细胞共同（或竞争）发挥作用并能够增殖——这是必须“起作用”的功能。从理论上来说，在癌症转移的发展过程中，有很多方法来呈现（因此能够被测量）这样的功能信息。一种可能是 CTC 代表了具有不同恶性程度的转移性“种子”（Chaffer & Weinberg，2011；Scott et al.，2012）。但是一个 CTC 能够告诉我们多少有关疾病的信息？哪些生物学信号是重要的？对于这些问题的回答是非常重要的，因为有一个普遍的共识认为 CTC 表达上皮标志物，但是对某些 CTC 的状态我们却知之甚少，包括表达较低上皮水平的 CTC、小 CTC、CTC 的生存期、CTC 的聚集体，以及这些表型在疾病进化过程中的意义等。有必要在大范围的疾病阶段内对候选 CTC 群体进行最大限度的多样性检测和分型，而 HD-SCA 方法使其成为可能。这种方法对于循环阶段的几个形态学和细胞特征的定量有着非常好的表现（Marrinucci et al.，2009，2012；Nieva et al.，2012；Carlsson et al.，2014；Dago et al.，2014；Gross et al.，2015；Kuhn & Bethel，2012；Wendel et al.，2012；King et al.，2015；Phillips et al.，2012a，b；Ruiz et al.，2015；Marrinucci et al.，2007，2010；Lazar et al.，2012；Chalfin et al.，2018；Malihi et al.，2018；Williamson et al.，2016；Carlsson et al.，2017；Gross et al.，2015），而经过血液病理学培训的专业人员的技术分析是成功的核心。在这一部分，我们将重点关注于高分辨率的单细胞检测和候选 CTC 的分类。自始至终我们都强调，对人类癌症中 CTC 的基本认识是将其作为生物标志物的关键。

高分辨率的单细胞检测和分类

在半自动算法的第二个部分，经过血液病理学培训的专业人员将对候选 CTC 做进一步的分析。为了进行相互比较，候选 CTC 的数字图像将与其周围的非稀有细胞一起呈现在每个光学通道的视野之中——相应的例子见图 5-3。为了进行定量比较，每个光学通道的候选 CTC 的物理特征和表达水平的相对尺度也会显示出来。多个相空间，如形态检测、细胞角蛋白强度、CD45 强度等，可以在单细胞水平上同时进行分析。目前，候选的 CTC 大致被分为 4 个类型，每个类型的细节描述[2]见表 5-2，其高分辨率图像见图 5-3。

表 5-2　CTC 分类模式

类型	描述
HD-CTC	经 DAPI 鉴定有完整的细胞核；来源于上皮，特征是有明亮的细胞角蛋白（CK）染色；没有白细胞标志物 CD45 的信号；与周围白细胞的形态学特征完全不同。HD-CTC 必须有一个清晰的圆形细胞质包裹着整个细胞核。见图 5-3 中的组合 A
小 CTC	表达适当水平的 CK，近似于 HD-CTC，但是其细胞核大小与周围的白细胞相似（或更小）。见图 5-3 中的组合 D
低 CK 的 CTC	其 CK 表达水平不足以判定为 HD-CTC，但是与周围的白细胞相比有明显更大的细胞核。这个群体可能与癌症干细胞或正在经历上皮间质转化的细胞有关。见图 5-3 中的组合 E
产生 cfDNA 的 CTC	具有明确凋亡改变的候选细胞，如细胞质起泡和（或）细胞核碎裂。见图 5-3 中的组合 F

2 这里值得注意的是，CTC 的分类正处在不断的发展和严密的研究之中，因此表 5-2 中的类型并不完整！

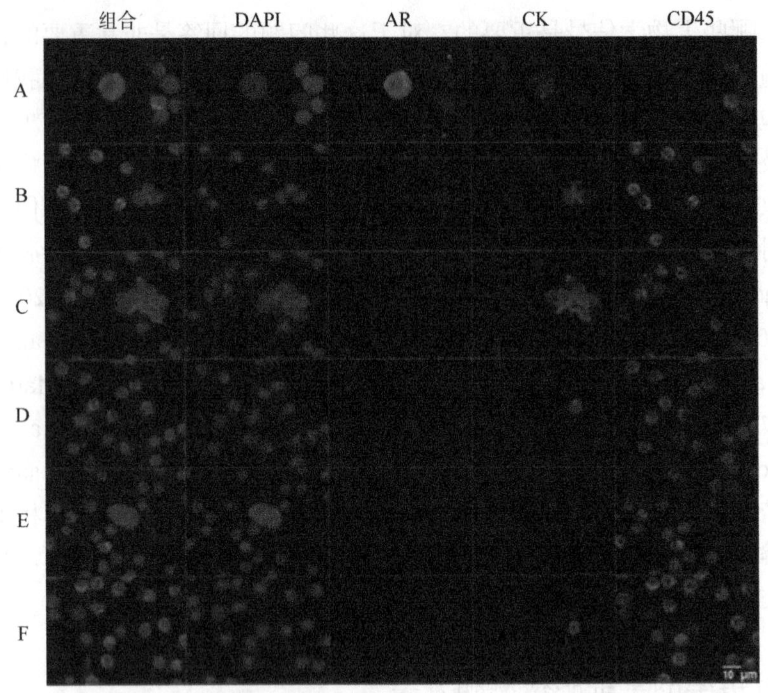

图 5-3 从一位前列腺癌患者血液中所检测到的具有代表性的 CTC 图像。组合 A 显示了一个 HD-CTC 的合成图像及其单个光学通道。而且这个特殊的肿瘤细胞表达雄激素受体（AR）。HD-CTC 被定义为经 DAPI（蓝色）染色有完整的细胞核；来源于上皮，特征是有明亮的细胞角蛋白（红色）染色；没有白细胞标志物 CD45 的信号（绿色）；具有特殊的形态。组合 B 显示的是含有 3 个细胞的 CTM。组合 C 显示的是 1 个大的 CTM（＞5 个 CTC）。组合 D 显示的是 1 个小 CTC。组合 E 显示的是低 CK 的 CTC。组合 F 显示的是产生 cfDNA 的 CTC。标尺=10μm

5.7 CTC 的形态检测

过去曾经采用细胞形态来区分一个细胞的恶性程度（Tosi et al.，1986）。细胞核大小、微结构（包括染色质构造和有丝分裂象）及形状方面的异常都是与癌症病理学相关的形态学标志（Partin et al.，1992；Pienta & Coffey，1991）。在实体肿瘤流体相的背景下，一项突破性的个案研究发现，一名分化良好的肺腺癌患者的 CTC 形态与原发肿瘤的上皮细胞明显相似：相比于白细胞，CTC 的尺寸更大，有较低的核质比（Marrinucci et al.，2009）。在对乳腺癌和结直肠癌患者更大规模的研究中，CTC 与体内其他空间区域（如原发部位和转移灶）的肿瘤细胞共享一致的异质性，包括较高或较低的核质比，以及早期或晚期的凋亡改变（Marrinucci et al.，2007，2010）。

虽然有必要在模式系统中研究癌症的生物学特性，但是处理现实环境中出现的问题是一个巨大的挑战。例如，癌症患者中全部自然信号的复杂性，以及疾病正在经历的动态生物学进程。为了支持细胞生物学研究团体在这类研究中的转化，HD-SCA 方法被用于前列腺癌患者 CTC 与 LNCaP 细胞系来源的前列腺癌细胞的形态学比较（Lazar et al.，2012）。Lazar 等证实，实际患者的 CTC（$90\mu m^2 \pm 50\mu m^2$）与 LNCaP 细胞（$140\mu m^2 \pm 50\mu m^2$）的平均总细胞面积之间有重要的差别——在细胞角蛋白和 AR 的表达水平上也同样存在差别——为经典模式系统中的实验提供了可以转化的基准。

最近，HD-SCA 方法被应用于一个转移性黑色素瘤患者的队列研究之中，其中循环黑色素瘤细胞（circulating melanoma cell，CMC）被发现比周围非稀有的有核血细胞平均大 1.5 倍（Ruiz et al.，2015），这一现象与在前列腺癌患者中检测到的 CTC 形态保持一致（Cho et al.，2012）。总的来说，CTC 的相对形态测定揭示了有关其生物物理学特性和可能的病理起源的重要认识。

5.8　循环肿瘤微栓

可能并不惊奇的是，通过 HD-SCA 流程可以在多种癌症类型的多个研究之中检测到循环肿瘤微栓（CTM，或 CTC 聚集体），包括乳癌腺、非小细胞肺癌（NSCLC）、前列腺癌和胰腺癌（Marrinucci et al.，2012；Carlsson et al.，2014；Cho et al.，2012；Carlsson et al.，2017；Malihi et al.，2018）。直觉告诉我们，集体的细胞迁移可能是远处转移的一种传播策略（Friedl & Gilmour，2009；Friedl et al.，2012；Kats-Ugurlu et al.，2009）。但是我们如何使这个直觉变得更为“精准”？建立临床尺度对转移中 CTM 的潜在功能进行了解的早期实验显示，相比于检测到的单个 CTC（细胞核面积和长度都比周围的白细胞增加约 1.5 倍），CTM 中的单个 CTC 有平均更小的细胞核面积（与周围的白细胞相似或相等）和长度（比周围白细胞大 0.8 倍）（Marrinucci et al.，2012；Carlsson et al.，2014；Cho et al.，2012）。后续的实验利用 HD-SCA 方法的敏感性，发现在早期和晚期的 NSCLC 中都存在大范围的 CTC（Nair et al.，2013）。这形成了一个观点，CTC/CTM 可能会对传统的临床模式形成互补，对患者中大的肺部结节进行风险分层，从而有助于成为一种非侵袭性诊断方法（Carlsson et al.，2014）。

为了验证这个观点，Carlsson 等将 CTC/CTM 的数据与传统的临床/影像学信息整合在一起，在训练组（88 例患者，71 例恶性，17 例良性）和验证组（41 例患者，33 例恶性，8 例良性）中采用一个病例对照设计形成了多个 Logistic 回归模型（总共 129 例合格患者），然后对整个组进行 10 倍的交叉验证（Carlsson et al.，2014）。尽管 CTC 和 CTM 的出现并不总是与 NSCLC 患者的肿瘤负荷或代谢活性（通过 PET-CT 进行检测）有关（Nair et al.，2013），但是 Carlsson 等证实，通过 CTM 数据与临床/影像信息的联合，对患者的诊断会更加准确：对于所有 NSCLC 患者，曲线下面积（area under the curve，AUC）=0.88，p=0.001；对于早期的 NSCLC 患者，AUC=0.87，p=0.002。而单独采用临床/影像信息，所有 NSCLC 患者和早期 NSCLC 患者的 AUC 都是 0.77。

尽管在小鼠模型中证实 CTM 的转移潜能要高于单个 CTC（Aceto et al.，2014），但是还有明显的待研究问题。CTM 从哪里来，它们要到哪里去？CTM 中的细胞有异质性吗？哪些生物物理因子可以使 CTM 能够经受循环系统中的免疫反应？要想研究 CTM 在血流和捕获器官中的潜在功能，进一步的技术改善和多学科的相互作用是有必要的，目前相关研究正在进行中。

5.9 CTC 表达水平的检测

正如本章开始时所提到的，肿瘤的异质性及循环细胞在身体的整个空间区域都是恶性的特点是癌症生物学和肿瘤学中面临的主要挑战。我们希望知道 CTC 中哪些生物学信号与疾病进展有关，以及哪些 CTC 群体携带与疗效相关的有价值的信息，最终能够为临床医生提供有关疾病实时状态的有效参考。为了实现这个目标，Dago 等在一例去势抵抗前列腺癌（castrate-resistant prostate cancer，CRPC）患者中对 CTC 的亚细胞 AR 表达功能和克隆进化进行了连续的分型，这一患者在经历化疗和靶向治疗后出现了临床进展（Dago et al.，2014）。研究在 4 个重要的时间点对来自于液体活检的 CTC 进行定量（同时在表型和基因组的尺度上）：第一次抽血收集于化疗之前；第二次抽血收集于化疗和放疗之后；第三次抽血收集于靶向治疗 3 周之后；第四次抽血收集于靶向治疗 9 周之后。患者在第三次抽血时出现了临床进展，显示出较少的疼痛和较低的前列腺特异抗原（prostate-specific antigen，PSA）水平；但是，与此同时，也出现了一个强表达 AR 的单克隆。第四次抽血时，这个治疗耐受的克隆主导了 CTC 群体，患者的疼痛和 PSA 水平也有所增加。之后患者很快死亡了。

Dago 等展示了 CTC 中基因组和表型尺度上的动态变化，这些变化与临床信息整合在一起可以对疗效做出非侵袭性监测。Gross 等近期的工作是在 CRPC 患者接受贝伐珠单抗（抗血管生成）治疗之后马上检测其 CTC 的快速变化：在 8 例患者接受贝伐珠单抗治疗之前和之后的 2 小时内采集血液样本（Gross et al.，2015）。在 6 例治疗有效的患者中 CTC 水平是降低的，而凋亡的 CTC 有所增加，提示在肿瘤灌注的早期改变以及哪些患者将有可能从贝伐珠单抗治疗中获益。

通过反复的非侵袭活检可以追踪治疗的敏感性，这为癌症治疗提供了非同寻常方法的可能性。尤其是，如果我们能够在血流之中发现循环的生物标志物，就能够调整治疗来控制单个患者中的癌症进化。

5.10　荧光之外的 HD-SCA

因为 HD-SCA 会检测血液样本中所有的有核细胞，任何目的细胞都可以在载玻片上重新定位，对细胞的物理、化学和分子特征进行分析（图 5-4）。通过这种重新定位就能够对某种疾病来源的细胞的质量（King et al.，2015；Phillips et al.，2012）、体积（Phillips et al.，2012a；b）、密度（King et al.，2015；Phillips et al.，2012）、密度波动（King et al.，2015；Phillips et al.，2012）和全基因组拷贝数变异（Dago et al.，2014；Ruiz et al.，2015）进行分型。例如，Dago 等开发了一个方案，在适合下游单细胞基因组的条件下从 CTC 中分离 DNA。在这个方案中，按照如上所述确认单个 CTC，然后采用一个显微操作器将其从载玻片上摘

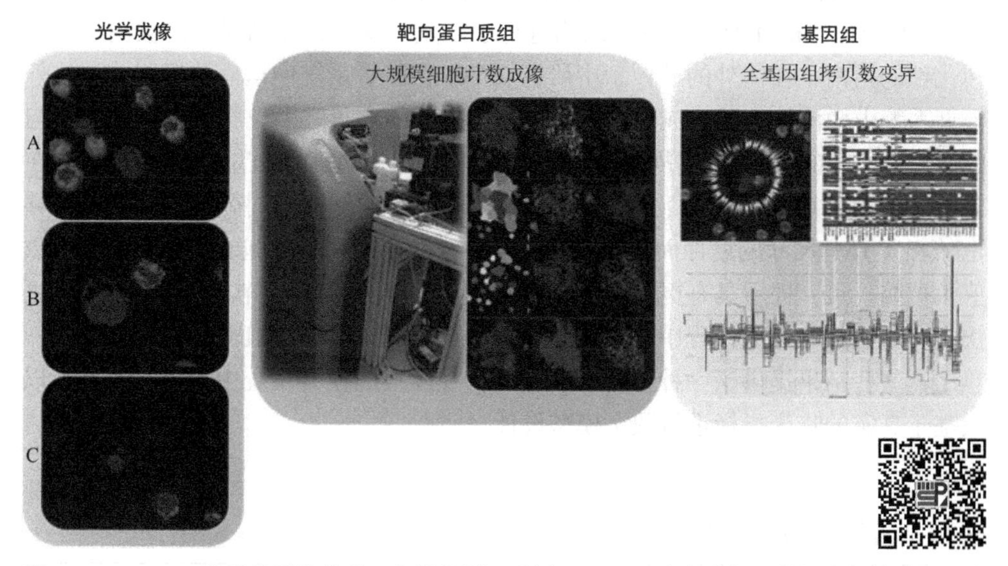

图 5-4　HD-SCA 流程的下游分型。左侧组图：采用 HD-SCA 流程进行目的细胞的检测，此处展示了其共聚焦图像：A. HD-CTC；B. 具有膜结合细胞角蛋白的 HD-CTC 的横切面；C. 产生可见凋亡泡的 CTC-cfDNA 的横切面。采用 Imaris 来呈现图像，从视觉上定义每个细胞和特异表位的表达：红色代表 CK 的表达，绿色代表 CD45 的表达，蓝色代表 DAPI。中间组图：采用大规模细胞计数成像对目的细胞进行靶向蛋白质组分型。右侧组图：单个目的细胞的全基因组拷贝数变异谱分析

取下来进行 DNA 的全基因组扩增，随后构建文库进行 Illumina 测序。如前文所提到的，这种方法能够检测 CTC 中连续的克隆变化，这是针对多步骤的治疗方案（在治疗耐药的患者中会达到终点）的一种反应（Dago et al.，2014）。这种方法推广很快，已经用于黑色素瘤患者中 CMC 拷贝数的分析（Ruiz et al.，2015），从而进一步提高了我们从基因组层面对 CTC 进行分型的能力，以进行分子靶向治疗的研发和患者的监测。

为了建立（输入）血细胞流动模型以更好地了解转移，Phillips 等采用 HD-SCA 方法从乳腺癌和卵巢癌患者的液体活检中分离了目的细胞，然后通过定量相位显微镜对体积、密度和干物质含量进行定量（Phillips et al.，2012a，2012b）。在两种情况下，CTC 的平均测量体积（乳腺癌为 $851\mu m^3 \pm 45.8\mu m^3$；卵巢癌为 $518.3\mu m^3 \pm 24.5\mu m^3$）要大于白细胞群体（乳腺癌为 $234.1\mu m^3 \pm 4.1\mu m^3$；卵巢癌为 $230.9\mu m^3 \pm 78.5\mu m^3$）。在卵巢癌患者中，CTC 的平均干物质含量和密度分别是 33.6pg±3.2pg 和 0.065pg/fl±0.006pg/fl。另外，白细胞群体的平均质量和密度分别是 18.7pg±0.6pg 和 0.085 pg/fl±0.004pg/fl。

这些影像技术也被用于转移中 CTM 的分型（King et al.，2015）。同样采用 HD-SCA 方法和定量相位显微镜结合，King 等在一例乳腺癌患者中对 CTC 与 CTM 的物理特征和亚细胞密度结构进行了定量。这些检测结果进而被用于一个转化性的指南，在体外的硅模型中研究 CTC 在脉管系统中运输的机制。该体外模型系统由微流控方法组成，模拟在血流动力学的力量之下乳腺癌 CTC/CTM 与 E-选择素之间的肿瘤细胞黏附。实验发现，随着 CTC/CTM 数量的增加，CTC 在转动速度上呈现出了一种上升的趋势，同样，CTM 针对应用剪切力的垂直位移也随着 CTM 尺寸的增加而增加。这一现象与 CTC 和红细胞之间弹性碰撞的数值模拟相一致，提示具有更坚硬膜边缘的 CTC 比那些具有更软细胞膜的 CTC 更快，在与红细胞碰撞过程中的细胞膜变形可以延长 CTC 在血流中流动的时间。总之，这些结果提供了一种转化性的方法，在经典的模型系统中制定实验设计以及基于真实的临床指标进行数字模型设计。

5.11 总结和展望

HD-SCA 方法在处理患者血液方面具有简便和低水平处理的优势，可以对完整的 CTC 进行鉴定、成像，以及从表型水平到 DNA 聚合物水平做进一步的检测。以上所讨论的高通量成像工作流程清楚地表明，液体活检为癌症时空动力学与临床进化的研究和分型提供了新的可能。由于液体活检中循环肿瘤 DNA（Dawson et al.，2013；Forshew et al.，2012；Murtaza et al.，2013）和外泌体

mircoRNA（Taylor & Gercel-Taylor，2008）分析方面的现代技术的进展，这种努力变得更加容易。另外，Giesen 等近期引进了一种大规模细胞计数成像——融合了 CyTOF 大规模细胞计数（采用稀土金属同位素标记的抗体来标记细胞中的抗原）和高分辨率的激光消融系统——可同时检测 32 个蛋白及 1μm 细胞尺度上的转录后修饰（Giesen et al.，2014）。这可能会拓展 HD-SCA 方法的应用，进行靶向蛋白质组分析；以及形成一个系统的生物学方法来理解人类癌症的血源性播散（Malihui et al.，2018；Gerdtsson et al.，2018）。更具体来说，它给我们提供了评价复杂的、推测的细胞状态的一个路径，如上皮间质转化（Thiery，2002）、间质上皮转化（Kalluri & Weinberg，2009）、癌症干细胞（Jordan et al.，2006）、血管拟态（Hendrix et al.，2003；Williamson et al.，2016）、细胞通信、细胞衰老（Hanahan & Weinberg，2011）、肿瘤细胞休眠（Aguirre-Ghiso 2007）、癌细胞入血及其与转移性播散或寄生部位之间的病理关联（Newton et al.，2013，2014），以及与（生物标志物）表达动力学有关的其他临床关系。现在很多基本步骤已经被固化，在综合性的 CTC 检测作为实时、非侵袭性的液体活检进行患者特异治疗策略的研发和实施方面，我们相信在未来几年将会看到巨大的进步。

参 考 文 献

Aceto N，Bardia A，Miyamoto DT et al（2014）Circulating tumor cell clusters are oligoclonal precursors of breast cancer metastasis. Cell 158（5）：1110-1122

Aguirre-Ghiso JA（2007）Models，mechanisms and clinical evidence for cancer dormancy. Nat Rev Cancer 7（11）：834-846

Ashworth TR（1869）A case of cancer in which cells similar to those in the tumours were seen in the blood after death. Aust Med J 14：146-147

Budd GT，Cristofanilli M，Ellis MJ et al（2006）Circulating tumor cells versus imaging-predicting overall survival in metastatic breast cancer. Clin Cancer Res 12（21）：6403-6409

Carlsson A，Kuhn P，Luttgen MS，Dizon KK，Troncoso P，Corn PG，Kolatkar A，Hicks JB，Logothetis C，Zurita AJ（2017）Paired high-content analysis of prostate cancer cells in bone marrow and Blood characterizes increased androgen receptor expression in tumor cell clusters. Clin Cancer Res 23：1722-1732

Carlsson A，Nair VS，Luttgen MS et al（2014）Circulating tumor microemboli diagnostics for patients with non-small-cell lung cancer. J Thorac Oncol 9（8）：1111-1119

Chaffer CL，Weinberg RA（2011）A perspective on cancer cell metastasis. Science 331（6024）：1559-1564

Chalfin HJ，Glavaris SA，Malihi PD，Sperger JM，Gorin MA，Lu C，Goodwin CR，Chen Y，Caruso EA，Dumpit R，Kuhn P，Lang JM，Nelson PS，Luo J，Pienta KJ（2018）Prostate cancer disseminated tumor cells are rarely detected in the bone marrow of localized patients undergoing radical prostatectomy across multiple rare cell detection platforms. J Urol 199（6）：1494-1501.

Cho EH，Wendel M，Luttgen M et al（2012）Characterization of circulating tumor cell aggregates identified in patients with epithelial tumors. Phys Biol 9（1）：016001

Cohen SJ，Cj Punt，Iannotti N et al（2008）Relationship of circulating tumor cells to tumor response，progression-free survival，and overall survival in patients with metastatic colorectal cancer. J Clin Oncol 26（19）：3213-3221

Dago AE，Stepanskky A，Carlsson A et al（2014）Rapid phenotypic and genomic change in response to therapeutic pressure in prostate cancer inferred by high content analysis of single circulating tumor cells. PLoS ONE 9（8）：e101777

Dawson SJ，Dw Tsui，Murtaza M et al（2013）Analysis of circulating tumor DNA to monitor metastatic breast cancer. N Engl J Med 368（13）：1199-1209

de Bono JS，Scher HI，Montgomery RB et al（2008）Circulating tumor cells predict survival benefit from treatment in metastatic castration-resistant prostate cancer. Clin Cancer Res 14（19）：6302-6309

Forshew T，Murtaza M，Parkinson C et al（2012）Noninvasive identification and monitoring of cancer mutations by targeted deep sequencing of plasma DNA. Sci Transl Med 4（136）：136ra68

Friedl P，Gilmour D（2009）Collective cell migration in morphogenesis，regeneration and cancer. Nat Rev Mol Cell Biol 10（7）：445-457

Friedl P，Locker J，Sahai E et al（2012）Classifying collective cancer cell invasion. Nat Cell Biol 14（8）：777-783

Gerdtsson E，Pore M，Thiele J-A，Sandstrom Gerdtsson A，Malihi PD，Nevarez R，Kolatkar A，Ruiz Velasco C，Wix S，Singh M，Carlsson A，Zurita AJ，Logothetis C，Merchant AA，Hicks J，Kuhn P（2018）Multiplex protein detection on circulating tumor cells from liquid biopsies using imaging mass cytometry. Converg Sci Phys Oncol 4：015002

Giesen C，Wang HA，Schapiro D et al（2014）Highly multiplexed imaging of tumor tissues with subcellular resolution by mass cytometry. Nat Methods 11（4）：417-422

Gross ME，Dorff TB，Quinn DI，Agus DB，Luttgen M，Bethel K，Kolatkar A，Kuhn P（2015）Rapid changes in circulating tumor cells following anti-angiogenic therapy. Converg Sci Phys Oncol 1（1）：015002

Hanahan D，Weinberg RA（2011）Hallmarks of cancer：the next generation. Cell 144（5）：646-674 Hendrix MJ，Seftor EA，Hess AR et al（2003）Vasculogenic mimicry and tumour-cell plasticity：lessons from melanoma. Nat Rev Cancer 3（6）：411-421

Jordan CT，Guzman ML，Noble M（2006）Cancer stem cells. N Engl J Med 355（12）：1253-1261

Kalluri R，Weinberg RA（2009）The basics of epithelial-mesenchymal transition. J Clin Invest 119（1420）：1420-1428

Kats-Ugurlu G，Roodink I，de Weijert M et al（2009）Circulating tumour tissue fragments in patients with pulmonary metastasis of clear cell renal cell carcinoma. J Pathol 219（3）：287-293

King MR，Phillips KG，Mitrugno A et al（2015）A physical sciences network characterization of circulating tumor cell aggregate transport. Am J Physiol Cell Physiol 308（10）：C792-C802

Kuhn P，Bethel K（2012）A fluid biopsy as investigating technology for the fluid phase of solid tumors. Phys Biol 9（1）：010301

Lazar DC，Cho EH，Luttgen MS et al（2012）Cytometric comparisons between circulating tumor cells from prostate cancer patients and the prostate-tumor-derived LNCaP cell line. Phys Biol 9（1）：016002

Malihi P，Morikado M，Welter L，Liu ST，Miller ET，Cadaneanu RM，Knudsen BS，Lewis MS，Carlsson A，Ruiz Velasco C，Kolatkar A，Rodriguez-Lee M，Garraway IP，Hicks J，Kuhn P（2018）Clonal diversity revealed by morphoproteomic and copy number profiles of single prostate cancer cells at diagnosis. Converg Sci Phys Oncol 4：015003

Marrinucci D，Bethel K，Bruce RH et al（2007）Case study of the morphologic variation of circulating tumor cells. Human Pathol 38（3）：514-519

Marrinucci D，Bethel K，Kolatkar A et al（2012）Fluid biopsy in patients with metastatic prostate，pancreatic and breast cancers. Phys Biol 9（1）：016003

Marrinucci D，Bethel K，Lazar D et al（2010）Cytomorphology of circulating colorectal tumor cells：a small case series. J Oncol 2010：861341

Marrinucci D，Bethel K，Luttgen M et al（2009）Circulating tumor cells from well-differentiated lung adenocarcinoma retain cytomorphologic features of primary tumor type. Arch Pathol Lab Med 133（9）：1468-1471

Murtaza M，Dawson SJ，Tsui DW et al（2013）Non-invasive analysis of acquired resistance to cancer therapy by sequencing of plasma DNA. Nature 497（7447）：108-112

Nair VS，Keu KV，Luttgen MS et al（2013）An observational study of circulating tumor cells and（18）F-FDG PET uptake in patients with treatment-naive non-small cell lung cancer. PLoS ONE 8（7）：e67733

Newton PK，Mason J，Bethel K et al（2013）Spreaders and sponges define metastasis in lung cancer：a markov chain monte carlo mathematical model. Can Res 73（9）：2760-2769

Newton PK，Mason J，Hurt B et al（2014）Entropy，complexity，and Markov diagrams for random walk cancer models. Sci Rep 4：7558

Nieva J，Wendel M，Luttgen MS et al（2012）High-definition imaging of circulating tumor cells and associated cellular events in non-small cell lung cancer patients：a longitudinal analysis. Phys Biol 9（1）：016004

Ozkumur E，Shah AM，Ciciliano JC et al（2013）Inertial focusing for tumor antigen-dependent and -independent sorting of rare circulating tumor cells. Sci Transl Med 5（179）：179ra47

Partin AW，Steinberg GD，Pitcock RV et al（1992）Use of nuclear morphometry，gleason histologic scoring，clinical stage，and age to predict disease-free survival among patients with prostate-cancer. Cancer 70（1）：161-168

Pecot CV，Bischoff FZ，Mayer JA et al（2011）A novel platform for detection of CK+ and CK−CTCs. Cancer Discov 1（7）：580-586

Phillips K，Kuhn P，McCarty OJ（2014）Physical biology in cancer. 2. The physical biology of circulating tumor cells. Am J Physiol Cell Physiol 306（2）：C80-88

Phillips KG，Kolatkar A，Rees KJ et al（2012b）Quantification of cellular volume and sub-cellular density fluctuations：comparison of normal peripheral blood cells and circulating tumor cells identified in a breast cancer patient. Front Oncol 2：96

Phillips KG，Velasco CR，Li J et al（2012a）Optical quantification of cellular mass，volume，and density of circulating tumor cells identified in an ovarian cancer patient. Front Oncol 2：72

Pienta KJ，Coffey DS（1991）Correlation of nuclear morphometry with progression of breast cancer. Cancer 68（9）：2012-2016

Rodriguez-Lee M，Kolatkar A，McCormick M，Dago AE，Kendall J，Carlsson NA，Bethel K，Greenspan E，Hwang S，Waitman K，Nieva J，Hicks J，Kuhn P（2018）Effect of blood collection tube type and time to processing on the enumeration and high-content characterization of circulating tumor cells using the high-definition single cell assay. Arch Pathol Lab Med 142：198-207

Ruiz C，Li J，Lutthgen MS et al（2015）Limited genomic heterogeneity of circulating melanoma cells in advanced stage patients. Phys Biol 12（1）：016008

Samson S，Baas C（2015）The great debate：are CTCs ready for prime time? Convergent Science Physical Oncology 1：017001

Santos A，Ortiz de Solorzano C，Vaquero JJ et al（1997）Evaluation of autofocus functions in molecular cytogenetic analysis. J Microsc 188（Pt 3）：264-272

Scott J，Kuhn P，Anderson AR（2012）Unifying metastasis-integrating intravasation，circulation and end-organ colonization. Nat Rev Cancer 12（7）：445-446

Shishido SN，Welter L，Rodriguez-Lee M，Kolatkar A，Liya X，Gerdtsson AS，Restrepo-Vassalli S，Anders C，Joe L，Greenspan EJ，Hwang SE，Waitman KR，Nieva J，Bethel K，Hicks J，Peter K. Pre-analytical variables for the genomic assessment of the cellular and acellular fractions of the liquid biopsy in a cohort ofbreast cancer patients. J Mol Diagn（accepted）

Taylor DD，Gercel-Taylor C（2008）MicroRNA signatures of tumor-derived exosomes as diagnostic biomarkers of ovarian cancer. Gynecol Oncol 110（1）：13-21

Thiery JP（2002）Epithelial-mesenchymal transitions in tumour progression. Nat Rev Cancer 2（6）：442-454

Tosi P，Luzi P，Baak JP et al（1986）Nuclear morphometry as an important prognostic factor in stage I renal cell carcinoma. Cancer 58（11）：2512-2518

Vollath D（1987）Automatic focusing by correlative methods. J Microsc-Oxf 147：279-288

Wendel M，Bazhenova L，Boshuizen R et al（2012）Fluid biopsy for circulating tumor cell identification in patients with early-and late-stage non-small cell lung cancer：a glimpse into lung cancer biology. Phys Biol 9（1）：016005

Williamson S，Metcalf R，Trapani F，Mohan S，Antonello J，Abbott B，Leong H-S，Chester C，Simms N，Polanski R，Nonaka D，Priest L，Fusi A，Carlsson F，Carlsson A，Hendrix M，Seftor R，Seftor E，Rothwell D，Hughes A，Hicks J，Miller C，Kuhn P，Brady G，Simpson K，Blackhall F，Dive C（2016）Vasculogenic mimicry in small cell lung cancer. Nat Commun 7：13322

Yap TA，Lorente D，Omlin A et al（2014）Circulating tumor cells：a multifunctional biomarker. Clin Cancer Res 20（10）：2553-2568

第6章

肺癌中的循环肿瘤细胞

Francesca Chemi，Sumitra Mohan，Ged Brady

6.1 引言

肺癌在男性和女性确诊的最常见癌症中均位于第二，而在癌症相关死亡中则排名第一（American，2016）。肺癌可以分为两个重要的细胞学亚组：小细胞肺癌（small-cell lung cancer，SCLC），约占所有病例的20%；非小细胞肺癌（non-small-cell lung cancer，NSCLC），约为80%。NSCLC可以进一步细分为腺癌、鳞状细胞癌和大细胞癌（分别占约40%、25%～30%和10%～15%）。由于约70%都是晚期不可切除的肺癌患者，化疗和（或）放疗或靶向治疗是最常见的治疗选择（Hofman et al.，2016），患者5年生存率低得惊人（SCLC＜7%，NSCLC＜17%）（Schmidt-hansen et al.，2017）。对于早期阶段的少数NSCLC患者来说，根治性手术是最常见的治疗选择；然而，约50%的病例仍然会发生肿瘤的复发，总生存率依然很差（Lee et al.，2013；Shaw et al.，2011）。导致肺癌生存率差的一个潜在因素是诊断和治疗的选择通常是根据单次肿瘤活检的表型和分子分型，这可能会低估肿瘤的异质性，并且没有考虑到肿瘤的进化以及能够选择治疗的耐受。目前很清楚的一点是，对于疾病的监测是治疗成功的关键。然而，重复的活检通常是不可行的，会具有侵袭性，也可能不会收集到已经获得了新驱动突变的肿瘤区域（de Bruin et al.，2014；Siegmund & Shibata，2016）。因此，能够提高早期诊断、早期鉴别治疗耐受的出现以及发现新驱动突变的微侵袭性方法对于肺癌的优化治疗来说至关重要（Thiele et al.，2017；Perakis & Speicher，2017）。这些统称为“液体活检”的微侵袭性方法利用了这样一个现象，即肿瘤细胞能够释放细胞和分子物质进入血流之中，它们被鉴定为循环肿瘤细胞（circulating tumour cell，CTC）和循环游离核酸（circulating cell-free nucleic acid，cfNA）。尽

F. Chemi，S. Mohan，G. Brady *

Clinical and Experimental Pharmacology Group，Cancer Research UK Manchester Institute，University of Manchester，Alderley Park，Macclesfield SK10 4TG，UK

* e-mail：ged.brady@cruk.manchester.ac.uk

管在肺癌中，cfNA 的检测已经取得了相当大的进展，尤其是循环肿瘤 DNA（ctDNA）（Abbosh et al.，2017；Offin et al.，2017），但是 CTC 仍然是研究肿瘤生物学的重要工具，因为它能够用于建立合适的体内和体外模型，进行新药/药物组合的测试及潜在耐药机制的鉴定（Hodgkinson et al.，2014）。而且，对于单个 CTC 中 RNA 和 DNA 的直接分析拥有巨大的应用前景，能够解释肿瘤内部的异质性，以及鉴别与治疗措施相关的基因和信号通路（Klein et al.，2002）。

想要研究 CTC，首先必须从 10^6～10^7 个白细胞（WBC）中找到可能的 1 个 CTC，因此目前开发了大量的富集 CTC 的方法（在本书其他章节已经做了详细的描述）（Mohan et al.，2017）。这些方法主要依靠三种策略：通过移除 WBC 从而富集剩余 CTC 的阴性分选（American，2016）；CTC 的阳性分选（Hofman et al.，2016）；以及分析所有细胞（Schmidt-hansen et al.，2017），然后通过强化的图像分析来鉴定 CTC。每种方法都有其优缺点，而方法的选择将取决于研究的临床/生物学目的与一些实际的考虑，如可用的费用和花费的时间。在基于阳性分选的方法中，最成功和应用最广泛的 CTC 技术是 FDA 认可的 CellSearch®系统（杨森诊断，美国）（现已转售 Menarini Silicon Biosystems 公司，译者注），它是一个半自动的平台，采用包被了上皮细胞表面标志物 EpCAM 的磁珠来富集上皮型的 CTC（Cristofanilli et al.，2004）。

本章将聚焦于目前肺癌中的 CTC 研究。尤其是，我们将做有关 CTC 功能和分子研究的概述，也将重点介绍肺癌临床治疗中 CTC 潜在应用的相关发现。

6.2 肺癌 CTC 的功能研究

CTC 分离技术的改进使得 CTC 功能分析的可能性变得更加吸引人，可以对 CTC 进行更好的生物学分型，从而加深对于原发肿瘤和转移的认识。CTC 的体外培养和体内肿瘤模型为已知药物组合的测试提供了可能性，可以用于指导患者的治疗以及提供新药的筛选平台。从原发肿瘤或转移灶中建立细胞培养或患者来源的异种移植模型通常是困难的，哪怕是以数百万细胞作为起始（Alix-Panabieres & Pantel，2014），因此，要想从癌症患者外周血中相对低数量的肿瘤细胞中建立相同类型的模型更是相当有挑战性。然而，在过去的十年中，有几个研究团队已经从具有较高 CTC 数量的晚期癌症患者（尤其是与局限期疾病相比时）中建立了 CTC 的体外培养和体内模型（Hodgkinson et al.，2014；Yu et al.，2014；Kolostova et al.，2014）。

在本节中，我们将会重点介绍在 CTC 临床前模型研发中所取得的成就、这些模型的不足及其在肺癌功能研究中的应用。

6.2.1　CTC的体外扩增

在建立CTC的体外培养时需要克服大量的障碍，要想避免任何的CTC丢失或死亡，从患者抽血到培养扩增过程中的每一个步骤都必须要小心地执行。

第一，正如以上所讨论的，并不是所有的癌症类型和发展阶段都会在外周血中显示出一致的CTC数目，而同样类型癌症的不同亚型之中也会观察到不同的CTC数值（Kowalik et al.，2017）。例如，SCLC患者通常会携带比NSCLC患者高达十倍数目的CTC（Hou et al.，2012）。另外需要考虑的一个重要的方面是，一次抽血中所收集的CTC并不都具有活性，因为已经证实大量的CTC会因为失去基质来源的生长信号或因为循环的剪切压力而凋亡（Larson et al.，2004）。而且，可能只有一小群CTC具有转移起始或增殖的潜能，它们大多数都处于休眠状态，这些细胞可能会在体外进行扩增（Zhang et al.，2013；Muller et al.，2005）。第二，血液的收集、往实验室的转运及CTC的富集必须与CTC的生存相适应。必须要指出的是，目前很少有关于血液收集和运输（温度和时间）对体外扩增效果产生影响的系统分析，如果能够开发出特殊定制的血液收集管，这将有可能帮助CTC的存活。第三个主要障碍是我们在很大程度上还不清楚新鲜分离的CTC的最佳培养条件。尽管有一些培养条件确实能够支持CTC的体外扩增，但是很难知道它们是否允许所有的CTC生长，或者它们是否只选择了一组CTC。考虑到这种不确定性，在某种培养条件下缺乏CTC的扩增并不能证明没有活性的CTC，只能说明缺少对培养环境有反应的CTC。

尽管存在这些障碍，有几个研究团队已经在几种不同的癌症类型中建立了CTC的短期和长期体外培养，如乳腺癌、前列腺癌和结直肠癌，成功率分别是16%、64%和4%（Yu et al.，2014；Kolostova et al.，2014；Cayrefourcq et al.，2015）。但是截至目前，在肺癌中成功报道CTC培养的研究还很有限。然而，最近有少数研究已经能够从肺癌患者中成功地进行CTC的体外分离和扩增。例如，Zhang等开发了一个3D的共培养模型，对从19例早期肺癌患者的14例中所分离到的CTC进行扩增（Zhang et al.，2014）。微流控芯片所捕获到的CTC可以与胶原、基质和癌症相关成纤维细胞的混合物一起培养（Zhang et al.，2014）。二代测序（NGS）显示，患者肿瘤和CTC之中存在的匹配突变（包括*TP53*突变）并不出现在成纤维细胞和健康对照之中，确认了这些培养细胞的肿瘤来源（Zhang et al.，2014）。这项研究强调了肿瘤微环境在建立早期CTC体外扩增中的重要性；然而，该方法的不足是存在成纤维细胞的污染，这会影响进一步的功能和分子分析。在另外一项最近的研究中，一种基于微流控的免疫磁性方法被用于直接分离肺腺癌患者血液中的CTC，将它们置于小体积的培养液中可以获得较高的培养密度（Wang et al.，2016）。这种方法增加了起始CTC群体的纯度，但是因为缺乏微环境的刺激，CTC 的扩增比较缓慢（Wang et al.，2016）。最近，从复发的SCLC患者中建立了5个CTC来源的细胞系（Klameth et al.，2017）。这些细胞系表达典型的 SCLC 标志物，如突触小泡蛋白、烯醇化酶-2和嗜铬粒蛋白 A，证实它们来自于 SCLC。而且，与 CTC 的单细胞悬液相比，它们可以自发形成大的多细胞聚集物，对SCLC的常用化疗药物耐药性增强，这提示依赖于这些聚集物的形成，SCLC 对于药物、较低生长分数及低氧环境可能只有有限的接触（Klameth et al.，2017）。

CTC 体外培养是个体化治疗领域向前迈出的重要一步。相比于生成小鼠肿瘤模型所需要的几个月时间，体外 CTC 培养的时间更短，正如在转移性结直肠癌患者中所看到的，在不足1个月的时间内就建立了CTC的体外培养（Grillet et al.，2017），这也许最终能够帮助进行体外的CTC药物筛选，指导临床治疗的选择。然而，这种方法还是存在很多不足，仍然需要开发能够有效和快速应用于所有癌症类型和阶段的优化方案。

6.2.2 循环肿瘤细胞来源的异种移植（circulating tumour cell-derived xenograft，CDX）

近期的研究显示，从患者血液中富集的 CTC 能够在免疫受损的小鼠中形成肿瘤（Hodgkinson et al.，2014；Girotti et al.，2016；Baccelli et al.，2013），这直接证实了至少某些CTC是有活性的，所形成的CDX是药物测试和了解癌症发展的有用模型。

第一个成功建立 CDX 模型的研究是在乳腺癌中，在该研究中，从 110 例患者中分离的CTC被移植到免疫受损小鼠的大腿骨髓腔中，来源于3例患者的CTC可以形成多发的转移（Baccelli et al.，2013）。在SCLC中，不管其后来对化疗有效（化疗敏感）还是对化疗无效（化疗耐药），从没有经过化疗的患者中富集的 CTC 都能够形成 CDX，它们对铂类和依托泊苷的疗效反映了在相应患者中所观察到的效果（Hodgkinson et al.，2014）。在同一个SCLC研究中，单个CellSearch® CTC和CDX的基因组分析发现它们在拷贝数和*TP53*及*RB1*突变方面高度相关（Hodgkinson et al.，2014）。该研究也强调建立CDX模型是常规形成 SCLC 异种移植的可靠和有效的方法，而在异种移植过程中肿瘤组织通常是很有限的。在个案研究中也曾显示，在没有检测到 EpCAM/细胞角蛋白阳性-CTC（由 CellSearch®所检测到的）的一例 NSCLC 患者中可以获得CDX，提示所采用的这一方法也可以用于富集具有更多间质表型的活 CTC

（Morrow et al.，2016）。所得到的 NSCLC CDX 的分子分析确定肿瘤中同时存在间质和上皮成分，这为 NSCLC 的间质型 CTC 参与疾病的散播提供了证据（Morrow et al.，2016）。循环肿瘤细胞在黑色素瘤中也显示出了致瘤性，建立 CDX 的成功率为 13%，它们在转移倾向和治疗反应上与患者的肿瘤类似（Girotti et al.，2016）。

与患者来源的异种移植（patient-derived xenograft，PDX）模型相比，CDX 模型的优势包括在疾病进程的几个时间点上可以很容易获得血液样本，因此可以对肿瘤的进化和耐药机制进行纵向研究（Lallo et al.，2017）。而且，考虑到 CDX 可以反映肿瘤供者的组织病理学特征（Hodgkinson et al.，2014），对于无法手术的患者，如多数 SCLC 患者，CDX 模型代表了一种有价值的肿瘤材料的有用替代物。然而，CTC 在体内和体外的扩增也有风险，即得到的 CDX 或细胞培养是选择优势克隆扩增的结果，这些克隆最适合在这种特异的环境中生长，因此有可能会影响或限制任何有关肿瘤异质性的研究（Thiele et al.，2017）。为了判断体内或体外选择的影响以及确定 CTC 异质性的初始程度，对直接从患者血液中分离富集的 CTC 或单个 CTC 进行分子分析也是非常重要的。我们将在接下来的章节中讨论能够对单个 CTC 进行分子分析的近期进展。

6.3　CTC 的分子分析

CTC 的分子分型令人兴奋，它能够为癌症生物学提供有价值的生物学和临床认识，这最终会让癌症患者获益。除了能够发现有价值的药物靶点之外，CTC 的分子分型也有助于更好地了解癌症的进展。例如，由于 CTC 可能是脱落自原发灶和转移灶，CTC 的分子分型可以帮助确定其细胞起源，更好地了解肿瘤克隆的动力学，并发现更有效的药物靶点；在早期疾病中，也有可能了解 CTC 是否随机脱落于原发肿瘤的所有部位或是否起源于有选择的单个（或多个）区域。而且，由于 CTC 可以常规进行纵向动态取样，它们可以作为一种追踪肿瘤进化的方法，现在已经整合进了 TRACERx[TRAcking non-small-cell lung cancer evolution through therapy（Rx），追踪非小细胞肺癌治疗中的进化]研究之中（Jamal-hanjani et al.，2014）。

在本节，我们将关注 CTC 分子分型的进展，会提到从总 CTC 群体中提取 RNA 和 DNA 的初始研究，并以最近有关单个 CTC 分型的研究作为结尾。我们也将讨论 CTC 表观遗传和蛋白质组分析中最初的重要发现。

6.3.1 CTC 的 RNA 分析

在过去 5 年中，一系列强大的单细胞 RNA-Seq 方法不断涌现，目前已应用于 CTC 分析（Navin，2015）。CTC 的转录组分析有望了解细胞的生物学特性，发现活化的信号通路及潜在的新型药物靶点。利用近期在 CTC 富集方面的进展，几个团队在 CTC 富集或 CTC 去除的细胞群体中进行了 RNA 谱的检测，并将其与健康正常志愿者（healthy normal volunteer，HNV）或总的未经富集外周血的 RNA 谱进行了对比（Magbanua & Park，2014）。早期的观察清楚地证实，有可能在癌症患者的外周血中检测到特异的上皮标志物，如细胞角蛋白 19（cytokeratin-19，CK19），提示存在 CTC（Stathopoulou et al.，2003）。在 NSCLC 中，化疗后 CK19 mRNA 阳性 CTC 的持续存在与不良的临床结局有关（Milaki et al.，2017）。同样，从 CTC 中检测到存活蛋白的 mRNA 也与晚期 NSCLC 患者的化疗效果和生存有关（Du et al.，2014）。在另外一项使用了逆转录实时定量 PCR（reverse transcriptase quantitative real-time PCR，RT-qPCR）的肺腺癌研究中，研究者发现在 CTC 上表达的 4 个候选基因（细胞角蛋白 7、Ca^{2+}活化氯化物通道-2、透明质酸介导的运动性受体及人端粒酶催化亚基）在患者的所有外周血单核细胞（PBMC）中比在健康正常志愿者 PBMC 对照中明显上调（Man et al.，2014）。

由于取样的绝大多数细胞都是含有少量 CTC 成分的 WBC，对总 PBMC 进行 RNA 分析从本质上来说具有非常大的挑战性，因此近期的很多研究都集中在富集 CTC 的样本上。例如，一项在转移性乳腺癌、前列腺癌和结直肠癌患者中的研究显示，相比于未经富集的成分，采用 CellSearch®所获得的 EpCAM 富集的 CTC 在癌症相关基因的检出方面有明显的增加（Du et al.，2014）。后来，一个包含 35 个基因的 CTC 基因表达标记被证实可以用于分析转移性患者和健康志愿者（O'Hara et al.，2005）。采用一种相似的方法，Sieuwerts 等能够在 CellSearch® 所富集的转移性乳腺癌患者的 CTC 中检测到 RNA 的表达，能够发现与 CTC 数目相关的 CTC 特异表达模式（Sieuwerts et al.，2009）。

然而，并不是所有的 CTC 富集方法都适合于后续进行 RNA 分析，特别是在采血管中添加防腐剂时，这会对 RNA 的质量造成负面的影响。因此，研发能够采用非固定血液的微流控设备是将 RNA 质量最大化用于表达谱分析的最佳选择。近期的研究采用 CTC-iChip 微流控设备对从前列腺癌、乳腺癌和胰腺癌患者中分离的 CTC 进行 RNA 测序，在一个细胞亚群中发现了 Wnt 信号通路表达的增加（Miyamoto et al.，2015；Aceto et al.，2014；Ting et al.，2015）。而且，在肺癌、乳腺癌和前列腺癌 CTC 中所做的单细胞 RNA 分析发现，β-珠蛋白

（HBB）的持续诱导能够有助于增强其在血流之中存活的能力并启动远处转移。HBB 并不表达于相应的原发肿瘤和转移灶，提示这是细胞在血管中获得的一种独特的能力（Zheng et al.，2017）。最近一项研究开发了一种数字定量技术，对微流控设备所富集的转移性前列腺癌 CTC 的 RNA 进行检测，结果显示根据前列腺的异常 RNA 转录本能够发现对靶向治疗耐药的患者，因此强调了 CTC 的 RNA 分析在预测患者临床结局中的潜在作用（Miyamoto et al.，2018）。

这些重要的发现说明不同癌症类型的 CTC 具有独特的生物学性质，如果不能开发出一些技术进行 CTC（含有完整的 RNA）的有效分离并应用单细胞 RNA 的测序策略，这些发现将不可能实现。

6.3.2　CTC 的 DNA 分析

对于 CTC 研究来说，DNA 技术敏感性的提高非常重要，因为它们能够使研究者通过鉴定细胞携带的肿瘤特异分子标志物而确认其为肿瘤（Heitzer et al.，2013；Lohr et al.，2014；Klein et al.，1999）。由于 DNA 比 RNA 更稳定，基因组分析可以很容易地应用于从经过防腐处理的血液中获得 CTC，而在这样的血液中 RNA 会严重降解。由于拷贝数改变在癌细胞中很常见，而在非癌细胞中则较罕见，拷贝数变异（CNA）分析能够以一种简单但很强大的方式确认抗体染色所发现的 CTC 的肿瘤起源（Magbanua & Park，2014）。对于单个 CTC 分析，在最初的 CTC 富集之后，需要一个额外的鉴定/分离步骤，可以通过很多方式来完成，包括荧光活化细胞分选（FACS）（Swennenhuis et al.，2013）、CTC 显像后通过显微操作进行分离（Chen et al.，2013），以及通过电荷进行细胞操作的 DEPArray™自动化系统进行分离（Peeters et al.，2013）。

一旦分离到单个细胞，通常每个基因包含平均只有两个拷贝、总量为 6pg 的 DNA，这使得在进行详细分型之前必须进行全基因组扩增（whole-genome amplification，WGA）。目前所介绍的几种单细胞 WGA 技术大致可以分为 3 个主要的类型：直接 PCR 扩增（American，2016），多重置换扩增（MDA）（Hofman et al.，2016），以及基于多重退火和成环的扩增循环（multiple annealing and looping-based amplification cycles，MALBAC®）（Schmidt-hansen et al.，2017）。这些方法已经在其他研究中做了充分的介绍（Gawad et al.，2016），但是简单来讲，基于 PCR 的 WGA 方法是根据单细胞基因组的片段化和适配体连接来形成黏性末端，随后进行指数级的温度循环扩增（Spits et al.，2006）。Menarini Silicon Biosystems 的 *Ampli*1™试剂盒就是这种类型的例子（Klein et al.，1999）。MDA 方法采用了随机引物，随后采用具有链置换活性的高保真聚合酶进行等温扩增（Dean et al.，2002）。REPLI-g（QIAGEN，Hilden，德国）是可以商业购买的基于 MDA 方法的试剂盒。最后，MALBAC®是一种有专利授权的杂交方法，在最初的等温扩增中会加入通用序列，随后进行 PCR 扩增（Zong et al.，2012），Yikon Genomics 目前有一种基于这一技术的商业试剂盒。上述 3 种方法都有各自的优缺点，具体使用哪一种需要根据下游分析而定。

单个 CTC 分析的主要技术优势是它排除了污染细胞所导致的任何干扰。另外，由于每个细胞的每个基因通常有两个拷贝，所以要求的 NGS 深度要低于分析复杂组织时的测序深度。而且，单细胞数据提供了一种理想的方法来确定肿瘤异质性的程度及评估肿瘤的进化。例如，Heitzer 等的研究显示，对从转移性结直肠癌患者中所分离的 CTC 采用 NGS 和比较基因组杂交阵列（aCGH）技术有望进行拷贝数和突变分析（Heitzer et al.，2013）。尽管在 CTC 中所观察到的大多数 CNA 和驱动突变都与配对的原发肿瘤和转移灶一致，在单个 CTC 中也会检测到独有的基因组改变（Heitzer et al.，2013）。这项研究强调了在单细胞水平分析 CTC 的重要性，因为批量的分析可能会丢掉肿瘤异质性的重要信息，后续可能会影响患者的临床管理。在另外一项研究中，对 11 例肺癌患者的 CTC 进行全基因组扩增及单细胞的全外显子组测序，发现了一些特征性的癌症相关突变，为临床提供了潜在的可用信息，如药物耐受和表型转换（Ni et al.，2013）。与揭示细胞与细胞间存在极度异质性的突变分析所不同的是，每例患者的每个 CTC 中的全基因组 CNA 模式大致相同（Ni et al.，2013）。在最近的研究中，从 SCLC 的单个 CTC 中生成了全基因组的 CNA 谱，在患者中发现了增加（3q，5p）和丢失（3p，17p）的常见区域。另外，在 31 例治疗前患者的单个和混合 CTC 所检测到的 CNA 模式能够将患者区分为对标准的顺铂-依托泊苷化疗的敏感型或耐药型，准确率为 83.3%（Carter et al.，2016）。

由于采血比较容易，CTC 分析有望取代传统的组织活检，尤其是在转移阶段，组织活检在这个阶段通常会受到病灶部位和与患者身体状况相关的程序风险的限制。在转移性乳腺癌中，对应的单个 CTC 和转移性组织之间的比较发现，CNA 和体细胞突变有 85%的一致性（Paoletti et al.，2018）。然而，在 CTC 或转移灶中都发现存在独特的遗传改变，有必要进行进一步的研究以解释这种差别是出于生物学的问题还是纯粹的技术问题（Paoletti et al.，2018）。

单细胞 WGA 之后进行详细的新突变检测受到两方面的严重阻碍：一方面是聚合酶的错误掺入率，这会影响 WGA 和 NGS 的检测步骤；另一方面是分离或 WGA 过程中所面临的 DNA 损害，例如近期有报道称在升高温度时 DNA 变性会造成胞嘧啶的脱氨基作用（Dong et al.，2017）。

最后，RNA 和 DNA 分析的整合在单细胞中已被证实可行（Klein et al.，2002），它可以在遗传改变和 RNA 信号通路活化之间建立起连接，帮助更好地了解 CTC 的生物学、转移进程及耐药机制。

6.3.3 CTC 的甲基化分析

除了转录组和基因组的改变，肺癌也具有表观遗传异常的特点。近期有关肺癌表观遗传的研究发现了一些有前景的生物标志物，尤其是其中涉及了一些 DNA 甲基化的改变。特别是在 NSCLC 中，超甲基化模式与吸烟（Sato et al.，2014）和临床指标（Walter et al.，2012；Brock et al.，2008）有关。胞嘧啶上的胞嘧啶-鸟嘌呤二核苷酸（CpG）甲基化是参与基因组构成和基因正确表达的一个主要表观遗传事件（Jones，2012）。DNA 甲基化的检测可以通过亚硫酸氢盐将未甲基化的胞嘧啶转化为尿嘧啶的方法来完成，而它与甲基化的胞嘧啶并无明显的反应。对转化之后所获得的序列进行分析，可以区分尿嘧啶和胞嘧啶，从而推测原始 DNA 的状态。考虑到 DNA 甲基化在癌症中的重要作用，近期的研究显示了如何监测单个细胞中甲基化的改变。例如，Smallwood 等在小鼠的胚胎干细胞中证实，大规模的单细胞表观遗传分析是可以实现的，也证实了单细胞亚硫酸氢盐测序是一个强有力的工具，可以在单细胞整个基因组的胞嘧啶残基上准确检测 DNA 甲基化（Smallwood Sa et al.，2014）。

CTC 的甲基化分析是一个尚未完全开拓的领域，这可能要归因于单细胞中 DNA 甲基化研究中相关的技术挑战（Walter et al.，2012）。然而，一些团队介绍了一些成功的方法来进行 CTC 甲基化模式的研究，例如，采用单细胞琼脂糖植入亚硫酸氢盐测序（single-cell agarose-embedded bisulphite sequencing，scAEBS）（Pixberg et al.，2017），该方法能够在 CTC 和 WBC 之间显示清晰的差异，也能证实关键 EMT 基因启动子上的超甲基化是 CTC 中的罕见事件（Pixberg et al.，2017）。有研究在 153 例乳腺癌患者的原发肿瘤、相应的 CTC 和 ctDNA 中以及在健康正常志愿者中分别检测了 *SOX17*（一个肿瘤抑制基因）的甲基化。该研究显示，在早期和转移性乳腺癌患者中，CTC 和 ctDNA 之间的 *SOX17* 启动子甲基化有直接的关联；相反，原发肿瘤和相应的 CTC 和 ctDNA 之间的甲基化状态却没有关联，提示转变成为 CTC 及贡献了 ctDNA 的肿瘤细胞可能是原发肿瘤中的一个小的亚克隆（Chimonidou et al.，2017）。尽管已经在乳腺癌、前列腺癌和结直肠癌中进行了 CTC 甲基化的研究，但是目前在肺癌中尚未开展类似的研究。然而，最近的一项研究建立了一个联合的策略，从肺癌患者中富集 CTC 并在一个试管中进行处理，随后进行液相色谱-电喷雾离子化-串联质谱（liquid chromatography-electrospray ionisation-tandem mass spectrometry，LC-ESI-MS/MS）分析。采用这种方法，他们首次证实，相比于全血细胞，CTC 中的 DNA 和 RNA 甲基化有显著的改变（Lu et al.，2017）。

CTC 中表观遗传机制的研究以及 DNA 和 RNA 的分子分析是研究癌症生物

学的有用方法，有望发现新型生物标志物用于癌症进展和治疗反应的监测。

6.3.4 CTC 的蛋白质表达分析

相比于基因组和转录组学分析领域，CTC 的蛋白质组学综合分析可以说是相对未被开发，这在很大程度上是因为单细胞水平的蛋白质定量如果没有适当的扩增，将会非常具有挑战性。然而，Zhang 等报道了一种基于微芯片的方法来对单细胞水平的细胞内蛋白质、葡萄糖摄取及基因突变进行同时检测（Zhang et al.，2015）。采用这种方法，数千个 CTC 中的细胞内蛋白质可以采用抗体条码进行定量，同时可以通过荧光成像检测葡萄糖的摄取，而 CTC 的细胞核也可以被回收进行后续的基因组分析。在一项探索性研究中，对一名 NSCLC 患者的 CTC 进行检测，结果显示在超过 80%的 CTC 中都成功检测到了 8 个细胞内蛋白质（Zhang et al.，2015）。尽管只是检测了蛋白质组的一小部分，这种方法在 CTC 的全面分型之中仍有重要的影响，因为它可以整合一个单细胞中有关蛋白质组、代谢和基因组改变的信息。另一项研究介绍了在单个 CTC 中检测多个蛋白质靶点的微流控检测方法的研发及其在 12 例乳腺癌患者 CTC 中的应用（Sinkala et al.，2017）。这种方法称为稀有细胞的单细胞免疫印迹（single-cell Western blot，scWB），该方法先对单个 CTC 的裂解液进行聚丙烯酰胺凝胶电泳（polyacrylamide gel electrophoresis，PAGE），随后用抗体检测 PAGE 之后的蛋白质靶点（Sinkala et al.，2017）。采用一个利用细胞大小和变形性的无细胞标记 CTC 富集平台，他们能够用一个蛋白质的组合（包含乳腺癌特异靶点、上皮标志物和看家蛋白）来区分 CTC 和 WBC。尽管这种方法还需要在更大的患者队列中得到进一步验证，但靶向蛋白质组的研究方法确实是一个发现 CTC 新型目标靶点的很有发展前景的途径（Sinkala et al.，2017）。

6.4 CTC 的肺癌临床研究

虽然 CTC 的分子和基因分型是一个相对较新的领域，目前正处在向临床转化之中，但 CTC 计数已被广泛应用于转移性疾病患者的预后指导、疗效监测、筛查早期（或监测期）需要做辅助治疗的患者、复发监测等领域（O'Flaherty et al.，2012）。在本节中，我们将讨论 CTC 在临床中的一系列潜在应用，主要侧重于在肺癌中的应用。

6.4.1　CTC 作为早期检测的生物标志物

由于原发肿瘤能够在其发展过程之中释放 CTC（即使是在肿瘤发展的早期阶段）（Rhim et al.，2012），检测 CTC 的敏感方法可以提供一种敏感性的方式来发现早期癌症。早期发现对于肺癌患者来说将尤其有益，因为多数患者被诊断为晚期癌症，以治愈为目的的治疗并不可行。一个有前景的例子显示，在 168 例慢性阻塞性肺疾病患者的 5 例中检测到了 CTC，这预示了检测之后的 1～4 年肺部小结节的出现（Ilie et al.，2014）。然而，在同一研究中也有一定的假阳性率，因为 3 例患者虽检测到了 CTC 但并没有形成明显的肿瘤。最近，一项研究通过评价 CTC 的出现来区分良性和恶性肺损伤（Fiorelli et al.，2015）。在 90%具有恶性损伤的患者中检测到了 CTC，而携带良性损伤的患者，只在 5%的病例中检测到了 CTC，提示 CTC 检测可能是肺癌早期发现的有效标志物（Fiorelli et al.，2015）。通过 CTC 检测进行癌症的早期诊断很有吸引力，因为一次简单的抽血很容易纳入常规的健康筛查中。然而，由于所涉及的 CTC 数目较低以及存在较高的假阳性等挑战，采用 CTC 进行早期肺癌检测的可行性还需要大型的具有良好对照的试验来验证。

6.4.2　CTC 作为预后生物标志物

预后生物标志物是患者总的临床转归的指示，包括无进展生存时间（progression free survival，PFS）和总生存时间（overall survival，OS）（Nalejska et al.，2014）。因为 CTC 被认为与转移有关，很多团队都探索了将其作为预后标志物的潜在用途。

关于 CTC 预后价值的最初观察可以回溯至 2004 年，当时对于转移性乳腺癌患者的 CTC 是采用 CellSearch®来计数，发现它们与 PFS 和 OS 有关（Cristofanilli et al.，2004）。此后，美国 FDA 批准 CellSearch®用于乳腺癌的预后检测，采用的阈值是每 7.5ml 外周血 5 个细胞。FDA 对 CellSearch®的批准后来拓展到了前列腺癌（de Bono et al.，2008）和结直肠癌（Cohen et al.，2008），阈值分别是每 7.5ml 外周血 5 个和 3 个细胞。

有几个团队也在肺癌中证实了 CellSearch®检测 CTC 的预后用途，尤其是 Krebs 等报道 CellSearch®在晚期 NSCLC 患者中检测到 5 个 CTC（每 7.5ml 外周血）是一个不好的预后因子，而一个标准化疗周期之后 CTC 数值的变化可以预测生存的结果（Krebs et al.，2011）。SCLC 的 CTC 比其他任何实体肿瘤都要丰富，截至目前，所报道的范围是 0～44 896 个细胞/7.5ml 外周血，相应的 CellSearch® CTC 计数阈值被设置为 50 个 CTC/7.5ml 外周血（Hou et al.，2012）。然而，CellSearch®也有一些缺点，例如，在健康个体或炎症患者中也可以检测到 CTC（Allard et al.，2005）。而且，CellSearch®富集的是 EpCAM 阳性的 CTC，因此会排除掉低表达或没有表达上皮标志物的间质型 CTC 或干细胞样 CTC，而这些细胞可能在癌症转移和耐药中起到了关键的作用。出于这些原因，其他 CTC 检测方法被用于评价 CTC 的预后价值。一项有关 NSCLC 的研究采用了 ISET®CTC 技术（根据细胞大小富集 CTC）检测了 208 例Ⅰ～Ⅳ期患者的血液样本，在 50%的患者中发现了 CTC（Hofman et al.，2011）。尽管该研究发现在 CTC 的数值和疾病分期之间没有关联，其结论认为＞50 个 CTC 的阈值与更短的 PFS 和 OS 有关（Hofman et al.，2011）。然而，Krebs 等采用 CellSearch®的 CTC 研究显示，在 101 例Ⅲ/Ⅳ期 NSCLC 患者的 7.5ml 外周血中，5 个 CTC 的阈值与不良预后有关（Krebs et al.，2011），这强调了 CTC 检测方法标准化的必要性。

在早期肺癌中，采用 CellSearch®在外周血中检测到的 CTC 数值要比 SCLC 更低（Hou et al.，2012）。因此，可能需要考虑肺静脉的取样，因为它更靠近原发肿瘤，可能有利于提高 CTC 检测的敏感性。Crosbie 等完成的一项探索性研究在肿瘤切除时采用 CellSearch®比较了外周采血和肿瘤引流静脉采血的 CTC 检测情况（Crosbie et al.，2016）。很明显，在肺静脉血中比匹配的外周血中检测到了更多的 CTC，而肺静脉中 CTC 的出现是肺癌复发和死亡的独立风险因素（Crosbie et al.，2016）。

其他团队采用 CTC 蛋白质表达分析评价了 NSCLC 中 CTC 的临床相关性。其中一项研究，在接受铂类治疗的 NSCLC 患者中检测了单个 CTC 的组成（Nel et al.，2014）。特别是他们同时采用了诸如 EpCAM 和泛-细胞角蛋白这样的上皮标志物和诸如 N-钙黏蛋白和 CD133 这样的间质标志物对 CTC 进行染色（Nel et al.，2014）。他们发现了 CTC 群体的不同亚组，这些亚组具有各不相同的上皮和间质特征组合。另外，间质标志物的出现会预测更短的 PFS（2 个月 vs. 8 个月，P=0.003），说明间质型 CTC 群体在发生耐药的过程中具有重要的作用（Nel et al.，2014）。

然而，间质型 CTC 的预后作用并未完全建立，还有一些互相矛盾的结果。例如，在 27 例转移性肺癌患者中完成的一项探索性研究显示，EpCAM 阳性的上皮型 CTC 与不良转归有关，而 EpCAM 阴性的间质型 CTC 则与不良转归无关（Wit et al.，2015）。因此，EpCAM 阳性和 EpCAM 阴性 CTC 作为预后标志物的差异还需要做进一步的研究。

许多研究讨论了 CTC 簇或循环肿瘤微栓（CTM）的预后相关性。例如，ISET®技术可以在 43%的ⅢB/Ⅳ期 NSCLC 患者中检测到 CTM（Krebs et al.，2012），而在一项采用高分辨率 CTC 检测的独立研究中，50%的Ⅰ～Ⅳ期 NSCLC 中都可以看到 CTM（Carlsson et al.，2014）。两项研究都强调了 CTM 的预后价值，而且对 NSCLC 患者肺静脉血的分析也显示，33%的患者中存在 CTC 和 CTM，这可以预测肿瘤复发和更差的无疾病生存（Crosbie et al.，2016）。

总之，多项研究证实了 CTC 在肺癌中的预后用途，它有望成为临床常规使用的预后标志物。然而，目前仍有很多不足需要解决，例如，使用更加敏感的技术对更大样本中的 CTC 进行分离和准确的分型。

6.4.3 CTC 作为预测和药效的标志物

CTC 的分析也可以提供对于特定治疗反应可能性的相关信息，从而有助于选择更加有效的个体化治疗。一项早期的探索性研究在 12 例已知携带 *EGFR* 突变的转移性 NSCLC 患者中检测了 CTC 的 *EGFR* 突变；研究者可以在 11 例患者的 CTC 中检测到匹配的 *EGFR* 突变，包括耐药突变 T790M（Maheswaran et al.，2008）。这些结果也在另外一项研究中得到了证实，37 例携带 *EGFR* 突变原发肿瘤的患者中有 84%都检测到了 *EGFR* 突变。在 CTC 中所发现的 *EGFR* 突变只有 6%与原发肿瘤中的突变不匹配，这可能反映了肿瘤的异质性（Marchetti et al.，2014）。Punnose 等采用定量 PCR 分析 CTC 的 *EGFR* 突变状态，他们发现 CTC 的突变状态与肿瘤活检结果相一致（Punnoose et al.，2012）。总的来说，这些发现提示了 CTC 的分子谱可以用于靶点鉴定和个体化治疗的选择，也许可以整合到肺癌的临床管理中。在最近的一项对于 *NSCLC* 患者连续采样的 CTC 和 ctDNA 中 *EGFR* 突变状态的研究显示，关键耐药突变（如 *EGFR* T790M）的早期发现与不良生存结局有关（He et al.，2017）。

除了突变分析之外，全基因组的 CNA 分析也为 CTC 的分型提供了一个强有力的工具，它也可以用于预测癌症进展及出现二次耐药的机制。Ni 等证实，从 11 例肺癌患者中获得的 CTC 展示出可重复的 CNA 模式，更接近相应的转移灶而不是原发灶（Ni et al.，2013）。另外，在最近的一项 SCLC 研究中，研究人员根据 31 例治疗前患者的单个和混合的 CTC 中所检测到的 CNA 模式开发了一个生物标志物，可以将患者区分为对标准的顺铂-依托泊苷化疗敏感或耐药，准确性为 83.3%（Carter et al.，2016）。有意思的是，同一研究中有 5 例对治疗有效的患者复发为化疗耐药的疾病，复发时 CTC 的 CNA 模式没有改变，这说明获得性化疗耐药的机制可能与原发耐药有所不同（Carter et al.，2016）。

在 CTC 中还检测了 *ALK* 和 *ROS1* 基因的重排或易位以评估其指导治疗的作用（Pailler et al.，2013；Faugeroux et al.，2014）。在最近的一项研究中，采用荧光原位杂交（FISH）在 39 例携带 *ALK* 重排或 *ALK* 拷贝数增加的 NSCLC 患者开始克唑替尼治疗时收集的 CTC 中检测了 *ALK* 的异常模式。结果显示，基线的 CTC 计数并没有预测克唑替尼的获益，然而在克唑替尼的早期时间点上进行监测的 29 例患者中，携带 *ALK* 拷贝数增加的 CTC 数目的动态变化与中位 PFS 之间有显著的相关性。这些发现强调了在 *ALK* 重排的 NSCLC 患者中将 CTC 作为克唑替尼治疗早期进展的预测生物标志物的潜在用途（Pailler et al.，2017）。一种类似的方法也被用于检测 NSCLC CTC 中的 *ROS1* 易位和 CNA，其结果与克唑替尼治疗的疗效不佳有关（Pailler et al.，2015）。

手术、放疗和化疗之后的 CTC 或一个特殊 CTC 亚群的数值变化可能与疗效有关，这使得 CTC 有望成为一种药效动力学的预后标志物。例如，在 SCLC 中，招募了 51 例开始化疗或化放疗的患者，采用 CellSearch®在基线、化疗后和复发时进行 CTC 计数（Naito et al.，2012）。研究发现，治疗之后 CTC 计数仍然≥8 个 CTC/7.5ml 的患者比那些 CTC 水平下降的患者有更差的 OS 时间（Naito et al.，2012）。在 NSCLC 中也观察到了同样的结果，治疗之后＞2 个 CTC/7.5ml 或任何 CTC 数值的增加都会预示更低的 OS 和 PFS（Muinelo-Romay et al.，2014；Juan et al.，2014）。在经历放疗的局限性 NSCLC 患者中也检测了 CTC 数值的改变，治疗后的 CTC 数值变化被作为一个疾病反应的标志物进行评估（Dorsey et al.，2015）。在该研究中，65%的患者在放疗开始之前都能检测到 CTC，放疗结束时 CTC 的数值也均低于阈值，除了一名患者之外，该患者后来在放疗结束之后发展成了转移性疾病（Dorsey et al.，2015）。

有意思的是，在 NSCLC 患者进行免疫检查点抑制剂纳武利尤单抗治疗的一项研究中，CTC 中的药物靶点[抗程序性细胞死亡配体 1（programmed cell death ligand 1，PD-L1）]表达和 CTC 数目被发现与不良预后有关，提示 CTC 在选择免疫治疗方面可能也具有意义（Nicolazzo et al.，2016）。

总之，CTC 分析可以为个体化治疗提供相关的信息，因为它们可以实时监测肿瘤中基因组的改变，这会对应耐药克隆的出现。

6.5 总结

近年来，作为“液体活检”的 CTC 检查在肿瘤中的应用明显增加，确立了 CTC 作为生物标志物在早期检测、预后和药效动力学标志物中的临床影响。最近，单细胞尺度的测序成为可能，这可能提供了一个特别的机会，能够对 CTC 的突变谱进行分型，采用纵向的样本来研究肿瘤的异质性和进化，以及分析参与转移进程的重要信号通路。而且，已经证实 CTC 可以通过体外培养或在小鼠体内进行扩增，为药物检测和研究 CTC 生物学的模型提供了有价值的工具。除了 CTC 分析之外，也可以联合同一个血液保存管中匹配的 ctDNA 进行分析（Chudziak et al.，2016；Rothwell et al.，2015），这提供了一个令人兴奋的机会来了解癌症患者的疾病状态。

致谢

我们要感谢 Caroline Dive 为本章的撰写所提供的建议，也要感谢 CR-UK 临床和实验药理学组（C5759/A20971）对本研究的支持，以及曼彻斯特单细胞研究中心医学研究委员会的财务支持（MR/M008908/1）。FC 得到了 Cancer-ID 的资助（115749-Cancer-ID），而 SM 得到了阿斯利康的资助（D1330N00013）。

参考文献

Abbosh C，Birkbak NJ，Wilson GA，Jamal-Hanjani M，Constantin T，Salari R et al（2017）Phylogenetic ctDNA analysis depicts early-stage lung cancer evolution. Nature 545（7655）

Aceto N，Bardia A，Miyamoto DT，Donaldson MC，Wittner BS，Spencer JA et al（2014）Circulating tumor cell clusters are oligoclonal precursors of breast cancer metastasis. Cell 158（5）：1110-1122

Alix-Panabieres C，Pantel K（2014）Challenges in circulating tumour cell research. Nat Rev Cancer 14（9）：623-631

Allard WJ，Matera J，Miller MC，Repollet M，Connelly MC，Rao C et al（2005）Tumor cells circulate in the peripheral blood of all major carcinomas but not in healthy subjects or patients with nonmalignant diseases tumor cells circulate in the peripheral blood of all major carcinomas but not in healthy subjects or patients with non. Clin Cancer Res 10（October）：6897-6904

American Cancer S（2016）Cancer Facts & Figures 2016. Cancer Facts & Fig 2016：1-9

Baccelli I，Schneeweiss A，Riethdorf S，Stenzinger A，Schillert A，Vogel V et al（2013）Identification of a population of blood circulating tumor cells from breast cancer patients that initiates metastasis in a xenograft assay. Nat Biotechnol 31（6）：539-544

Brock MV，Hooker CM，Ota-Machida E，Han Y，Guo M，Ames S et al（2008）DNA methylation markers and early recurrence in stage I lung cancer. N Engl J Med 358（11）：1118-1128

Carlsson A，Nair VS，Luttgen MS，Keu KV，Horng G，Vasanawala M et al（2014）Circulating tumor microemboli diagnostics for patients with non-small cell lung cancer. J Thorac Oncol：Off Publ Int Assoc Study Lung Cancer. 9（8）：1111-1119. PubMed PMID：PMC4145608

Carter L，Rothwell DG，Mesquita B，Smowton C，Leong HS，Fernandez-Gutierrez F et al（2017）Molecular analysis of circulating tumor cells identifies distinct copy-number profiles in patients with chemosensitive and chemorefractory small-cell lung cancer. Nat Med 23（1）：114-119

Cayrefourcq L，Mazard T，Joosse S，Solassol J，Ramos J，Assenat E et al（2015）Establishment and characterization of a cell line from human Circulating colon cancer cells. Can Res 75（5）：892-901

Chen C-L，Mahalingam D，Osmulski P，Jadhav RR，Wang C-M，Leach RJ et al（2013）Single-cell analysis of circulating tumor cells identifies cumulative expression patterns of EMT-related genes in metastatic prostate cancer. Prostate 73（8）：813-826

Chimonidou M，Strati A，Malamos N，Kouneli S（2017）Direct comparison study of DNA methylation markers in EpCAM-positive circulating tumour cells，corresponding circulating tumour DNA，and paired primary tumours in breast cancer. Oncotarget 8（42）：72054-72068

Chudziak J，Burt DJ，Mohan S，Rothwell DG，Mesquita B，Antonello J et al（2016）Clinical evaluation of a novel microfluidic device for epitope-independent enrichment of circulating tumour cells in patients with small cell lung cancer. Analyst 141（2）：669-78. PubMed PMID：26605519. Epub 2015/11/26. eng

Cohen SJ，Punt CJA，Iannotti N，Saidman BH，Sabbath KD，Gabrail NY et al（2008）Relationship of circulating tumor cells to tumor response，progression-free survival，and overall survival in patients with metastatic colorectal cancer. J Clin Oncol 26（19）：3213-3221

Cristofanilli M，Budd GT，Ellis MJ，Stopeck A，Matera J，Miller MC et al（2004）Circulating tumor cells，disease progression，and survival in metastatic breast cancer. N Engl J Med 351（8）：781-791

Crosbie PA，Shah R，Krysiak P，Zhou C，Morris K，Tugwood J et al（2016）Circulating tumor cells detected in the tumor-draining pulmonary vein are associated with disease recurrence after surgical resection of NSCLC. J Thorac Oncol 11（10）：1793-1797

de Bono JS，Scher HI，Montgomery RB，Parker C，Miller MC，Tissing H et al（2008）Circulating tumor cells predict survival benefit from treatment in metastatic castration-resistant prostate cancer. Clin Cancer Res 14（19）：6302-6309

de Bruin EC，McGranahan N，Mitter R，Salm M，Wedge DC，Yates L et al（2014）Spatial and temporal diversity in genomic instability processes defines lung cancer evolution. Science 346（6206）：251-256

Dean FB，Hosono S，Fang L，Wu X，Faruqi AF，Bray-Ward P et al（2002）Comprehensive human genome amplification using multiple displacement amplification. Proc Natl Acad Sci 99（8）：5261-5266

Dong X，Zhang L，Milholland B，Lee M，Maslov AY，Wang T et al（2017）Accurate identification of single-nucleotide variants in whole-genome-amplified single cells. Nat Methods 20（10）

Dorsey JF，Kao GD，Macarthur KM，Ju M，Steinmetz D，Paul E et al（2015）Tracking viable circulating tumor cells（CTCs）in the peripheral blood of non-small cell lung cancer patients undergoing definitive radiation therapy：pilot study results. Cancer 121（1）：139-149

Du Y-J，Li J，Zhu W-F，Wu Y，Tang X-P，Wang Y et al（2014）Survivin mRNA-circulating tumor cells predict treatment efficacy of chemotherapy and survival for advanced non-small cell lung cancer patients. Tumour Biol：J Int Soc Oncodevelopmental Biol Med 35（5）：4499-4507

Faugeroux V，Pailler E，Auger N，Taylor M，Farace F（2014）Clinical utility of circulating tumor cells in ALK-positive non-small-cell lung cancer. Front Oncol 4：281

Fiorelli A，Accardo M，Carelli E，Angioletti D，Santini M，Di Domenico M（2015）Circulating tumor cells in diagnosing lung cancer：clinical and morphologic analysis. Ann Thorac Surg 99（6）：1899-1905

Gawad C，Koh W，Quake SR（2016）Single-cell genome sequencing：current state of the science. Nat Rev Genet 17（3）：175-188

Girotti MR，Gremel G，Lee R，Galvani E，Rothwell D，Viros A et al（2016）Application of sequencing，liquid biopsies，and patient-derived xenografts for personalized medicine in melanoma. Cancer Discov 6（3）：286-99. PubMed PMID：ISI：000373439500024

Grillet F，Bayet E，Villeronce O，Zappia L，Lagerqvist EL，Lunke S et al（2017）Circulating tumour cells from patients with colorectal cancer have cancer stem cell hallmarks in ex vivo culture. Gut 66（10）：1802-1810

He J，Tan W，Ma J（2017）Circulating tumor cells and DNA for real-time EGFR detection and monitoring of non-small-cell lung cancer. Future Oncol 13（9）：787-797

Heitzer E，Auer M，Gasch C，Pichler M，Ulz P，Hoffmann EM et al（2013）Complex tumor genomes inferred from single circulating tumor cells by array-CGH and next-generation sequencing. Can Res 73（10）：2965

Hodgkinson CL，Morrow CJ，Li Y，Metcalf RL，Rothwell DG，Trapani F et al（2014）Tumorigenicity and genetic profiling of circulating tumor cells in small-cell lung cancer. Nat Med 20（8）：897-903

Hofman V，Bonnetaud C Fau-Ilie MI，Ilie Mi Fau-Vielh P，Vielh P Fau-Vignaud JM，Vignaud Jm Fau-Flejou JF，Flejou Jf Fau-Lantuejoul S et al（2011）Preoperative circulating tumor cell detection using the isolation by size of epithelial tumor cell method for patients with lung cancer is a new prognostic biomarker. Clin Cancer Res 20110217 DCOM- 20110815（1078- 0432（Print））. eng

Hofman VJ，Ilie M，Hofman PM（2016）Detection and characterization of circulating tumor cells in lung cancer：Why and how? Cancer Cytopathol 124（6）：380-387

Hou JM，Krebs MG，Lancashire L，Sloane R，Backen A，Swain RK et al（2012）Clinical significance and molecular characteristics of circulating tumor cells and circulating tumor microemboli in patients with small-cell lung cancer. J Clin Oncol 30（5）：525-532

Ilie M，Hofman V，Long-Mira E，Selva E，Vignaud JM，Padovani B et al（2014）"Sentinel" circulating tumor cells allow early diagnosis of lung cancer in patients with Chronic obstructive pulmonary disease. PLoS ONE 9（10）：4-10

Jamal-hanjani M，Hackshaw A，Ngai Y，Shaw J，Dive C，Quezada S et al（2014）Tracking genomic cancer evolution for precision medicine：the lung TRACERx Study 12（7）. PLoS Biol 12（7）：e1001906

Jones PA（2012）Functions of DNA methylation：Islands，start sites，gene bodies and beyond. Nat Rev Genet 13（7）：484-492

Juan O，Vidal J，Gisbert R，Muñoz J，Maciá S，Gómez-Codina J（2014）Prognostic significance of circulating tumor cells in advanced non-small cell lung cancer patients treated with docetaxel and gemcitabine. Clin Transl Oncol 16（7）：637-643

Klameth L，Rath B，Hochmaier M，Moser D，Redl M，Mungenast F et al（2017）Small cell lung cancer：model of circulating tumor cell tumorospheres in chemoresistance. Sci Rep 7（1）：5337

Klein CA，Schmidt-Kittler O，Schardt JA，Pantel K，Speicher MR，Riethmüller G（1999）Comparative genomic hybridization，loss of heterozygosity，and DNA sequence analysis of single cells. Proc Natl Acad Sci 96（8）：4494-4499

Klein CA，Seidl S，Petat-Dutter K，Offner S，Geigl JB，Schmidt-Kittler O et al（2002）Combined transcriptome and genome analysis of single micrometastatic cells. Nat Biotech. 20（4）：387-392

Kolostova K，Broul M，Schraml J，Cegan M，Matkowski R，Fiutowski M et al（2014b）Circulating tumor cells in localized prostate cancer：Isolation，cultivation In Vitro and relationship to T-stage and gleason score. Anticancer Res 34（7）：3641-3646

Kolostova K，Zhang Y，Hoffman RM，Bobek V（2014a）In vitro culture and characterization of human lung cancer circulating tumor cells isolated by size exclusion from an orthotopic nude-mouse model expressing fluorescent protein. J Fluoresc 24（5）：1531-1536

Kowalik A，Kowalewska M，Gozdz S（2017）Current approaches for avoiding the limitations of circulating tumor cells detection methods-implications for diagnosis and treatment of patients with solid tumors. Transl Res 185：58-84 e15. PubMed PMID：28506696. Epub 2017/05/17. eng

Krebs MG，Hou JM，Sloane R，Lancashire L，Priest L，Nonaka D et al（2012）Analysis of circulating tumor cells in patients with non-small cell lung cancer using epithelial marker-dependent and -independent approaches. J Thorac Oncol 7（2）：306-315

Krebs MG，Sloane R，Priest L，Lancashire L，Hou JM，Greystoke A et al（2011）Evaluation and prognostic significance of circulating tumor cells in patients with non-small-cell lung cancer. J Clin Oncol 29（12）：1556-1563

Lallo A，Schenk MW，Frese KK，Blackhall F，Dive C（2017）Circulating tumor cells and CDX models as a tool for preclinical drug development. Transl Lung Cancer Res 6（4）：397-408

Larson CJ，Moreno JG，Pienta KJ，Gross S，Repollet M，O'Hara SM et al（2004）Apoptosis of circulating tumor cells in prostate cancer patients. Cytometry Part A. 62（1）：46-53

Lee CK，Brown C，Gralla RJ，Hirsh V，Thongprasert S，Tsai CM et al（2013）Impact of EGFR inhibitor in non-small cell lung cancer on progression-free and overall survival：a meta-analysis. J Natl Cancer Inst 105（9）：595-605

Lohr JG，Adalsteinsson VA，Cibulskis K，Choudhury AD，Rosenberg M，Cruz-Gordillo P et al（2014）Whole-exome sequencing of circulating tumor cells provides a window into metastatic prostate cancer. Nat Biotech 32（5）：479-484

Lu Y，Li SS，Zhu SS，Gong YY，Shi JJ，Xu LL（2017）Methylated DNA/RNA in Body Fluids as Biomarkers for Lung Cancer. Biol Proced Online 19：2

Magbanua MJM，Park JW（2014）Advances in genomic characterization of circulating tumor cells. Cancer Metastasis Rev 33（2-3）：757-759

Maheswaran S，Sequist LV，Nagrath S，Ulkus L，Brannigan B，Collura CV et al（2008）Detection of mutations in EGFR in circulating lung-cancer cells. N Engl J Med 359（4）：366-377 PubMed PMID：18596266

Man Y，Cao J，Jin S，Xu G，Pan B，Shang L et al（2014）Newly identified biomarkers for detecting circulating tumor cells in lung adenocarcinoma. Tohoku J Exp Med 234（1）：29-40

Marchetti A，Del Grammastro M，Felicioni L，Malatesta S，Filice G，Centi I et al（2014）Assessment of EGFR mutations in circulating tumor cell preparations from NSCLC patients by next generation sequencing：toward a real-time liquid biopsy for treatment. PLoS ONE 9（8）：e103883

Milaki G，Messaritakis I，Koinis F，Kotsakis A，Apostolaki S，Dermitzaki EK et al（2017）Prognostic value of chemotherapy-resistant CK19mRNA-positive circulating tumor cells in patients with advanced/metastatic non-small cell lung cancer. Cancer Chemother Pharmacol 80（1）：101-108

Miyamoto DT，Lee RJ，Kalinich M，LiCausi J，Zheng Y，Chen T et al（2018）An RNA-based digital circulating tumor cell signature is predictive of drug response and early dissemination in prostate cancer. Cancer Discov 8（3）：288-303

Miyamoto DT，Zheng Y，Wittner BS，Lee RJ，Zhu H，Broderick KT et al（2015）RNA-Seq of single prostate CTCs implicates noncanonical Wnt signaling in antiandrogen resistance. Science 349（6254）：1351-1356

Mohan S，Chemi F，Brady G（2017）Challenges and unanswered questions for the next decade of circulating tumour cell research in lung cancer. Transl Lung Cancer Res 6（4）：454-472

Morrow CJ，Trapani F，Metcalf RL，Bertolini G，Hodgkinson CL，Khandelwal G et al（2016）Tumourigenic non-small-cell lung cancer mesenchymal circulating tumour cells：a clinical case study. Ann Oncol 27（6）：1155-1160

Muinelo-Romay L，Vieito M，Abalo A，Nocelo MA，Baron F，Anido U et al（2014）Evaluation of circulating tumor cells and related events as prognostic factors and surrogate biomarkers in advanced NSCLC patients receiving first-line systemic treatment. Cancers 6（1）：153-165

Muller V，Stahmann N，Riethdorf S，Rau T，Zabel T，Goetz A et al（2005）Circulating tumor cells in breast cancer：correlation to bone marrow micrometastases，heterogeneous response to systemic therapy and low proliferative activity. Clin Cancer Res 11（10）：3678-3685

Naito T，Tanaka F，Ono A，Yoneda K，Takahashi T，Murakami H et al（2012）Prognostic impact of circulating tumor cells in patients with small cell lung cancer. J Thorac Oncol 7（3）：512-519

Nalejska E，Maczynska E，Lewandowska MA（2014）Prognostic and predictive biomarkers：tools in personalized oncology. Mol Diagn Ther. 18（3）：273-284

Navin NE（2015）The first five years of single-cell cancer genomics and beyond. Genome Res 25 Nel I，Jehn U，Gauler T，Hoffmann A-C（2014）Individual profiling of circulating tumor cell composition in patients with non-small cell lung cancer receiving platinum based treatment. Transl Lung Cancer Res 3（2）：100-106

Ni X，Zhuo M，Su Z，Duan J，Gao Y，Wang Z et al（2013）Reproducible copy number variation patterns among single circulating tumor cells of lung cancer patients. Proc Natl Acad Sci 110（52）：21083-21088

Nicolazzo C，Cristina R，Mancini M，Caponnetto S，Gradilone A，Gandin O et al（2016）Monitoring PD-L1 positive circulating tumor cells in non-small cell lung cancer patients treated with the PD-1 inhibitor Nivolumab. Sci Rep（6）：31726

O'Flaherty JD，Gray S，Richard D，Fennell D，O'Leary JJ，Blackhall FH et al（2012）Circulating tumour cells，their role in metastasis and their clinical utility in lung cancer. Lung Cancer 76（1）：19-25

O'Hara SM，Smirnov DA，Zweitzig DR，Foulk BW，Doyle GV，Pienta KJ et al（2005）Global gene expression profiling of circulating tumor cells. Proc Am Assoc Cancer Res Annu Meet 46（12）：1311

Offin M，Chabon JJ，Razavi P，Isbell JM，Rudin CM，Diehn M et al（2017）Capturing genomic evolution of lung cancers through liquid biopsy for circulating tumor DNA. J Oncol. 2017（Figure 1）：1-5

Pailler E，Adam J，Barthelemy A，Oulhen M，Auger N，Valent A et al（2013）Detection of circulating tumor cells harboring a unique ALK rearrangement in ALK-positive non-small-cell lung cancer. J Clin Oncol 31（18）：2273-2281

Pailler E，Auger N，Lindsay CR，Vielh P，Islas-Morris-Hernandez A，Borget I et al（2015）High level of chromosomal instability in circulating tumor cells of ROS1-rearranged non-small-cell lung cancer. Ann Oncol 26（7）：1408-1415

Pailler E，Oulhen M，Borget I，Remon J，Ross K，Auger N et al（2017）Circulating tumor cells with aberrant ALK copy number predict progression-free survival during crizotinib treatment in ALK-rearranged non-small cell lung cancer patients. Can Res 77（9）：2222-2230

Paoletti C，Cani AK，Larios JM，Hovelson DH，Aung K，Darga EP et al（2018）Comprehensive mutation and copy number profiling in archived circulating breast cancer tumor cells documents heterogeneous resistance mechanisms. Cancer Res 78（4）：1110-1122. PubMed PMID：29233927. Pubmed Central PMCID：PMC5815882. Epub 2017/12/14. eng

Peeters DJ，De Laere B，Van den Eynden GG，Van Laere SJ，Rothe F，Ignatiadis M et al（2013）Semiautomated isolation and molecular characterisation of single or highly purified tumour cells from Cell Search enriched blood samples using dielectrophoretic cell sorting. Br J Cancer 108（6）：1358-1367

Perakis S，Speicher MR（2017）Emerging concepts in liquid biopsies. BMC Med 15（1）：017-0840

Pixberg CF，Raba K，Muller F，Behrens B，Honisch E，Niederacher D et al（2017）Analysis of DNA methylation in single circulating tumor cells. Oncogene：1-9

Punnoose EA，Atwal S，Liu W，Raja R，Fine BM，Hughes BGM et al（2012）Evaluation of circulating tumor cells and circulating tumor DNA in non-small cell lung cancer：association with clinical endpoints in a phase Ⅱ clinical trial of pertuzumab and erlotinib. Clin Cancer Res 18（8）：2391

Rhim AD，Mirek ET，Aiello NM，Maitra A，Bailey JM，McAllister F et al（2012）EMT and dissemination precede pancreatic tumor formation. Cell 148（1-2）：349-361

Rothwell DG，Smith N，Morris D，Leong HS，Li Y，Carter L et al（2015）Molecular characterisation of SCLC using both circulating tumour DNA and circulating tumour cells isolated from the same whole blood sample. J Thorac Oncol 10（9）：S344

Sato T，Arai E，Kohno T，Takahashi Y，Miyata S，Tsuta K et al（2014）Epigenetic clustering of lung adenocarcinomas based on DNA methylation profiles in adjacent lung tissue：Its correlation with smoking history and chronic obstructive pulmonary disease. Int J Cancer 135（2）：319-334

Schmidt-hansen M，Berendse S，Hamilton W，Baldwin DR（2017）Lung cancer in symptomatic patients presenting in primary care：a systematic review of risk prediction tools. Br J Gen Pract 67（659）：e396-e404

Shaw AT，Yeap BY，Solomon BJ，Riely GJ，Gainor J，Engelman JA et al（2011）Effect of crizotinib on overall survival in patients with advanced non-small-cell lung cancer harbouring ALK gene rearrangement：a retrospective analysis. Lancet Oncol 12（11）：1004-1012

Siegmund K，Shibata D（2016）At least two well-spaced samples are needed to genotype a solid tumor. BMC Cancer 16（1）：250

Sieuwerts AM，Kraan J，Bolt-De Vries J，Van Der Spoel P，Mostert B，Martens JWM et al（2009）Molecular characterization of circulating tumor cells in large quantities of contaminating leukocytes by a multiplex real-time PCR. Breast Cancer Res Treat 118（3）：455-468

Sinkala E，Sollier-Christen E，Renier C，Rosàs-Canyelles E，Che J，Heirich K et al（2017）Profiling protein expression in circulating tumour cells using microfluidic western blotting. Nat Commun 8：14622

Smallwood Sa，Lee HJ，Angermueller C，Krueger F，Saadeh H，Peat J et al（2014）Single-cell genome-wide bisulfite sequencing for assessing epigenetic heterogeneity. Nat Methods 11（8）：817-820

Spits C，Le Caignec C，De Rycke M，Van Haute L，Van Steirteghem A，Liebaers I et al（2006）Whole-genome multiple displacement amplification from single cells. Nat Protocols 1（4）：1965-1970

Stathopoulou A，Gizi A，Perraki M，Apostolaki S，Malamos N，Mavroudis D et al（2003）Real-time quantification of CK-19 mRNA-positive cells in peripheral blood of breast cancer patients using the lightcycler system real-time quantification of CK-19 mRNA-positive cells in peripheral blood of breast cancer patients using the lightcycler syst. 9：5145-5151

Swennenhuis JF，Reumers J，Thys K，Aerssens J（2013）Terstappen LWMM. Efficiency of whole genome amplification of single circulating tumor cells enriched by CellSearch and sorted by FACS. Genome Med 5（11）：106. PubMed PMID：PMC3978840

Thiele JA，Bethel K，Kralickova M，Kuhn P（2017）Circulating tumor cells：fluid surrogates of solid tumors. Annu Rev Pathol 12：419-447

Ting DT，Wittner BS，Ligorio M，Jordan NV，Ajay M，Miyamoto DT et al（2015）Single-cell RNA sequencing identifies extracellular matrix gene expression by pancreatic circulating tumor cells david 8（6）：1905-1918

Walter K，Holcomb T，Januario T，Du P，Evangelista M，Kartha N et al（2012）DNA methylation profiling defines clinically relevant biological subsets of non-small cell lung cancer. Clin Cancer Res 18（8）：2360-2373

Wang Z，Wu W，Wang Z，Tang Y，Deng Y，Xu L et al（2016）Ex vivo expansion of circulating lung tumor cells based on one-step microfluidics-based immunomagnetic isolation. Analyst 141（12）：3621-3625

Wit Sd，Dalum Gv，Lenferink ATM，Tibbe AGJ，Hiltermann TJN，Groen HJM et al（2015）The detection of EpCAM+ and EpCAM-circulating tumor cells. Sci Rep 5：12270

Yu M，Bardia A，Aceto N，Bersani F，Madden MW，Donaldson MC et al（2014）Ex vivo culture of circulating breast tumor cells for individualized testing of drug susceptibility. Science 345（6193）：216

Zhang L，Ridgway LD，Wetzel MD，Ngo J，Yin W，Kumar D et al（2013）The Identification and characterization of breast cancer CTCs competent for brain metastasis. Sci Transl Med 5（180）：180ra48

Zhang Y，Tang Y，Sun S，Wang Z，Wu W，Zhao X et al（2015）Single-cell codetection of metabolic activity，intracellular functional proteins，and genetic mutations from rare circulating tumor cells. Anal Chem 87（19）：9761-9768

Zhang Z，Shiratsuchi H，Lin J，Chen G，Reddy RM，Azizi E et al（2014）Expansion of CTCs from early stage lung cancer patients using a microfluidic co-culture model. Oncotarget 5（23）：12383-12397

Zheng Y，Miyamoto DT，Wittner BS，Sullivan JP，Aceto N，Jordan NV et al（2017）Expression of b-globin by cancer cells promotes cell survival during blood-borne dissemination. Nat Commun 8：14344

Zong C，Lu S，Chapman AR，Xie XS（2012）Genome-wide detection of single-nucleotide and copy-number variations of a single human cell. Science 338（6114）：1622-1626

第 7 章

乳腺癌中的循环肿瘤细胞

Diana H. Liang，Carolyn Hall，Anthony Lucci

7.1 引言

乳腺癌一直是女性中最常见的恶性肿瘤，在美国女性中约占新确诊癌症病例的 30%（DeSantis et al.，2011；Siegel et al.，2017）。由于早期检测和治疗水平的提高，乳腺癌的死亡率在过去的 20 多年里稳定降低（Siegel et al.，2017）。然而，深入了解乳腺癌的转移仍然非常有必要，因为 25%的非转移性乳腺癌患者在其最初成功的治疗之后将会发展成为远处转移（Hall et al.，2016）。而且，进行治愈性手术时腋窝淋巴结阴性的患者有 10%～50%后来会发展为远处转移（Green & Hortobagyi，2002；Fisher et al.，1983；Gilbey et al.，2004）。这些数据提示，在乳腺癌发展的早期阶段即可以形成血流之中的肿瘤细胞散播（循环肿瘤细胞，circulating tumor cell，CTC）及远处转移，而现有的诊断工具并不能够对其进行检测。CTC 被认为是微转移的潜在来源，与治疗失败有关，目前已经成为转化性癌症研究中的一个活跃领域。

CTC 是少见的且表型各异的细胞群体，具有多样的活性、休眠情况、生物标志物表达及转移潜能（Hall et al.，2016）。由于 CTC 的数目相比于白细胞来说极其稀少（Hughes et al.，2012），从患者的血液样本中分离 CTC 一直是一个具有挑战性的过程；因此，相当多的转化研究都投入到了敏感性和特异性检测方法的研发之中，以便对 CTC 进行分离和鉴定。

在过去的十年中，该领域内快速增加的文献量表明，CTC 在非转移性及转移性乳腺癌患者中的临床应用很有前景。根据所采用的 CTC 检测方法及所处的疾病阶段，在 10%～80%的乳腺癌患者中都可以检测到 CTC（Banys et al.，2012）。尽管 CTC 的检出率在转移性病例之中相对更高，但是在非转移性和转移

D. H. Liang，C. Hall，A. Lucci *

M. D. Anderson Cancer Center，University of Texas，1400 Pressler Street，FCT7.6000，Unit 1484，Houston，TX 77030，USA

* e-mail：alucci@mdanderson.org

性乳腺癌病例中都证实了 CTC 的预后潜力（Hall et al.，2016；Banys et al.，2012；Banys-Paluchowski et al.，2016）。而且，CTC 也被证实有望作为标志物进行癌症疗效的监测及指导靶向治疗（Hall et al.，2016；Banys et al.，2012；Banys-Paluchowski et al.，2016；Balic et al.，2012）。作为“液体活检”的一种形式，CTC 可以作为侵袭性组织活检的替代方案。肿瘤内部的异质性和原发肿瘤及转移灶之间的肿瘤异质性是目前被广泛接受的现象（Navin et al.，2011；Ma et al.，2012）。然而，由于 CTC 可能来源于原发肿瘤及转移部位，对于全身性疾病的遗传分型来说，它们可能是更加综合的替代方案。CTC 的分子分型有望帮助临床医生更好地为患者选择个体化的癌症治疗，能够对抗癌治疗的耐药进行实时监测（Nadal et al.，2013）。本章中，我们将综述 CTC 在乳腺癌患者中的临床意义，讨论在临床中更加广泛地应用 CTC 的潜力及障碍。

7.2 散播性肿瘤细胞的鉴定

7.2.1 乳腺癌中的骨髓微转移

自 1980 年通过免疫细胞化学方法在早期乳腺癌患者的骨髓之中发现微转移疾病以来（Sloane et al.，1980），散播性肿瘤细胞（disseminated tumor cell，DTC）的出现被认为与不良生存有关（Mansi et al.，1987，1991，1999，2016；Braun et al.，2005；Hall et al.，2012）。在截至目前所发表的最大的一项研究中，Braun 等报道 4703 例Ⅰ～Ⅲ期乳腺癌患者中 30.6%在最初确诊时存在骨髓微转移（即 DTC）（Braun et al.，2005）。之后他们对患者 10 年随访期的转归情况进行了调查。在该研究中，作者发现骨髓微转移的患者倾向于具有更大的肿瘤、肿瘤有更高的组织学分级、更多淋巴结受累，以及激素受体为阴性。而且，骨髓微转移的出现是不良无疾病生存、总生存时间及乳腺癌特异生存的重要预后因素。在多变量分析中，骨髓微转移的出现是不良转归的独立预测因素，与 5 年中任何原因的死亡、因乳腺癌的死亡、局部复发及远处转移的更高风险有关。

在另外一项研究中，临床分期为 $T_{1-2}N_0M_0$ 的 5120 例乳腺癌患者入组美国外科医师协会肿瘤组 Z0010 试验，在 3413 例骨髓样本中采用免疫细胞化学法对骨髓微转移检出率较低，只有 3%；然而骨髓微转移的出现与总生存时间的减少有关（Giuliano et al.，2011）。有意思的是，前哨淋巴结中与骨髓中的隐匿转移并没有一致性，前哨淋巴结中转移的出现与总生存时间之间并没有显著相关性（Giuliano et al.，2011）。然而，肿瘤大小的增加和前哨淋巴结转移之间具有相关性，但是肿瘤大小和微小骨髓疾病的比率之间没有显著的关系。

7.2.2　循环肿瘤细胞检测：CellSearch®系统

抽血检测循环肿瘤细胞（CTC）是进行侵袭性的骨髓活检检测骨髓微转移的一种替代方案。目前，唯一通过美国 FDA 批准进行 CTC 检测的是 CellSearch®系统（Menarini Silicon Biosystems，意大利）（Balic et al.，2012）。这个检测 CTC 的自动化系统被证实在不同的独立测试地点都具有可重复性，已经被 FDA 批准用于转移性乳腺癌、前列腺癌或结直肠癌的预后评估和疗效监测（Balic et al.，2012；Cristofanilli et al.，2004，2005；Allard et al.，2004）。CellSearch®系统采用免疫磁性的富集步骤来评价 7.5ml 血液样本，采用上皮细胞特异的 EpCAM 标记的氧化铁纳米颗粒进行阳性分选，随后检测细胞角蛋白（CK8、CK 18 和 CK 19）阳性的 CTC（Balic et al.，2012；Allard et al.，2004；Krawczyk et al.，2014）。进而 CellSearch®系统会根据细胞大小和形态、有活性细胞核及有适当的核质比来挑选出缺乏 CD45 表达且具有一定细胞形态特征的肿瘤细胞（Balic et al.，2012；Allard et al.，2004）。最后所得到的 CTC 计数被报告为每 7.5ml 血液中的 CTC 数目（Allard et al.，2004）。

在 2004 年最初采用 CellSearch®系统的研究中，对 72 例健康绝经前女性、73 例健康绝经后女性、199 例良性乳腺疾病或其他非恶性疾病的女性以及 422 例转移性乳腺癌患者进行了 CTC 计数（Allard et al.，2004）。在健康受试者血液样本中，7.5ml 外周血中有 1 个 CTC 的样本只占 5.5%，没有任何样本中有 2 个或更多 CTC。同样，在良性乳腺疾病或其他非恶性疾病患者中，只有 7.5%的患者在 7.5ml 血液样本中有 1 个 CTC。在没有已知恶性疾病的女性中，CTC 的均值只有（0.1±0.2）个 CTC/7.5ml 外周血。在转移性乳腺癌群体中，CTC 的均值为（84±885）个 CTC/7.5ml 外周血。37%的转移性乳腺癌患者中有 2 个或更多 CTC，10%的患者中有 50 个或更多 CTC/（7.5ml 外周血）。该研究证实 CellSearch®系统可以提供准确和可重复的检测。自从此研究报道以来，很多研究已将该系统用于潜在临床用途的探索，我们将在本章进行综述。

7.3　转移性乳腺癌患者中的 CTC

7.3.1　转移性乳腺癌中 CTC 计数的预后价值

采用上述 CellSearch®系统，Cristofanilli 等在全美国的 20 个临床中心进行了一项前瞻性双盲研究，在 177 例转移性乳腺癌患者中评价采用 CTC 检测水平预测疗效、无疾病生存时间和总生存时间的效果（Cristofanilli et al.，2004）。在该研究中，通过标准的影像学分析来评价患者的转移灶，并且在开始一个新治疗之前采集其血液样本计数 CTC。每隔 9～12 周，对患者的疾病状态进行评估。该研究也证实了 CTC 在健康女性和良性乳腺疾病女性中很少见。没有一个健康对照个体在 7.5ml 外周血中有 2 个或更多 CTC，而 61%的转移性乳腺癌患者在 7.5ml 外周血中有 2 个或更多 CTC。为了选定能够最清楚地将快速疾病进展和缓慢进展的患者区分开来的 CTC 数值，作者将患者基线时 1～10 000 个 CTC 的阈值与其无疾病生存率进行了系统关联。结果发现，患者的中位无进展生存在约 5 个细胞/ 7.5ml 外周血时达到了一个平台期。因此，对开始转移性疾病新治疗之前每 7.5ml 血液中 CTC 数值＜5 个的患者与≥5 个的患者之间进行了结果的对比。该研究中所有 177 例患者的中位无进展生存时间平均是 5.0 个月，中位总生存时间超过 18 个月。在这 177 例患者中，49%的患者在开始新治疗的基线时有 5 个或更多 CTC。相比于＜5 个 CTC 的患者组，该组的患者有明显更短的中位无进展生存时间（2.7 个月）和中位总生存时间（10.1 个月），而前者的中位无进展生存时间是 7.0 个月，总生存时间超过 18 个月。在第一次随访时，重复进行 CTC 计数分析。在第一次随访时 CTC≥5 个的患者，其中位无进展生存时间和总生存时间再次出现了类似的显著减少的趋势。需要注意的是，第一次随访之前死亡的 10 例患者在其基线的血液样本中有非常高的 CTC 数值（每 7.5ml 外周血中分别为 9、11、15、24、111、126、301、1143、4648 和 23 618 个 CTC）。有意思的是，基线时 CTC 数值≥5 个但是第一次随访时 CTC＜5 个的患者与基线时和第一次随访时 CTC 数值都＜5 个的患者在无进展生存率和总生存率上都没有统计学差异。同样，基线时 CTC＜5 个但是第一次随访时≥5 个的患者与两个时间点上 CTC 数值都＞5 个的患者在无进展生存率和总生存率上也没有统计学差异。该试验的发现提示，开始新治疗之前及随访时的 CTC 水平是一种有价值的标志物，可以在转移性乳腺癌患者中预测无进展生存时间和总生存时间。

7.3.2 CTC 评估对比传统影像学研究

获得上述数据之后不久，Budd 等报道了他们的发现，即相比于传统的影像学研究，转移性乳腺癌患者中的 CTC 评估可以更早和更可靠地判断疾病的状态（Budd et al.，2006）。Budd 研究团队在全美国的 20 个中心开展了一项前瞻性的双盲临床试验，在 138 例转移性乳腺癌患者中对 CTC 计数与放射影像学研究进行了比较。在开始新的全身治疗之前，对这些患者进行胸部和腹部的计算机断层扫描（computed tomography，CT）和（或）磁共振成像（magnetic resonance imaging，MRI）扫描、全身骨扫描，以及基线时的 CTC 计数。每隔 9～12 周采用影像学研究对每位患者的疾病状态进行重新评估，每隔 1 个月抽取血液样本，采用 CellSearch®系统计数 CTC。

在这项研究中，相比于 CTC 检测在判读者间和管与管间（血液样本间）的差异，两位放射影像学家在读取放射影像片时的判读者间和判读者内部的差异更大（Budd et al.，2006）。影像学的判读者间差异为 15%，而基于 CTC 计数的方法只有 1%。有意思的是，尽管放射影像学家所检测的肿瘤大小与 CTC 水平之间并没有相关性，但是在 76%的病例中，放射影像所检测的治疗反应与 CTC 水平相一致。基于放射影像学和 CTC 的方法都可以用于预测生存时间。治疗开始之后第一次随访时＜5 个 CTC 的患者其中位总生存时间为 22.6 个月，相反，≥5 个 CTC 的患者中位总生存时间为 8.5 个月。70%的患者有放射影像学的治疗反应，被定义为疾病稳定或好转，其中位总生存时间为 24.9 个月，相反，放射影像学结果符合疾病进展的患者则为 12.9 个月。进一步分析发现，在 CTC 计数所定义的“有效者”组内，放射影像学有效者和无效者的预后并没有显著差异。然而，在放射影像学所定义的“有效者”组内，CTC 计数所定义的有效者和无效者的预后具有显著的差异（26.9 个月 vs. 15.3 个月）。反之亦然，在 CTC 计数所定义的“无效者”组内，放射影像学有效者和无效者的预后并没有显著差异。相反，在放射影像学所定义的“无效者”组群内，CTC 有效者和 CTC 无效者的预后具有显著差异（19.9 个月 vs. 6.4 个月）。这一研究提示，相比于已被用于乳腺癌治疗效果评价的传统放射影像学，CTC 计数可能是更具重复性和更加稳健的生存预测因子。对疗效更加可靠的评价可以使患者免受全身治疗的副作用和毒性，这种治疗最终可能并没有显著的获益，但能使临床医生更好地制定疗程以及更早地考虑其他治疗方式。

7.3.3　CTC 计数在转移性乳腺癌患者中预测治疗耐药

抗癌治疗之前和治疗中 CTC 水平升高的患者具有不良预后，这可能提示了治疗耐药。因此，SWOG 方案 S0500 得以执行，以评估在 CTC 水平持续升高的患者中早期更改治疗计划是否可以改变预后（Smerage et al.，2014）。这项随机试验招募了 595 例女性患者，她们在组织学上被确认为原发乳腺癌，并且具有临床和（或）放射影像证据的转移性疾病，之前没有接受任何针对转移性疾病的化疗。化疗的选择由治疗的医生来决定，只有接受单药治疗的患者才适合该研究。基线时经 CellSearch® 系统检测 CTC 水平低于 5 个/7.5ml 血液的患者（A 组）会继续使用其医生所制定的化疗方案直至出现疾病进展。那些在基线时有 5 个或更多 CTC 的患者在首次使用化疗之后约 22 天时进行 CTC 的重复计数。CTC 数值降低至 5 个以下的患者（B 组）继续接受一线化疗的第二个疗程。CTC 水平持续升高的患者被随机分组，继续接受相同的一线化疗方案（C1 组）或更改为替代方案（C2 组）。与 2004 年 Cristofanilli 的研究相一致的是，基线时有 54%的患者有 5 个或更多 CTC。基线时 CTC 数值升高的患者，有 57%在第一次随访时的 CTC 水平不再升高。在剩余的 123 例 CTC 持续升高的患者中，87%的患者发生了死亡，99%经历了疾病的进展。再一次，CTC 水平的升高提示了不良预后，因为 A 组、B 组、C 组（C1，C2）的中位生存时间分别为 35 个月、23 个月和 13 个月。遗憾的是，对于那些 CTC 持续升高的患者，更早地转变为一种替代的细胞毒治疗之后并没有改变不良预后。C1 组和 C2 组所观察到的中位总生存时间分别是 10.7 个月和 12.5 个月；中位无进展生存时间分别是 3.5 个月和 4.6 个月。这一结果提示，细胞毒治疗期间 CTC 持续增加的患者可能是一个特别的群体，患者的肿瘤不仅对一种，可能也对其他几种常用的抗癌药物耐药。因此，继续采用另外一个标准方案进行治疗可能将不会提供实质的获益。所以，参加新药试验可能是一个更好的选择，而不是暴露于二线、三线或者更晚的没有必要的化疗线的毒性之下。

7.4 非转移性乳腺癌患者中的 CTC

转移性病例只占乳腺癌新确诊病例的 5%～8%（Jemal et al.，2010）。因此，其他研究团队也在非转移性乳腺癌患者群中研究了 CTC 的临床应用。

7.4.1 CTC 作为早期乳腺癌中的微转移标志物

在具有较小原发肿瘤的患者中已经检测到了 CTC 扩散进入血液（Nadal et al.，2013）。采用 CellSearch®系统，Krishnamurthy 等在 31%具有 T_1 或 T_2 期原发肿瘤的患者中检测到了 CTC（Krishnamurthy et al.，2010）。在其他研究的早期乳腺癌患者中也观察到了类似的检出率（Bidard et al.，2010；Franken et al.，2012；van Dalum et al.，2015）。在这类患者人群中，CTC 的出现与其他传统的预后因子并无关联，如肿瘤大小、肿瘤组织学分级、激素受体状态、HER2 状态及淋巴结状态（Krishnamurthy et al.，2010）。CTC 在早期乳腺癌患者中的出现提示并不是只有晚期疾病才会出现癌细胞的血行扩散。这些患者有标准影像技术无法检测到的肿瘤细胞散播。

7.4.2 非转移性乳腺癌中 CTC 的预后价值

在我们的研究所，得克萨斯大学的 MD Anderson 癌症中心，采用 CellSearch® 系统对 509 例非转移性乳腺癌患者手术切除原发肿瘤之前的 CTC 进行了计数

（Hall et al.，2016）。将 7.5ml 血液中出现 1 个或更多 CTC 设为初始的阈值。结果显示，在 24%的患者中有 1 个或更多 CTC，7.5%的患者中有 2 个或更多 CTC，5%的患者中有 3 个或更多 CTC（Hall et al.，2016）。在 509 例患者中，有 166 例（33%）患者在 CTC 计数之前接受了新辅助化疗，其中（166 例中）26%的患者中检测到了 CTC。同样，有 24%未做过化疗的患者，在其血液样本中也检测到了 CTC。同上述结果相同，CTC 的出现与肿瘤大小、肿瘤分级、激素受体状态、HER2 状态及淋巴结状态之间并没有统计学的显著相关性。在 48 个月的随访期间，51 例患者（11%）在手术切除原发肿瘤之后发生了复发，46 例患者有远处转移。远处转移的部位与 CTC 的出现并无关系。在有 1 个或更多 CTC 的 124 例患者中，有 19%发生了复发。相反，手术前没有 CTC 的患者中只有 7%出现了复发。单变量和多变量分析均证实，非转移性乳腺癌患者中 CTC 的出现能够预测无复发生存的减少。而且，复发的风险比随着 CTC 数值的增加而有所增加。这项研究中出现了 31 例死亡：125 例有 CTC 的患者中有 13 例死亡，而 385 例没有 CTC 的患者中有 18 例死亡。尽管有 1 个或更多 CTC 患者其总生存情况更差，但在多变量分析中并没有统计学意义。然而，与没有 CTC 的患者相比，每 7.5ml 血液中有 2 个或更多 CTC 的患者的总生存时间显著减少。

在手术切除原发肿瘤时未接受化疗的患者亚群中检测 CTC 时，也可以观察到类似的趋势（Lucci et al.，2012）。在这项研究中，302 例患者中有 24%在 7.5ml 外周血中有至少 1 个 CTC。≥1 个 CTC 可以预测明显更低的无进展生存和总生存时间，疾病进展的风险比随着 CTC 数目的增加而增加。正如前面所讨论的，CTC 数目和腋窝淋巴结状态之间并没有相关性。然而，更高数量 CTC 的风险比与淋巴结转移有一样的预后价值。

CTC 水平在早期乳腺癌患者中可以预测更差的预后，与淋巴结状态没有显著的相关性，这个事实提示：CTC 的数值也许能够检测到血源散播的微转移，能够额外发现具有更高治疗失败风险的患者，这并不依赖淋巴的累及程度。还需要注意的是，并不是所有具有 CTC 的患者都将复发。因此，这是一个复发风险增加的标志物而不是绝对的复发提示因素。考虑到之前已经建立的数据显示 20%的淋巴结阴性患者也会复发（Harbeck & Thomssen，2011），常规的 CTC 评估也许可以发现更多高风险的患者。

非转移性乳腺癌患者中最大规模的研究是由 Janni 等所做的来自 5 个乳腺癌学术中心的对 3173 例Ⅰ～Ⅲ期乳腺癌患者的汇总分析（Janni et al.，2016）。在这项研究中，最初确诊时就采用 CellSearch®系统对 CTC 进行了评估，在 20.2%的患者中发现了 1 个或更多 CTC。与其他更小样本的研究所不同的是，CTC 的出现与更大的肿瘤、累及淋巴结的增加及不佳的组织学分级有关。在没有 CTC 的患者中，分别有 45.8%、44.9%、5.8%和 3.0%的患者有 T_1、T_2、T_3 和 T_4 期的肿瘤；相反，在具有 CTC 的患者中，分别有 38.1%、49.1%、8.6%和 3.8%的患者有 T_1、T_2、T_3 和 T_4 期的肿瘤。在没有 CTC 的患者中，54.8%的患者有淋巴的累及，对比有 1 个或更多 CTC 的患者则为 60.9%。这项大型研究中，具有 CTC 的患者其组织学的分级同样展示出了更加有侵袭性的微弱趋势，并具有统计学意义。7.5ml 外周血中出现 1 个或更多 CTC 是无疾病生存、无远处疾病生存、乳腺癌特异生存及总生存时间的独立预后因素。该研究也做了额外的亚组分析，结果显示了一个例外，即 CTC 出现在非常早期 T_1N_0 肿瘤的乳腺癌患者中并不是一个预后因素。因此，在这个特定的亚组中，与 CTC 的状态无关，现有的标准治疗将有可能成功地治疗患者，复发的风险也较低。在 HER2 阳性和激素受体阴性的肿瘤患者中也没有观察到预后意义，然而，在将所有 HER2 阳性的患者一起分析时，是有预后意义的。这可能是因为，根据激素受体状态的不同，HER2 阳性肿瘤对化疗的反应各不相同。

7.4.3 CTC 在病理完全缓解和预后中的意义

最近的一项研究在 63 例Ⅲ期炎性乳腺癌患者完成初始全身性治疗之后进行了 CTC 分析，结果发现 CTC 的出现与化疗的病理完全缓解或失败都没有关系（Hall et al.，2015）。尽管 CTC 的出现与病理完全缓解率之间没有相关性，但是它们都独立地预测了无复发生存时间的缩短。在该研究中，结束初始的全身治疗之后有 25.8%的患者获得了病理的完全缓解，在全身治疗之后，在 27%的患者中检测到了 1 个或更多 CTC。有 23 例患者发生了复发，12 例患者因为乳腺癌特异性的原因而死亡。17 例检出 CTC 的患者中有 10 例发生了复发（58.8%），相反，没有 CTC 检出的 46 例患者中有 13 例发生了复发（28.3%），而且复发的风险比随着 CTC 数目的增加而所有增加。

Pierga 等在Ⅱ期多中心试验 BEVERLY-1 和 BEVERLY-2 入组的非转移性Ⅲ期炎性乳腺癌患者中也研究了 CTC 和病理完全缓解之间的关系（Pierga et al.，2017）。在 137 例患者中，39%在基线时检测到了 CTC。4 个周期的全身治疗之后，CTC 的检出率降为 9%，病理完全缓解率为 40%。尽管 CTC 和病理完全缓解率之间缺乏相关性，基线时 CTC 的出现和无法获得病理完全缓解都再次成为无疾病生存率和总生存率减少的独立预后因素。另外，在具有极度侵袭性疾病的患者群中，基线时没有检测到 CTC 以及在新辅助治疗之后获得病理完全缓解的患者亚组可以获得非常好的结果，无疾病生存率为 88%，3 年总生存率为 94%。

过去，检测病理完全缓解率被用于评估肿瘤对治疗的敏感性，与预后的改善有很好的相关性（Gebreamlak et al.，2013）。然而，并不是所有病理完全缓解的患者在长期随访之中会保持无疾病状态。最近一项关于 29 例新辅助试验的荟萃分析并不支持采用病理完全缓解作为预测无疾病生存和总生存情况的替代标志物（Berruti et al.，2014）。CTC 可以成为一种有用的标志物，用于发现那些尽管获得了病理完全缓解但是仍然有较高复发风险的患者，因为在局部和（或）区域范围内对全身治疗有特别的反应并不能够完全逆转 CTC 所代表的微转移风险。因此，基线时的 CTC 计数应该被考虑作为未来乳腺癌临床试验的一个分层方案。需要注意的是，由于非转移性乳腺癌在 7.5ml 血液中具有多个 CTC 的情况很少，转移性乳腺癌患者研究通常采用 5 个 CTC 的阈值水平，而非转移性乳腺癌研究采用的阈值是 7.5ml 血液中 1 个 CTC。

7.5　现有临床实践中的 CTC

7.5.1　西南肿瘤协作组（Southwest Oncology Group，SWOG）试验 S0500

在 SWOG 试验 S0500 中，一线化疗 21 天后 CTC 一直升高的转移性乳腺癌患者较早地更换为细胞毒治疗。这个早期的转换是基于 CTC 计数的重复评价没有转化成更加正面的结果。然而，因为这项研究并没有衡量单个化疗药物的疗效或对其临床获益进行定量，我们不能断定那些 CTC 持续升高的患者没有从这些药物中获益。但是，数据提示，那些明确对一线化疗耐受的患者也可能耐受其他常规使用的化疗药物。因此，这些患者可以换用新的治疗而不是接受可能不会提供实质帮助的细胞毒治疗药物，比如在患者的表现状态和临床状况变得过于糟糕或严重而不能入组相应试验之前就接受正在早期临床试验阶段的靶向治疗。

7.5.2　美国临床肿瘤学会（American Society of Clinical Oncology，ASCO）指南

基于乳腺癌生物标志物检测相关的研究，ASCO 发表了一份指南用以指导临床医生如何根据发现的生物标志物来制定临床决策。目前，对于早期非转移性乳腺癌患者，ASCO 认为“临床医生不应该采用循环肿瘤细胞（CTC）来指导辅助全身治疗的决策”，因为 CTC 虽然已被反复证实了预后价值但是仍然没有显示出直接的临床效果（Harris et al.，2016）。关于转移性乳腺癌患者，多项研究已经表明 CTC 是一种不良预后的预测标志物。然而，依赖 CTC 作为标志物来指导治疗的唯一研究中并没有显示出结果的差别（Smerage et al.，2014）。因此，目前

的 ASCO 指南认为“在已经接受转移性乳腺癌全身治疗的患者中，更换为新药物或新方案或终止治疗的决策应该基于患者的治疗目的、临床评价和疾病进展或有效的判断，因为目前还没有证据表明只是基于循环生物标志物的结果而改变治疗可以提高健康转归、生活质量或成本效益（Van Poznak et al.，2015）”。因此，在 CTC 计数可以常规用于指导治疗决策之前，亟须采用进一步的研究来评价其临床效果。

7.5.3 国家综合癌症网络（National Comprehensive Cancer Network，NCCN）指南

与 ACSO 指南一样，CTC 的临床使用目前并没有包含在乳腺癌疾病评价和监测的 NCCN 指南之中。CTC 计数仍然没有展示出预测价值。CTC 的出现和 CTC 的数值可以提供有关乳腺癌转归的有用信息，发现那些在标准治疗之后更可能复发的高风险患者。然而，目前并没有任何数据显示 CTC 能够提供对各种标准治疗相对敏感或耐药的信息。也就是说，我们不能使用 CTC 来发现那些将会从某种治疗之中获益的患者。因此，正如前面所讨论的，虽然 CTC 可以被用来了解患者的总体预后，但 CTC 的出现和计数不能用于优化治疗决策。

7.5.4 DETECT 研究：研究 CTC 表型应用于临床决策指导

由于在治疗结果方面缺乏 CTC 预测价值的证据，而且乳腺癌基因组的肿瘤内异质性和时间异质性的证据越来越多，DETECT 研究目前正在探寻 CTC 表型评估指导治疗决策的临床效果（Arkadius Polasik et al.，2016；Schramm et al.，2016）。在一项包含 254 例转移性乳腺癌患者的研究中，Fehm 等比较了原发肿瘤和 CTC 的 HER2 状态，发现肿瘤活检分类为 HER2 阴性的患者中有 30%呈现出 HER2 阳性的 CTC（Fehm et al.，2010）。作为验证 CTC 临床效果的第一个干预试验，DETECT Ⅲ期试验在初始为 HER2 阴性转移性乳腺癌但具有 HER2 阳性 CTC 的乳腺癌患者中对单独的标准治疗和标准治疗加 HER2 靶向治疗进行了比较（Schramm et al.，2016）。这项前瞻性、多中心的随机Ⅲ期临床试验将在具有 HER2 阳性 CTC 的患者中评估拉帕替尼的效果，以及评估 CTC 作为疗效早期预测标志物的意义。另外一项正在招募受试者的临床试验是 DETECT Ⅳ试验，这是一项前瞻性、多中心的随机Ⅱ期临床试验，要研究的为 HER2 阴性转移性乳腺癌且持续具有 HER2 阴性 CTC 的患者（Schramm et al.，2016）。其中，激素受体阳性患者将会接受依维莫司及临床医生所选择的内分泌治疗。三阴性或具有化疗指征的患者将接受艾日布林治疗。研究将会评价依维莫司的治疗效果与 CTC 中

的 PI3K/Akt/mTOR 信号通路以及 CTC 中的 *ESR-1* 突变状态之间的关系。针对转移性三阳性疾病患者的 DETECT Ⅴ研究也已于 2015 年启动（Schramm et al.，2016）。其中，患者被随机分为接受帕妥珠单抗和曲妥珠单抗的 HER2 双靶向治疗，以及化疗或内分泌治疗。其目的是评估 CTC 的基因组表达来判断内分泌的反应评分，以便预测治疗成功的可能性。总之，DETECT 研究将会评估 CTC 的预测价值，以便在转移性乳腺癌患者中指导更加个体化的治疗。

7.6 肿瘤异质性：循环肿瘤细胞和循环肿瘤 DNA

许多患者中原发肿瘤与 CTC 的 HER2 状态之间存在的上述差异只是乳腺癌广泛存在的遗传异质性的一个例子，它对治疗方案的优化提出了重大的挑战（Ellsworth et al.，2017）。不同患者的乳腺肿瘤中存在异质性，在单个肿瘤中存在肿瘤内的异质性，原发肿瘤和后续的转移灶之间存在异质性，以及在肿瘤生长或应对抗癌治疗的过程中存在时间的异质性（Ellsworth et al.，2015，2017；Torres et al.，2007）。许多研究证实在原发乳腺肿瘤和匹配的转移灶之间存在大量的基因组改变（Ellsworth et al.，2017；Kuukasjarvi et al.，1997）。虽然转移是造成乳腺癌患者死亡的大多数原因，但是现有的风险分层和治疗推荐还是继续依赖原发肿瘤的组织学和分子特征（Ellsworth et al.，2017）。目前我们仍不清楚，在原发肿瘤和 CTC 之间存在不一致时，根据液体活检的生物标志物来更改疗程是否值得去做。上面简单讨论的正在进行中的 DETECT 研究在调整全身化疗和靶向治疗方面非常有价值，因为我们的患者在经历治疗之后，其肿瘤和转移灶均发生了进化。

CTC 未能预测治疗获益的一个潜在原因是在 CTC 中也存在分子异质性（Ellsworth et al.，2017）。一项单细胞分析的研究证实，在 CTC 和 DTC 之中存在 *PIK3CA* 基因的各种突变模式（Deng et al.，2014）。采用二代测序检测 50 个癌症相关基因的另外一项研究也发现，在 CTC 和原发肿瘤之间以及同一患者的 CTC 之间存在很大的异质性（De Luca et al.，2016）。原发肿瘤、CTC 和 DTC 之间大量的异质性有可能是导致治疗耐药和（或）出现疾病复发的因素。因此，这些近期的研究共同提示，能够捕获所有癌细胞基因组特征的液体活检方法也许可以提供更多的信息和发挥作用的基因组数据。

因此，研究者已经开始考虑将细胞游离 DNA（cfDNA）作为更加综合的基因组信息的另一个来源。因为细胞会经历凋亡、坏死和巨噬细胞的吞噬作用，它们会释放被称为 cfDNA 的核酸碎片进入血流之中（Ellsworth et al.，2017）。一组被称为循环肿瘤 DNA（ctDNA）的 cfDNA 比 CTC 更为丰富、更为动态，因为它们会在几小时之内被循环系统迅速清除（Ellsworth et al.，2017）。而且，转移性乳腺癌患者中的 ctDNA 已经被证实可以准确地反映个体 CTC 的突变谱（Shaw et al.，2017）。因此，在过去的几年中，人们对 ctDNA 临床用途研究热情高涨，尤其是 cfDNA 中癌症特异突变的分析（Ellsworth et al.，2017；Liang et al.，2016；Canzoniero & Park，2016；Dawson et al.，2013；Murtaza et al.，2013）。截至目前，ctDNA 水平已经被证实与肿瘤负荷的改变有良好的关联，展现出了作为潜在工具监测乳腺癌进展的良好前景（Liang et al.，2016；Dawson et al.，2013）。在一段时间内对血浆样本中的 ctDNA 进行连续的分析可以追踪治疗反应中的基因组进化（Liang et al.，2016；Murtaza et al.，2013）。目前的治疗水平还不能将 ctDNA 作为标志物进行常规和直接使用；然而它却有很多潜在的应用，包括治疗之后的残留疾病检测、非侵袭性肿瘤分型，以及复发的早期检测等（Ellsworth et al.，2017）。

7.7 未来方向

7.7.1 综合的 CTC 检测

本章中所纳入的研究采用的是目前唯一通过 FDA 批准的 CellSearch®系统。该系统有一个主要的不足，因为它只检测具有上皮特异标志物 EpCAM 的 CTC。这种基于 EpCAM 和细胞角蛋白的表达来分离 CTC 的阳性分选过程有一个问题，即它可能会排除那些正在经历上皮间质转化（EMT）的 CTC，因为这些细胞会降低上皮标志物的表达水平，如 EpCAM（Hall et al.，2016；Krawczyk et al.，2014；Bidard et al.，2016）。EMT 是上皮肿瘤细胞重编程的一个过程，由此而获得间质细胞的特征，如运动性、侵袭性及抗凋亡性（Krawczyk et al.，2014；Bidard et al.，2016；Dave et al.，2012）。它被认为是由肿瘤微环境诱导，最终导致了肿瘤细胞的局部扩散，与癌症进展以及肿瘤细胞的干性或干细胞样行为的增加有关（Krawczyk et al.，2014；Bidard et al.，2016；Dave et al.，2012；Mego et al.，2010）。有意思的是，EMT 标志物的增加与转移性疾病的侵袭性及抗癌治疗的内在耐药性有关（Hall et al.，2016；Dave et al.，2012；Mego et al.，2010），而在肿瘤进展阶段会更频繁地观察到间质型的 CTC（Krawczyk et al.，2014；Bidard et al.，2016）。这意味着正在经历 EMT 相关表型改变（癌症转移的一个关键过程）的那些更加具有侵袭性的 CTC 类型并没有被 CellSearch®系统检测到。因此，有必要采用能够捕获所有 CTC 群体的技术来充分地阐释 CTC 的生物学，这样才有可能在作为癌症检测的 CTC 和作为临床治疗指导的 CTC 之间架起桥梁。

7.7.2　CTC 的功能分型

因为在一半激素受体阳性患者中应用内分泌治疗不能产生反应，Paoletti 等开发了 CTC-内分泌治疗参数（CTC-endocrine therapy index，CTC-ETI）来预测治疗的耐药（Paoletti et al.，2015）。除了用 CellSearch®系统进行 CTC 计数之外，CTC-ETI 还通过免疫荧光染色检测 4 种标志物的表达水平来对 CTC 的异质性进行定量，包括雌激素受体（estrogen receptor，ER）、B 细胞淋巴瘤 2（B-cell lymphoma 2，BCL-2）、人表皮生长因子受体 2（human epidermal growth factor receptor 2，HER2）和 Ki67。该研究显示，每种生物标志物都有显著的 CTC 异质性，由此形成了一个假设，认为 CTC-ETI 数值高（高异质性）的患者更有可能对内分泌治疗耐药。目前有两项临床试验，即 COMETI P2（NCT01701050）和 SWOG S1222（NCT02137837），旨在评价 CTC-ETI 的临床效果（Paoletti et al.，2015）。其中，COMETI P2 已经结束，结果待定。SWOG S1222 止在进行之中。

7.7.3　评估 CTC 临床用途的干预性临床试验

7.7.3.1　STIC CTC METABREAST 试验（NCT01710605）

在这项试验中，激素受体阳性的转移性乳腺癌患者被随机分组：一个是标准组，临床医生采用标准的指标来决定患者的治疗方案；一个是 CTC 组，根据 CTC 的数值来决定治疗方案。在 CTC 组中，如果 CellSearch®系统所检测的 CTC 数目＜5 个/7.5ml 外周血则采用激素治疗作为一线治疗，如果 CTC≥5 个/7.5ml 外周血，则采用化疗作为一线治疗。其主要目标是评价基于 CTC 的临床治疗决策相比于采用现有标准指标做出治疗决策的非劣效性（Bidard et al.，2013）。

7.7.3.2　CirCe01（NCT01349842）试验

针对第一个化疗周期之后 CTC 数值没有降低的患者，这项试验测试了早期改变/转换化疗过程的效果，其根据是假设 CTC 可能是化疗耐药的标志物。这项研究的假设是 CTC 分析能够尽早终止一种无效且有毒性和花费高昂的治疗。开始三线治疗之前具有较高 CTC 数值的患者将会被随机分入 CTC 驱动组或标准组。在 CTC 驱动组，每个新化疗药物的第一疗程之后都将会重复 CTC 计数。那些一直具有较高 CTC 的患者将被停止使用该药物，而 CTC 数值出现显著降低的患者则可以继续其治疗（Bidard et al.，2013）。

7.7.3.3 Treat CTC 试验

目前，曲妥珠单抗是 HER2 扩增乳腺癌患者的标准治疗方案。然而，另外有研究提示，在没有已知 HER2 扩增的患者中，曲妥珠单抗治疗也有获益；这项试验即是评估携带非 HER2 扩增肿瘤但是有 1 个或多个 CTC（不论 CTC 的 HER2 状态如何）的转移性乳腺癌患者是否能够从曲妥珠单抗的治疗之中获益（Bidard et al.，2013）。经过 CellSearch®系统检测有 1 个或更多 CTC 的患者将会在新辅助化疗和手术结束之后被随机分组到曲妥珠单抗治疗组或只作为观察组。

7.7.4 靶向治疗的临床试验

还有其他一些正在进行的临床试验旨在评估 CTC 分型对个体化靶向治疗所带来的临床获益。在一项正在进行的单臂Ⅱ期临床试验（NCT01975142）中，HER2 阴性的转移性乳腺癌患者将接受 CTC HER2 扩增的筛选：如果出现 CTC HER2 的扩增，则患者接受曲妥珠单抗 emtansine 治疗。另外一项Ⅱ期临床试验（NCT03070002），在 ER 和（或）PR 阳性、HER2 阴性转移性（骨转移）乳腺癌患者中测试了地诺单抗的效果；CTC 计数被用作疗效的一个提示因素。

7.8 总结

在目前的临床实践中，单次肿瘤活检依然是指导治疗过程的主要诊断工具。然而，这种侵袭性的方法只能显示无数异质性细胞群体中的一小部分肿瘤细胞，很可能会低估突变的负荷。由于组织活检的侵袭性及其价格因素，乳腺癌患者很少进行转移灶的组织活检。因此，作为连续监测和调查乳腺癌异质性（应对治疗或进展）的手段，CTC 和（或）ctDNA 的液体活检展现出了巨大的应用前景。优化个体化医疗是有效治疗乳腺癌患者的迫切需求。为了将这些液体活检的方法引入常规临床决策的制定和监测中来，有必要进行早期和晚期乳腺癌患者的大型临床试验，以确定基于综合的基因组分型和连续的监测而做出的靶向治疗的改变是否可以为乳腺癌患者的临床结局带来有意义的改善。

参 考 文 献

Allard WJ，Matera J，Miller MC，Repollet M，Connelly MC，Rao C et al（2004）Tumor cells circulate in the peripheral blood of all major carcinomas but not in healthy subjects or patients with nonmalignant diseases. Clin Cancer Res 10（20）：6897-6904

Arkadius Polasik AS，Friedl TWP，Rack BK，Trapp EK，Fasching PA，Taran F-A，Hartkopf AD，Schneeweiss

A, Mueller V, Aktas B, Pantel K, Meier-Stiegen F, Wimberger P, Janni W, Tanja N (2016) The DETECT study concept: individualized therapy of metastatic breast cancer. J Clin Oncol 34 (suppl; abstr TPS634)

Balic M, Lin H, Williams A, Datar RH, Cote RJ (2012) Progress in circulating tumor cell capture and analysis: implications for cancer management. Expert Rev Mol Diagn 12 (3): 303-312

Banys M, Hartkopf AD, Krawczyk N, Becker S, Fehm T (2012) Clinical implications of the detection of circulating tumor cells in breast cancer patients. Biomark Med 6 (1): 109-118

Banys-Paluchowski M, Krawczyk N, Fehm T (2016) Potential role of circulating tumor cell detection and monitoring in breast cancer: a review of current evidence. Front Oncol 6: 255

Berruti A, Amoroso V, Gallo F, Bertaglia V, Simoncini E, Pedersini R et al (2014) Pathologic complete response as a potential surrogate for the clinical outcome in patients with breast cancer after neoadjuvant therapy: a meta-regression of 29 randomized prospective studies. J Clin Oncol 32 (34): 3883-3891

Bidard FC, Fehm T, Ignatiadis M, Smerage JB, Alix-Panabieres C, Janni W et al (2013) Clinical application of circulating tumor cells in breast cancer: overview of the current interventional trials. Cancer Metastasis Rev 32 (1-2): 179-188

Bidard FC, Mathiot C, Delaloge S, Brain E, Giachetti S, de Cremoux P et al (2010) Single circulating tumor cell detection and overall survival in nonmetastatic breast cancer. Ann Oncol 21 (4): 729-733

Bidard FC, Proudhon C, Pierga JY (2016) Circulating tumor cells in breast cancer. Mol Oncol 10 (3): 418-430

Braun S, Vogl FD, Naume B, Janni W, Osborne MP, Coombes RC et al (2005) A pooled analysis of bone marrow micrometastasis in breast cancer. N Engl J Med 353 (8): 793-802

Budd GT, Cristofanilli M, Ellis MJ, Stopeck A, Borden E, Miller MC et al (2006) Circulating tumor cells versus imaging-predicting overall survival in metastatic breast cancer. Clin Cancer Res 12 (21): 6403-6409

Canzoniero JV, Park BH (2016) Use of cell free DNA in breast oncology. Biochim Biophys Acta 1865 (2): 266-274

Cristofanilli M, Budd GT, Ellis MJ, Stopeck A, Matera J, Miller MC et al (2004) Circulating tumor cells, disease progression, and survival in metastatic breast cancer. N Engl J Med 351 (8): 781-791

Cristofanilli M, Hayes DF, Budd GT, Ellis MJ, Stopeck A, Reuben JM et al (2005) Circulating tumor cells: a novel prognostic factor for newly diagnosed metastatic breast cancer. J Clin Oncol 23 (7): 1420-1430

Dave B, Mittal V, Tan NM, Chang JC (2012) Epithelial-mesenchymal transition, cancer stem cells and treatment resistance. Breast Cancer Res 14 (1): 202

Dawson SJ, Tsui DW, Murtaza M, Biggs H, Rueda OM, Chin SF et al (2013) Analysis of circulating tumor DNA to monitor metastatic breast cancer. N Engl J Med 368 (13): 1199-1209

De Luca F, Rotunno G, Salvianti F, Galardi F, Pestrin M, Gabellini S et al (2016) Mutational analysis of single circulating tumor cells by next generation sequencing in metastatic breast cancer. Oncotarget 7 (18): 26107-26119

Deng G, Krishnakumar S, Powell AA, Zhang H, Mindrinos MN, Telli ML et al (2014) Single cell mutational analysis of PIK3CA in circulating tumor cells and metastases in breast cancer reveals heterogeneity, discordance, and mutation persistence in cultured disseminated tumor cells from bone marrow. BMC Cancer 14: 456

DeSantis C, Siegel R, Bandi P, Jemal A (2011) Breast cancer statistics, 2011. CA Cancer J Clin 61 (6): 409-418

Ellsworth RE, Blackburn HL, Shriver CD, Soon-Shiong P, Ellsworth DL (2017) Molecular heterogeneity in breast cancer: State of the science and implications for patient care. Semin Cell Dev Biol 64: 65-72

Ellsworth RE, Toro AL, Blackburn HL, Decewicz A, Deyarmin B, Mamula KA et al (2015) Molecular heterogeneity in primary breast carcinomas and axillary lymph node metastases assessed by genomic fingerprinting analysis. Cancer Growth Metastasis 8: 15-24

Fehm T, Muller V, Aktas B, Janni W, Schneeweiss A, Stickeler E et al (2010) HER2 status of circulating tumor cells in patients with metastatic breast cancer: a prospective, multicenter trial., Breast Cancer Res Treat 124 (2): 403-412

Fisher B, Bauer M, Wickerham DL, Redmond CK, Fisher ER, Cruz AB et al (1983) Relation of number of positive axillary nodes to the prognosis of patients with primary breast cancer. An NSABP update. Cancer 52（9）：1551-1557

Franken B，de Groot MR，Mastboom WJ，Vermes I，van der Palen J，Tibbe AG et al（2012）Circulating tumor cells，disease recurrence and survival in newly diagnosed breast cancer. Breast Cancer Res 14（5）：R133

Gebreamlak EP，Tse GM，Niu Y（2013）Progress in evaluation of pathologic response to neoadjuvant chemotherapy of breast cancer. Anticancer Agents Med Chem 13（2）：222-226

Gilbey AM，Burnett D，Coleman RE，Holen I（2004）The detection of circulating breast cancer cells in blood. J Clin Pathol 57（9）：903-911

Giuliano AE，Hawes D，Ballman KV，Whitworth PW，Blumencranz PW，Reintgen DS et al（2011）Association of occult metastases in sentinel lymph nodes and bone marrow with survival among women with early-stage invasive breast cancer. JAMA 306（4）：385-393

Green M，Hortobagyi GN（2002）. Neoadjuvant chemotherapy for operable breast cancer. Oncology（Williston Park）. 16（7）：871-884，889；discussion 889-890，892-904，997-998

Hall C，Krishnamurthy S，Lodhi A，Bhattacharyya A，Anderson A，Kuerer H et al（2012）Disseminated tumor cells predict survival after neoadjuvant therapy in primary breast cancer. Cancer 118（2）：342-348

Hall C，Valad L，Lucci A（2016a）Circulating tumor cells in breast cancer patients. Crit Rev Oncog 21（1-2）：125-139

Hall CS，Karhade M，Laubacher BA，Kuerer HM，Krishnamurthy S，DeSnyder S et al（2015）Circulating tumor cells and recurrence after primary systemic therapy in stage Ⅲ inflammatory breast cancer. J Natl Cancer Inst 107（11）：djv250

Hall CS，Karhade MG，Bowman Bauldry JB，Valad LM，Kuerer HM，DeSnyder SM et al（2016b）Prognostic value of circulating tumor cells identified before surgical resection in nonmetastatic breast cancer patients. J Am Coll Surg 223（1）：20-29

Harbeck N，Thomssen C（2011）A new look at node-negative breast cancer. Oncologist 16（Suppl 1）：51-60

Harris LN，Ismaila N，McShane LM，Andre F，Collyar DE，Gonzalez-Angulo AM et al（2016）Use of biomarkers to guide decisions on adjuvant systemic therapy for women with early-stage invasive breast cancer：american society of clinical oncology clinical practice guideline. J Clin Oncol 34（10）：1134-1150

Hughes AD，Mattison J，Powderly JD，Greene BT，King MR（2012）Rapid isolation of viable circulating tumor cells from patient blood samples. J Vis Exp 64：e4248

Janni WJ，Rack B，Terstappen LW，Pierga JY，Taran FA，Fehm T et al（2016）Pooled analysis of the prognostic relevance of circulating tumor cells in primary breast cancer. Clin Cancer Res 22（10）：2583-2593

Jemal A，Siegel R，Xu J，Ward E（2010）Cancer statistics，2010. CA Cancer J Clin 60（5）：277-300

Krawczyk N，Meier-Stiegen F，Banys M，Neubauer H，Ruckhaeberle E，Fehm T（2014）Expression of stem cell and epithelial-mesenchymal transition markers in circulating tumor cells of breast cancer patients. Biomed Res Int 2014：415721

Krishnamurthy S，Cristofanilli M，Singh B，Reuben J，Gao H，Cohen EN et al（2010）Detection of minimal residual disease in blood and bone marrow in early stage breast cancer. Cancer 116（14）：3330-3337

Kuukasjarvi T，Karhu R，Tanner M，Kahkonen M，Schaffer A，Nupponen N et al（1997）Genetic heterogeneity and clonal evolution underlying development of asynchronous metastasis in human breast cancer. Cancer Res 57（8）：1597-1604

Liang DH，Ensor JE，Liu ZB，Patel A，Patel TA，Chang JC et al（2016）Cell-free DNA as a molecular tool for monitoring disease progression and response to therapy in breast cancer patients. Breast Cancer Res Treat 155（1）：139-149

Lucci A，Hall CS，Lodhi AK，Bhattacharyya A，Anderson AE，Xiao L et al（2012）Circulating tumour cells in non-metastatic breast cancer：a prospective study. Lancet Oncol. 13（7）：688-695

Ma QC，Ennis CA，Aparicio S（2012）Opening Pandora's box—the new biology of driver mutations and clonal evolution in cancer as revealed by next generation sequencing. Curr Opin Genet Dev 22（1）：3-9

Mansi J，Morden J，Bliss JM，Neville M，Coombes RC（2016）Bone marrow micrometastases in early breast cancer-30-year outcome. Br J Cancer 114（3）：243-247

Mansi JL，Berger U，Easton D，McDonnell T，Redding WH，Gazet JC et al（1987）Micrometastases in bone marrow in patients with primary breast cancer：evaluation as an early predictor of bone metastases. Br Med J（Clin Res Ed）295（6606）：1093-1096

Mansi JL，Easton D，Berger U，Gazet JC，Ford HT，Dearnaley D et al（1991）Bone marrow micrometastases in primary breast cancer：prognostic significance after 6 years' follow-up. Eur J Cancer 27（12）：1552-1555

Mansi JL，Gogas H，Bliss JM，Gazet JC，Berger U，Coombes RC（1999）Outcome of primary-breast-cancer patients with micrometastases：a long-term follow-up study. Lancet 354（9174）：197-202

Mego M，Mani SA，Cristofanilli M（2010）Molecular mechanisms of metastasis in breast cancer-clinical applications. Nat Rev Clin Oncol. 7（12）：693-701

Murtaza M，Dawson SJ，Tsui DW，Gale D，Forshew T，Piskorz AM et al（2013）Non-invasive analysis of acquired resistance to cancer therapy by sequencing of plasma DNA. Nature 497（7447）：108-112

Nadal R，Lorente JA，Rosell R，Serrano MJ（2013）Relevance of molecular characterization of circulating tumor cells in breast cancer in the era of targeted therapies. Expert Rev Mol Diagn. 13（3）：295-307

Navin N，Kendall J，Troge J，Andrews P，Rodgers L，McIndoo J et al（2011）Tumour evolution inferred by single-cell sequencing. Nature 472（7341）：90-94

Paoletti C，Muniz MC，Thomas DG，Griffith KA，Kidwell KM，Tokudome N et al（2015）Development of circulating tumor cell-endocrine therapy index in patients with hormone receptor-positive breast cancer. Clin Cancer Res 21（11）：2487-2498

Pierga JY，Bidard FC，Autret A，Petit T，Andre F，Dalenc F et al（2017）Circulating tumour cells and pathological complete response：independent prognostic factors in inflammatory breast cancer in a pooled analysis of two multicentre phase Ⅱ trials（BEVERLY-1 and -2）of neoadjuvant chemotherapy combined with bevacizumab. Ann Oncol 28（1）：103-109

Schramm A，Friedl TW，Schochter F，Scholz C，de Gregorio N，Huober J et al（2016）Therapeutic intervention based on circulating tumor cell phenotype in metastatic breast cancer：concept of the DETECT study program. Arch Gynecol Obstet 293（2）：271-281

Shaw JA，Guttery DS，Hills A，Fernandez-Garcia D，Page K，Rosales BM et al（2017）Mutation analysis of cell-free dna and single circulating tumor cells in metastatic breast cancer patients with high circulating tumor cell counts. Clin Cancer Res 23（1）：88-96

Siegel RL，Miller KD，Jemal A（2017）Cancer Statistics，2017. CA Cancer J Clin 67（1）：7-30 Sloane JP，Ormerod MG，Neville AM（1980）Potential pathological application of immunocytochemical methods to the detection of micrometastases. Cancer Res 40（8 Pt 2）：3079-3082

Smerage JB，Barlow WE，Hortobagyi GN，Winer EP，Leyland-Jones B，Srkalovic G et al（2014）Circulating tumor cells and response to chemotherapy in metastatic breast cancer：SWOG S0500. J Clin Oncol 32（31）：3483-3489

Torres L，Ribeiro FR，Pandis N，Andersen JA，Heim S，Teixeira MR（2007）Intratumor genomic heterogeneity in breast cancer with clonal divergence between primary carcinomas and lymph node metastases. Breast Cancer Res Treat 102（2）：143-155

van Dalum G，van der Stam GJ，Tibbe AG，Franken B，Mastboom WJ，Vermes I et al（2015）Circulating tumor cells before and during follow-up after breast cancer surgery. Int J Oncol 46（1）：407-413

Van Poznak C，Somerfield MR，Bast RC，Cristofanilli M，Goetz MP，Gonzalez-Angulo AM et al（2015）Use of biomarkers to guide decisions on systemic therapy for women with metastatic breast cancer：american society of clinical oncology clinical practice guideline. J Clin Oncol 33（24）：2695-2704

第 8 章

循环肿瘤细胞在乳腺癌中的临床应用

Erin F. Cobain，Costanza Paoletti，Jeffrey B. Smerage，Daniel F. Hayes

8.1 引言

转移性疾病的形成导致了实体恶性肿瘤中绝大多数的癌症相关死亡。远处转移的形成主要是肿瘤细胞通过循环系统进行散播的结果（Chaffer & Weinberg，2011）。在过去的几十年中，有几项技术被开发用于外周血中循环肿瘤细胞的分离、计数，以及表型和基因型分析。虽然在许多实体恶性肿瘤之中已经报道了CTC 的成功分离（Scher et al.，2011；Coget et al.，2012；Poruk et al.，2016），乳腺癌却是研究 CTC 临床应用最为广泛的癌种之一。在本章中，我们将对一些研究进行综述，这些研究确立了以 CTC 计数作为乳腺癌预后生物标志物的分析有效性、临床有效性和临床用途。另外，我们将会综述正在进行的临床试验和研究，这些工作将有望确立 CTC 计数以及表型与基因型分析作为预测生物标志物的临床价值，以便选择最有可能让患者获益的治疗方案。

8.1.1 为什么 CTC 让临床感兴趣

在形成转移所必需的多个步骤中，恶性细胞传播到远端部位是实体恶性肿瘤转移过程的主要机制。循环系统中恶性细胞的分离和表型与基因型分析能够增加我们对耐药机制及抗癌治疗疗效预测因子的了解，因而形成更加精准的个体化肿瘤治疗。过去，鉴定这些预后和预测因子的肿瘤细胞取样是通过组织活检完成的。例如，所有的乳腺癌患者都会经历一次活检以判断其肿瘤细胞是否表达雌激素受体（ER），因为 ER 阳性可以预测激素类治疗的获益（Early Breast Cancer Trialists' Collaborative et al.，2011）。然而，这些活检存在以下问题：①具有侵袭

E. F. Cobain，C. Paoletti，J. B. Smerage，D. F. Hayes *

Department of Internal Medicine，Breast Oncology Program of the Comprehensive Cancer Center，University of Michigan Health System，1500 E. Medical Center Dr.，Ann Arbor，MI 48109-5942，USA

* e-mail：hayesdf@med.umich.edu

性，因此使用并不方便，而且风险较高；②费用较高，通常需要介入放射学和病理学的参与（表 8-1）。这两个问题阻碍了对转移性疾病信息的简易收集，使得几乎无法在患者的临床治疗中进行转移灶的连续取样。而且，转移部位可能具有完全不同的突变谱，这意味着通过单个转移灶的分析可能无法准确地反映肿瘤的异质性。

总之，这些问题使得外周血中 CTC 的分型成为一个吸引人的概念。也许循环系统中各种恶性细胞的分离以及表型和基因型分析可以更好地克服检测单个转移部位所导致的采样偏差问题，通过连续采血就可以进行简单容易的肿瘤变化的监测（表 8-1）。这些考虑促成了通过抽血进行“液体活检”的实施（Alix-Panabieres & Pantel，2013）。液体活检可以检测人类血液中几种不同的成分：可溶性蛋白、核酸、代谢产物或完整细胞，特别是 CTC。例如，循环的肿瘤相关蛋白，如癌胚抗原（carcinoembryonic antigen，CEA）、前列腺特异抗原（prostate-specific antigen，PSA）、CA125、CA19-9 及 MUC1 蛋白的检测已经分别应用于结直肠癌、前列腺癌、卵巢癌、胰腺癌和乳腺癌患者的常规监测。

表 8-1　实体恶性肿瘤患者中组织采样、循环肿瘤细胞（CTC）和细胞游离循环肿瘤 DNA（ctDNA）的比较

	转移灶活检	CTC	ctDNA
后勤/实践的考虑因素	侵袭性，更难获得	容易获得	容易获得
	费用高昂（介入放射学、病理学）	费用低（抽血）	费用低（抽血）
	连续测试不太可行	容易进行连续测试	容易进行连续测试
分析前的考虑因素	更难控制（样本处理，如固定的时间，可能会造成失真）	更容易控制（预先进行特定的固定，收集管中有抗凝剂）	更容易控制（预先进行特定的固定，收集管中有抗凝剂）
敏感性	大量细胞（每次活检 10^6～10^8 个细胞）	细胞数量低（1～1000 个细胞/7.5ml 全血）	核酸含量低（10^2～10^4 个拷贝/ml 全血）
表型检测	免疫组化（ER，PR，HER2/neu，PD-L1）	免疫组化（ER，PR，HER2/neu，PD-L1）	N/A
基因组检测	综合的二代测序（NGS）是可行的（全基因组、外显子组、转录组及拷贝数分析）	候选基因（n=10～100）的 NGS 是可行，视 CTC/核酸含量、体积而定	候选基因（n=1～10）的 NGS 是可行，视核酸含量、体积而定
生物学的考虑因素	只代表一个肿瘤部位	可能代表对肿瘤更加综合的评估	可能代表对肿瘤更加综合的评估
	在该部位代表“基于组织”的癌症生物学	也许不能代表“基于组织”的癌症生物学	未知
	代表“活的”癌细胞	代表“活的”癌细胞	代表凋亡的细胞或分泌的外泌体

最近，基于聚合酶链反应（polymerase chain reaction，PCR）进行细胞游离循环肿瘤 DNA（ctDNA）提取和测序的方法也被用于肿瘤细胞的分型，这些 ctDNA 被认为来源于濒死的恶性细胞。ctDNA 的测序具有很多潜在的临床用途，包括：①发现治疗耐药的分子机制；②评估疗效（Nygaard et al.，2013）。例如，编码 ER 的基因（*ESR1*）中的突变被鉴定为转移性 ER-阳性乳腺癌患者对内分泌治疗（endocrine therapy，ET）耐药的一个机制（Robinson et al.，2013）。这些突变最初是通过转移肿瘤组织的二代测序（NGS）分析发现的。最近，在 ctDNA 中也发现了这些突变（Chu et al.，2016；Schiavon et al.，2015）。重要的是，在 ctDNA 中发现的 *ESR1* 突变并不总是能够在同一患者的肿瘤组织中见到，这说明循环生物标志物的评估可以为恶性肿瘤的分型提供更加细致的方法。

然而，这些可溶性的循环肿瘤生物标志物都不能用来进行细胞分型，只有通过 CTC 的捕获才能够完成。CTC 也是一种循环的生物标志物，具有类似的潜在临床用途，因此了解这些生物标志物的不同是非常重要的（表 8-1）。最值得注意的是，相比于凋亡的恶性细胞的游离核酸测序所获得的信息，一个完整的循环恶性细胞的分析所获得的信息更能反映肿瘤的不同组分。正是因此，这些循环生物标志物也许能够以一种互补的方式应用于临床，为肿瘤的恶性进程提供更加综合的评估。

8.1.2 通过分析有效性、临床有效性和临床用途将 CTC 确立为一种肿瘤生物标志物

在将一种肿瘤标志物常规用于指导患者的治疗之前，必须在临床前和临床条件下进行严格的科学测试。实践和预防中的基因组应用评估（Evaluation of Genomic Applications in Practice and Prevention，EGAPP）建立了三个循证原则（Teutsch et al.，2009）。这些原则包括：①分析有效性（证实该检测的准确性、可重复性和可靠性）；②临床有效性（证实该检测可以将一个群体分为两个具有不同临床结局的特殊群体）；③临床用途（证实采用该检测可以提高患者的预后）。美国临床肿瘤学会（ASCO）和国家综合癌症网络（NCCN）指南目前都声明 CTC 不具有筛查、风险评估、鉴别诊断或预测乳腺癌患者从治疗中获益的临床用途（Van Poznak et al.，2015）。然而，有稳健的数据证实 CTC 具有预后生物标志物的临床有效性。在本章中，我们将会深入了解这些研究，综述正在进行的临床试验，这些试验的目的是建立起 CTC 作为预测生物标志物进行治疗选择的临床用途。

8.1.3　捕获和计数 CTC 的策略

目前已经建立了很多技术方法来从全血中分离 CTC。这些技术主要分为两大类：①阳性分选，即根据某类识别性蛋白的表达将 CTC 从正常的血液组分中分离出来，如上皮细胞黏附分子（epithelial cell adhesion molecule，EpCAM）；②阴性分选，即采用红细胞裂解、CD45 阳性细胞去除的方法进行 CTC 分离，或者根据细胞大小进行分离。文献中已经报道有超过 50 种不同的 CTC 分选平台（Paoletti et al.，2012；Paoletti & Hayes，2016）。然而，CellSearch®（杨森诊断，LLC）（现已转售 Menarini Silicon Biosystems 公司，译者注）系统是研究得最为透彻，也是唯一被美国 FDA 批准的检测平台。

8.2　CTC 作为预后生物标志物

8.2.1　早期乳腺癌

CTC 在早期乳腺癌中出现的频率要低于转移性疾病。然而，一些研究采用 RT-PCR 检测细胞角蛋白（cytokeratin，CK）或通过 CellSearch®进行完整细胞计数，均在Ⅰ～Ⅲ期乳腺癌患者中检测到了 CTC。采用 RT-PCR，能在约 40%的Ⅰ期或Ⅱ期乳腺癌患者中检测到 CTC，这与不良预后有关（Xenidis et al.，2009；Ignatiadis et al.，2007）。同样，采用 CellSearch®系统的研究中，在 5%～24%的患者中可以检测到 CTC，相比于那些没有 CTC 升高的患者，这些结果与稍差的不良预后有关（Lucci et al.，2012；Rack et al.，2014）。Zhang 等所做的一项荟萃分析证实，CTC 在早期乳腺癌中的出现与更短的无疾病生存（disease-free survival，DFS）和总生存时间（OS）有关（Zhang et al.，2012）。最近的一项汇总分析也证实，在诊断为乳腺癌时出现 CTC 是不良 DFS、OS、乳腺癌特异和无远处疾病生存（distant disease-free survival，DDFS）的独立预测因子（图 8-1）（Janni et al.，2016）。而且，新辅助治疗阶段 CTC 的出现也与更差的预后有关（Bidard et al.，2010）。最近，Bidard 等报道，新辅助治疗开始之前 CTC 数值的升高可以预测 OS、DDFS 及无局部复发生存（Bidard et al.，2016）。

总之，这些研究证实，作为一个预后生物标志物，CTC 已经在早期乳腺癌中建立了其临床有效性。然而，却并未建立它们在这个阶段的临床用途。截至目前还没有研究根据 CTC 来指导辅助全身治疗。要想明确 CTC 在早期乳腺癌阶段的作用，还需要做更进一步的研究。

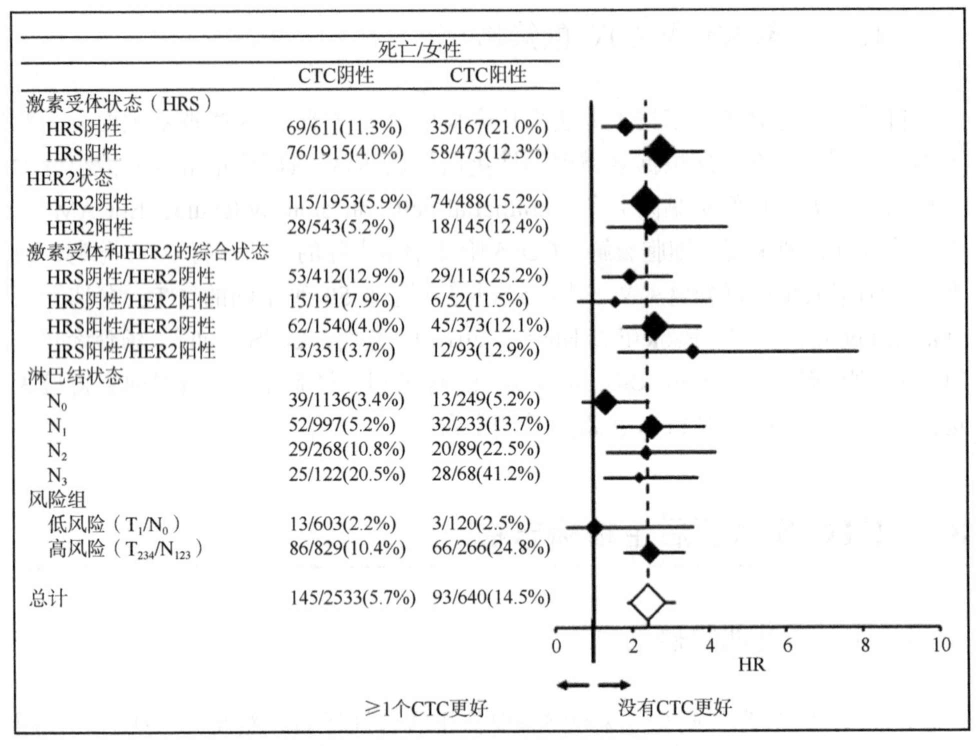

死亡/女性
CTC阴性
CTC阳性
激素受体状态（HRS）
HRS阴性 69/611(11.3%) 35/167(21.0%)
HRS阳性 76/1915(4.0%) 58/473(12.3%)
HER2状态
HER2阴性 115/1953(5.9%) 74/488(15.2%)
HER2阳性 28/543(5.2%) 18/145(12.4%)
激素受体和HER2的综合状态
HRS阴性/HER2阴性 53/412(12.9%) 29/115(25.2%)
HRS阴性/HER2阳性 15/191(7.9%) 6/52(11.5%)
HRS阳性/HER2阴性 62/1540(4.0%) 45/373(12.1%)
HRS阳性/HER2阳性 13/351(3.7%) 12/93(12.9%)
淋巴结状态
N_0 39/1136(3.4%) 13/249(5.2%)
N_1 52/997(5.2%) 32/233(13.7%)
N_2 29/268(10.8%) 20/89(22.5%)
N_3 25/122(20.5%) 28/68(41.2%)
风险组
低风险（T_1/N_0） 13/603(2.2%) 3/120(2.5%)
高风险（T_{234}/N_{123}） 86/829(10.4%) 66/266(24.8%)
总计 145/2533(5.7%) 93/640(14.5%)
0
2
4
6
8
10
HR
≥1个CTC更好
没有CTC更好

图 8-1　确诊乳腺癌时有无 CTC 的各乳腺癌亚群的总生存森林图

黑色菱形（◆）表示所分析的亚组中 CTC 阳性与 CTC 阴性的风险比（hazard ratio，HR），白色菱形（◇）表示汇总分析的总体 HR（垂直虚线），其中包括 3173 名患者。每个菱形的大小与每组中的样本大小成正比。水平线表示 95%的置信区间。经 Janni 等允许转载（Janni et al.，2016）

8.2.2　转移性乳腺癌

许多研究都证实，CTC 计数是转移性乳腺癌（MBC）患者无进展生存（PFS）和总生存时间（OS）的强大预测因子（Zhang et al.，2012；Cristofanilli et al.，2004）。在采用 CellSearch®系统的一项开创性研究中，对 177 例患者在开始转移性疾病一线治疗之前和第一次随访时进行了 CTC 计数。采用 102 例患者的样本作为训练组，后续采用 75 例样本作为验证组，建立了≥5 个 CTC/7.5ml 全血（whole blood，WB）的阈值，用统计学方法发现了一群具有明显更短中位 PFS（2.7 个月 vs. 7.0 个月）和 OS（10.1 个月 vs. 大于 18 个月）的患者。在同一个数据集中，通过对 MBC 患者治疗中的连续检测也可以观察到 CTC 的预后价值。在 20 周的时间内，患者重复进行了 4 次 CTC 检测。自始至终一直有较低 CTC 的患者，其中位 OS＞18.5 个月。在任何时间点上出现 CTC 升高的患者，其中位 OS 为 4.1 个月。由此得出结论，治疗中任何时间点上检测到 CTC 的升高都是后续疾病快速进展的预测因子（Hayes et al.，2006）。这些数据也提示，

CTC 的减少代表了新的治疗方案早期的“CTC 响应”。2004 年，FDA 批准 CellSearch®系统用于 MBC 患者的监测。这些相关性在所有乳腺癌亚型中都是适用的，包括激素受体（hormone receptor，HR）阳性、HER2 阳性和三阴性乳腺癌。

MBC 患者在基线时和全身治疗之后随访时的 CTC 升高具有不良预后意义，这一点在很多后续研究中得到了确认（Bidard et al.，2010；Liu et al.，2009）。Bidard 等报道了一个汇总分析，其中包括超过 20 项研究的 1944 例患者的数据，该研究发现在转移阶段的标准临床病理模型中加上基线时的 CTC 可以显著提高对 OS 的预测（Bidard et al.，2014）。研究还发现，在这个模型中加入循环肿瘤标志物（CEA 和 CA 15-3）的水平并不能提供任何额外的预后价值。

能够判断预后是临床评估的一个重要方面，尤其是当患者和医生正在衡量一个治疗的潜在风险和获益时。另外，在转移阶段常规监测 CTC 可能会比使用标准放射影像学方法更早地检测到治疗中的耐药，这有望缩短患者暴露于无效治疗的时间。Giordano 等报道了一个预后列线图，整合了基线时的 CTC 水平以及一些其他的临床因素（年龄、疾病亚型、有无内脏转移及功能状态），在开始一线化疗的 MBC 患者中评估 1 年、2 年和 5 年时的总生存率（Giordano et al.，2013）。虽然这项研究证实了 CTC 的预后价值，但它并没有建立起这种检测的临床用途。

然而，通过连续监测 CTC 水平来判断早期的 CTC 反应也许在患者治疗中具有一定的价值。在治疗过程的早期没有清除 CTC 的患者可能对该治疗根本无效（Cristofanilli et al.，2004）。这一观察形成了如下假设，即在这种情况下采用 CTC 数据来指导治疗的改变也许可以提高患者的预后，而这正是 SWOG 所主导的旨在建立起 CTC 临床用途的第一个前瞻性、随机临床试验的依据（Smerage et al.，2014）。在这项研究中，准备开始一线化疗的 MBC 女性在基线时进行了 CTC 水平的检测。约有 50%的被检患者在基线时并没有 CTC 水平的升高。这些患者被指定为 A 组，对其进行随访但不做任何进一步的 CTC 检测。

基线时 CTC 升高的患者（≥5 个 CTC/7.5ml 全血）在化疗的第一个疗程结束之后重复检测 CTC。这些患者中约有 60%出现了 CTC 的降低（＜5 个 CTC/7.5ml 全血），这可能提示治疗有效。这些患者被指定为 B 组，维持同样的化疗直到出现疾病进展或死亡的迹象。在一个疗程的化疗之后 CTC 继续升高的其余患者（n=123）被指定为 C 组，她们被随机安排继续同样的化疗方案（C1 组）或根据其肿瘤医生的选择更改为另一种化疗方案（C2 组）。S0500 的主要研究终点是 OS。

遗憾的是，在 C1 和 C2 组之间的预后（PFS 或 OS）并没有观察到差异（图 8-2）。由于这些患者继续接受了很多其他的化疗方案，较短的中位 OS 提示在一个化疗周期之后 CTC 持续升高的患者很有可能患有对细胞毒化疗药物完全耐药的疾病。有意思的是，C1 和 C2 组的患者患有各种亚型的原发乳腺癌：89 例为

HR 阳性，27 例为三阴性，7 例为 HER2 阳性。不管内在亚型有怎样的差别，这些患者的预后非常差（C1 组中观察到的中位 OS 为 10.7 个月，C2 组为 12.5 个月），这说明这些患者需要更好的治疗选择。这些患者应该考虑尽早入组采用新型药物的临床试验。

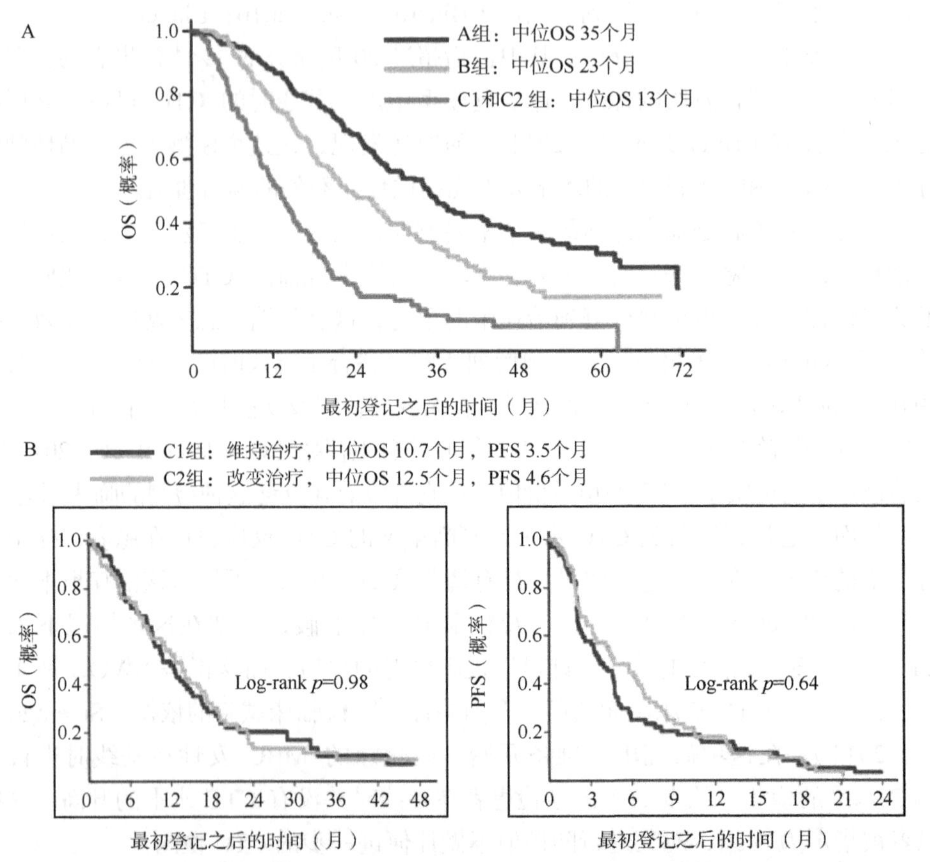

图 8-2　A. SWOG S0500 研究中 A、B、C1 和 C2 组的 OS。A 组的患者在开始 MBC 一线化疗之前基线时没有检测到 CTC。B 组患者在基线时检测到了 CTC，但是在一个周期的化疗之后 CTC 被清除。C1 组和 C2 组的患者基线时 CTC 升高，在经历一个周期的化疗之后并未清除 CTC。C1 组的患者继续采用之前接受的化疗药物，而 C2 组的患者接受了另外一种化疗药物作为其第二个疗程的治疗。B. 一个疗程之后 CTC 持续升高的患者换用另外一种化疗药物并没有提高其 PFS 或 OS，提示这些患者本来就对化疗耐药

此图经 Smerage 等允许转载（Smerage et al., 2014）

总之，开始一个新治疗之前的基线 CTC 检测（至少是通过 CellSearch®进行检测）已被证明了作为预后生物标志物的临床有效性，然而并不清楚它们在这个阶段是否有临床用途。目前，对于 CTC 升高的患者，没有证据表明换用药物或更改治疗强度（例如，采用联合化疗方案而不是单药治疗）可以提高其预后。

8.3 在 MBC 患者中建立 CTC 临床用途的研究尝试

8.3.1 CTC 计数指导治疗

之前的讨论已经清楚地证实基线时或随访时的 CTC 在 MBC 中的临床有效性，但是目前还没有研究证实其具有一致的临床效果。因此，采用 CellSearch® 方法正在欧洲进行的几项随机临床试验的目的是建立 CTC 指导治疗的临床用途。例如，STIC CTC 研究正在招募转移阶段一线治疗前 ER 阳性、HER2 阴性的 MBC 患者，患者随机进行标准治疗或基线“CTC 指导”的治疗。对于随机分配到 CTC 指导治疗组的患者，根据基线的 CTC 检测结果将其分为低风险或高风险类型。对于那些基线 CTC 水平较低的患者（低风险），以内分泌治疗作为其一线治疗。相反，那些入组时 CTC 水平较高的患者（高风险）接受的是细胞毒化疗。同样，正在进行的 CirCe01 研究将开始三线化疗的患者随机分为标准治疗组和首次随访的 CTC 指导治疗组。对于 CTC 指导治疗组的患者，转移阶段第一个细胞毒化疗疗程之后检测 CTC。CTC 持续升高的患者被立即更换为另外一种治疗，即使其没有进展的临床迹象。开始每一次后续治疗之后各组都进行同样的评估。该研究与 SWOG S0500 研究所不同的一点是，CTC 被用于指导转移阶段所有后续线程的治疗（三线、四线、五线，以及后续线程）而不只是一线治疗。

8.3.2 CTC 的表型和基因分型预测治疗效果

自从发现 ER 阳性患者可以从抗雌激素治疗中获益而 ER 阴性患者不能获益以来，精准医学实践，或者根据一个经过验证的能够预测特定治疗获益的生物标志物而采取的治疗策略已经被用于乳腺癌的治疗（Early Breast Cancer Trialists' Collaborative et al.，2011）。同样，目前已经公认的是 HER2⁻/neu⁻扩增的乳腺癌患者可以从 HER2 靶向治疗中获益（Moja et al.，2012）。因此，在所有乳腺癌患者中，原发肿瘤组织已被用于这些标志物的常规评价。然而，原发灶和转移灶之间的受体状态存在不一致的情况，这说明有必要做转移灶活检以确保所采用的是正确的治疗（Lindstrom et al.，2012）。由于可能很难对转移部位进行活检，在每一次记录进展的时间点上进行重复活检是不可行的，而单个转移部位的活检可能不会反映整个肿瘤负荷的组成。而液体活检也许最终可以作为一种更安全、花费更少、信息量更丰富的方法来获取转移性疾病患者的肿瘤样本信息（Alix-Panabieres &

Pantel，2013；Mathew et al.，2015）。

几个研究团队在对乳腺癌患者 CTC 的研究中已经成功地发现了重要的生物标志物，包括 ER（Fehm et al.，2009）、HER2（Riethdorf et al.，2010；Meng et al.，2004）、Ki67（Paoletti et al.，2015）、BCL2（Paoletti et al.，2015；Smerage et al.，2013）、apoptosis（M-30）（Smerage et al.，2013）、IGFR1（de Bono et al.，2007）、EGFR（Payne et al.，2009）、PI3K（Kallergi et al.，2007）、γ H2AX（Wang et al.，2010）、PD-L1（Mazel et al.，2015）等。Paoletti 等开发了一个 CTC-内分泌治疗参数（CTC-endocrine therapy index，CTC-ETI），用于评估 ER 和 BCL2（二者都可以预测 ET 的敏感性）以及 HER2 和 Ki67（预测 ET 的耐药性）的相对表达（Paoletti et al.，2015）。采用 CellSearch®系统，CTC-ETI 被证实有较高的分析有效性。在这项探索性研究中，50 例 ER 阳性 MBC 患者的 CTC-ETI 差别很大，有望发现一个 ER 耐药的群体，这个群体也许在其治疗过程中能够更早地从化疗之中获益。回答这个问题的一个前瞻性临床试验已经在北美结束入组（COMETI 试验，ClinicalTrials.gov 识别号：NCT01701050），并且在 SABCS 2016 上报道了初步的结果（Paoletti et al.，2016）。

与采用 CTC 的 ER 状态指导治疗的观念类似，多位研究者推测可以采用 CTC 的 HER2 状态来选择进行 HER2 靶向治疗的患者。在 Pestrin 等主导的Ⅱ期研究中，CTC HER2 阳性和原发肿瘤 HER2 阴性的患者被选择采用口服酪氨酸激酶抑制剂拉帕替尼治疗（Pestrin et al.，2012）。遗憾的是，在以这种方式进行治疗的患者中并未观察到拉帕替尼的疗效。目前有两项更大规模的正在进行的研究，目的是在 CTC HER2 阳性和原发肿瘤 HER2 阴性的患者中确定 HER2 靶向治疗的效果（DETECT Ⅲ，Clinicaltrials.gov 识别号：NCT01619111；CirCEX1，Clinicaltrials.gov 识别号：NCT01975142）。在 DETECT Ⅲ研究中，第一次开始三线治疗的转移性 HER2 阴性乳腺癌患者在入组时进行 CTC 的 HER2 表达评估。CTC 上发现 HER2 表达的患者被随机指定接受或不接受拉帕替尼治疗。这项研究的目的是确定 CTC 上 HER2 的表达是否能够预测抗 HER2 治疗的效果。对于 CTC 的计数或标志物表达是否有利于转移阶段的治疗指导，这些随机研究的结果将会提供有价值的信息。

最近，靶向细胞毒 T 淋巴细胞抗原（cytotoxic T lymphocyte antigen，CTLA-4）和程序性细胞死亡蛋白 1（PD-1/PD-L1）通路的免疫检查点抑制剂在多种恶性肿瘤中都改善了预后（Postow et al.，2015）。目前，关于乳腺癌患者中免疫检查点抑制剂的疗效只有有限的数据。然而，正在进行的临床试验的初步数据表明这些药物有一定的活性，在各种组织亚型经过大量预先治疗的患者中，有效率为 12%～18%（Nanda et al.，2016；Rugo，2015）。对其他癌种的研究提示，肿瘤免疫组化染色为 PD-L1 阳性的患者对 PD-1/PD-L1 抑制剂有效的可能性有所增加

（Weber et al.，2013）。在乳腺癌中，不同疾病亚型之间的肿瘤组织 PD-L1 表达存在相当程度的差异（Ghebeh et al.，2006）。最近，Mazel 等证实，MBC 患者 CTC 的表面经常有 PD-L1 的表达（Mazel et al.，2015）。这一发现提示，CTC 也许可以用于确定肿瘤的 PD-L1 阳性，但是有必要做额外的研究以确定 CTC 的 PD-L1 状态是否与组织学的结果有关，以及是否能够预测检查点抑制剂的疗效。

CTC 基因分型的潜在用途也引起了研究者极大的兴趣，发现一些体细胞的改变，这也许可以为治疗靶点或药物耐药提供更深入的了解。目前有多项报道在乳腺癌及其他实体恶性肿瘤患者的 ctDNA 和 CTC 中成功检测到了重要的肿瘤体细胞突变（Dawson et al.，2013）。目前还不清楚在 CTC 中发现的突变与在 ctDNA 中发现的突变是相似还是不同。值得注意的是，ctDNA 可能来自于裂解的细胞，这引起了人们的一些担心，认为它们可能不会反映活性肿瘤的基因组特征（表达）（表 8-1）。然而，CTC 的基因组分析受到了一定的限制，因为必须从混合的白细胞中对 CTC 进行纯化。

由于多数 CTC 的捕获平台都是从其他细胞组分中富集而不是纯化 CTC，研究者开发了能够实现这一目标的技术，比如介电电泳检测（DEPArray™）系统（Menarini Silicon Biosystems，意大利）。CTC 完全纯化之后，来自于单个或汇集 CTC 的 DNA 可以进行扩增和基因组分析（De Luca et al.，2016）。在一项研究中，一例具有 CTC 的患者被发现在单个 CTC 上携带 3 个不同的 *PIK3CA* 突变变异体，这强调了通过 CTC 的基因组分析可能会发现遗传异质性。虽然目前尚未建立 CTC 基因组分析的临床用途，但这是一个正在研究之中的令人兴奋的领域，尤其是关于转移灶组织与 ctDNA 测序中所获得的结果的比较。

8.4　总结

综上所述，CTC 在早期乳腺癌患者中已经在分析和临床方面被验证为一个预后生物标志物。但还没有建立 CTC 作为预测生物标志物指导患者治疗的临床用途。几项正在进行的临床试验也许可以建立这种模式。考虑到 MBC 阶段经过一线化疗一个疗程之后 CTC 持续升高的患者有难以置信的差的预后（她们原本就对化疗耐药），在这种情况下，CTC 计数也许可以被用作临床试验中的工具以发现能够从新型治疗药物中获益的患者。由于这些数据产生于各种组织亚型的乳腺癌患者，这一策略也许可以用于发现传统的“更好预后”的 MBC 患者，如 HR 阳性患者，她们可能不会从标准治疗之中获益。总之，采用 CTC 进行液体活检，也许是与其他的循环生物标志物（如 ctDNA）进行结合检测，是肿瘤精准医学时代非常吸引人的一个概念：它能够对肿瘤进行非侵袭性、相对低廉及连续的取样，更好地评价肿瘤的异质性，从而更好地指导患者治疗。

参 考 文 献

Alix-Panabieres C，Pantel K（2013）Circulating tumor cells：liquid biopsy of cancer. Clin Chem 59：110-118

Bidard FC，Mathiot C，Degeorges A et al（2010）Clinical value of circulating endothelial cells and circulating tumor cells in metastatic breast cancer patients treated first line with bevacizumab and chemotherapy. Ann Oncol 21：1765-1771

Bidard FC，Michiels S，Mueller V et al（2016）IMENEO：International MEta-analysis of circulating tumor cell detection in early breast cancer patients treated by NEOadjuvant chemotherapy. In：Paper presented at：39th San Antonio breast cancer symposium，Dec 2016，San Antonio，TX

Bidard FC，Peeters DJ，Fehm T et al（2014）Clinical validity of circulating tumour cells in patients with metastatic breast cancer：a pooled analysis of individual patient data. Lancet Oncol 15：406-414

Chaffer CL，Weinberg RA（2011）A perspective on cancer cell metastasis. Science 331：1559-1564

Chu D，Paoletti C，Gersch C et al（2016）ESR1 mutations in circulating plasma tumor DNA from metastatic breast cancer patients. Clin Cancer Res 22：993-999

Coget J，Blanchard F，Lamy A et al（2012）Cytologic and molecular characterizations of CTC detected in patients with metastatic colorectal carcinomas. J Clin Oncol 30：485

Cristofanilli M，Budd GT，Ellis MJ et al（2004）Circulating tumor cells，disease progression，and survival in metastatic breast cancer. N Engl J Med 351：781-791

Dawson SJ，Rosenfeld N，Caldas C（2013）Circulating tumor DNA to monitor metastatic breast cancer. N Engl J Med 369：93-94

de Bono JS，Attard G，Adjei A et al（2007）Potential applications for circulating tumor cells expressing the insulin-like growth factor-I receptor. Clin Cancer Res 13：3611-3616

De Luca F，Rotunno G，Salvianti F et al（2016）Mutational analysis of single circulating tumor cells by next generation sequencing in metastatic breast cancer. Oncotarget 7：26107

Early Breast Cancer Trialists' Collaborative G，Davies C，Godwin J et al（2011）Relevance of breast cancer hormone receptors and other factors to the efficacy of adjuvant tamoxifen：patient-level meta-analysis of randomised trials. Lancet 378：771-84

Fehm T，Hoffmann O，Aktas B et al（2009）Detection and characterization of circulating tumor cells in blood of primary breast cancer patients by RT-PCR and comparison to status of bone marrow disseminated cells. Breast Cancer Res 11：R59

Gerlinger M，Rowan AJ，Horswell S et al（2012）Intratumor heterogeneity and branched evolution revealed by multiregion sequencing. N Engl J Med 366：883-892

Ghebeh H，Mohammed S，Al-Omair A et al（2006）The B7-H1（PD-L1）T lymphocyte-inhibitory molecule is expressed in breast cancer patients with infiltrating ductal carcinoma：correlation with important high-risk prognostic factors. Neoplasia 8：190-198

Giordano A，Egleston BL，Hajage D et al（2013）Establishment and validation of circulating tumor cell-based prognostic nomograms in first-line metastatic breast cancer patients. Clin Cancer Res 19：1596-1602

Hayes DF，Cristofanilli M，Budd GT et al（2006）Circulating tumor cells at each follow-up time point during therapy of metastatic breast cancer patients predict progression-free and overall survival. Clin Cancer Res 12：4218-4224

Ignatiadis M，Xenidis N，Perraki M et al（2007）Different prognostic value of cytokeratin-19 mRNA positive circulating tumor cells according to estrogen receptor and HER2 status in early-stage breast cancer. J Clin Oncol 25：5194-5202

Janni WJ，Rack B，Terstappen LW et al（2016）Pooled analysis of the prognostic relevance of circulating tumor cells in primary breast cancer. Clin Cancer Res 22：2583-2593

Kallergi G，Mavroudis D，Georgoulias V et al（2007）Phosphorylation of FAK，PI-3K，and impaired actin organization in CK-positive micrometastatic breast cancer cells. Mol Med 13：79-88

Lindstrom LS，Karlsson E，Wilking UM et al（2012）Clinically used breast cancer markers such as estrogen receptor，progesterone receptor，and human epidermal growth factor receptor 2 are unstable throughout tumor progression. J Clin Oncol 30：2601-2608

Liu MC，Shields PG，Warren RD et al（2009）Circulating tumor cells：a useful predictor of treatment efficacy in metastatic breast cancer. J Clin Oncol 27：5153-5159

Lucci A，Hall CS，Lodhi AK et al（2012）Circulating tumour cells in non-metastatic breast cancer：a prospective study. Lancet Oncol 13：688-695

Mathew A，Brufsky AM，Davidson NE（2015）Can circulating tumor cells predict resistance in metastatic breast cancer? Clin Cancer Res 21：2421-2423

Mazel M，Jacot W，Pantel K et al（2015）Frequent expression of PD-L1 on circulating breast cancer cells. Mol Oncol 9：1773-1782

Meng S，Tripathy D，Shete S et al（2004）HER-2 gene amplification can be acquired as breast cancer progresses. Proc Natl Acad Sci U S A 101：9393-9398

Moja L，Tagliabue L，Balduzzi S et al（2012）Trastuzumab containing regimens for early breast cancer. Cochrane Database Syst Rev 4：CD006243

Nanda R，Chow LQ，Dees EC et al（2016）Pembrolizumab in patients with advanced triple-negative breast cancer：phase Ib KEYNOTE-012 study. J Clin Oncol 34：2460-2467

Nygaard AD，Garm Spindler KL，Pallisgaard N et al（2013）The prognostic value of KRAS mutated plasma DNA in advanced non-small cell lung cancer. Lung Cancer 79：312-317

Paoletti C，Hayes DF（2016）Circulating tumor cells. Adv Exp Med Biol 882：235-258

Paoletti C，Muniz MC，Thomas DG et al（2015）Development of circulating tumor cell-endocrine therapy index in patients with hormone receptor-positive breast cancer. Clin Cancer Res 21：2487-2498

Paoletti C，Regan MM，Liu MC，Marcom PK，Hart LL，Smith Ⅱ JW，Tedesco KL，Amir E，Krop IE，DeMichele AM，Goodwin PJ，Block M，Aung K，Cannell EM，Darga EP，Baratta PJ，Brown ME，McCormack RT，Hayes DF（2016）Circulating tumor cell number and CTC-endocrine therapy index predict clinical outcomes in ER positive metastatic breast cancer patients：results of the COMETI Phase 2 trial.，In：abstr#P01-01-01 San Antonio breast cancer symposium

Paoletti C，Smerage J，Hayes DF（2012）Circulating tumor cells as a marker of prognosis. Princip Prac Oncol 1-8

Payne RE，Yague E，Slade MJ et al（2009）Measurements of EGFR expression on circulating tumor cells are reproducible over time in metastatic breast cancer patients. Pharmacogenomics 10：51-57

Pestrin M，Bessi S，Puglisi F et al（2012）Final results of a multicenter phase Ⅱ clinical trial evaluating the activity of single-agent lapatinib in patients with HER2-negative metastatic breast cancer and HER2-positive circulating tumor cells. A proof-of-concept study. Breast Cancer Res Treat 134：283-289

Poruk KE，Blackford AL，Weiss MJ et al（2017）Circulating tumor cells expressing markers of tumor initiating cells predict poor survival and cancer recurrence in patients with pancreatic ductal adenocarcinoma. Clin Cancer Res 23（11）：2681-2690

Postow MA，Chesney J，Pavlick AC et al（2015）Nivolumab and ipilimumab versus ipilimumab in untreated melanoma. N Engl J Med 372：2006-2017

Rack B，Schindlbeck C，Juckstock J et al（2014）Circulating tumor cells predict survival in early average-to-high risk breast cancer patients. J Natl Cancer Inst 106（5）：dju066

Riethdorf S，Muller V，Zhang L et al（2010）Detection and HER2 expression of circulating tumor cells：prospective

monitoring in breast cancer patients treated in the neoadjuvant GeparQuattro trial.，Clin Cancer Res 16：2634-2645
Robinson DR，Wu YM，Vats P et al（2013）Activating ESR1 mutations in hormone-resistant metastatic breast cancer. Nat Genet 45：1446-1451
Rugo H（2015）Preliminary efficacy and safety of pembrolizumab（MK-3475）in patients with PD-L1-positive，estrogen receptor-positive（ER+）/HER2-negative advanced breast cancer enrolled in KEYNOTE-028. San Antonio
Scher HI，Heller G，Molina A et al（2011）Evaluation of circulating tumor cell（CTC）enumeration as an efficacy response biomarker of overall survival（OS）in metastatic castration-resistant prostate cancer（mCRPC）：planned final analysis（FA）of COU-AA-301，a randomized，double-blind，placebo-controlled，phase Ⅲ study of abiraterone acetate（AA）plus low-dose prednisone（P）post docetaxel. J Clin Oncol 29：LBA4517
Schiavon G，Hrebien S，Garcia-Murillas I et al（2015）Analysis of ESR1 mutation in circulating tumor DNA demonstrates evolution during therapy for metastatic breast cancer. Sci Transl Med 7：313ra182
Smerage JB，Barlow WE，Hortobagyi GN et al（2014）Circulating tumor cells and response to chemotherapy in metastatic breast cancer：SWOG S0500. J Clin Oncol 32：3483-3489
Smerage JB，Budd GT，Doyle GV et al（2013）Monitoring apoptosis and Bcl-2 on circulating tumor cells in patients with metastatic breast cancer. Mol Oncol 7：680-692
Teutsch SM，Bradley LA，Palomaki GE et al（2009）The evaluation of genomic applications in practice and prevention（EGAPP）initiative：methods of the EGAPP working group. Genet Med 11：3-14
Van Poznak C，Somerfield MR，Bast RC et al（2015）Use of biomarkers to guide decisions on systemic therapy for women with metastatic breast cancer：American society of clinical oncology clinical practice guideline. J Clin Oncol 33：2695-2704
Wang LH，Pfister TD，Parchment RE et al（2010）Monitoring drug-induced gammaH2AX as a pharmacodynamic biomarker in individual circulating tumor cells. Clin Cancer Res 16：1073-1084
Weber JS，Kudchadkar RR，Yu B et al（2013）Safety，efficacy，and biomarkers of nivolumab with vaccine in ipilimumab-refractory or -naive melanoma. J Clin Oncol 31：4311-4318
Xenidis N，Ignatiadis M，Apostolaki S et al（2009）Cytokeratin-19 mRNA-positive circulating tumor cells after adjuvant chemotherapy in patients with early breast cancer. J Clin Oncol 27：2177-2184
Zhang L，Riethdorf S，Wu G et al（2012）Meta-analysis of the prognostic value of circulating tumor cells in breast cancer. Clin Cancer Res 18：5701-5710

第 2 篇

循环肿瘤 DNA（ctDNA）

第9章

ctDNA释放到循环系统中的病理生理学及其特征：对于临床应用来说什么是重要的

Nickolas Papadopoulos

9.1 引言

人类循环系统中的cfDNA首次报道于1948年（Mandel & Metais，1948）。当在癌症患者中观察到cfDNA水平升高时，ctDNA被推测是cfDNA的成分之一（Leon et al.，1977）。癌症是一种遗传性疾病，自从有了这个开创性的发现以来，液体活检的概念就在临床医生和癌症生物学家的思想中活跃起来。基因突变突然具有了作为癌组织独特生物标志物进行疾病检测和治疗的潜力。直到40年之后才有报道发现在癌症患者的血浆中出现了来自于癌细胞的cfDNA片段（Stroun et al.，1989），随后很快有研究成功地在体液标本中检测到了基因突变，即采用膀胱癌患者的尿液检测到了*TP53*突变（Sidransky et al.，1991）。技术的进步也促进了基因组分析在液体活检应用方面的爆发。数字PCR（Vogelstein & Kinzler，1999）能够对少见的ctDNA片段进行准确的检测和定量。保留了数字分析概念的很多后续技术进一步促进了cfDNA和ctDNA的检测方法的发展，从采用单个基因发展为基因的组合、全外显子组测序（whole-exome sequencing，WES）和全基因组测序（whole-genome sequencing，WGS）（Dressman et al.，2003；Diehl et al.，2005；Kinde et al.，2011；Forshew et al.，2012；Leary et al.，2012；Murtaza et al.，2013；Newman et al.，2014；Lanman et al.，2015）。理所当然，这方面的重点被放到了临床应用上，而关于cfDNA的来源和特征只有一些零星的研究。有一些综述介绍了目前已知的关于cfDNA和ctDNA的本质、来源，以及形成原因的信息，也概述了这个领域的争论和不同的意见（Schwarzenbach et al.，2011；Thierry et al.，2016；Wan et al.，2017；Aucamp et al.，2018）。然

N. Papadopoulos *

Ludwig Center，Sidney Kimmel Comprehensive Cancer Center，Johns Hopkins University，1650 Orleans Street，Baltimore，MD 21231，USA

* e-mail：npapado1@jhmi.edu

而，关于导致肿瘤 DNA 出现在循环系统中的机制，其潜在的波动及其清除的动力学，目前仍然缺乏完整的认识。

目前我们仍然没能完全了解 ctDNA 的出现或其含量与肿瘤特征之间的关系。已发表的研究中所采用的 DNA 在准备和分析技术上存在相当程度的差异，这使我们在认知方面的不足进一步复杂化。技术上存在如此的差异，因此很难对不同肿瘤类型个体之间的 ctDNA 含量进行直接比较（Diaz et al.，2012；Diehl et al.，2008；Forshew et al.，2012；Kuang et al.，2009；Taniguchi et al.，2011；Chang et al.，2002）。不同研究之间的比较也具有挑战性，因为所报道的数据类型也存在差异。例如，实时聚合酶链反应（PCR）的结果很难与所评价的突变模板分子的比例进行比较，或者基于血清分析的结果很难与基于血浆分析的结果进行比较。ctDNA 的真正本质及其病理生理学也存在很多挑战，需要非常有效的临床检测方法。其中有一些是技术方面的挑战，有一些是生物学方面的挑战。

因此，本章的目的是了解我们对于 ctDNA 目前所知道的以及需要知道的信息，所采用的视角为审视哪些事情与 ctDNA 作为癌症生物标志物进行临床检测的开发有关联。

9.2 ctDNA 生物标志物：如何区分 ctDNA 和 cfDNA

在健康个体的循环系统中，大多数 cfDNA 是由造血细胞释放的（Anker et al.，1975；Lui et al.，2002；Sun et al.，2015；Lehmann-Werman et al.，2016）。在生理学和病理学情况下都可以观察到 cfDNA，包括运动、创伤、脑卒中、心肌梗死、败血症、糖尿病、狼疮等（Breitbach et al.，2012；Campello et al.，2007；Antonatos et al.，2006；Dwivedi et al.，2012）。

目前已知 ctDNA 是 cfDNA 中的一小部分，这使其检测非常具有挑战性。如何将 ctDNA 与 cfDNA 区分开来？采用一些检测方法，对体细胞突变（点突变、插入和缺失、重排）、拷贝数变异、非整倍性及甲基化的检测都曾用于 ctDNA 的鉴别（Chan et al.，2013a，2013b；Leary et al.，2010；Murtaza et al.，2013；Leary et al.，2012；Douville et al.，2018）。根据所采用的方法及其临床应用，在大量的 cfDNA 之中检测 ctDNA 的敏感性和特异性各不相同。体细胞突变提供了定性的标志物，可以明确地区分 ctDNA 和 cfDNA，而非整倍性和拷贝数变异提供了定量的标志物。体细胞突变以每个细胞一个拷贝的方式出现，它们在循环系统中出现得很少，尤其是在早期疾病或微转移的患者中。另外，技术上的失真（如 PCR 误差）会形成背景突变，导致噪声增加。对重排和插入缺失的检测的优势是可以在数百万个野生型序列中检测到它们，而点突变则是在数千个野生型序列中检测到它们，因为技术误差不会产生特异的重排。因此，其信噪比要远高于点突变（Leary et al.，2010；Bettegowda et al.，2014）。易位的不足使其在实体肿瘤中很少见，通常对单个病例特异，需要专门的检测。ctDNA 的甲基化模式不仅可用于癌症的检测，也可用于检测癌症的组织起源（Sun et al.，2015；Hao et al.，2017）。一个主要的不足（至少对于那些需要精细敏感性的应用来说）是在测序之前的 ctDNA 模板准备过程中存在分子的破坏和丢失，这会限制其敏感性。

检测基因组中的定量变化是区分 ctDNA 和 cfDNA 的另外一种方式。肿瘤细胞基因组中的扩增区域应该在 ctDNA 中相对富集，而缺失的区域则未被充分体现。由于缺乏突变这样的"信标"，定量改变通常需要更多的事件（这会转化为更多的分子信息）以增加结果的可信度，这会反过来影响某些临床应用的敏感性（Lo et al.，2010；Jiang et al.，2015）。相比于单独的突变或扩增，肿瘤基因组中扩增区域内的一个突变将是更加理想的标志物。非整倍体本身是评价 ctDNA 的一个诱人的生物标志物，因为它出现在绝大多数的实体肿瘤中。它涉及多个染色体臂，为检测染色体数目的变化提供了便利，因此根据基因组中多个位点的累积改变数量可以开发一种评分（Douville et al.，2018）。这种策略利用了来自不同基因座的多个不同的 DNA 片段，与采用突变时相比，有效地增加了每个基因座所要求的基因组当量。因此，可以在更小体积的血浆中检测到非整倍体。尽管很有前景，但是目前依赖拷贝数改变检测的方法比突变检测方法有更低的分析灵敏度（Lo et al.，2010；Jiang et al.，2015；Douville et al.，2018）。

大小也是 cfDNA 和 ctDNA 之间的一个差异。有研究表明，在平均尺寸更小的 DNA 中，ctDNA 的含量比 cfDNA 更丰富（Mouliere et al.，2011；Thierry et al.，2016）。评价这个短片段富集成分中的突变可以帮助提高 ctDNA 的信噪比。选择合适的生物标志物进行 ctDNA 的检测需要同时了解 ctDNA 的特征、样本中的预期含量，以及临床应用在敏感性和特异性方面的局限性。

9.3　ctDNA 的来源

ctDNA 来源于循环肿瘤细胞（CTC）或位于瘤床中的肿瘤细胞。有几条证据支持瘤床中的肿瘤细胞是 ctDNA 的主要来源，而不是 CTC。首先，没有发现检测到了 CTC 却没有检测到 ctDNA 的病例。然而，在没有 CTC 的情况下却可以多次检测到 ctDNA。一项研究对血细胞成分中的 DNA 和同一个患者血浆中的 ctDNA 进行了直接比较，测试了肿瘤组织中所发现的体细胞突变，在检测到 ctDNA 的病例中，采用同样的方法没有检测到 CTC，反之则不然（Bettegowda et al., 2014)。其次，在同时检测到 CTC 和 ctDNA 的情况下，ctDNA 的基因组当量在数量级上要高于 CTC。对于 ctDNA 含量和 CTC 数量之间的差异做了分析，包括在理论上对转移性疾病患者中 ctDNA 含量和 CTC 数量进行比较（Crowley et al., 2013；Thierry et al., 2016)，以及直接对同一次抽血中的细胞成分和血浆进行比较。在 CTC 和 ctDNA 都能检测到的情况下，血浆中突变片段的平均数目比 CTC 中的对应水平要高（>50 倍）(Bettegowda et al., 2014)。

9.4 ctDNA 的本质

在生理和病理条件下，cfDNA 主要是由短的 DNA 片段组成。最初在癌症患者中观察到的最丰富的 cfDNA 片段长度约为 180 bp（Giacona et al., 1998；Jahr et al., 2001)。利用二代测序方法，癌症患者中 cfDNA 的主要长度被证实约为 166bp，在小于 140bp 的尺寸上每隔 10bp 就有一系列的峰值（Lo et al., 2010；Jiang & Lo, 2016；Thierry et al., 2016；Wan et al., 2017)。尽管 cfDNA 主要都是短片段，但是也不是没有长片段，有时候可以检测到几千个碱基的长片段。cfDNA 的长度被认为可以提供其释放机制的线索。凋亡（Jiang & Lo, 2016）和坏死（Diehl et al., 2005；Thierry et al., 2016）都被认为是 ctDNA 出现在循环系统中的主要机制。例如，与核小体相关的周期性提示 cfDNA 是凋亡的产物。更小的片段具有一致性，可能是因为 DNA 是被核酸酶所降解或者是巨噬细胞对坏死癌细胞进行吞噬的产物。更大的片段也可能是坏死的产物。

在实践中，ctDNA 的大小对于临床检测方法的开发来说非常重要。将 *APC* 基因扩增子的大小从 1296bp 调整为 100bp 以同时检测野生型（wild-type, WT）和突变型分子（它们分别代表非癌症来源的 cfDNA 和 ctDNA 成分)，随着长度的减少，所检测到的总 *APC* 片段（cfDNA）有了 5～20 倍的增加，而在同样的长度范围，突变分子成分（ctDNA）增加了超过 100 倍（Diehl et al., 2005)。在这些研究中所检测到的 *APC* 突变分子成分的增加证实肿瘤 DNA 比正常 DNA 有更多的降解。癌症动物模型（根据人类和小鼠序列可以轻松区分 DNA）和癌症患者中的研究都支持多数 ctDNA 均短于 145bp（Mouliere et al., 2013；Thierry et al., 2016)。ctDNA 的完整性和长度要求开发靶向短的降解片段，而不是更长片段 DNA 的方法。

对 ctDNA 进行准确检测的第二个重要特征是 ctDNA 的半衰期。许多研究都证实这个半衰期很短，是几分钟而不是小时、天或周的数量级。关于孕妇的研究首次证实 cfDNA 通常是短期存在的。胎儿 DNA 半数减少的平均时间为 16.3 分钟（范围：4～30 分钟）(Lo et al., 1999)。一项研究在鼻咽癌患者中监测了血浆

EB 病毒（Epstein-Barr virus，EBV）的 DNA 水平，术后血浆 EBV DNA 的平均半衰期为 139 分钟（To et al.，2003）。一名结直肠癌患者在完全切除癌变组织之后很早就进行了多个时间点的血浆采样，根据其结果，ctDNA 的半衰期为 114 分钟（Diehl et al.，2008）。

ctDNA 的半衰期对于癌症具有重要的意义。短的半衰期将使 ctDNA 检测成为一个理想的诊断参数，因为其消失和（或）重新出现可能与治疗效果和疾病的复发有关。接受手术切除的患者在术后会迅速展现 ctDNA 升高的特征，但是在此之后不久检测结果就会出现明显的降低，而未来任何升高都可能提示出现了微小残留疾病或复发。ctDNA 作为肿瘤动态生物标志物已经在接受治疗的结直肠癌患者中得到了证实（Diehl et al.，2008）。后续的研究已经证实，在某些肿瘤类型之中，ctDNA 可以在影像学方法之前检测到微小残留疾病、预测复发及疗效，这使得 ctDNA 成为追踪疾病动态变化的重要生物标志物（Tie et al.，2016；Dawson et al.，2013；Chaudhuri et al.，2017；Pantel & Alix-Panabières，2017；von Bubnoff，2017）

9.5　DNA 的含量

对循环系统中的突变 DNA 分子进行检测和定量的能力是液体活检的基础。在各项研究之中所计算的 cfDNA 分子数目不相同，可能是方法学和生物学方面的原因。对于 ctDNA 的检测，突变等位基因比率（mutation allele fraction，MAF）或变异等位基因比率（variant allele fraction，VAF）是一个关键的参数。根据所观察到的 MAF 并假设半衰期为 16 分钟，仍然会存在大量的 ctDNA 分子。例如，一个 30g、*APC* 突变为 1.3% MAF 的Ⅲ期结直肠癌组织每天会释放 0.15%的肿瘤 DNA 至循环系统中（Diehl et al.，2005）。针对 EGFR 抑制耐药的转移性结直肠癌患者所做的分析提示，预计 4400 万个携带 *KRAS* 突变的肿瘤细胞将会在 1ml 血浆中形成至少 1 个 *KRAS* 突变的片段（Diaz et al.，2012）。

虽然转移阶段的 MAF 可能大于 10%（Dawson et al.，2013；Guibert et al.，2018），可以对 ctDNA 进行敏感性检测，但据报道，早期检测和微小残留疾病检测中的 MAF 要低于 0.1%。敏感性的检测需要能够检测出少于 0.01%的 MAF。这会导致出现两个问题。第一个问题是技术方面的。在准备用于分析的 ctDNA 时会产生很多非天然的“突变”（酶的操作、扩增和测序），甚至在进行生物信息学分析时也会如此。因此，处理和分析 ctDNA 的混合错误率会高于所用方法的分析能力。解决这个问题不仅需要研发具有强大分析敏感性的方法，还需要整合纠错的步骤，例如，以分子条形码的形式为每一个 ctDNA 片段加入一个独特的标识符（Kinde et al.，2011；Newman et al.，2014；Wan et al.，2017）。第二个问题是生物学方面的。即使采用具有一定分析敏感性水平的方法，在某些情况下，如Ⅰ期癌症的早期检测，通常所采用的 5～10ml 血浆之中出现的实际分子数目也是非常有限的。例如，某个突变 0.01%的 MAF 指的是围绕突变的部位，9999 个 cfDNA 片段中有 1 个 ctDNA 片段，这可以转换为 30ng 的 cfDNA 中有 1 个突变分子。对于癌症的早期检测来说，可以获得的 cfDNA 数量非常有限。在近期一项关于Ⅰ期和Ⅱ期胰腺癌检测的研究中，*KRAS* 或 *TP53* 突变的检测受到了血浆中突变分子数目的限制，导致敏感性降低。*KRAS* 突变阳性的样本中，23%为每毫升血浆中少于 2 个分子（图 9-1）（Cohen et al.，2017）。ctDNA 分子的可获得性在很多情况下都曾被提及，它是液体活检进行罕见突变检测的许多临床应用中的原则性问题。这在 ctDNA 检测方法的开发过程中产生了一个无意的结果。虽然一种方法可以通过采用更高的输入或包含一些从 cfDNA 中富集 ctDNA 成分的步骤来加以优化，获得更高的分析敏感性，但分析敏感性方面的获益可能会面临以影响分子为代价，这会影响其临床敏感性。显然，ctDNA 的含量对于临床应用来说至关重要。了解技术方面和生物学方面的局限将为克服这些局限提供新的途径。

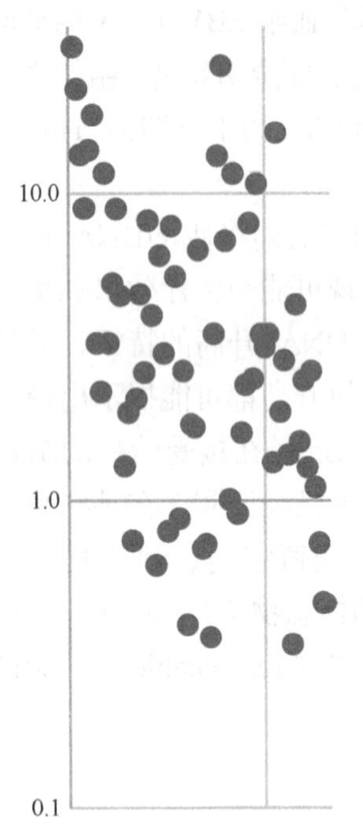

图 9-1　Ⅰ期和Ⅱ期胰腺癌患者每毫升血浆中突变片段的数目。每个点分别代表 66 例 *KRAS* 突变阳性患者之一。其中有 14 例和 23 例患者在每毫升血液中分别少于 1 个和 2 个 DNA 片段

数据来自 Cohen 等（2017）

9.6　判断 cfDNA/ctDNA 的组织来源

在采用 ctDNA 检测隐匿性疾病领域，一个可预知的挑战便是鉴定受累的组织/器官。例如，在无症状人群中进行筛查测试，在检测到生物标志物提示存在肿瘤之外，如果还能够准确地预测肿瘤的部位，将会具有更大的价值。单靠检测体细胞突变并不是解决之道，因为很多驱动突变在不同癌症中都是共同的（Vogelstein et al.，2013）。而且，尽管在单个患者中检测到多个突变有可能提供

癌症起源的信息，但是考虑到 ctDNA 分子的稀有性，这种方法通常并不可行。因此，还需要采用其他的策略来实现对肿瘤位置的预测。

为了解如何进行这方面的试验设计，研究者借鉴了在孕妇血浆和血清中检测胎儿 DNA 时的经验（Lo et al.，1997，1998a，1998b）；他们检测了器官移植个体的 cfDNA，这些患者的遗传背景与所移植的组织完全不同（Sun et al.，2015）。随后研究者探索了采用 cfDNA 中的甲基化或核小体模式来判断其组织来源（Lehmann-Werman et al.，2016；Snyder et al.，2016；Hao et al.，2017）。采用亚硫酸氢盐测序来鉴定孕妇、癌症或移植患者血浆 DNA 的甲基化碱基。将 ctDNA 中的甲基化谱与参考的组织特异谱进行比较（Sun et al.，2015）。同样，cfDNA 中的甲基化模式与几个病理条件下（包括胰腺癌）的组织特异细胞死亡有关联（Lehmann-Werman et al.，2016）。ctDNA 中的甲基化模式也被用于鉴定结肠癌患者的转移位点（Hao et al.，2017）。研究者也采用 cfDNA 片段的边界范围来判断核小体的定位，并根据已知的模式来判断组织的起源（Snyder et al.，2016）。他们推断，主要峰值在 167bp 的片段长度分布支持这样一个模型，即 cfDNA 片段被保护从而免受核小体蛋白相关核酸酶的切割。采用这种方法，它们能够有效形成一个蛋白-cfDNA 相互作用的印记，这在理论上与组织起源有关。在一个包括少量癌症患者的队列中，核小体的间隔模式揭示了非造血细胞对于 cfDNA 的重要贡献，这些 cfDNA 多次与癌症的组织起源相匹配。因此，体细胞和表观遗传学改变的结合也许可以使癌症检测及对其起源位置的判断成为可能。

另一种方法是采用 ctDNA 之外的其他类型的标志物。最近，采用一个人工智能算法整合来自 ctDNA 和蛋白生物标志物的数据，不仅可以提高癌症检测的敏感性，也有助于阐明原发肿瘤的可能定位（Cohen et al.，2018）。

9.7 释放和清除

cfDNA 的出现可归因于多种来源，或者是外源性的感染、移植，或者是内源性的因凋亡、坏死、程序性死亡而导致的细胞死亡，或者是由细胞所释放出来的颗粒，如外泌体。最近发表的文章包含了更加综合和细节的信息（Aucamp et al.，2018；Thierry et al.，2016）。多种原因造成了 cfDNA 释放的这些机制。例如，在败血症、炎症、衰老、运动，以及包括癌症在内的其他生理和病理条件下 cfDNA 会增加。cfDNA 的存在也带来了一些后果，如化疗之后，从活化的中性粒细胞中释放的 cfDNA 将会诱发血液凝集，这已经被报道为弥散性血管内凝血（这是肿瘤患者中常见的一个过程）的一个预后因子（Swystun et al.，2011；Kim et al.，2015）。

ctDNA 的释放机制是什么，它与 cfDNA 的释放机制是不是有区别？正如我们之前讨论的，其大小使得研究者认为凋亡/坏死是 ctDNA 释放的机制之一。坏死/凋亡细胞的 DNA 被认为只是简单地从死亡细胞泄漏到循环系统之中，但是涉及免疫细胞类型的各种场景可能会解释 ctDNA 如何最终进入循环系统中。细胞培养中的研究已经证实坏死细胞并不会简单地泄露 DNA 到循环系统之中；更准确地说，坏死细胞中的 DNA 要想被释放到血液之中，在体内需要有巨噬细胞的参与（Choi et al.，2005）。巨噬细胞到达坏死的区域来清除死亡的物质，其中就包括 DNA。DNA 在巨噬细胞之中被分解成更小尺寸的片段，最终被释放到血流之中。涉及中性粒细胞的第二个机制也许可以解释各种病理条件下出现在循环系统中的 cfDNA。中性粒细胞胞外诱捕网络（neutrophil extracellular trap，NET）是由蛋白和释放 DNA 所组成的复合物，在几种病理情形中对 NET 进行了研究。在癌症中，瘤床内部可以发现 NET，其形成甚至被证实为由转移的乳腺癌细胞所触发（Park et al.，2016）。然而，目前不清楚的是这种机制对 ctDNA 含量是否有贡献及其贡献有多大。

外泌体及其他由部分细胞膜所包裹的细胞碎片（被昵称为垃圾小体）也被证实含有 ctDNA。外泌体本身已经被开发作为检测癌症的生物标志物。多数分离 ctDNA 的流程将不可避免地包括来自外泌体的 DNA，很多报道 ctDNA 含量的研究包括了来自外泌体的 ctDNA。

ctDNA 的清除机制还没有得到充分的研究，但是很有可能按照与 cfDNA 同样的方式进行清除。可能是肾脏的清除作用和肝脏、脾脏的摄取共同导致了 cfDNA 的消除。从远端器官到达肾脏，在尿液中被清除的肿瘤来源的 DNA 在尺寸上比 ctDNA 更短，这提示了更进一步的降解。清除的情况也将受到患者生理或病理状态的影响。研究者曾经将标记好的单链 DNA（single-stranded DNA，ssDNA）注射到小鼠体内，然后检测器官的放射性水平。以动物中 DNA 浓度的增加来检测 ssDNA 清除的研究证实，肝脏是主要的（约 90%）清除部位（Emlen & Mannik，1978），肾脏只占 2%～5%，脾脏甚至更少。肺部和皮肤的检出可以忽略不计。然而，随着 DNA 浓度的增加，肝脏清除会饱和；在这种情况下，脾脏的摄取会增加。

关于 cfDNA 释放的原因和机制，目前仍然有很多未解决的问题，这限制了我们对其生物学特性的理解。关于 ctDNA 的出现与肿瘤（释放 ctDNA 至循环系统）状态之间的关系，临床样本中 ctDNA 的研究已经提供了一些线索。

9.8 ctDNA 的生物学考虑

无法在每一位癌症患者的血浆中检测到 ctDNA，也许不能完全归因于分析方法敏感性的不足。与 ctDNA 生物学有关的其他因素以及我们对其释放进入循环系统中的理解也可能会影响对其进行检测。在 ctDNA 的含量和肿瘤负荷之间有大体的相关性。与此同时，有一些观察提示，我们对 ctDNA 生物学的了解还不能准确预测其释放进入循环系统的速率。如果能够获得这个关键的认识，将会帮助我们开发更好的临床应用并解释其结果。

以往的研究证实，癌症患者血浆之中的总 DNA 浓度通常会升高（Leon et al.，1977；Sozzi et al.，2001）。晚期癌症个体中的后续研究也支持这一结果（Diehl et al.，2005；Newman et al.，2014）。但是，仅依靠 ctDNA 片段并不能造成总 cfDNA 的增加，提示除了肿瘤细胞之外，可能来自于瘤床的其他非肿瘤细胞，或浸润肿瘤的其他细胞也在同时发生死亡。当个体在接受治疗时，cfDNA 的这种增加可以得到更好的解释，因为治疗方法将会导致癌症和非癌症细胞的死亡。然而，cfDNA 的总体增加将会稀释 ctDNA 中的信号。ctDNA 检测中最重要的是出现在血浆中的片段数目及突变片段的百分比。

有研究证实，不同肿瘤类型的晚期肿瘤患者的 ctDNA 并不是以同等的敏感性被检测到，这很可能是因为所释放的 ctDNA 分子的数目有所不同（Bettegowda et al.，2014）。在一项单独的研究中，非转移性肿瘤类型之间的 cfDNA 含量不相同。肝细胞癌患者的平均 cfDNA 含量要高于其他肿瘤类型，在每毫升血浆中产生了更多的 ctDNA 片段。然而，实际的 ctDNA 片段并不比其他肿瘤类型高（图 9-2）（Cohen et al.，2018）。与肿瘤类型有关的检测敏感性差异也在其他研究中有所提及。肺鳞癌的检测敏感性要高于同等分期的肺腺癌（Abbosh et al.，2017）。不同的肿瘤类型有不同的生物学特征、不同程度的侵袭性及不同的转化率，这些都是最有可能影响 ctDNA 释放水平的特征。

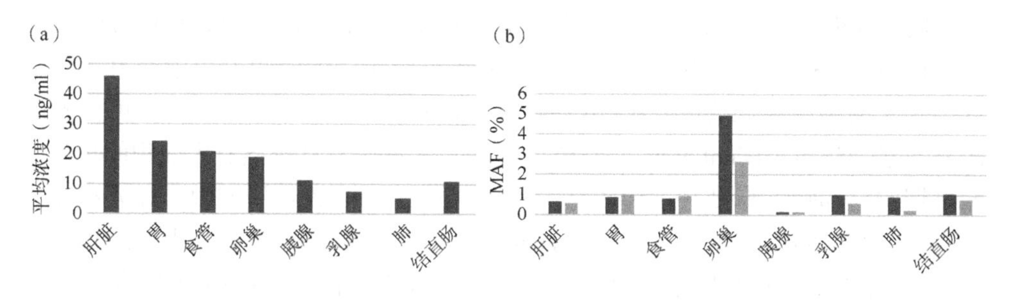

图 9-2　（a）展示了同一项研究中采用相同的方案从不同肿瘤类型中制备的 cfDNA 的平均浓度；（b）展示了相同样本中的 MAF，提示 cfDNA 含量的增加并不一定对应更高的 MAF

即使是在同样的肿瘤类型中，所释放的 ctDNA 含量也有所不同。当根据定位对头颈部鳞癌进行区分时，其检测的敏感性会有所不同。对口咽、喉和下咽部位肿瘤的检测敏感性要高于口腔的肿瘤（Wang et al.，2015a）。这些结果提示，肿瘤所处的位置可能会影响释放到血液中的 ctDNA 含量。这是由于肿瘤靠近循环系统这样的物理特性，还是由于肿瘤之间未知的差异？中枢神经系统肿瘤检测敏感性的不足也是要归因于肿瘤的位置无法突破完整的血脑屏障，在某些情况下只能采用脑脊液（cerebral spinal fluid，CSF）来检测肿瘤释放的 DNA（Wang et al.，2015b）。

正如之前所讨论的，肿瘤的体积也将影响 ctDNA 的含量。分期和 ctDNA 片段含量之间存在相关性，因为更晚期的肿瘤一般比早期肿瘤更大。还不能轻易判断 ctDNA 水平与全身的肿瘤负荷在总体上是否成准确的比例，在很大程度上是因为没有好的备选方法来检测肿瘤负荷。影像学检测并不能够准确地判断肿瘤内部的肿瘤细胞、炎症细胞和非肿瘤细胞的比例（Li et al.，2007）。不管分期如何，不同肿瘤之间每毫升血浆中的突变片段范围差别很大（Bettegowda et al.，2014；Phallen et al.，2017；Cohen et al.，2018）。即使是在相同类型和分期的肿瘤之中，如Ⅰ期和Ⅱ期胰腺癌，肿瘤大小和可检测的 ctDNA 之间的相关性并不好（Cohen et al.，2017）。近期有文献报道，ctDNA 能够以一个非常合理的接近 0.002%MAF 的分析灵敏度在影像学检测之前检测到微小残留疾病（Tie et al.，2016；Chaudhuri et al.，2017）。这些转移病灶并不比早期局部的原发肿瘤更大。造成这种差别的一个原因是微小残留疾病的检测并不是盲法操作。更具代表性的方法是采用个体化的检测，需要检测一个已知的基因突变，通常是原发肿瘤中存在的驱动基因突变。在早期检测的背景下，关于对遗传改变并没有事先的了解，这会使完成任务变得更加困难。然而，在能够获得组织及个体化检测可行的原理论证研究中，肿瘤大小和 ctDNA 检测敏感性之间的关联仍然不成比例。与结直肠癌同等或更大病灶的结肠腺瘤中很少有可检测的 ctDNA（Diehl et al.，2005）。

这些发现提供了一些证据，说明 ctDNA 的出现与侵袭性癌症有更好的相关性。坏死的细胞被认为是 ctDNA 的主要来源，癌症中的坏死越多，可检测的 ctDNA 将会越多（Diehl et al.，2005）。的确，大的转移性肿瘤有大面积的坏死，而早期的局部肿瘤则没有这种情况。在肺癌的 TRACERx 研究中，坏死程度与 ctDNA 含量之间存在相关性（Abbosh et al.，2017）。在同一项研究中，ctDNA 水平也与 Ki67 增殖指数以及 PET 影像上的 ^{18}F-氟代脱氧葡萄糖（FDG）活性增加有关。在其他研究中也观察到了 cfDNA 与肿瘤负荷之外参数之间更好的相关性，如新陈代谢（Morbelli et al.，2017）。因此，相比于肿瘤的实际大小，ctDNA 的含量可能与肿瘤的状态更加相关。这些结果可能也提供了一个重要的线索，提示转移性病灶与原发病灶有所不同；它们可能会有更高的转化率，更多的坏死，或者有目前未被充分了解的机制能够导致 ctDNA 的释放水平比癌症位于局部时更容易检测到。ctDNA 最终可能不会成为用于良性或惰性病灶检测的敏感性标志物（对其诊断能力的不足还存在分歧）。

9.9　ctDNA 中遗传改变的生物学与解释

对于同一个体中多个转移灶的检测来说，液体活检是最理想的（Misale et al.，2012；Diaz et al.，2012），并且能够监测耐药（von Bubnoff，2017）。但是，我们如何知道这些突变真的来源于肿瘤细胞？在肿瘤本身无法获得的情况下，这一点非常重要。肿瘤组织中的驱动突变与同一个体血浆中的突变之间的一致性提供了最初的验证，证实 ctDNA 确实代表了肿瘤内部的突变，确认液体活检方法是可行的。然而，这种一致性并不总是那么理想。在采用多个肿瘤类型的两项近期研究中，原发肿瘤突变和 ctDNA 突变之间的一致性为 90%（Cohen et al.，2018）～82%（Phallen et al.，2017）。这种差异的其中一个解释是存在异质性；然而，这个肿瘤特征在多数情况下并不是主因，因为在评价驱动突变时，局部肿瘤内部的异质性很少见。另外一个解释是很多突变属于技术上的误差，而分析算法无法将其与真实的突变区分开来。目前突变检测及其鉴定算法的技术进步已经降低了人为突变误差的比率（Kinde et al.，2011；Phallen et al.，2017；Cohen et al.，2018；Chaudhuri et al.，2017；Newman et al.，2016）。最后，这些突变也有可能是来自于隐性癌。

分析的特异性和敏感性并不总是能够转化为一种指导临床应用的方法。驱动基因中的真阳性突变也可能是与癌症无关的克隆增殖导致的（Genovese et al.，2014；Xie et al.，2014）。这些突变的最常见类型出现在具有无限潜能的克隆造血作用（clonal hematopoiesis of indeterminate potential，CHIP）之中。这一直是一个大问题，尤其是在癌症的早期检测中。为了排除这些突变来源于肿瘤，在同一个血液样本的细胞成分和血浆中都要检测这些突变。出现在这两种成分中的突变被认为来源于非癌症细胞。然而，这种方法的特异性目前仍未确立。另外，还有其他的克隆增殖会具有与癌细胞的体细胞驱动突变完全类似的突变。近期，有研究证实子宫内膜异位症中的一些突变与卵巢癌中所发现的突变完全相同。在动静脉畸形中甚至发现了 *KRAS* 突变（Anglesio et al.，2017；Nikolaev et al.，2018）。目前不清楚的是在这些情况下的突变是否会出现以及会以怎样的水平出现在循环系统中。所有这些情况都会导致假阳性，使得出现突变的解释变得更加复杂。监测癌症的纵向前瞻性研究也许可以厘清某些情况，有助于对结果的解释。CHIP 相关突变的发生率会随着年龄增长而有所增加。不管是对克隆扩增还是非克隆突变来说都是如此（Hoang et al.，2016）。这些突变提出了一个挑战，因为现有研究所包括的个体在推荐其进行筛查时所处的年龄通常大于 50 岁。也许，在更年轻个体中的研究至少可以在降低 CHIP 潜在生物学影响的背景下提供测试的特征信息。

9.10 结语

ctDNA 再也不会被掩埋在分子研究的年鉴之中。在这个领域已经取得了长足的进展，ctDNA 的临床应用甚至已经获得了 FDA 的批准。有关 ctDNA 的检测及应用正在快速发展。然而，在某种程度上仍不清楚循环系统之中 ctDNA 释放和（或）增加的机制。例如，某些肿瘤是否并不释放 ctDNA，或者分析方法是否足够敏感。如果这些认识能够帮助我们安全且暂时地提高 ctDNA 水平，我们能否对其进行更有效的检测?

有几种方法可以提高检测的敏感性，包括收集更多的血液或检测更大的基因组。每一种方法都有其优势，但是也有一些不足，有些是可行的，有些只是基于对生物学的理解。更多的血液当然可以提高检测的敏感性，但是在某些情况下是不可接受的，会导致患者依从性的降低。大的基因组区域的优势是可以多次尝试鉴别同一个信号，有望避免一些随机事件，在使用单个突变作为生物标志物时，这些事件会被错过。与此同时，这种方法将会增加背景误差，造成结果解释方面的问题。随着纳入分析的碱基数目的增加，假的发现率也会增加（Wan et al., 2017）。而且，这种方法可能要依赖非驱动突变的分析，使得结果的解释变得困难，尤其是在年长的个体之中，他们可能携带了非癌症来源的能够被检测到的 cfDNA 突变。这些方法认为，问题在于分析方法不能有效地捕获和检测来自于癌细胞的遗传改变片段。然而，情况并非总是如此，或者在可接受的特异性水平之内不能实现理想的敏感性。

为此目的，我们也探索了其他方法。之前已经提到，有可能将体细胞突变和表观遗传改变结合起来作为检测癌症的生物标志物。根据癌症的解剖学部位的不同，头颈部肿瘤的检测敏感性有所不同。为了测试不同体液之间在提高突变检测敏感性方面的协同作用，从头颈部肿瘤患者中同时收集了唾液和血液样本。当采用唾液中所分离的 DNA 时，口腔和下咽部肿瘤的检测敏感性分别为 100%和 67%，而采用血液中所分离的 ctDNA，敏感性分别为 80%和 100%（Wang et al., 2015a）。对于卵巢癌，在同一个体中所收集的巴氏涂片和血浆样本中也观察到了类似的结果（Wang et al., 2018）。虽然这些组合都包括肿瘤来源的 DNA，但最近的一项研究探索了 ctDNA 和蛋白生物标志物的组合用于癌症的早期检测，得出了非常鼓舞人心的结果（Cohen et al., 2018）。我们可以想象，其他类型的分析（如代谢产物）与 ctDNA 结合时也可以提高检测的敏感性。

有很多研究尝试解决 ctDNA 检测相关的问题。但是，目前仍没有任何系统性的研究去解释器官内的定位、血管化或有丝分裂象的数目是否与 ctDNA 的释放量有更好的相关性。结合癌症检测方法的改进以及对 ctDNA 释放和癌症病理状态之间关系认识的提高，可以为 ctDNA 提供更重要的定量定性检测，帮助提供更高质量的信息用于癌症患者的管理。

现有知识、技术能力和临床应用需求（有些需要非常好的敏感性，有些需要非常好的特异性）的交叉，即使是以我们目前不完整认知的状态，也可以帮助研发更好的方法来管理癌症患者。临床应用的 ctDNA 检测不应在缺乏其他指标的情况下进行观测，或者不应该作为临床决策的唯一决定因素。在 IRB 批准方案之下进行的，具有参与者及其肿瘤的准确临床信息的研究（尤其是前瞻性研究），将会揭示 ctDNA 及其与其他分析物或其他模式之间的潜在协同作用、患者的状态和肿瘤特征之间的关系。对 ctDNA 相关问题的更深入的研究将会有助于我们把基本的生物学问题与真实的临床状况联系起来。

参 考 文 献

Abbosh C，Birkbak NJ，Wilson GA et al（2017）Phylogenetic ctDNA analysis depicts early-stage lung cancer evolution. Nature 545：446-451

Anglesio MS，Papadopoulos N，Ayhan A et al（2017）Cancer-associated mutations in endometriosis without cancer. N Engl J Med 376：1835-1848

Anker P，Stroun M，Maurice PA（1975）Spontaneous release of DNA by human blood lymphocytes as shown in an in vitro system. Cancer Res 35：2375-2382

Antonatos D，Patsilinakos S，Spanodimos S et al（2006）Cell-free DNA levels as a prognostic marker in acute myocardial infarction. Ann N Y Acad Sci 1075：278-281

Aucamp J，Bronkhorst AJ，Badenhorst CPS，Pretorius PJ（2018）The diverse origins of circulating cell-free DNA in the human body：a critical re-evaluation of the literature. Biol Rev Camb Philos Soc 93：1649-1683

Bettegowda C，Sausen M，Leary RJ et al（2014）Detection of circulating tumor DNA in early- and late-stage human malignancies. Sci Transl Med 6：ra224

Breitbach S，Tug S，Simon P（2012）Circulating cell-free DNA：an up-coming molecular marker in exercise physiology. Sports Med 42：565-586

Campello YV，Ikuta N，Brondani da Rocha A et al（2007）Role of plasma DNA as a predictive marker of fatal outcome following severe head injury in males. J Neurotrauma 24：1172-1181

Chan KCA，Jiang P，Chan CW et al（2013b）Noninvasive detection of cancer-associated genome-wide hypomethylation and copy number aberrations by plasma DNA bisulfite sequencing. Proc Natl Acad Sci U S A 110：18761-18768

Chan KCA，Jiang P，Zheng YW et al（2013a）Cancer genome scanning in plasma：detection of tumor-associated copy number aberrations，single-nucleotide variants，and tumoral heterogeneity by massively parallel sequencing. Clin Chem 59：211-224

Chang HW，Lee SM，Goodman SN et al（2002）Assessment of plasma DNA levels，allelic imbalance，and CA 125 as diagnostic tests for cancer. J Natl Cancer Inst 94：1697-1703

Chaudhuri AA，Chabon JJ，Lovejoy AF et al（2017）Early detection of molecular residual disease in localized ling cancer by circulating tumor DNA profiling. Cancer Discov 7：1394-1403

Choi JJ，Reich CF，Pisetsky DS（2005）The role of macrophages in the in vitro generation of extracellular DNA from apoptotic and necrotic cells. Immunology 115：55-62

Cohen JD，Javed AA，Thoburn C et al（2017）Combined circulating tumor DNA and protein biomarker-based liquid biopsy for the earlier detection of pancreatic cancers. Proc Natl Acad Sci U S A 114（38）：10202-10207

Cohen JD，Li L，Wang Y et al（2018）Detection and localization of surgically resectable cancers with a multi-analyte blood test. Science 359：926-930

Crowley E，Di Nicolantonio F，Loupakis F，Bardelli A（2013）Liquid biopsy：monitoring cancer-genetics in the blood Nature Reviews. Clin Oncol 10：472-484

Dawson S-J，Tsui DWY，Murtaza M et al（2013）Analysis of circulating tumor DNA to monitor metastatic breast cancer. N Engl J Med 368：1199-1209

Diaz LA Jr，Williams RT，Wu J et al（2012）The molecular evolution of acquired resistance to targeted EGFR blockade in colorectal cancers. Nature 486：537-540

Diehl F，Li M，Dressman D et al（2005）Detection and quantification of mutations in the plasma of patients with colorectal tumors. Proc Natl Acad Sci U S A 102：16368-16373

Diehl F，Schmidt K，Choti MC et al（2008）Circulating mutant DNA to assess tumor dynamics. Nat Med 14：985-990

Douville C，Springer S，Kinde I et al（2018）Detection of aneuploidy in patients with cancer through amplification of long interspersed nucleotide elements（LINEs）. Proc Natl Acad Sci U S A. 115：1871-1876

Dressman D，Yan H，Traverso G et al（2003）Transforming single DNA molecules into fluorescent magnetic particles for detection and enumeration of genetic variations. Proc Natl Acad Sci U S A 100：8817-882215-4450-7

Dwivedi DJ，Toltl LJ，Swystun LL et al（2012）Prognostic utility and characterization of cell-free DNA in patients with severe sepsis. Crit Care 16：R151

Emlen W，Mannik M（1978）Kinetics and mechanisms for removal of circulating single-stranded DNA in mice. J Exp Med 147：684-699

Forshew T，Murtaza M，Parkinson C et al（2012）Noninvasive identification and monitoring of cancer mutations by targeted deep sequencing of plasma DNA. Sci. Transl. Med. 4：136ra68

Genovese G，Kähler AK，Handsaker RE et al（2014）Clonal hematopoiesis and blood-cancer risk inferred from blood DNA sequence. N Engl J Med 371：2477-2487

Giacona MB，Ruben GC，Iczkowski KA et al（1998）Cell-free DNA in human blood plasma：length measurements in patients with pancreatic cancer and healthy controls. Pancreas 17：89-97

Guibert N，Hu Y，Feeney N et al（2018）Amplicon- based next- generation sequencing of plasma cell- free DNA for detection of driver and resistance mutations in advanced non- small cell lung cancer. Ann Oncol 29：1049-1055

Hao X，Luo H，Krawczyk M et al（2017）DNA methylation markers for diagnosis and prognosis of common cancers. PNAS 114：7414-7419

Hoang ML，Kinde I，Tomasetti C et al（2016）Proc Natl Acad Sci U S A 113：9846-9851

Jahr S，Hentze H，Englisch S et al（2001）DNA fragments in the blood plasma of cancer patients：quantitations and evidence for their origin from apoptotic and necrotic cells. Cancer Res 61：1659-1665

Jiang P，Chan CW，Chan KC et al（2015）Lengthening and shortening of plasma DNA in hepatocellular carcinoma patients. Proc Natl Acad Sci U S A 112：E1317-E1325

Jiang P，Lo YMD（2016）The long and short of circulating cell-free DNA and the ins and outs of molecular diagnostics. Trends Genet 32：360-371

Kim J-E，Lee N，Gu J-Y et al（2015）Circulating levels of DNA-histone complex and dsDNA are independent prognostic factors of disseminated intravascular coagulation. Thromb Res 135：1064-1069

Kinde I，Wu J，Papadopoulos N et al（2011）Proc Natl Acad Sci USA 108：9530-9535 Kuang Y，Rogers A，Yeap B et al（2009）Noninvasive detection of EGFR T790M in gefitinib or erlotinib resistant non-small cell lung cancer. Clin

Cancer Res 15：2630-2636

Lanman RB，Mortimer SA，Zill OA et al（2015）Analytical and clinical validation of a digital sequencing panel for quantitative，highly accurate evaluation of cell-free circulating tumor DNA. PLoS ONE 10：e0140712

Leary RJ，Kinde I，Diehl F et al（2010）Development of personalized tumor biomarkers using massively parallel sequencing. Sci Transl Med 2：20ra14

Leary RJ，Sausen M，Kinde I et al（2012）Detection of chromosomal alterations in the circulation of cancer patients with whole-genome sequencing. Sci. Transl Med. 4：162ra154

Lehmann-Werman R，Neiman D，Zemmour H et al（2016）Identification of tissue-specific cell death using methylation patterns of circulating DNA. Proc Natl Acad Sci U S A 113：E1826-E1834

Leon SA，Shapiro B，Sklaroff DM，Yaros MJ（1977）Free DNA in the serum of cancer patients and the effect of therapy. Cancer Res 37：646-650

Li H，Fan X，Houghton J（2007）Tumor microenvironment：the role of the tumor stroma in cancer. J Cell Viochem 101：805-815

Lo YM，Chan KC，Sun H et al（2010）Maternal plasma DNA sequencing reveals the genome-wide genetic and mutational profile of the fetus. Sci Transl Med 2：61ra91

Lo YM，Corbetta N，Chamberlain PF，Rai V，Sargent IL，Redman CW，Wainscoat JS（1997）Presence of fetal DNA in maternal plasma and serum. Lancet 350：485-487

Lo YM，Tein MS，Lau TK et al（1998a）Quantitative analysis of fetal DNA in maternal plasma and serum：implications for noninvasive prenatal diagnosis. Am J Hum Genet 62：768-775

Lo YM，Tein MS，Pang CC et al（1998b）Presence of donor-specific DNA in plasma of kidney and liver-transplant recipients. Lancet 351：1329-1330

Lo YM，Zhang J，Leung TN et al（1999）Rapid clearance of fetal DNA from maternal plasma. Am J Hum Genet 64：218-224

Lui YY，Chil KW，Chiu RW et al（2002）Predominant hematopoietic origin of cell-free DNA in plasma and serum after sex-mismatched bone marrow transplantation. Clin Chem 48：421-427

Mandel P，Metais P（1948）Les acides nucléiques du plasma sanguin chez l'homme. C R Seances Soc Biol Fil 142：241-243

Misale S，Yaeger R，Hobor S et al（2012）Emergence of KRAS mutations and acquired resistance to anti-EGFR therapy in colorectal cancer. Nature 486：532-536

Morbelli S，Alama A，Ferrarazzo G et al（2017）Circulating tumor DNA reflects tumor metabolism rather than tumor burden in chemotherapy-naïve patients with advanced non-small cell lung cancer：^{18}F-FDG PET/CT study. J Nucl Med 58：1764-1769

Mouliere F，Messaoudi E，Gongara C et al（2013）Circulating cell-free DNA from colorectal cancer patients may reveal high KRAS or BRAF mutation load. Transl Oncol. 6：319-328

Mouliere F，Robert B，Arnau Peyrotte E et al（2011）High fragmentation characterizes tumour-derived circulating DNA. PLoS ONE 6：e23418

Murtaza M，Dawson SD，Tsui DW et al（2013）Non-invasive analysis of acquired resistance to cancer therapy by sequencing of plasma DNA. Nature 497：108-112

Newman AM，Bratman SV，To J et al（2014）An ultrasensitive method for quantitating circulating tumor DNA with broad patient coverage. Nat Med 20：548-554

Newman AM，Lovejoy AF，Klass DM et al（2016）Integarated digital error suppression for improved detection of circulating tumor DNA. Nat Biotechnol 34：547-555

Nikolaev S，Vetiska S，Bonilla X et al（2018）Somatic activating KRAS mutations in arteriovenous malformations of the brain. N Engl J Med 378：250-261

Pantel K，Alix-Panabières C（2017）Tumour microenvironment：informing on minimal residual disease in solid tumours. Nat Rev Clin Oncol 14：325-326

Park J，Wysocki RW，Amoozga Z et al（2016）Cancer cells induce metastasis-supporting neutrophil extracellular DNA traps. Sci Transl Med 8：361ra138

Phallen J，Sausen M，Adleff V et al（2017）Direct detection of early-stage cancers using circulating tumor DNA. Sci Transl Med 9：eaan2415

Schwarzenbach H，Hoon DSB，Pantel K（2011）Cell-free nucleic acids as biomarkers in cancer patients. Nat Rev Cancer 11：426-437

Sidransky D，von Eschenbach A，Tsai YC et al（1991）Identification of p53 gene mutations in bladder cancers and urine samples. Science 252：706-709

Snyder MW，Kircher M，Hill AJ et al（2016）Cell-free DNA comprises an in vivo nucleosome footprint that informs its tissues-of-origin. Cell 164：57-68

Sozzi G，Conte D，Mariani L et al（2001）Analysis of circulating tumor DNA in plasma at diagnosis and during follow-up of lung cancer patients. Cancer Res 61：4675-4678

Stroun M，Anker P，Maurice P（1989）Neoplastic characteristics of the DNA found in the plasma of cancer patients. Oncology 46：318-322

Sun K，Jiang P，Chan KC et al（2015）Plasma DNA tissue mapping by genome-wide methylation sequencing for noninvasive prenatal，cancer，and transplantation assessments. Proc Natl Acad Sci U S A 112：E5503-E5512

Swystun LL，Mukherjee S，Liaw PC（2011）Breast cancer chemotherapy induces the release of cell free DNA，a novel procoagulant stimulus. J Thromb Haemost 9：2313-2321

Taniguchi K，Uchida J，Nishino K et al（2011）Quantitative detection of EGFR mutations in circulating tumor DNAderived from lung adenocarcinomas. Clin Cancer Res 17：7808-7815

Thierry AR，El Messaoudi S，Gahan PB et al（2016）Origins，structures，and functions of circulating DNA in oncology. Cancer Metastasis Rev 35：347-376

Tie J，Wang Y，Tomasetti C et al（2016）Circulating tumor DNA analysis detects minimal residual disease and predicts recurrence in patients with stage Ⅱ colon cancer. Sci Transl Med 8：346ra92

To EWH，Chan KC，Leung SF et al（2003）Rapid clearance of plasma Epstein-Barr virus DNA after surgical treatment of nasopharyngeal carcinoma. Clin Cancer Res 9：3254-3259

Vogelstein B，Kinzler K（1999）Digital PCR. Proc. Natl Acad Sci U S A 96：9236-9241

Vogelstein B，Papadopoulos N，Velculescu VE，Zhou S，Diaz LA Jr，Kinzler KW et al（2013）Cancer genome landscapes. Science 339：1546-58

von Bubnoff N（2017）Liquid biopsy：approaches to dynamic genotyping in cancer. Oncology Research and Treatment 40：409-419

Wan JCM，Massie C，Garcia-Corbacho J et al（2017）Liquid biopsies come of age：towards implementation of circulating tumour DNA. Nat Rev Cancer 17：223-238

Wang Y，Li L，Douville C et al（2018）Evaluation of liquid from the Papanicolaou test and other liquid biopsies for the detection of endometrial and ovarian cancers. Sci Transl Med 10：eaap8793

Wang Y，Springe S，Mulvey CL et al（2015a）Detection of somatic mutations and HPV in the saliva and plasma of patients with head and neck squamous cell carcinomas. Sci Transl Med 7：293ra104

Wang Y，Springer S，Zhang M，McMahon KW，Kinde I，Dobbyn L，Ptak J，Brem H，Chaichana K，Gallia GL et al（2015b）Detection of tumor-derived DNA in cerebrospinal fluid of patients with primary tumors of the brain and spinal cord. Proc Natl Acad Sci U S A 112：9704-9709

Xie M，Lu C，Wang J et al（2014）Age-related mutations associated with clonal hematopoietic expansion and malignancies. Nat Med 20：1472-1478

第10章

ctDNA的富集和分析

Pauline Gilson

10.1 引言

在常规临床实践中，尽管组织活检只能提供肿瘤分子特征的一个快照，但它一直被认为是癌症分子分析的样本来源的金标准（Diaz & Bardelli，2014），除此之外，液体活检逐渐成为一种微创和“实时”的替代方案用于肿瘤基因组的评估（Ilié & Hofman，2016）。液体活检检测所有能够提供肿瘤来源材料的无细胞体液。在各种体液中都可以检测到肿瘤DNA，包括尿液（Reckamp et al.，2016）、痰液（Mao et al.，1994）、唾液（Wang et al.，2015）、粪便（De Maio et al.，2014）、胸腔积液（Kimura et al.，2006）、脑脊液（De Mattos-Arruda et al.，2015），以及目前研究最多的血液。循环肿瘤DNA（ctDNA）是癌症患者血流中细胞游离DNA（cfDNA）的一部分，来自于肿瘤细胞的凋亡、坏死或活性释放（Thierry et al.，2016；Stroun et al.，2001）。ctDNA中所发现的分子改变反映了肿瘤内部及所有远处肿瘤部位中的细胞异质性（Siravegna et al.，2017），已经在诊断和预后、治疗决策制定、疗效监测、追踪克隆演化和耐药等方面显示出临床价值（Siravegna et al.，2017）。考虑到ctDNA在本质上是高度片段化的，而且会被非恶性来源的细胞游离DNA所“稀释”，只占早期癌症总cfDNA的0.01%，因此对于ctDNA的检测和定量是具有技术挑战性的，需要使用非常敏感和特异的技术（Diaz & Bardelli，2014；Diehl et al.，2005；Haber & Velculescu，2014；Diehl et al.，2008a）。

在本章中，我们将讨论理想的ctDNA分析的分析前要求，也提供了用于液体活检的现有技术及其潜在临床应用的概述。最后，我们简单总结近期高通量和超敏感ctDNA检测技术进展。

P. Gilson *

Université de Lorraine，CNRS UMR 7039 CRAN，Institut de Cancérologie de Lorraine，Service de Biopathologie，54000 Nancy，France

* e-mail：p.gilson@nancy.unicancer.fr

10.2 最佳的分析前实践

ctDNA 分析前的阶段包括血液收集、样本处理和 DNA 提取。每个步骤都可能会影响最终的 ctDNA 产出和稳定性以及后续的检测，需要通过严格和标准的步骤才能将 cfDNA 分析转化为临床实践（Bronkhorst et al.，2015）。

10.2.1 ctDNA 基质的选择

有研究报道，血清中的 cfDNA 浓度比血浆样本中高 2～24 倍（Jung et al.，2003；Vallée et al.，2013）。血清中的高水平 cfDNA 主要包含凝血过程中白细胞所释放的非恶性 DNA，因此会在较高的非肿瘤背景下降低 ctDNA 的相对含量，这有可能会导致假阴性结果（Lee et al.，2001；Chan et al.，2005）。相比于血浆，血清在 cfDNA 水平上也显示出了更多的患者间差异（Bronkhorst et al.，2015）。基于这些观察，血浆是更适合作为 ctDNA 分析的基质。

10.2.2 采集管

当采取血浆时，EDTA 抗凝要优于其他抗凝方式，因为它能够使静脉穿刺采血之后的 cfDNA 浓度保持更好的稳定性（Warton et al.，2014）。然而，使用 EDTA 抗凝管需要在采集的当天进行血浆分离，因为超过这个时间之后，从白细胞中释放的基因组 DNA 就会显著增加（Lam et al.，2004）。肝素有可能会表现出抑制 PCR 的特性（Beutler et al.，1990），而且不能限制导致 cfDNA 降解的核酸内切酶的活性（Lu & Liang，2016），所以通常被禁止用于 ctDNA 分析。

出于实践的原因，以及为了在临床研究背景下更容易地进行样本的收集、运输和制备，可以采用专门为 cfDNA 定制的血液采集管，其中含有固定剂用于稳定白细胞和保护 cfDNA 的完整性。PAXgene™管（Qiagen，德国）和 cfDNA™血液采集管（Streck Inc.，美国）显示出了同样的 cfDNA 保存效果，在室温或白天 30℃的情况下可以将血浆保存长达 7 天，而 cfDNA 采集管（Roche Diagnostics，德国，之前可以在 Ariosa 中找到）在温度升高时的效果稍差（Nikolaev et al.，2018）。

10.2.3 样本处理

最近的一个外部质量评估程序强调了分析前步骤中的高度实验室间差异，包括必需的样本体积、血浆的制备及 DNA 的提取步骤（Haselmann et al.，2018）。理想的 cfDNA 分析的主要先决条件包括从血浆成分中完全地移除细胞成分，以避免基因组 DNA 污染的风险（El Messaoudi et al.，2013）。在这个背景下，血浆最好在抽血之后的 6 小时内进行分离（El Messaoudi et al.，2013）。低速的血液离心（800*g*）并不足以保证无细胞血浆的有效制备（Swinkels et al.，2003）。对于初始的样本处理来说，两步法的离心方案是最优化的，即首先以 1600*g* 对全血离心 10 分钟，去掉多数血细胞，随后以 16 000*g* 对血浆样本进行二次离心 10 分钟，以提高血浆的纯度（El Messaoudi et al.，2013；Chiu et al.，2001）。

10.2.4 血浆存储条件

在提取 DNA 之前，血液样本在 −80℃存放 2 周不会改变血浆 cfDNA 的浓度（Chan et al.，2005）。超过 3 次冻融循环将会影响血浆样本中 cfDNA 的完整性，而 DNA 提取对这种条件也更加抵制（Chan et al.，2005）。因此，将血液样本分成等份以减少冻融次数以及尽快进行 DNA 提取是比较合适的。

10.2.5 cfDNA 提取

对于下游的 ctDNA 分析来说，目前有多种方法可以用于 DNA 的提取：基于离心柱的方法、基于磁珠的方法及相提取方法（Lu & Liang，2016）。根据所采用的方法，在 DNA 的产出、纯度和小 DNA 片段的回收效率方面都可以观察到差异，这些都应该在 cfDNA 的分析中考虑到。相提取方法（如酚-氯仿步骤）能够获得明显更高的 DNA 产出以及回收更广范围的 DNA 片段尺寸（包括小片段的 ctDNA），但是它们比其他方法更加复杂和耗时（Fong et al.，2009）。多项研究对商业购买的即用型 DNA 提取和纯化试剂盒进行了比较。QIAamp DNA Blood™ Mini Kit（Qiagen，Hilden，德国）能够从血清中回收 82%～92%的 cfDNA，然而，这种试剂盒是被设计用于大片段（＞200bp）DNA 的富集，并不适合于 ctDNA 的分析（Lu & Liang，2016）。QIAamp Circulating Nucleic Acid™试剂盒（Qiagen）和 Plasma/Serum Circulating DNA™试剂盒（Norgen Biotek，Thorold，加拿大）是目前所报道的最有效的基于离心柱的方法，可以提供较高的 ctDNA 含量，适合于小 DNA 片段的捕获（Perakis et al.，2017）。根据 Kloten 和 coll.的工作，应用基于磁珠的方法在一个离心柱上进行操作，以富集更小尺寸的片段（Kloten et al.，2017；Fleischhacker et al.，2011）。Promega（Madison，美国）的 Maxwell Rapid Sample Concentrator™、Qiagen 的 QIAsymphony™和 QIAcube™或 Roche（Meylan，法国）的 MagNa Pure™被认为是分析前步骤的一个稳健和可重复性的选择。cfDNA 提取所需的输入血浆体积要根据所采用的提取方法和试剂盒而定，但是已经建立的关于体积的一致意见认为是 2～3ml（Devonshire et al.，2014）。

近期出现了一种省时的方法，它并不需要在 qPCR 分析之前进行血浆 DNA 的提取，与传统的获得 DNA 洗脱物的方法相比，该方法显示出了更高的 cfDNA 提取含量，可以避免任何片段大小的偏差（Breitbach et al.，2014）。

10.2.6 cfDNA 存储条件

对于突变检测来说，cfDNA 提取物应该在 -20℃或 -80℃下最长存储 9 个月，最多有 3 次冻融循环是比较合适的（El Messaoudi et al.，2013）。对于 ctDNA 定量和片段化来说，-20℃下的长期存储被限定为 3 个月。

10.3 ctDNA 分析的技术方法

用于 ctDNA 分析的技术可以分为两类：基于 PCR 的方法和基于新一代测序的方法。二者都整合了靶向方法和非靶向方法：靶向方法的目的是在一个预设的基因集合之中检测特定的异常基因，而非靶向方法是在没有先验信息的情况下筛查基因组以鉴定新的基因组异常。

10.3.1 基于 PCR 的方法（表 10-1）

PCR 本身并不区分野生和突变序列，它以同等的效率对二者进行扩增，这会阻碍低丰度 DNA 突变体的检测。而且，PCR 所使用的 DNA 聚合酶从本质上来说容易每隔 1000 个碱基就会造成复制误差，这会限制这种方法的敏感性。为解决这些问题，在过去的几年中，基于 PCR 的新策略（如分隔或突变选择性富集）被开发出来，目前使得 ctDNA 分析成为可能，而且能够与 NGS 方法竞争。

10.3.1.1 扩增阻滞突变系统-qPCR（amplification refractory mutation system-qPCR，ARMS-qPCR）

ARMS-qPCR 采用实时定量 PCR 方法对少数（突变）等位基因进行选择性扩增。ARMS-qPCR 也被称为等位基因特异 PCR（allele-specific PCR，ASPCR）或特异等位基因的 PCR 扩增（PCR amplification of specific alleles，PASA），可以

表 10-1　基于 PCR 的方法

靶向/非靶向方法	技术（英文名称）	所要求的 DNA 输入或血浆/血液体积	需要提取 DNA（是/否）	中位周转时间（如需要可包括 DNA 提取）	分析敏感性（突变与野生型丰度的比值）	定量结果	每次运行多个样本（是/否）	多重检测（可同时评估的靶点数）	可检测的变异类型	参考文献
靶向方法	SuperARMS EGFR mutation detection™ kit	10ml 血液，15ng/反应	是	4 小时	0.2%～0.8%	否	是	是（41 个靶点）	SNV，indels	Cui et al.，2018
	Cobas EGFR mutation™ test v2	150ng DNA（50ng DNA/反应）或 2ml 血浆	是	<4 小时	0.1%～0.8%	否	是	是（42 个靶点）	SNV，indels	Malapelle et al.，2017；Keppens et al.，2018
	Idylla™	1ml 血浆	否	<2 小时	1%～5%	否	否	是（≤30 个分子靶点）	SNV，indels	Janku et al.，2015；Janku et al.，2016；Jacobs et al.，2017
	Intplex™	2ml 血浆	是	48 小时	0.004% ～ 0.014%（1/10 000）	是	是	是（≤10 个分子靶点）	SNV，indels	Mouliere et al.，2014；Thierry et al.，2014
	PAP	100～200ng DNA	是	/	1/100 000～1/10 000	是	是	是	SNV，indels	Liu & Sommer，2000；Liu et al.，2006
非靶向方法	Enhanced-ice-COLD-PCR	25pg～25ng 输入	是	4 小时	0.01%～<0.05%	半定量	是	是，可调节	SNV，indels	Tost，2016；How-Kit et al.，2014；Mauger et al.，2016
靶向方法	qMSP	1～4ml 血浆，100ng DNA 用于亚硫酸盐处理	是	总持续时间：约 24 小时（根据输入 DNA 的数量和质量，DNA 的亚硫酸氢盐转化 1～18 小时）	1%	半定量	是	是	DNA 甲基化谱	Herman et al.，1996；Wielscher et al.，2015；Ellinger et al.，2008；Hauser et al.，2013；Ng et al.，2011；Sasaki et al.，2003
	QX100 ddPCR™ system	10ml 血液	是	5 小时	0.005%～0.01%	是	是	是	SNV，indels，CNV	Hindson et al.，2011；Hindson et al.，2013；Sanmamed et al.，2015；Tsao et al.，2015；Gray et al.，2015

续表

靶向/非靶向方法	技术（英文名称）	所要求的 DNA 输入或血浆/血液体积	需要提取 DNA（是/否）	中位周转时间（如需要可包括 DNA 提取）	分析敏感性（突变与野生型丰度的比值）	定量结果	每次运行多个样本（是/否）	多重检测（可同时评估的靶点数）	可检测的变异类型	参考文献
	BEAMing	2ml 血浆	是	48～72 小时	0.01%（1/10 000）	是	是	是（10 个突变）	SNV，indels	Diehl et al.，2006；Li et al.，2006；Denis et al.，2017；Dressman et al.，2003
	Raindrop Plus™ system	10ml 血液	是	总持续时间：约 7 小时（包括 4 小时 15 分钟 DNA 提取）	1/1 000 000～1/200 000	是	是（每次运行 8 个样本）	是（10 个靶点，使用两种颜色和不同浓度的探针）	SNV，indels	Pekin et al.，2011；Taly et al.，2013；Yu et al.，2017
	Naica™ system for crystal digital PCR	3ml 血浆	是	总持续时间：约 5 小时（包括 2 小时 30 分钟 DNA 提取）	0.09%	是	是（最多每次运行 12 个样本）	是（3～5 个颜色）	SNV，indels，CNV	Jovelet et al.，2017；Madic et al.，2016
	Biomark™ system with the BioMark 12.765 Digital Array Chip	2～6ml 血液	是	/	0.1%	是	是（每次运行 12 个样本）	是	SNV，indels	Basu 2017；Yung et al.，2009
	Quantstudio 3D 数字 PCR System™	8～10ml 血液	是	约 7 小时	0.04%～0.1%	是	每个芯片 1 个样本	是（每个芯片 2 个靶点，2 种颜色）	SNV，indels，CNV	Feng et al.，2018；Masago et al.，2018

注：BEAMing，磁珠（beads）、乳化（emulsion）、扩增（amplification）和磁性（magnetics）；CNV，拷贝数变异（copy number variation）；ddPCR，微滴数字 PCR（droplet digita PCR）；indels，插入/缺失（insertions/deletions）；PAP，焦磷酸解作用活化的聚合作用（pyrophosphorolysis-activated polymerization）；qMSP，甲基化特异的 qPCR（methylation-specifi qPCR）；SNP，单核苷酸多态性（single nucleotide polymorphismp）：SNV，单碱基变异（single nucleotide variation）。

用于单个点突变或少量缺失相关的任何已知突变的鉴定（Lo，1998）。采用等位基因特异引物能够扩增可能出现在多个等位基因混合物中的等位基因靶点，不会扩增非靶点的等位基因（Little，2001）。PCR 引物可以识别单个核苷酸的改变，只要任何核苷酸与引物的 3′端有错配就可以阻止 PCR 的扩增。ARMS-qPCR 的优势是有望区分杂合子和纯合子，因为任何一个等位基因扩增都针对突变和野生型等位基因采用了独特标记的引物（Newton et al.，1989）。很多采用 ARMS-qPCR 的商业化试剂盒都提供了多重和省时的方法，方便在临床实践中进行分子检测。

• SuperARMS EGFR Mutation Detection™试剂盒（Amoy Diagnostics Co.，厦门，中国）

这个试剂盒被 Cui 等用于肺腺癌患者血浆 cfDNA 中多达 41 个 *EGFR* 突变的多重检测，分析灵敏度为 0.2%～0.8%（Cui，2018）。

• Cobas EGFR mutation™检测 v2 商用试剂盒（Roche Diagnostics，Meylan，法国）

在匹配的肿瘤组织和血浆样本中，这种试剂盒被用于 42 个常见 *EGFR* 突变的同时定量检测（Malapelle et al.，2017）。为了实现这一目的，会采用对每个靶点突变有选择性的寡核苷酸探针，该探针同时携带一个荧光染料报告基团和一个染料猝灭基团。在单独的孔中需要完成 3 个反应以获得 *EGFR* 基因所检测区域的完整突变状态。这种方法是第一个得到 FDA 批准的血液伴随检测，用于指导疾病进展的肺癌患者使用奥西替尼。采用每个反应 25μl 的 DNA 输入，Keppens 等证实每毫升血浆中 T790M 突变 DNA 的检测极限可以至 100 个拷贝（Keppens et al.，2018）。

• Idylla™平台（Biocartis，Mechelen，比利时）

Idylla™是一种全自动的等位基因特异实时 PCR 技术，所有的步骤都整合在一个微流控的卡盒之中（Janku et al.，2015）。Idylla™可以在 2 小时内对多达 30 个不同突变进行伴随的定性检测。由于一次性的卡盒已经预装了检测所需的所有试剂，而且一旦样本加入之后将会关闭，因此它可以避免交叉污染的风险（Luca et al.，2017）。根据不同的临床背景，目前有几种不同的卡盒。例如，Idylla ctBRAF mutation™检测被设计用于多种晚期癌症患者血浆来源 cfDNA 的 *BRAF* V600 突变的特异检测，其敏感性和特异性分别为 73%（95% CI：0.60～0.83）和 98%（95% CI：0.93～1.00）（Janku et al.，2016）。对比研究显示，Idylla™系统和标准的 dPCR 检测（BEAMing，ddPCR）在检测血浆 cfDNA 的 *BRAF* 突变状态方面有较高的一致性（Janku et al.，2016）。

• Intplex™（DiaDx，Les Matelles，法国）

Intplex™是一种基于等位基因特异阻断剂 qPCR 的方法，被特别研发用于 cfDNA 中已知点突变的检测（Mouliere et al.，2014；Thierry，2016）。简单来讲，相距接近 300bp 的两套引物被用于靶向少于 100bp 的序列（图 10-1）（Mouliere et al.，2014）。第一对引物被设计显示出较低的解链温度，扩增特异的突变区域，而第二对引物则靶向野生型序列。在 3′端携带磷酸基团的一段阻断寡核苷酸被加入到 PCR 混合物中以避免野生型序列的非特异延伸，因此提高了该方法的特异性（Mouliere et al.，2013）。通过熔解曲线分析评估与阳性对照的一致性来判断突变状态。根据 qPCR 分析的 C_q 来判断肿瘤的突变负荷。总的来讲，Intplex™提供了 5 个不同的参数：cfDNA 浓度（包括非恶性 cfDNA 和 ctDNA）、已知位点突变的检测、ctDNA 的浓度、ctDNA 的比例（ctDNA 序列的浓度/野生序列的浓度），以及 cfDNA 完整性参数（300bp 序列的浓度/100bp 序列的浓度）（Thierry，2016）。这种技术被用于结直肠癌患者血浆来源 cfDNA 中 *KRAS* 和 *BRAF* 热点突变的检测，所展示出来的灵敏度为 0.004%～0.014%（Thierry et al.，2014）。

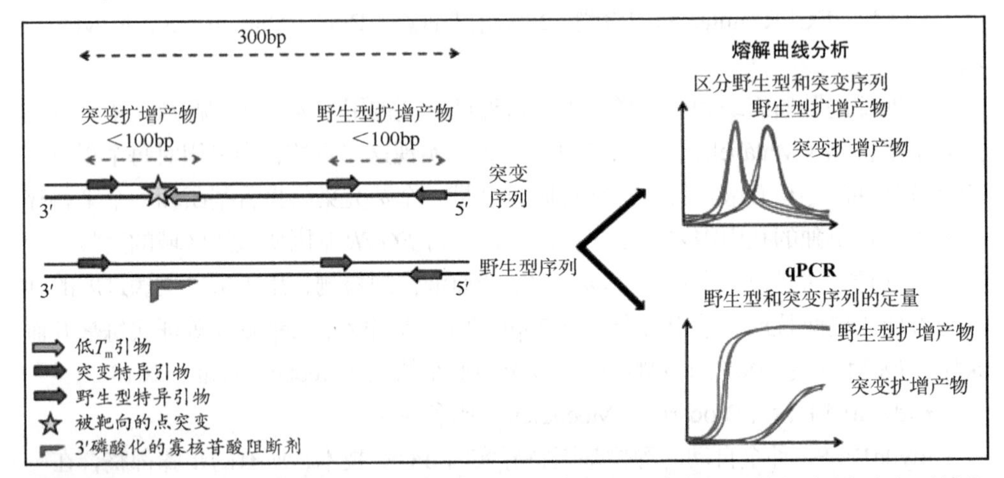

图 10-1 Intplex™系统的原理。分别靶向突变（蓝色）和野生型（红色）区域的两对引物被设计成可以形成同样大小的扩增产物。较低解链温度的引物系统用于扩增突变序列，而一个靶向野生型序列的阻断寡核苷酸（绿色）可以避免该序列的非特异延伸

• 焦磷酸解作用活化的聚合作用（pyrophosphorolysis-activated polymerization，PAP）

焦磷酸解作用活化的聚合作用是等位基因 PCR 衍生的一种方法，需要依靠使用一个由 3′双脱氧核苷酸阻断的寡核苷酸（*P**）（图 10-2）（Liu & Sommer，2000）。一旦与其互补的靶点 DNA 序列特异退火，*P**就会被焦磷酸解作用活化，通过移除末端的双脱氧核苷酸而使得 DNA 聚合作用的延伸得以发生。这种来源于 PCR 的技术具有高度特异性，因为它可以区分只有单个核苷酸差异的两条序列（Madic et al.，2012）。最近这种技术已经被优化用于多重检测（Liu et al.，2006）。

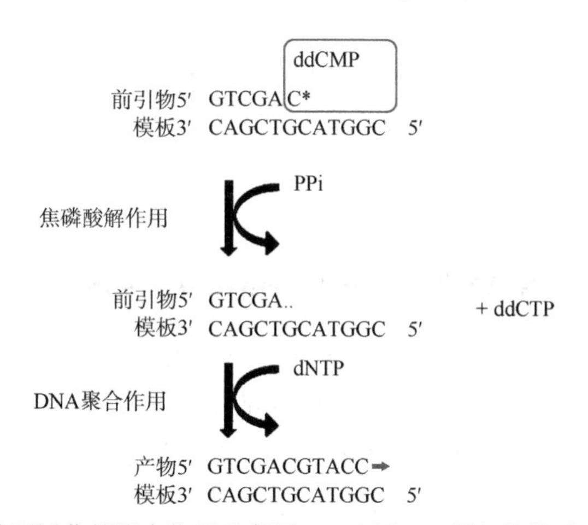

图 10-2　焦磷酸解作用活化的聚合作用示意图。一个被 3′双脱氧核苷酸阻断的前引物与其互补的靶序列特异结合。聚合酶通过焦磷酸解作用将双脱氧核苷酸移除，因此使引物可以通过 DNA 聚合作用而延伸

10.3.1.2　COLD-PCR

更低变性温度下的共扩增（co-amplification at lower denaturation temperature，COLD）-PCR 是一种富集方法，它能够不依赖突变的本质及扩增产物中的位置，从野生型和突变型的复杂混合物中优先扩增少数序列（Li et al.，2008）。在低丰度突变体的情况下，COLD-PCR 可以取代经典的 PCR，与很多下游的检测技术（如 Sanger 测序、焦磷酸测序、基于 NGS 的方法、实时 PCR 或 HRM 分析）相结合以显著提高其敏感性，高达 100 倍（Li et al.，2008；Milbury et al.，2011a；Li et al.，2009）。这个技术的优势是它可以放大所有少量突变等位基因，而不管这些是已知还是未知突变（Milbury et al.，2009）。COLD-PCR 利用了野生型和含有突变的序列在扩增产物解链温度（melting temperature，T_m）方面的微小差异。根据是否出现单核苷酸改变或小的缺失以及它们在序列中的定位，高达 200bp 的扩增产物序列的 T_m 可以出现 0.2～1.5℃的变化（Lipsky et al.，2001）。每一个 DNA 序列都会特别设定一个临界的变性温度（T_c），因为这个温度刚好低于 T_m，而低于 T_m 时扩增产物不太可能变性，因此 PCR 的效率会显著降低。通过将 PCR 的变性温度固定在 T_c，有一个或多个核苷酸变异的扩增产物会优先变性，在整个 PCR 过程中会比野生型序列得到更多的扩增。

目前人们已经开发了多种具有不同性能和富集特异性的 COLD-PCR 形式：全 COLD-PCR、快 COLD-PCR、冰 COLD-PCR（改良和完全富集 COLD-PCR）、增强-冰 COLD-PCR、温度-耐受 COLD-PCR 等。例如，全 COLD-PCR 能够鉴定所有的突变类型，包括 T_m 减少、T_m 中等及 T_m 增加的突变。然而，它只提供了中等的富集潜力（3～10 倍），是一种非常长的 5 步 PCR 方法（Mauger et al.，2017）。

快 COLD-PCR 是一个简化的方案，可以获得更高的突变富集（10～100 倍），但是只能鉴定 T_m 低于野生型序列的突变（如 G:C＞A:T 或 G:C＞T:A）（Mauger et al.，2017）。最近的冰 COLD-PCR 结合了全 COLD-PCR 和快 COLD-PCR 方法两者的优势（Milbury et al.，2011b）。

10.3.1.3 甲基化特异的 QPCR（methylation-specific QPCR，QMSP）

近年来，DNA 甲基化谱逐渐成为进行癌症诊断、预后和疗效监测的一个有前景的表观遗传生物标志物，因此需要新的策略来区分甲基化的和未甲基化的 DNA CpG 岛（Lissa & Robles，2016），其中一种最常见的方法是亚硫酸氢盐处理与 qPCR 方法的结合。亚硫酸氢盐试剂可将未甲基化的胞嘧啶转化为尿嘧啶并随机形成单链的断裂，同时保持大多数甲基化胞嘧啶的完整性，使其能够被后续的 PCR 扩增检测到（Herman et al.，1996）。然而，根据所使用的商业化试剂盒，转化率会有所不同，可能会导致错误的结果。此外，每条序列的化学转化将会导致 DNA 的片段化和降解，因此会减少 DNA 的产出，而且这种方法的多重检测能力较低。一种替代的非亚硫酸氢盐方法是采用甲基化敏感限制性内切酶（methylation-sensitive restriction endonucleases，MSRE）进行 DNA 的酶消化（这个酶只会切除非甲基化的胞嘧啶残基），随后进行 qPCR，扩增剩余的未切割的甲基化 DNA（Wielscher et al.，2015；Ellinger et al.，2008；Hauser et al.，2013；Ng et al.，2011）

10.3.1.4 数字聚合酶链反应（digital polymerase chain reaction，dPCR）

数字 PCR 是在 20 世纪 90 年代由 Vogelstein 和 Kinzler 所提出的第三代 PCR 技术（Sykes et al.，1992；Vogelstein & Kinzler，1999）。它将传统 PCR 技术的指数级类似物反应转变为线性的数字信号，因此能够对核酸进行终点的绝对定量。复杂的 DNA 混合物（例如，从生物样本中所提取的那些混合物）被分隔到多个单独的间隔之中，采用荧光探针进行单独的实时 PCR 反应，这些探针可以特异靶向突变或野生型序列（图 10-3）（Perkins et al.，2017；Perez-Toralla et al.，2015）。根据泊松统计，最初呈现在一个分隔之中的 DNA 分子数只能是 1 或 0。通过这种方式，每个分隔之中的所有扩增产物都是来自于一个单独的 DNA 模板。这种策略提高了少见突变等位基因的相对丰度，能够通过阳性与阴性信号的比值计算来进行定量，不需要依靠标准校正曲线（Yi et al.，2017）。dPCR 技术的灵敏度主要根据可分析的分隔数目而有所不同（范围为 0.005%～0.04%）（Perkins et al.，2017；Yi et al.，2017）。对于稀释在大的野生型背景下的稀有突变的鉴定来说，这种 DNA 样本的有限稀释是非常重要的，这样便能够增加对

PCR 抑制剂（存在于生物学体液之中）的耐受性（Baker，2012）。在少于 30% 的基因表达差异检测（Baker，2012）、肿瘤相关拷贝数变异（Hindson et al.，2011；Whale et al.，2012）和 miRNA（Hindson et al.，2013）检测之中，dPCR 系统也很有应用前景。目前有两种不同的方法用于分隔的划分：采用多个物理分隔进行样本的划分或生成油包水的乳液将 DNA 片段包裹到单个微滴之中。

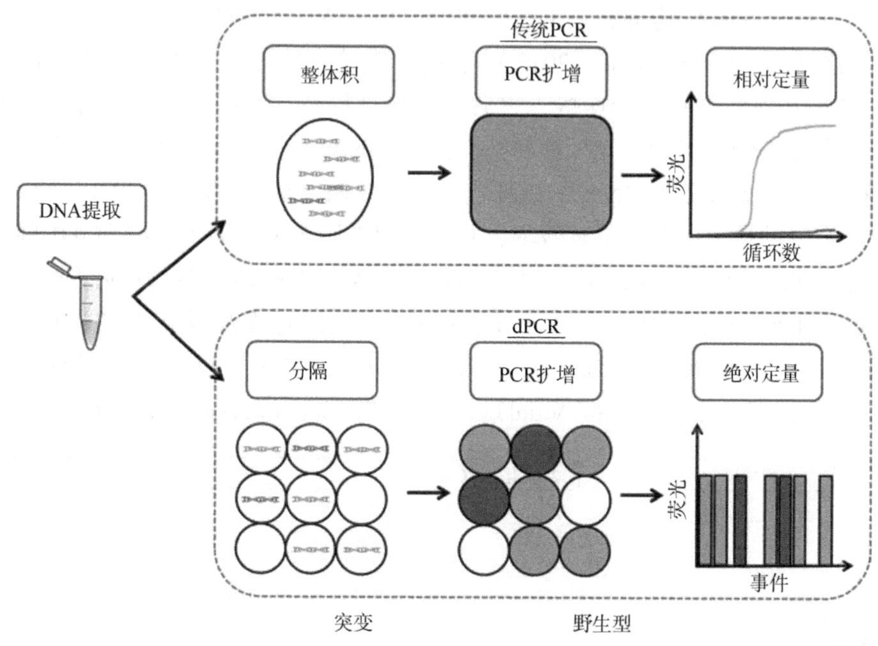

图 10-3 传统 PCR 和 dPCR 系统之间的比较。在传统 PCR 中，整体积的 PCR 反应会在大量的野生型序列（绿色）中掩盖突变的靶点（红色）。在 dPCR 方法中，样本被划分到单个的分隔中进行平行的多个 PCR 反应，数字计算可以给出绝对定量。这种策略提高了少见突变等位基因的相对丰度，使其能够在野生型背景下进行检测

微滴数字 PCR（droplet digital PCR，ddPCR）

• QX100/QX200™ ddPCR 系统（Bio-Rad，Marnes-la-Coquette，法国）

QX100/QX200™ ddPCR 设备将每个 DNA 样本分隔到高达 20 000 个纳升级微滴之中，这些微滴被分散到不相混合的油中，每一个都含有 0 或 1 个靶点序列和背景 DNA（Hindson et al.，2011，2013）。所生成的上千个微滴会作为彼此分离的 dPCR 微反应器，采用 Evagreen 化学作用或 TaqMan 水解探针来区分突变序列和野生型背景，最多可以同时处理 96 个 DNA 样本。这个系统可以用于黑色素瘤患者血浆中低丰度（接近 0.005%～0.01%）*BRAF* V600E 突变的检测和定量，临床特异度为 100%（Sanmamed et al.，2015；Tsao et al.，2015）。采用 ddPCR 进行 *NRAS* 耐药突变的追踪也是可行的，其特异度要高于 73%（Gray et al.，2015）。

• BEAMing

BEAMing[磁珠（beads）、乳化（emulsion）、扩增（amplification）和磁性（magnetics）]技术采用了乳液数字 PCR 和磁珠的结合及流式细胞术（图 10-4）。DNA 模板的预扩增被分隔到油包水的乳液中，产生了数百万个单独的微滴，每个都含有单个 DNA 拷贝和一个表面共价包被了特异引物的磁珠（Diehl et al.，2006；Diehl & Smergeliene，2013）。在每个微滴中的乳化 dPCR 过程中形成了 PCR 产物并保持与磁珠的连接，之后乳化液被打破，通过磁性步骤对磁珠进行纯化。采用 2 个独特的荧光探针与捕获到的 DNA 片段进行杂交，通过流式细胞术对携带野生型和突变 DNA 的磁珠进行辨别。BEAMing 数字 PCR 已经在已知 ctDNA 突变的检测中展示了其效率，甚至可以在野生型基因中检测到 0.01%的突变丰度（Diehl et al.，2008b）。例如，OncoBEAM™ RAS CRC 试剂盒（Sysmex inostics，Hamburg，德国）能够分析 *KRAS* 和 *NRAS* 原癌基因第 2、3、4 外显子的 34 个热点突变的组合（García-Foncillas et al.，2017），与基于组织的标准流程的突变检测有 93%的一致性（Vidal et al.，2017；Schmiegel et al.，2017）。

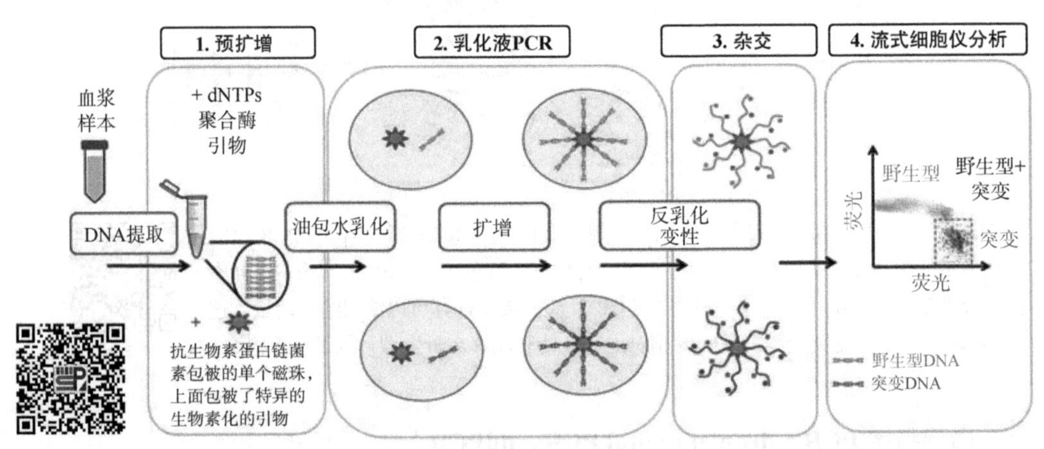

图 10-4 BEAMing™系统的原理。DNA 样本所包含的突变（红色）和野生型（绿色）片段都采用多重 PCR 进行预扩增（Diaz & Bardelli，2014）。一个油包水的乳化会产生数百万个微滴，每个微滴含有单个 DNA 序列和抗生物素蛋白链菌素包被的单个磁珠，上面包被了特异的生物素化的引物。每个微滴中都进行多重 PCR 反应，产生数百万个相同的 DNA 模板与每个磁珠结合（Ilié & Hofman，2016）。乳化液被打破，采用磁场回收磁珠。捕获到的 DNA 片段被变性并与突变和野生型序列的特异荧光探针杂交（Reckamp et al.，2016）。最终通过流式细胞仪来识别携带野生型和突变 DNA 的磁珠（Mao et al.，1994）

• RainDrop Plus™系统（RainDance Technologies，Lexington，美国）

在 RainDrop Plus™系统中，DNA 样本被加载到一次性使用的 8 组微流控芯片中，被分隔成 1000 万个皮升级大小的微滴，不管输入的 DNA 浓度如何，每个微滴中只包含一条靶点 DNA。RainDrop Plus™技术因此能够产生数百万个单独的单分子 PCR，能够检测稀释到 200 000 个野生型 DNA 拷贝中的一个突变等位基因（Pekin et al.，2011）。

这种高度划分的皮升级微滴平台能够实现多重检测，每个分隔中都能够实现多重的分子检测方法。采用 2 种荧光 TaqMan 探针及不同的浓度可以在一个测试中检测多达 10 个突变（Zhong et al.，2011）。为了证实这一点，Taly 等研发了一种多重 dPCR 方法，用来自结直肠癌患者血浆的 2 个检测组合，在数百万个皮升级微滴中同时检测 *KRAS* 基因 12 和 13 号密码子的 7 个热点突变（Taly et al.，2013）。与标准的组织学检测方法相比，这个系统得出了 74%的一致性，能够检测少于 1%的低频突变。以同样的方式，Yu 等发明了 2 重的 dPCR 组合，采用 2 个单独的微流控芯片在晚期非小细胞肺癌患者的血浆样本中筛选 19DEL 和 T790M 突变（4 重组合）以及 L858R 和 T790M 突变（5 重组合）（Yu et al.，2017）。与标准的组织检测相比，这种方法可以提供 80%的总体一致性，敏感性和特异性对于 19DEL 分别是 90.9%和 88.9%，对于 L858R 分别是 87.5%和 100%，对于 T790M 分别是 100%和 93.8%。这种方法的优势是可以检测低至接近 0.01%～10%突变丰度的低变异体（Yu et al.，2017）。

• Naica™系统的水晶数字 PCR（Stilla Technologies，Villejuif，法国）

微流控芯片会将 DNA 混合样本分隔至含有 30 000 个单独微滴的一个 2D 检测之中（被称为微滴水晶）。终端的 PCR 扩增直接在芯片上操作，之后采用 3 个不同的荧光检测通道将含有扩增 DNA 靶点的微滴与不含靶点的微滴区分开。

这个系统的优势是将所有的步骤都整合在单个耗材中，平均周转时间接近 2 小时 30 分钟，实际动手操作的时间不超过 5 分钟。由于其采用了 3 色检测，水晶数字 PCR 技术提供了多重检测的可能性。Jovelet 等开发了一种方法，可以对晚期 NSCLC 患者血浆 ctDNA 中的野生型 *EGFR* 与 4 个不同的 *EGFR* 敏感和耐药突变（del19、L858R、L861Q 和 T790M）进行伴随检测和定量，变异等位基因率可以低至 0.09%（Jovelet et al.，2017）。

微流控 dPCR 或腔室数字 PCR（Chamber Digital PCR，cdPCR）

微流控 dPCR 包括芯片上的实验室（lab-on-a-chip）和数字 PCR 方法。通过一个管道和阀门系统，DNA 样本能够被分隔到一个一次性微流控设备的多个独立反应腔室中。

• 基于微流控腔室的 Biomark dPCR™（Fluidigm Corporation，Les Ulis，法国）

Biomark 12.765 Digital Array Chip™（Fluidigm Corporation，Les Ulis，法国）由 12 组芯片组成，每组含有 765 个腔室，每个单元的体积是 6nl，因此在单次

PCR 运行中可以同时运行 9180 个 PCR 反应（Basu，2017）。一个具有 36 960 个 0.85nl 体积的独立腔室（48 组芯片 770 个腔室）扩展设备，目前也已经上市。这个高通量的微流控数字 PCR 平台比其他系统需要更少的样本和试剂，已被用于肺癌患者血浆中 L858R 和 19del *EGFR* 突变的检测，灵敏度可以低至 0.01%（Yung et al.，2009）。

- **基于微孔芯片的 QuantStudio 3D dPCR™（Thermofisher Scientific，Illkirch，法国）**

QuantStudio 3D 数字 PCR™系统包括一个高密度的纳米微流控芯片，具有高达 20 000 个独立的反应孔（0.8nl/孔），据报道敏感性非常高，能够以较低水平（<0.5%）在非小细胞肺癌患者的 ctDNA 中检测 T790M *EGFR* 突变（Feng et al.，2018）。Heyries 等开发了一种具有微流控兆像素数字 PCR 的扩展方法，能够通过不相容流体的方式将样本分隔至百万个皮升级的 PCR 腔室中，用于在 100 000 个野生型序列中检测单个核苷酸的变异（Heyries et al.，2011）。

10.3.2 基于二代测序的方法（或基于大规模平行测序的方法）（表 10-2）

尽管基于 PCR 的方法已经被成功应用于 ctDNA 的分析，但它们需要事先知道分子靶点，要受限于较低的多重检测能力，多数并不是被设计用于检测新生突变。这样，它们会错过一些非热点的检测，但是这些异常位点可能也有临床相关性。曾经广泛应用的 Sanger 测序法因为缺乏敏感性（接近 10%~20%）、耗时、费用高、通量低而限制了其在 ctDNA 分型中的应用（Cheng et al.，2016；Loeb et al.，2003）。这些限制可以被 NGS 技术所克服，NGS 技术可以实现在单个测试中对多个基因组区域进行高敏感性的分子检测（Malapelle et al.，2016）。NGS 方法支持较宽范围的应用，包括 DNA 突变谱分析、判断肿瘤突变负荷（Davis et al.，2017）、鉴定染色体异常和重排（Aguado et al.，2016；Leary et al.，2012）、基因表达筛选（Wang et al.，2018）和表观遗传改变的检测（Warton et al.，2014）。根据所使用的方法，NGS 能够以不同的测序效率和成本提供 ctDNA 的靶点分析或扩展筛查。在所有情况下，它都可以分为 4 个步骤：DNA 文库生成、DNA 片段扩增、测序，以及原始数据的生物信息学分析。目前两个主要的商业化 NGS 平台由 Illumina（San Diego，CA，美国）和 Life Technologies（ThermoFisher，Scientific，Waltham，MA，美国）生产（Lee et al.，2013）。

表 10-2　基于 NGS 的方法

靶向/非靶向方法	技术	所要求的 DNA 输入或血浆/血液的体积	要求提取 DNA（是/否）	分析敏感性（突变与野生型丰度的比值）	定量结果	靶点	检测的变异类型	参考文献
靶向测序	AmpliSeq	2ml 血浆，1～100ng DNA	是	>2%（SNP 为 2%，indels 为 5%）	是	基因组合	SNV、indels	Rothé et al.，2014；Kaisaki et al.，2018；Butler et al.，2016
	Safe-SeqS	3ng DNA	是	0.1%	是	基因组合	SNV、indels	Kinde et al.，2011，2013
	TAm-Seq	≤2ml 血浆	是	>2%	是	基因组合	SNV、indels	Forshew et al.，2012；Dawson et al.，2013
	Capp-Seq	7～32ng DNA	是	0.02%	是	基因组合	SNV、indels、CNV、重排	Newman et al.，2014；Bratman et al.，2015
	TEC-Seq	5～250ng cfDNA	是	0.05%～0.1%	是	基因组合	SNV、indels	Phallen et al.，2017
	Guardant 360™	5～30ng DNA，采集两管 10ml 血液	是	<0.1%	是	73 个基因的组合	SNV、indels、CNV、重排	Lanman et al.，2015
	FoundationOne™	采集两管 8.5ml 血液	是	SNV、indels 和重排>0.5%，拷贝数变异≥20%	是	70 个基因的组合	SNV、indels、CNV、重排，MSI 状态	
非靶向测序	WES	50ng～1μg DNA	是	>1%～3%	是	所有被注释的外显子、microRNA、长的基因间非编码 RNA、UTR	SNV、indels、CNV、重排	Murtaza et al.，2013；Warr et al.，2015；Majewski et al.，2011；Klevebring et al.，2018；Takai et al.，2015；Butler et al.，2015；Manier et al.，2018；Meienberg et al.，2015
	WGS	250ng DNA	是	1%	是	全基因组	SNV、indels、CNV、重排、染色体异常	Leary et al.，2012；Chan et al.，2013；Heitzer et al.，2013

注：CAPP-Seq，通过深度测序的癌症个体化分型（cancer personalized profiling by deep sequencing）；CNV，拷贝数变异（copy number variations）；indels，插入/缺失（insertions/deletions）；MSI，微卫星不稳定性（microsatellite instability）；Safe-SeqS，安全测序系统（safe-sequencing system）；SNP，单核苷酸多态性（single nucleotide polymorphisms）；SNV，单碱基变异（single nucleotide variations）；TAm-Seq，加标记的扩增产物深度测序（tagged-amplicon deep sequencing）；TEC-Seq，靶向误差校正测序（targeted error correction sequencing）；UTR，非编码区（untranslated region）；WES，全外显子组测序（whole-exome sequencing）；WGS，全基因组测序（whole-genome sequencing）。

10.3.2.1 靶向测序

靶向测序并不会覆盖癌症特异改变的所有范围，但是会采用聚焦的基因组合来覆盖临床相关性靶点，这样每个靶点都被过量地测序了上千次（超深度测序）。与全基因组（WGS）或全外显子组（WES）相比，靶向 NGS 的优势是能够以较低的费用和简化的数据分析在相关基因组的选择区域内提高覆盖的深度和敏感性。

靶向测序主要依赖两种方法：基于扩增产物的方法和基于捕获的方法，与测序之前所使用的靶点富集方法有所不同。为了将测序性能最大化和（或）控制成本，多年来研究者提出了多种技术和生物信息学（抑制生物信息学误差）的改进方法。

基于扩增产物的方法

基于扩增产物的方法包括采用特异的引物对特定基因组区域进行 PCR 扩增。

• AmpliSeq

AmpliSeq 是一种基于扩增产物的富集方法，能够产生高达数千个靶点的扩增产物对来自于 DNA 或 RNA 样本的 SNP、插入/缺失（insertions/deletions，indels）、基因拷贝数变异或基因融合进行分析。AmpliSeq 的基因组合提供了一个寡核苷酸引物的集合来进行基于多重 PCR 的文库制备。可以采用商业购买的即用型或定制型组合来检测一个基因的多个区域[例如，Ion Torrent 的 Ion AmpliSeq™ BRCA1/2 Panel（Life Technologies）或 Illumina 的 AmpliSeq™ BRCA1/2 Panel]，或者聚焦于特定的热点突变之上[例如，Ion AmpliSeq™ Cancer Hotspot Panel v2（Life Technologies）或 AmpliSeq™ Cancer HotSpot Panel v2（Illumina）]。所有这些组合最初都是设计用于肿瘤活检的检测，然而它们现在已经成功地应用于非组织活检的 ctDNA 分析之中（Hirotsu et al.，2017；Rothé et al.，2014；Kaisaki et al.，2018）。AmpliSeq 应用的主要技术挑战是较高的检出水平（>2%）和背景噪声。

通过将 AmpliSeq 与低成本的统计方法相结合，Pecuchet 等提高了这项技术的检测性能（Pécuchet et al.，2016）。碱基位置错误率（base-position error rate，BPER）方法会评估每个碱基位置的变异性和背景噪声以降低假阳性结果的风险。对于某个样本来说，BPER 方法会对碱基与碱基之间的错误率进行定量并将其与微量的突变等位基因频率相比较，以确立这些改变是真的还是假的。BPER 校正可用于单核苷酸变异和超过 2bp 的插入/缺失跨越的鉴定，突变等位基因的比例可以分别低至 0.003%和 0.001%（Pécuchet et al.，2016）。

• 安全测序系统（Safe-Sequencing System，Safe-SeqS）

Safe-SeqS 为每一个 DNA 分子分配了一个独特的分子标签（UMI，也称为条形码或索引）（Kinde et al.，2011）。经过标记的 DNA 序列的扩增会产生 UMI 家族，（如果没有 PCR 扩增或测序失真发生）子代分子会带有原始模板的相同序列。扩增产物充分测序之后，如果至少 95%的读数集都有携带相同突变的同一个独特标志，则变异体就会被认为是真实的。这种策略增加了同时被检测到的改变的数目，也减少了因为复制或测序误差所导致的错误率，有望在突变检测中获得更高的敏感性（可以在 5×10^3～1×10^9 个野生型核酸背景中检测到 1 个突变）（Kinde et al.，2011）。这种技术已被应用于 GIST 或结直肠癌患者 ctDNA 中或者卵巢癌和子宫内膜癌症患者巴氏涂片中肿瘤相关改变的检测（Tie et al.，2015；Fredebohm et al.，2016；Kinde et al.，2013）。

• 加标记-扩增产物的深度测序（TAm-Seq）

TAm-Seq 方法结合了一个两步法的扩增和血浆样本中所观察到的低数量或片段化 DNA 的大基因组区域的测序（Forshew et al.，2012）。引物被设计为可以覆盖短的重叠扩增产物中的长序列。一个采用多重靶点特异引物的预扩增步骤可以保存样本中的所有模板，然后进行多个单重 PCR 来选择性地扩增特异序列。最后，在将所生成的扩增产物汇集起来进行测序之前，在其末端加上分子条形码。Forshew 等首次报道将该技术用于高级别浆液型卵巢癌患者血浆的 *TP53* 突变检测，显示其敏感性和特异性均高于 97%（Forshew et al.，2012）。Tam-Seq 需要克服的一个技术局限是检测突变等位基因的等位基因频率阈值大于 2%，高于大多数基于数字 PCR 的方法。

2018 年，Gale 等介绍了一种强化的（enhanced）TAm-Seq™（eTAm-Seq）方法，该方法结合了有效的文库制备和基于统计学的分析算法，检测灵敏度显著降低至 0.02%，能够检测高达 35 个基因中的特异基因组区域（Gale et al.，2018）。除了鉴定单核苷酸变异和短的插入/缺失之外，eTAm-Seq 也报道了拷贝数的变异。

基于捕获的方法

通过与互补的生物素化的寡核苷酸杂交随后采用链霉亲和素包被的磁珠进行捕获，基于捕获的方法可以针对目的基因组区域进行样本富集。

• 采用深度测序的癌症个体化分析（cancer personalized profiling by deep sequencing，CAPP-Seq）

CAPP-Seq 是一种超敏感的技术，采用深度测序对多个目的区域进行杂交亲和捕获。它依靠选择性探针在具有特定癌症类型的大多数患者中（>95%）发现突变，不需要做个别的优化（Newman et al.，2014）。采用多个步骤的生物信息学方法和公开获得的肿瘤测序数据来设计 CAPP-Seq 的选择探针，靶向目的肿瘤中重复突变的唯一基因组区域。有必要在靶点的数目和选择探针的尺寸上找到一个很好的平衡点，以便使每个位点上的测序覆盖最大化并控制成本。CAPP-Seq可以检测单核苷酸变异、插入/缺失、重排和拷贝数变异，已经被首次应用于非小细胞肺癌患者之中，达到了96%的特异性，分析灵敏度可以低至0.02%（Newman et al.，2014），适用于早期或晚期疾病中具有已知重复变异的任何癌症类型。

Newman等采用一种生物信息学策略来抑制测序误差，同时采用分子条形码以超过4：100 000的拷贝比率来复原少见突变模板，由此显著提高了CAPP-Seq技术的检测敏感性（Newman et al.，2016）。这个整合了数据误差抑制（integrated digital error suppression，iDES）的方法首次被成功应用于非小细胞肺癌中，敏感性和特异性分别达90%和96%（Newman et al.，2016）。

• 靶向错误校正测序（targeted error correction sequencing，TEC-Seq）

TEC-Seq是一种高度敏感和特异的方法，可以真正将测序误差率降至每300万个测序碱基出现1个假阳性（Phallen et al.，2017）。TEC-Seq捕获了癌症驱动基因中的大多数常见变异，同时能够针对目的区域30 000倍的覆盖度进行靶点序列的深度测序。在文库形成过程中采用双索引适配体与DNA序列相连接（外源性条形码），并且考虑到了DNA片段的起始和终止位置（内源性条形码），使得重复序列中相同分子的鉴定成为可能。在多个不同分子之中发现同一个多余序列改变时，可以将其定义为肿瘤特异的改变。由于其较低的灵敏度和细微水平的背景误差噪声，TEC-Seq甚至可以在早期患者和微小残留疾病评估中检测突变（Phallen et al.，2017）。

• Guardant 360™数字测序检测（Guardant Health，Redwood City，CA，美国）

Guardant 360™是基于Digital Sequencing™（数字测序）的商业化cfDNA杂交捕获NGS检测，采用一个扩展的73个基因的组合和2管10 ml的全血进行点突变、基因融合、插入/缺失，以及基因扩增分析（Lanman et al.，2015）。在Digital sequencing™的工作流程中，每一条双链DNA片段都采用寡核苷酸七聚物条形码进行标记。一个测序后的生物信息学过程会分析每个分子的两条链，这样就可以实现准确的碱基读数并消除大多数假阳性。通过这种策略，Guardant Health认为他们比传统的NGS方法降低了100倍的错误率，因此为Guardant 360™提供了超高的敏感性（＞99.9999%），在接近160万个测序碱基之中没有出现假阳性突变结果，分析灵敏度可以低至0.1%（Lanman et al.，2015）。

• FoundationOne™ liquid（Foundation Medicine Inc.，Cambridge，MA）

FoundationOne™ liquid是可用于多种晚期实体肿瘤患者的液体活检NGS方法，可以筛查70个基因中临床相关基因组的改变。如同前面所提到的Guardant 360™，这个基于捕获的测序方法配备了计算算法来提高碱基读取的准确性。

FoundationOne™ liquid 声称具有对点突变和插入/缺失的较高敏感性（分别为＞99%和 95%），基因重排可以达到＞0.5%的等位基因比例，而拷贝数变异则是≥20%的肿瘤比例。这种广泛的分子分型方法也为检测高度微卫星不稳定性状态提供了可能性。

10.3.2.2　非靶向测序

测序技术研发的进展推动了基因组分析的新前景。广泛的 DNA 测序正在出现，加速了对于新的分子驱动突变或常见突变位点之外癌症倾向变异的发现。对于新型治疗靶点或可在临床用于癌症筛查、诊断、预后和治疗的生物标志物来说，这具有巨大的前景。在过去的十年中，有越来越多的概念验证研究进行了外显子组分析（全外显子组测序，whole-exome sequencing，WES）（Murtaza et al.，2013；Jones et al.，2008；Parsons et al.，2008；Sjöblom et al.，2006；Jones et al.，2009）或基因组尺度的分析（全基因组测序，whole-genome sequencing，WGS）。然而，有很多不足限制了 WGS 和 WES 在临床中的常规应用。这些技术要求大量的输入 DNA，通常比靶向 NGS 或基于数字 PCR 的方法更不敏感。在整个基因组的测序效率方面，这些技术也显示出了相当程度的差异，这导致很多目的区域缺乏覆盖度，可能会错过一些变异。此外，它们会产生巨量的数据，需要有存储设施与复杂的生物信息学过滤技术和软件来对其进行分析。最后，WGS 和 WES 方法的成本仍然比较高，而且因为偶尔会发现胚系突变，所以会存在伦理问题。

WES

WES 聚焦于只占整个基因组的 1%（约 30Mb）但是却携带了约 85%的病因突变的编码序列（Rabbani et al.，2014）。靶向的内容也可以拓展至包含功能性非蛋白编码序列（microRNA，长的基因间非编码 RNA，UTR）（Warr et al.，2015）。相比于 WGS，它提供了一种有效的选择，在测序和数据的储存分析方面成本更低。由于外显子捕获过程的探针是根据基因注释数据库所提供的信息而设计的，所以只有已知的经过注释的编码基因才会被捕获和分析（Majewski et al.，2011）。主要的外显子捕获平台包括 SeqCap™ EZ Human Exome 文库（Roche Nimblegen Inc，Madison，WI，美国）（Klevebring et al.，2018）、SureSelect Human All Exon 试剂盒（Agilent Technologies）（Takai et al.，2015；Butler et al.，2015）、TruSeq Exome Enrichment（Murtaza et al.，2013）或 Nextera Rapid Capture Exome 试剂盒（Manier et al.，2018）（Illumina）（Warr et al.，2015；Meienberg et al.，2015）。作为一个应用的示例，Murtaza 等成功地将 WES 应用于晚期癌症患者 cfDNA 中治疗耐药突变的鉴定（Murtaza et al.，2013）。

WGS

WGS 检测整个基因组，包括编码和非编码的区域（约 3.4Gb）。考虑到 WGS 工作流程跳过了捕获的过程，该技术相比于 WES 的优势是可以更有效地覆盖编码区域（尤其是 GC 富集的区域）检测所有的外显子，包括被外显子捕获过程所错过的那些区域。WGS 为判断 DNA 拷贝数变化和染色体的变异提供了很好的可能性（Leary et al.，2012；Chan et al.，2013；Heitzer et al.，2013）。WGS 比 WES 的成本要高得多（Schwarze et al.，2018），所产生的数据量比 WES 所获得的原本已经很巨量的数据还要大 100 倍（Majewski et al.，2011），这使其目前很少用于临床。

10.4 总结

对于癌症患者的管理来说，液体活检是具有侵袭性和很难重复的组织活检的一种有前景的替代方案。然而，考虑到体液中的 ctDNA 含量很低，其分析非常具有挑战性，需要经过优化和标准化的分析前步骤来进行最佳的 ctDNA 检测。很多具有多种性能和设计的方法已被用于 ctDNA 分析，要根据临床背景来进行选择。基于 PCR 的方法具有超高的敏感性，然而它们聚焦于特定的已知突变且多数用于监测的目的。相反，基于 NGS 的方法能够对突变做更广泛的筛选，适合新突变的发现以及耐药突变的治疗性诊断或鉴定。截至目前，考虑到成本低、周转时间短，以及伦理方面的原因，PCR 方法和靶向测序方法更受欢迎。然而，在不久的将来，随着测序系统和生物信息学的快速发展，检测成本将不断降低，WGS 和 WES 可能会有更多的应用。

参 考 文 献

Aguado C，Giménez-Capitán A，Karachaliou N，Pérez-Rosado A，Viteri S，Morales-Espinosa D et al（2016）Fusion gene and splice variant analyses in liquid biopsies of lung cancer patients. Transl Lung Cancer Res 5（5）：525-531

Baker M（2012）Digital PCR hits its stride. Nat Methods 9：541-544，30 May 2012

Basu AS（2017）Digital assays part I：partitioning statistics and digital PCR. SLAS Technol 22（4）：369-386

Beutler E，Gelbart T，Kuhl W（1990）Interference of heparin with the polymerase chain reaction. BioTechniques 9（2）：166

Bratman SV，Newman AM，Alizadeh AA，Diehn M（2015）Potential clinical utility of ultrasensitive circulating tumor DNA detection with CAPP-Seq. Expert Rev Mol Diagn 15（6）：715-719

Breitbach S，Tug S，Helmig S，Zahn D，Kubiak T，Michal M et al（2014）Direct quantification of cell-free，circulating DNA from unpurified plasma. PLoS One 9（3）：e87838

Bronkhorst AJ，Aucamp J，Pretorius PJ（2015）Cell-free DNA：preanalytical variables. Clin Chim Acta 23（450）：243-253

Butler KS，Young MYL，Li Z，Elespuru RK，Wood SC（2016）Performance characteristics of the AmpliSeq cancer hotspot panel v2 in combination with the ion torrent next generation sequencing personal genome machine. Regul Toxicol Pharmacol 74：178-186

Butler TM，Johnson-Camacho K，Peto M，Wang NJ，Macey TA，Korkola JE et al（2015）Exome sequencing of cell-free DNA from metastatic cancer patients identifies clinically actionable mutations distinct from primary disease. PloS One 10：e0136407

Chan KCA，Jiang P，Zheng YWL，Liao GJW，Sun H，Wong J et al（2013）Cancer genome scanning in plasma：detection of tumor-associated copy number aberrations，single-nucleotide variants，and tumoral heterogeneity by massively parallel sequencing. Clin Chem 59（1）：211-224

Chan KCA，Yeung S-W，Lui W-B，Rainer TH，Lo YMD（2005）Effects of preanalytical factors on the molecular size of cell-free DNA in blood. Clin Chem 51（4）：781-784

Cheng F，Su L，Qian C（2016）Circulating tumor DNA：a promising biomarker in the liquid biopsy of cancer. Oncotarget. 7（30）：48832-48841

Chiu RW，Poon LL，Lau TK，Leung TN，Wong EM，Lo YM（2001）Effects of blood-processing protocols on fetal and total DNA quantification in maternal plasma. Clin Chem 47（9）：1607-1613

Cui S，Ye L，Wang H，Chu T，Zhao Y，Gu A et al（2018）Use of superARMS EGFR mutation detection kit to detect EGFR in plasma cell-free DNA of patients with lung adenocarcinoma. Clin Lung Cancer 19（3）：e313-e322

Davis AA，Chae YK，Agte S，Pan A，Iams WT，Cruz MRDS et al（2017）Association of circulating tumor DNA（ctDNA）tumor mutational burden（TMB）with DNA repair mutations and response to anti-PD-1/PD-L1 therapy in non-small cell lung cancer（NSCLC）. J Clin Oncol 35（15）：11537

Dawson S-J，Tsui DWY，Murtaza M，Biggs H，Rueda OM，Chin S-F et al（2013）Analysis of circulating tumor DNA to monitor metastatic breast cancer. N Engl J Med 368（13）：1199-1209

De Maio G，Rengucci C，Zoli W，Calistri D（2014）Circulating and stool nucleic acid analysis for colorectal cancer diagnosis. World J Gastroenterol 20（4）：957-967

De Mattos-Arruda L，Mayor R，Ng CKY，Weigelt B，Martínez-Ricarte F，Torrejon D et al（2015）Cerebrospinal fluid-derived circulating tumour DNA better represents the genomic alterations of brain tumours than plasma. Nat Commun 6：8839

Denis JA，Guillerm E，Coulet F，Larsen AK，Lacorte J-M（2017）The role of BEAMing and digital PCR for multiplexed analysis in molecular oncology in the era of next-generation sequencing. Mol Diagn Ther 21（6）：587-600

Devonshire AS，Whale AS，Gutteridge A，Jones G，Cowen S，Foy CA et al（2014）Towards standardisation of cell-free DNA measurement in plasma：controls for extraction efficiency，fragment size bias and quantification. Anal Bioanal Chem 406（26）：6499-6512

Diaz LA，Bardelli A（2014）Liquid biopsies：genotyping circulating tumor DNA. J Clin Oncol Off J Am Soc Clin Oncol 32（6）：579-586

Diehl F，Li M，He Y，Kinzler KW，Vogelstein B，Dressman D（2006）BEAMing：single-molecule PCR on microparticles in water-in-oil emulsions. Nat Methods 3（7）：551-559

Diehl F，Schmidt K，Choti MA，Romans K，Goodman S，Li M et al（2008a）Circulating mutant DNA to assess tumor dynamics. Nat Med 14（9）：985-990

Diehl F，Schmidt K，Durkee KH，Moore KJ，Goodman SN，Shuber AP et al（2008b）Analysis of Mutations in DNA Isolated From Plasma and Stool of Colorectal Cancer Patients. Gastroenterology. 135（2）：489-498. e7

Diehl F，Smergeliene E（2013）BEAMing for cancer. Genet Eng Biotechnol News 33（15）：48-49

Diehl F，Li M，Dressman D，He Y，Shen D，Szabo S et al（2005）Detection and quantification of mutations in the plasma of patients with colorectal tumors. Proc Natl Acad Sci U S A 102（45）：16368-16373

Dressman D，Yan H，Traverso G，Kinzler KW，Vogelstein B（2003）Transforming single DNA molecules into fluorescent magnetic particles for detection and enumeration of genetic variations. Proc Natl Acad Sci 100（15）：8817-8822

El Messaoudi S，Rolet F，Mouliere F，Thierry AR（2013）Circulating cell free DNA：preanalytical considerations. Clin Chim Acta Int J Clin Chem 424：222-230

Ellinger J，Bastian PJ，Haan KI，Heukamp LC，Buettner R，Fimmers R et al（2008）Noncancerous PTGS2 DNA fragments of apoptotic origin in sera of prostate cancer patients qualify as diagnostic and prognostic indicators. Int J Cancer. 122（1）：138-143

Feng Q，Gai F，Sang Y，Zhang J，Wang P，Wang Y et al（2018）A comparison of QuantStudioTM 3D digital PCR and ARMS-PCR for measuring plasma EGFR T790M mutations of NSCLC patients. Cancer Manag Res 10：115-121

Fleischhacker M，Schmidt B，Weickmann S，Fersching DMI，Leszinski GS，Siegele B et al（2011）Methods for isolation of cell-free plasma DNA strongly affect DNA yield. Clin Chim Acta Int J Clin Chem 412（23-24）：2085-2088

Fong SL，Zhang JT，Lim CK，Eu KW，Liu Y（2009）Comparison of 7 methods for extracting cell-free DNA from serum samples of colorectal cancer patients. Clin Chem 55（3）：587-589

Forshew T，Murtaza M，Parkinson C，Gale D，Tsui DWY，Kaper F et al（2012）Noninvasive identification and monitoring of cancer mutations by targeted deep sequencing of plasma DNA. Sci Transl Med 4（136）：136ra68

Fredebohm J，Mehnert DH，Löber A-K，Holtrup F，van Rahden V，Angenendt P et al（2016）Detection and quantification of KIT mutations in ctDNA by Plasma Safe-SeqS. Adv Exp Med Biol 924：187-189

Gale D，Lawson ARJ，Howarth K，Madi M，Durham B，Smalley S et al（2018）Development of a highly sensitive liquid biopsy platform to detect clinically-relevant cancer mutations at low allele fractions in cell-free DNA. PloS One 13：e0194630

García-Foncillas J，Alba E，Aranda E，Díaz-Rubio E，López-López R，Tabernero J et al（2017）Incorporating BEAMing technology as a liquid biopsy into clinical practice for the management of colorectal cancer patients：an expert taskforce review. Ann Oncol Off J Eur Soc Med Oncol 28（12）：2943-2949

Gray ES，Rizos H，Reid AL，Boyd SC，Pereira MR，Lo J et al（2015）Circulating tumor DNA to monitor treatment response and detect acquired resistance in patients with metastatic melanoma. Oncotarget 6（39）：42008-42018

Haber DA，Velculescu VE（2014）Blood-based analyses of cancer：circulating tumor cells and circulating tumor DNA. Cancer Discov 4（6）：650-661

Haselmann V，Ahmad-Nejad P，Geilenkeuser WJ，Duda A，Gabor M，Eichner R et al（2018）Results of the first external quality assessment scheme（EQA）for isolation and analysis of circulating tumour DNA（ctDNA）. Clin Chem Lab Med 56（2）：220-228

Hauser S，Zahalka T，Fechner G，Müller SC，Ellinger J（2013）Serum DNA hypermethylation in patients with kidney cancer：results of a prospective study. Anticancer Res 33（10）：4651-4656

Heitzer E，Ulz P，Belic J，Gutschi S，Quehenberger F，Fischereder K et al（2013）Tumor-associated copy number changes in the circulation of patients with prostate cancer identified through whole-genome sequencing. Genome Med 5（4）：30

Herman JG，Graff JR，Myöhänen S，Nelkin BD，Baylin SB（1996）Methylation-specific PCR：a novel PCR assay for methylation status of CpG islands. Proc Natl Acad Sci U S A. 93（18）：9821-9826

Heyries KA，Tropini C，Vaninsberghe M，Doolin C，Petriv OI，Singhal A et al（2011）Megapixel digital PCR. Nat Methods 8（8）：649-651

Hindson BJ，Ness KD，Masquelier DA，Belgrader P，Heredia NJ，Makarewicz AJ et al（2011）High-throughput droplet digital PCR system for absolute quantitation of DNA copy number. Anal Chem. 83（22）：8604-8610

Hindson CM，Chevillet JR，Briggs HA，Gallichotte EN，Ruf IK，Hindson BJ et al（2013）Absolute quantification by droplet digital PCR versus analog real-time PCR. Nat Methods 10（10）：1003-1005

Hirotsu Y，Ooka Y，Sakamoto I，Nakagomi H，Omata M（2017）Simultaneous detection of genetic and copy number alterations in BRCA1/2 genes. Oncotarget 8（70）：114463-114473

How-Kit A，Lebbé C，Bousard A，Daunay A，Mazaleyrat N，Daviaud C et al（2014）Ultrasensitive detection and identification of BRAF V600 mutations in fresh frozen，FFPE，and plasma samples of melanoma patients by E-ice-COLD-PCR. Anal Bioanal Chem 406（22）：5513-5520

Ilié M，Hofman P（2016）Pros：can tissue biopsy be replaced by liquid biopsy? Transl Lung Cancer Res 5（4）：420-423

Jacobs B，Claes B，Bachet J-B，Bouche O，Sablon E，Maertens GG et al（2017）Evaluation of a fully automated extended RAS-BRAF test on prospectively collected plasma samples from patients with metastatic colorectal cancer. J Clin Oncol. 35（15_suppl）：e15127

Janku F，Claes B，Huang HJ，Falchook GS，Devogelaere B，Kockx M et al（2015）BRAF mutation testing with a rapid，fully integrated molecular diagnostics system. Oncotarget 6（29）：26886-26894

Janku F，Huang HJ，Claes B，Falchook GS，Fu S，Hong D et al（2016）BRAF mutation testing in cell-free DNA from the plasma of patients with advanced cancers using a rapid，automated molecular diagnostics system. Mol Cancer Ther 15（6）：1397-1404

Jones S，Hruban RH，Kamiyama M，Borges M，Zhang X，Parsons DW et al（2009）Exomic sequencing identifies PALB2 as a pancreatic cancer susceptibility gene. Science 324（5924）：217

Jones S，Zhang X，Parsons DW，Lin JC-H，Leary RJ，Angenendt P et al（2008）Core signaling pathways in human pancreatic cancers revealed by global genomic analyses. Science 321（5897）：1801-1806

Jovelet C，Madic J，Remon J，Honoré A，Girard R，Rouleau E et al（2017）Crystal digital droplet PCR for detection and quantification of circulating EGFR sensitizing and resistance mutations in advanced non-small cell lung cancer. PLoS One 12（8）：e0183319

Jung M，Klotzek S，Lewandowski M，Fleischhacker M，Jung K（2003）Changes in concentration of DNA in serum and plasma during storage of blood samples. Clin Chem 49（6）：1028-1029

Kaisaki PJ，Cutts A，Popitsch N，Camps C，Pentony MM，Wilson G et al（2016）Targeted next-generation sequencing of plasma DNA from cancer patients：factors influencing consistency with tumour DNA and prospective investigation of its utility for diagnosis. PloS One 11：e0162809

Keppens C，Palma JF，Das PM，Scudder S，Wen W，Normanno N et al（2018）Detection of EGFR variants in plasma：a multilaboratory comparison of a real-time PCR EGFR mutation test in Europe. J Mol Diagn JMD 20（4）：483-494

Kimura H，Fujiwara Y，Sone T，Kunitoh H，Tamura T，Kasahara K et al（2006）EGFR mutation status in tumour-derived DNA from pleural effusion fluid is a practical basis for predicting the response to gefitinib. Br J Cancer 95（10）：1390-1395

Kinde I，Bettegowda C，Wang Y，Wu J，Agrawal N，Shih I-M et al（2013）Evaluation of DNA from the papanicolaou test to detect ovarian and endometrial cancers. Sci Transl Med 5（167）：167ra4

Kinde I，Wu J，Papadopoulos N，Kinzler KW，Vogelstein B（2011）Detection and quantification of rare mutations with massively parallel sequencing. Proc Natl Acad Sci U S A 108（23）：9530-9535

Klevebring D，Neiman M，Sundling S，Eriksson L，Darai Ramqvist E，Celebioglu F et al（2018）Evaluation of exome sequencing to estimate tumor burden in plasma. PloS One 9：e104417

Kloten V，Rüchel N，Brüchle NO，Gasthaus J，Freudenmacher N，Steib F et al（2017）Liquid biopsy in colon cancer：comparison of different circulating DNA extraction systems following absolute quantification of KRAS mutations using Intplex allele-specific PCR. Oncotarget 8（49）：86253-86263

Lam NYL，Rainer TH，Chiu RWK，Lo YMD（2004）EDTA is a better anticoagulant than heparin or citrate for delayed blood processing for plasma DNA analysis. Clin Chem 50（1）：256-257

Lanman RB，Mortimer SA，Zill OA，Sebisanovic D，Lopez R，Blau S et al（2015）Analytical and clinical validation of a digital sequencing panel for quantitative，highly accurate evaluation of cell-free circulating tumor DNA.

PLoS One 10（10）：e0140712

Leary RJ，Sausen M，Kinde I，Papadopoulos N，Carpten JD，Craig D et al（2012）Detection of chromosomal alterations in the circulation of cancer patients with whole-genome sequencing. Sci Transl Med 4（162）：162ra154

Lee C-Y，Chiu Y-C，Wang L-B，Kuo Y-L，Chuang EY，Lai L-C et al（2013）Common applications of next-generation sequencing technologies in genomic research. Transl Cancer Res 2（1）：33-45

Lee TH，Montalvo L，Chrebtow V，Busch MP（2001）Quantitation of genomic DNA in plasma and serum samples：higher concentrations of genomic DNA found in serum than in plasma. Transfus（Paris）41（2）：276-282

Li J，Wang L，Jänne PA，Makrigiorgos GM（2009）Coamplification at lower denaturation temperature-PCR increases mutation-detection selectivity of TaqMan-based real-time PCR. Clin Chem 55（4）：748-756

Li J，Wang L，Mamon H，Kulke MH，Berbeco R，Makrigiorgos GM（2008）Replacing PCR with COLD-PCR enriches variant DNA sequences and redefines the sensitivity of genetic testing. Nat Med 14（5）：579-584

Li M，Diehl F，Dressman D，Vogelstein B，Kinzler KW（2006）BEAMing up for detection and quantification of rare sequence variants. Nat Methods 3（2）：95-97

Lipsky RH，Mazzanti CM，Rudolph JG，Xu K，Vyas G，Bozak D et al（2001）DNA melting analysis for detection of single nucleotide polymorphisms. Clin Chem 47（4）：635-644

Lissa D，Robles AI（2016）Methylation analyses in liquid biopsy. Transl Lung Cancer Res 5（5）：492-504

Little S（2001）Amplification-refractory mutation system（ARMS）analysis of point mutations. Curr Protoc Hum Genet 7（1）：8-9（Chapter 9：Unit 9. 8）

Liu Q，Nguyen VQ，Li X，Sommer SS（2006）Multiplex dosage pyrophosphorolysis-activated polymerization：application to the detection of heterozygous deletions. BioTechn 40（5）：661-668

Liu Q，Sommer SS（2000）Pyrophosphorolysis-activated polymerization（PAP）：application to allele-specific amplification. BioTechn 29（5）：1072-1076 1078，1080 passim

Lo YM（1998）The amplification refractory mutation system. Methods Mol Med 16：61-69

Loeb LA，Loeb KR，Anderson JP（2003）Multiple mutations and cancer. Proc Natl Acad Sci U S A. 100（3）：776-781

Lu J-L，Liang Z-Y（2016）Circulating free DNA in the era of precision oncology：Pre- and post-analytical concerns. Chronic Dis Transl Med 2（4）：223-230

Luca CD，Vigliar E，d'Anna M，Pisapia P，Bellevicine C，Malapelle U et al（2017）KRAS detection on archival cytological smears by the novel fully automated polymerase chain reaction-based Idylla mutation test. Cyto J 14（1）：5

Madic J，Piperno-Neumann S，Servois V，Rampanou A，Milder M，Trouiller B et al（2012）Pyrophosphorolysis-activated polymerization detects circulating tumor DNA in metastatic uveal melanoma. Clin Cancer Res Off J Am Assoc Cancer Res 18（14）：3934-3941

Madic J，Zocevic A，Senlis V，Fradet E，Andre B，Muller S et al（2016）Three-color crystal digital PCR. Biomol Detect Quantif 3（10）：34-46

Majewski J，Schwartzentruber J，Lalonde E，Montpetit A，Jabado N（2011）What can exome sequencing do for you? J Med Genet 48（9）：580-589

Malapelle U，Pisapia P，Sgariglia R，Vigliar E，Biglietto M，Carlomagno C et al（2016）Less frequently mutated genes in colorectal cancer：evidences from next-generation sequencing of 653 routine cases. J Clin Pathol 69（9）：767-771

Malapelle U，Sirera R，Jantus-Lewintre E，Reclusa P，Calabuig-Fariñas S，Blasco A et al（2017）Profile of the Roche cobas® EGFR mutation test v2 for non-small cell lung cancer. Expert Rev Mol Diagn 17（3）：209-215

Manier S，Park J，Capelletti M，Bustoros M，Freeman SS，Ha G et al（2018）Whole-exome sequencing of cell-free DNA and circulating tumor cells in multiple myeloma. Nat Commun 9：1-11

Mao L，Hruban RH，Boyle JO，Tockman M，Sidransky D（1994）Detection of oncogene mutations in sputum precedes diagnosis of lung cancer. Cancer Res 54（7）：1634-1637

Masago K，Fujita S，Hata A，Okuda C，Yoshizumi Y，Kaji R et al（2018）Validation of the digital PCR system in tyrosine kinase inhibitor-resistant EGFR mutant non-small-cell lung cancer. Pathol Int 68（3）：167-173

Mauger F，Daunay A，Deleuze J-F，Tost J，How-Kit A（2016）Multiplexing of E-ice-COLD-PCR assays for mutation detection and identification. Clin Chem 62：1155-1158

Mauger F，How-Kit A，Tost J（2017）COLD-PCR technologies in the area of personalized medicine：methodology and applications. Mol Diagn Ther 21（3）：269-283

Meienberg J，Zerjavic K，Keller I，Okoniewski M，Patrignani A，Ludin K et al（2015）New insights into the performance of human whole-exome capture platforms. Nucleic Acids Res 43（11）：e76

Milbury CA，Li J，Liu P，Makrigiorgos GM（2011a）COLD-PCR：improving the sensitivity of molecular diagnostics assays. Expert Rev Mol Diagn 11（2）：159-169

Milbury CA，Li J，Makrigiorgos GM（2009）PCR-based methods for the enrichment of minority alleles and mutations. Clin Chem 55（4）：632-640

Milbury CA，Li J，Makrigiorgos GM（2011b）Ice-COLD-PCR enables rapid amplification and robust enrichment for low-abundance unknown DNA mutations. Nucl Acids Res 39（1）：e2

Mouliere F，El Messaoudi S，Gongora C，Guedj A-S，Robert B，Del Rio M et al（2013）Circulating cell-free DNA from colorectal cancer patients may reveal high KRAS or BRAF mutation load. Transl Oncol 6（3）：319-328

Mouliere F，El Messaoudi S，Pang D，Dritschilo A，Thierry AR（2014）Multi-marker analysis of circulating cell-free DNA toward personalized medicine for colorectal cancer. Mol Oncol 8（5）：927-941

Murtaza M，Dawson S-J，Tsui DWY，Gale D，Forshew T，Piskorz AM et al（2013）Non-invasive analysis of acquired resistance to cancer therapy by sequencing of plasma DNA. Nature 497（7447）：108-112

Newman AM，Bratman SV，To J，Wynne JF，Eclov NCW，Modlin LA et al（2014）An ultrasensitive method for quantitating circulating tumor DNA with broad patient coverage. Nat Med 20（5）：548-554

Newman AM，Lovejoy AF，Klass DM，Kurtz DM，Chabon JJ，Scherer F et al（2016）Integrated digital error suppression for improved detection of circulating tumor DNA. Nat Biotechnol 34（5）：547-555

Newton CR，Graham A，Heptinstall LE，Powell SJ，Summers C，Kalsheker N et al（1989）Analysis of any point mutation in DNA. The amplification refractory mutation system（ARMS）. Nucl Acids Res 17（7）：2503-2516

Ng EKO，Leung CPH，Shin VY，Wong CLP，Ma ESK，Jin HC et al（2011）Quantitative analysis and diagnostic significance of methylated SLC19A3 DNA in the plasma of breast and gastric cancer patients. PLoS One 6（7）：e22233

Nikolaev S，Lemmens L，Koessler T，Blouin J-L，Nouspikel T（2018）Circulating tumoral DNA：Preanalytical validation and quality control in a diagnostic laboratory. Anal Biochem 542：34-39

Parsons DW，Jones S，Zhang X，Lin JC-H，Leary RJ，Angenendt P et al（2008）An integrated genomic analysis of human glioblastoma multiforme. Science 321（5897）：1807-1812

Pécuchet N，Rozenholc Y，Zonta E，Pietrasz D，Didelot A，Combe P et al（2016）Analysis of base-position error rate of next-generation sequencing to detect tumor mutations in circulating DNA. Clin Chem 62（11）：1492-1503

Pekin D，Skhiri Y，Baret J-C，Le Corre D，Mazutis L，Salem CB et al（2011）Quantitative and sensitive detection of rare mutations using droplet-based microfluidics. Lab Chip. 11（13）：2156-2166

Perakis S，Auer M，Belic J，Heitzer E（2017）Advances in circulating tumor DNA analysis. Adv Clin Chem 80：73-153

Perez-Toralla K，Pekin D，Bartolo J-F，Garlan F，Nizard P，Laurent-Puig P et al（2015）PCR digitale en micro-compartiments—I. Détection sensible de séquences d'acides nucléiques rares. médecine. Sciences 31（1）：84-92

Perkins G，Lu H，Garlan F，Taly V（2017）Droplet-based digital PCR：application in cancer research. Adv Clin Chem 79：43-91

Phallen J，Sausen M，Adleff V，Leal A，Hruban C，White J et al（2017）Direct detection of early-stage cancers using circulating tumor DNA. Sci Transl Med 9（403）：eaan2415

Rabbani B，Tekin M，Mahdieh N（2014）The promise of whole-exome sequencing in medical genetics. J Hum Genet 59（1）：5-15

Reckamp KL，Melnikova VO，Karlovich C，Sequist LV，Camidge DR，Wakelee H，Perol M，Oxnard GR，Kosco K，Croucher P et al（2016）A highly sensitive and quantitative test platform for detection of NSCLC EGFR mutations in urine and plasma. J Thorac Oncol Off Publ Int Assoc Study Lung Cancer 11：1690-1700

Rothé F，Laes J-F，Lambrechts D，Smeets D，Vincent D，Maetens M et al（2014）Plasma circulating tumor DNA as an alternative to metastatic biopsies for mutational analysis in breast cancer. Ann Oncol Off J Eur Soc Med Oncol 25（10）：1959-1965

Sanmamed MF，Fernández-Landázuri S，Rodríguez C，Zárate R，Lozano MD，Zubiri L et al（2015）Quantitative cell-free circulating BRAFV600E mutation analysis by use of droplet digital PCR in the follow-up of patients with melanoma being treated with BRAF inhibitors. Clin Chem. 61（1）：297-304

Sasaki M，Anast J，Bassett W，Kawakami T，Sakuragi N，Dahiya R（2003）Bisulfite conversion-specific and methylation-specific PCR：a sensitive technique for accurate evaluation of CpG methylation. Biochem Biophys Res Commun 309（2）：305-309

Schmiegel W，Scott RJ，Dooley S，Lewis W，Meldrum CJ，Pockney P et al（2017）Blood-based detection of RAS mutations to guide anti-EGFR therapy in colorectal cancer patients：concordance of results from circulating tumor DNA and tissue-based RAS testing. Mol Oncol 11（2）：208-219

Schwarze K，Buchanan J，Taylor JC，Wordsworth S（2018）Are whole-exome and whole-genome sequencing approaches cost-effective? A systematic review of the literature. Genet Med Off J Am Coll Med Genet 20：1122-1130

Siravegna G，Marsoni S，Siena S，Bardelli A（2017）Integrating liquid biopsies into the management of cancer. Nat Rev Clin Oncol 14（9）：531-548

Sjöblom T，Jones S，Wood LD，Parsons DW，Lin J，Barber TD et al（2006）The consensus coding sequences of human breast and colorectal cancers. Science 314（5797）：268-274

Spindler K-LG，Pallisgaard N，Vogelius I，Jakobsen A（2012）Quantitative cell-free DNA，KRAS，and BRAF mutations in plasma from patients with metastatic colorectal cancer during treatment with cetuximab and irinotecan. Clin Cancer Res 18（4）：1177-1185

Stroun M，Lyautey J，Lederrey C，Olson-Sand A，Anker P（2001）About the possible origin and mechanism of circulating DNA apoptosis and active DNA release. Clin Chim Acta Int J Clin Chem 313（1-2）：139-142

Swinkels DW，Wiegerinck E，Steegers EAP，de Kok JB（2003）Effects of blood-processing protocols on cell-free DNA quantification in Plasma. Clin Chem 49（3）：525-526

Sykes PJ，Neoh SH，Brisco MJ，Hughes E，Condon J，Morley AA（1992）Quantitation of targets for PCR by use of limiting dilution. BioTechniques 13（3）：444-449

Takai E，Totoki Y，Nakamura H，Morizane C，Nara S，Hama N et al（2015）Clinical utility of circulating tumor DNA for molecular assessment in pancreatic cancer. Sci Rep 5：18425

Taly V，Pekin D，Benhaim L，Kotsopoulos SK，Corre DL，Li X et al（2013）Multiplex picodroplet digital PCR to detect KRAS mutations in circulating DNA from the plasma of colorectal cancer patients. Clin Chem 59（12）：1722-1731

Thierry AR（2016）A targeted Q-PCR-based method for point mutation testing by analyzing circulating DNA for cancer management care. Methods Mol Biol Clifton NJ 1392：1-16

Thierry AR，El Messaoudi S，Gahan PB，Anker P，Stroun M（2016）Origins，structures，and functions of circulating DNA in oncology. Cancer Metastasis Rev 35（3）：347-376

Thierry AR，Mouliere F，Messaoudi SE，Mollevi C，Lopez-Crapez E，Rolet F et al（2014）Clinical validation of the detection of KRAS and BRAF mutations from circulating tumor DNA. Nat Med 20（4）：430-435

Tie J，Kinde I，Wang Y，Wong HL，Roebert J，Christie M et al（2015）Circulating tumor DNA as an early marker of therapeutic response in patients with metastatic colorectal cancer. Ann Oncol Off J Eur Soc Med Oncol 26（8）：

1715-1722

Tost J（2016）The clinical potential of enhanced-ice-COLD-PCR. Expert Rev Mol Diagn 16（3）：265-268

Tsao SC-H，Weiss J，Hudson C，Christophi C，Cebon J，Behren A et al（2015）Monitoring response to therapy in melanoma by quantifying circulating tumour DNA with droplet digital PCR for BRAF and NRAS mutations. Sci Rep 5：11198

Vallée A，Marcq M，Bizieux A，Kouri CE，Lacroix H，Bennouna J et al（2013）Plasma is a better source of tumor-derived circulating cell-free DNA than serum for the detection of EGFR alterations in lung tumor patients. Lung Cancer Amst Neth 82（2）：373-374

Vidal J，Muinelo L，Dalmases A，Jones F，Edelstein D，Iglesias M et al（2017）Plasma ctDNA RAS mutation analysis for the diagnosis and treatment monitoring of metastatic colorectal cancer patients. Ann Oncol Off J Eur Soc Med Oncol 28（6）：1325-1332

Vogelstein B，Kinzler KW（1999）Digital PCR. Proc Natl Acad Sci U S A 96（16）：9236-9241

Wang Y，Li L，Han R，Jiao L，Zheng J，He Y（2018）Clinical analysis by next-generation sequencing for NSCLC patients with MET amplification resistant to osimertinib. Lung Cancer Amst Neth 118：105-110

Wang Y，Springer S，Mulvey CL，Silliman N，Schaefer J，Sausen M et al（2015）Detection of somatic mutations and HPV in the saliva and plasma of patients with head and neck squamous cell carcinomas. Sci Transl Med. 7（293）：293ra104

Warr A，Robert C，Hume D，Archibald A，Deeb N，Watson M（2015）Exome sequencing：current and future perspectives. G3 Genes Genom Genet 5（8）：1543-1550

Warton K，Lin V，Navin T，Armstrong NJ，Kaplan W，Ying K et al（2014）Methylation-capture and next-generation sequencing of free circulating DNA from human plasma. BMC Genom 15：476

Whale AS，Huggett JF，Cowen S，Speirs V，Shaw J，Ellison S et al（2012）Comparison of microfluidic digital PCR and conventional quantitative PCR for measuring copy number variation. Nucleic Acids Res. 40（11）：e82

Wielscher M，Vierlinger K，Kegler U，Ziesche R，Gsur A，Weinhäusel A（2015）Diagnostic performance of plasma DNA methylation profiles in lung cancer，pulmonary fibrosis and COPD. EBioMedicine 2（8）：929-936

Yi X，Ma J，Guan Y，Chen R，Yang L，Xia X（2017）The feasibility of using mutation detection in ctDNA to assess tumor dynamics. Int J Cancer 140（12）：2642-2647

Yu Q，Yu Q，Huang F，Huang F，Zhang M，Zhang M et al（2017）Multiplex picoliter-droplet digital PCR for quantitative assessment of EGFR mutations in circulating cell-free DNA derived from advanced non-small cell lung cancer patients. Mol Med Rep. 16（2）：1157-1166

Yung TKF，Chan KCA，Mok TSK，Tong J，To K-F，Lo YMD（2009）Single-molecule detection of epidermal growth factor receptor mutations in plasma by microfluidics digital PCR in non-small cell lung cancer patients. Clin Cancer Res Off J Am Assoc Cancer Res 15（6）：2076-2084

Zhong Q，Bhattacharya S，Kotsopoulos S，Olson J，Taly V，Griffiths AD et al（2011）Multiplex digital PCR：breaking the one target per color barrier of quantitative PCR. Lab Chip. 11（13）：2167-2174

第11章

通过 ctDNA 分型了解肿瘤的异质性和克隆进化

Florian Scherer

11.1 引言

对于准确诊断和治疗选择来说，了解驱动癌症的遗传学和表观遗传学进程变得越来越重要。测序技术的进展促进了对癌症遗传特征的综合分析，导致在各种肿瘤类型中发现了数以百计的驱动突变（Hiley et al.，2014）。然而，对于全面了解肿瘤异质性以及亚克隆进化对癌症形成和疾病进展的意义来说，研究人员和临床医生目前仍处在认识的初始阶段（Perdigones & Murtaza，2017）。这两个生物学现象对于癌症患者的临床管理具有重要的意义。首先，它们也许可以解释为什么有些患者对标准的癌症治疗有效，而同样的治疗策略在诊断为同样癌症类型的其他患者中却会失败（Tannock et al.，2016）。其次，要想鉴定那些最有可能从靶向治疗之中获益的以及一段时间之后形成耐药机制的患者，捕捉肿瘤的异质性变得越来越重要（Do et al.，2015；Horak et al.，2017；Kurtz et al.，2019）。而且，突变谱的可靠分型也许可以在诊断时将患者分成不同的风险组，可以检测在一段时间内导致肿瘤行为改变的遗传学过程，如组织学转变。最后，肿瘤之中遗传学特征的进化会明显阻碍临床医生在疾病复发时为患者选择有效治疗的能力，因为进展时的肿瘤分型通常与诊断时的肿瘤分型并不完全一致。

在一段时间内通过重复的肿瘤活检来监测克隆进化以及在主要的疾病节点上充分地评估肿瘤的异质性是比较理想的，但是它们通常是高度侵袭性的过程，需要承担大多数术中和术后并发症的风险，在某些情况下也没有结论，而且通常不能进行患者遗传学特征的综合评价（Manoj et al.，2014；Jain et al.，2006；Malone et al.，2015）。将循环肿瘤 DNA（ctDNA）作为临床生物标志物有望实现癌症患者中遗传谱检测和分型的变革。肿瘤细胞会释放 DNA 片段到血流中，在

F. Scherer *

Department of Hematology，Oncology，and Stem Cell Transplantation，University Medical Center Freiburg，Albert-Ludwigs-University，Hugstetter Straße 55，79106 Freiburg，Germany

* e-mail：florian.scherer@uniklinik-freiburg.de

疾病的进程中通过一次简单的抽血即可对其进行非侵袭性和重复取样（等同于“液体活检”），很容易就可以将其从血浆或血清成分中提取出来（Wan et al.，2017；Kurtz et al.，2018）。作为细胞游离 DNA（cfDNA）的一部分，ctDNA 可以同时反映目前的肿瘤负荷以及患者体内所有肿瘤部位的遗传特征，因此是肿瘤基因型综合分析的一个理想替代物。ctDNA 的这些特点有望实现不同水平肿瘤异质性的完全分型，在治疗和疾病进展的过程之中鉴定肿瘤克隆的进化（图 11-1）（Newman et al.，2014；Scherer et al.，2016a；Chabon et al.，2016a；Bettegowda et al.，2014；Yeh et al.，2017b；Dawson et al.，2013；Kwapisz 2017；Kurtz et al.，2019；Chaudhuri et al.，2017）。

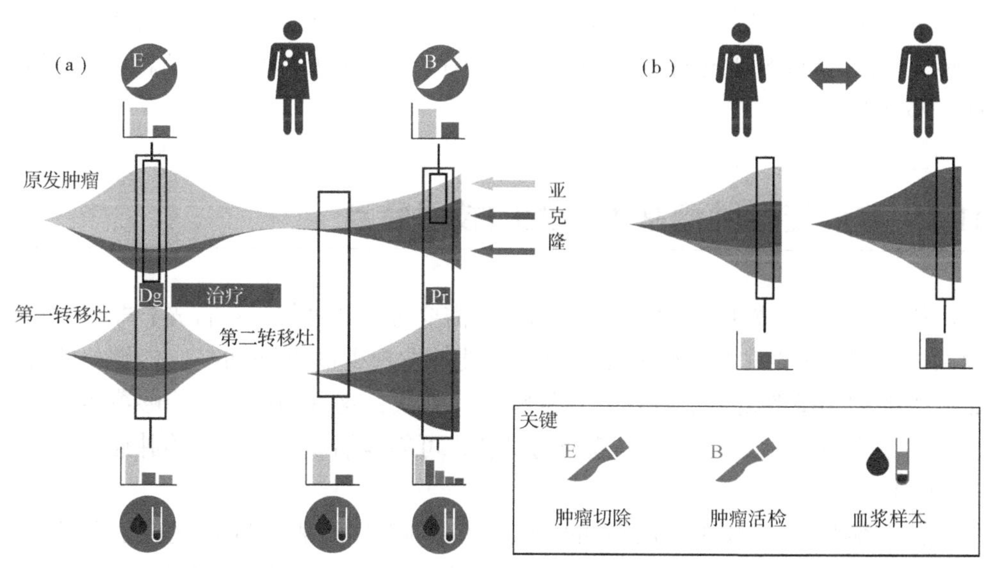

图 11-1　通过肿瘤和 ctDNA 分型所鉴定的不同类型的肿瘤异质性。（a）为转移性癌症患者的示意图。所描述的是不同的疾病节点上具有独特肿瘤症状的肿瘤亚克隆的进化历史，从肿瘤诊断（Dg）开始，经过治疗和监控直到疾病进展（Pr）。在这个时间顺序中，从肿瘤切除（E）或活检（B）及血浆 ctDNA 所获得的肿瘤 DNA 使得肿瘤异质性独特类型的鉴定和分型成为可能：在诊断（Dg）时，肿瘤切除（以手术刀表示）促进了肿瘤内异质性的鉴定（左侧黑边柱形），而 ctDNA 分析（以采血管表示）通过覆盖患者体内的所有肿瘤位点，可以同时进行肿瘤内和空间/患者间的肿瘤异质性评估（即原发肿瘤和第一转移灶的遗传特点；左侧棕红边柱形）。治疗完成之后，ctDNA 分型能够通过耐药亚克隆（原发肿瘤中的灰色克隆；中间棕红边柱形）及新出现的亚克隆（在监控和疾病进展过程中出现；中间和右侧的棕红边柱形）的微量检测实现肿瘤时间异质性的评估。进展时，肿瘤活检（如粗针穿刺活检）所获得的 DNA 的分型也许不能充分捕获肿瘤内的异质性（右侧黑边柱形）。简化的柱形图代表了遗传改变的等位基因分布，显示了肿瘤或血浆分型所捕获到的不同亚克隆的特征。（b）诊断为同一癌症类型的不同患者之间的肿瘤异质性示意图。不同颜色标记的亚克隆代表了确诊时两个肿瘤的不同克隆组成，柱形图代表了这些亚克隆在每个肿瘤中等位基因的分布（黑边柱形）

在本章，我们首先将针对可靠和准确的非侵袭性 ctDNA 分型讨论该技术的特点和要求（“11.2 非侵袭性肿瘤分型的技术特点”部分）。然后，我们会探讨 ctDNA 分型在特殊肿瘤异质性类型的检测和分型中的作用，这些类型包括（图 11-1）：①肿瘤内的异质性：指单个肿瘤症状内部的遗传特征，通常不能被部分的肿瘤组织采样充分捕捉，如粗针穿刺活检（“11.3 通过 ctDNA 分型捕捉肿瘤内和患者内的异质性”部分）。②患者内或肿瘤的空间异质性：指同一患者中不同肿瘤部位之间的遗传学特征，无法通过肿瘤活检或切除来捕获（“11.3 通过 ctDNA 分型捕捉肿瘤内和患者内的异质性”部分）。③患者间的肿瘤异质性：同一种癌症类型的不同患者间的遗传异质性（“11.4 非侵袭性的癌症分类和定位”部分）。④时间异质性：指一段时间内患者应对治疗和发生疾病进展时所获得的遗传异质性（“11.5 通过 ctDNA 分型鉴别治疗反应和疾病进展中的动态克隆异质性”部分）。

11.2 非侵袭性肿瘤基因分型的技术特点

从 ctDNA 中成功地进行肿瘤基因分型需要考虑几种技术：首先，非侵袭性测试的分析敏感性和特异性必须足够高，能够发现少量的 ctDNA，能够检测肿瘤亚克隆的细微改变，能够排除背景噪声。其次，这种测试应该能够覆盖遗传改变的整个范围，可以用于大范围的患者，可靠地捕获所有类型的肿瘤异质性（图 11-1）。

有几种技术可以用于 ctDNA 的分型：不依赖测序的基于 PCR 的方法[即实时定量 PCR（quantitative real-time PCR，qPCR）、数字 PCR（digital PCR，dPCR）、逆转录 PCR（reverse transcription PCR，RT-PCR）]和高通量测序（high-throughput sequencing，HTS）或二代测序（next-generation sequencing，NGS）方法（例如，基于扩增产物的高通量测序和靶向杂交捕获的高通量测序），这些方法都能够在单个流动池中对 DNA 分子进行大规模平行测序（Scherer et al.，2017）。虽然基于 PCR 的方法能够进行高度敏感的 ctDNA 鉴定，检测极限低至 0.001%～0.0001%的等位基因频率（allele frequency，AF），但它们目前通常只覆盖一个或几个遗传区域（Vogelstein & Kinzler，1999；Diehl et al.，2006）。因此，这些技术在检测固定的单个遗传变异时是非常强大的工具，但是通常不能充分捕获多数癌症患者的遗传特征（Perdigones & Murtaza，2017；Taly et al.，2013；Waterhouse et al.，2016；Maier et al.，2013；Hehlmann et al.，2014）。相反，HTS 方法可以检测所有范围内的遗传改变，包括单核苷酸变异（SNV）、插入/缺失、染色体重排及拷贝数变异（CNV）。而且，现代的 HTS 方法通常可以用于广泛的患者人群，一般不需要对患者做特异的优化，同时能够保证以较高的敏感性来鉴定低丰度的 ctDNA 信号（Newman et al.，2014，2016；Kennedy et al.，2014；Schmitt et al.，2012）。因此，它们有助于对患者内和患者间的异质性进行综合性评估，能够对一段时间的克隆进化进行敏感性的检测。然而，HTS 技术目前仍未应用于常规的实验室检测；要想进入常规使用，它还必须要克服几个方法学的挑战。例如，需要针对样本收集和定量、测序文库的质控，以及包括数据解释在内的生物信息学分析确定一个标准化的工作流程（Scherer et al.，2017；Reuter et al.，2015）。

ctDNA 检测方法的分析敏感性会受到几个因素的影响。首先，敏感性会严重依赖材料的质量和数量。例如，一个单基因检测只能实现 1/20 000 的灵敏度（0.005%的 AF），除非输入 cfDNA 分子的含量可以匹配或超过这一阈值。基于 HTS 的技术可以提高分析敏感性，使其低于单基因方法的阈值，但是需要同时检测多个变异（Newman et al.，2014；Scherer et al.，2017）。通过一次抽血所能够回收的 cfDNA 分子含量会存在很大的变异，要根据患者的生理和病理状况而定。例如，健康个体的常规 10ml 血液样本可以产生 4～5ml 血浆，这将可获得的分析物数目限制在 10 000～20 000 个单倍体基因组当量（Perdigones & Murtaza，2017；Devonshire et al.，2014）。cfDNA 水平在以下患者中会更高：有感染（或炎症）和肿瘤，心肌梗死后及怀孕期间（Perdigones & Murtaza，2017）。

其次，在 cfDNA 池中的 ctDNA 浓度也会影响敏感地检测肿瘤亚克隆的能力。ctDNA 水平在不同患者之间差别很大，高度依赖病理生理学和技术方面的因素，如疾病阶段、癌症类型及采血时间（Perdigones & Murtaza，2017）。例如，有文献证实，在许多癌症患者中，血浆中的治疗前 ctDNA 水平会随着分期和转移扩散的程度而增加（Wan et al.，2017；Scherer et al.，2016a；Bettegowda et al.，2014；Parkinson et al.，2016）。相同的研究也证实，具有某些恶性肿瘤的患者（包括乳腺癌和结直肠癌）比肿瘤局限在中枢神经系统（如胶质母细胞瘤）和具有黏蛋白特征（如胰腺癌）的患者有明显更高含量的诊断性 ctDNA，这可能是因为如血脑屏障和黏蛋白这样的物理屏障会阻止 ctDNA 进入循环系统（Perdigones & Murtaza，2017；Bettegowda et al.，2014）。而且，血液采集和血浆处理/存储的时间间隔也会造成 ctDNA 成分的相对减少，因为外周血细胞的裂解会释放胚系的 cfDNA 至血浆样本之中。因此，推荐及时进行血液样本处理并使用经过优化的采血管以防止 ctDNA 浓度被稀释（Perdigones & Murtaza，2017；Norton et al.，2013；Medina Diaz et al.，2016）。

最后，若想使测序的深度能够像现代 PCR 检测那样对 ctDNA 进行敏感的非侵袭性检测，通常倾向于使用靶向 NGS 方法，如基于扩增产物的或靶向杂交捕获的高通量测序，而非全基因组测序（WGS）或全外显子组测序（WES）技术，尤其是还要考虑目前的费用和测序的误差率（Newman et al.，2014，2016；Narayan et al.，2012；Kinde et al.，2011）。虽然 WGS 和 WES 通常可以实现低至1%的灵敏度，但是目前的靶向 HTS 方法能够使 ctDNA 检测的极限低至0.0001%～0.001%（Newman et al.，2016；Kennedy et al.，2014；Schmitt et al.，2012）。然而，被靶向的基因组合通常会被限定为遗传区域内一种自定义的选择，并不能完全覆盖全部的基因组/外显子组特征。

在 ctDNA 处理和分析的各个阶段也会引入背景的 DNA 误差，这限制了基于PCR 和 HTS 的技术进行非侵袭性基因分型的特异性和准确性，其中包括 PCR 扩增、文库制备，以及杂交过程中的氧化损伤所引起的误差（Perdigones & Murtaza，2017；Newman et al.，2016）。近年来人们开发了一些生物信息学误差校正和突变富集的方法来阻止测序信号受到重要背景噪声的影响，尤其是在ctDNA 丰度较低的情况下和配对的肿瘤活检无法确认时（Perdigones & Murtaza，2017；Newman et al.，2016；Kinde et al.，2011；Phallen et al.，2017；Forshew et al.，2012；Li et al.，2008；Thompson et al.，2012）。

11.3 通过 ctDNA 分型捕捉肿瘤内和患者内的异质性

肿瘤组织的基因分型目前是用于遗传治疗分层和诊断时肿瘤遗传特征分型的标准方法（图 11-1）。然而，这种方法有几个不足：第一，绝大多数肿瘤组织分型的研究聚焦于驱动基因中的一个或少数几个遗传变异，这些基因已经被证实具有预后或预测价值，而忽略了肿瘤中更小亚克隆的突变（Robert et al.，2015；Verweij et al.，2004；Maemondo et al.，2010；Misale et al.，2012）。第二，一次组织取样并不能够捕获同一癌症患者在空间分离的不同肿瘤部位之间的遗传异质性（Perdigones & Murtaza，2017；von Bubnoff，2017；Gerlinger et al.，2012）。而且，肿瘤区域的小活检标本也限制了单个肿瘤灶的完整遗传分型（即肿瘤内异质性，图 11-1a）

最近的研究提示，ctDNA 的基因分型也许有望克服这些不足，因为它能够展示来自所有肿瘤部位的遗传变化，只要能够克服那些限制性的技术因素，如高比率的背景噪声（图 11-1a）（Perdigones & Murtaza，2017）。采用鸟枪法大规模平行测序，Chang 等分析了 5 个不同的肿瘤组织样本和 1 个诊断性血浆样本，这些标本来自同时有乳腺癌和卵巢癌的同一患者。作者发现，卵巢癌（4 个）和乳腺癌（1 个）样本展现出了完全不同的遗传异常模式。然而，手术前血浆中的ctDNA 可以捕获两种癌症类型的所有变异，能够定量估算每个癌症部位的贡献程度（Chan et al.，2013）。在 Forshew 等主导的一项研究中，从一名卵巢癌患者中收集了 8 份分离的肿瘤活检样本和 2 个连续的血浆样本，随后采用加标记的扩增产物深度测序（tagged-amplicon deep sequencing，TAm-Seq）进行了测序。在最初手术后 15 个月和 25 个月取样的 ctDNA 中，以同样高的等位基因频率在 *EGFR* 21 号外显子和 *TP53* 中检测到了 2 个突变。然而，虽然在手术时的所有肿瘤样本中都发现了同样的 *TP53* 主干变异，但只在 8 个样本的 2 个样本中发现了少量的 *EGFR* 突变，提示随着时间的推移，出现了一个携带 *EGFR* 21 号外显子突变的亚克隆，而且其相对含量有所增加（Forshew et al.，2012）。在另外一个原理论证分析研究中，De Mattos-Arruda 等在转移性乳腺癌患者中采用一个包括 300 个基因的组合进行了靶向高通量测序，评估了原发肿瘤、肝转移灶和连续的血浆样本中所发现的遗传变异之间的一致性。结果表明诊断性 ctDNA 捕获到了所有的突变，这些突变或者为原发和转移的肿瘤部位所共有，或者是它们所独有。而且，定期检测血浆中的这些变异可以准确评估肿瘤对靶向治疗的反应（De Mattos-Arruda et al.，2014）。Murtaza 等采用外显子组测序和靶向扩增产物 HTS 技术在多个活检（从尸检中获得）和血浆样本中评价了肿瘤内的异质性，这些标本取自一名 3 年临床病程的转移性乳腺癌患者。作者在该研究中发现，ctDNA 分析可以反映 8 个不同肿瘤样本的测序所得出的遗传谱系（Murtaza et al.，2015）。虽然高等位基因频率的共有主干突变能够很容易地在血浆中进行鉴定，但是低丰度的私有突变更难检测，类似的研究也证实了这一点（De Mattos-Arruda，2015；Abbosh et al.，2017）。

Jamal-Hanjani 等采用了一种 PCR-NGS 配对的方法在 4 名早期非小细胞肺癌（NSCLC）患者中对 ctDNA 中发现的遗传变异与采用 WES 在同一肿瘤的多个区域所检测到的变异进行了关联。43%的肿瘤 SNV 也可以在血浆中被检测到，包括那些特定肿瘤区域的独特 SNV。然而，检测到主干共有突变的可能性要远远高于私有 SNV（Jamal-Hanjani et al.，2016）。Abbosh 等近期在 100 例早期 NSCLC 患者中主导了第一个系统性的比较测序分析（TRACERx），在该研究中，作者将 ctDNA 的突变特征与肿瘤样本的多区域系统发育图谱所发现的突变特征进行了比较。在 48%（46/96）的诊断性 ctDNA 样本中至少发现了 2 个肿瘤变异。在 ctDNA 阳性的病例中，几乎所有（中位数 94%）克隆（即所有肿瘤区域所共有的）的 SNV 都可以被 ctDNA 基因分型检测到，而只有一小部分（中位数 27%）的亚克隆（即某个肿瘤区域独有的）变异可以被非侵袭性地检测到。更有意思的是，血浆中肿瘤内异质性的成功捕获与组织学亚型有关：虽然在大多数（97%）肺鳞癌中可以检测到 ctDNA，但是 81%的肺腺癌却没有成功实现非侵袭性地基因分型（Abbosh et al.，2017）。

与实体肿瘤相比，血液恶性肿瘤通常是发生在循环系统的疾病，因此循环肿瘤细胞（CTC）容易从血液中获得。然而，恶性淋巴瘤或慢性淋巴细胞白血病

（chronic lymphoblastic leukemia，CLL）通常出现在非循环的组织成分和器官中，这使得 CTC 数量非常稀少，提示 ctDNA 分型在非侵袭性肿瘤基因分型中具有潜在的作用（Scherer et al.，2017）。Yeh 等在 CLL 患者中进行了 7 个基因的扩增产物高通量测序，证实 ctDNA 可以同时反映循环的和区域化的疾病。而且，虽然在出现明显的淋巴结（lymph node，LN）症状时通常检测不到 CTC，但 ctDNA 分析可以进行准确的疾病检测，它甚至会平行于长期治疗所对应的淋巴结病变的变化情况（Yeh et al.，2017b）。作者研究团队将一种靶向杂交捕获的 HTS 技术 CAPP-Seq（cancer personalized profiling by deep sequencing，通过深度测序的癌症个体化分析）应用于同一患者连续配对的肿瘤和血浆样本之中，该患者最初被诊断为滤泡淋巴瘤（follicular lymphoma，FL），但是组织学分型后转变为弥漫性大 B 细胞淋巴瘤（diffuse large B-cell lymphoma，DLBCL = 转化的 FL，tFL）。在诊断为 FL 时，研究者在左侧腹股沟的肿瘤活检及相应的血浆样本之间发现了显著的遗传差异，有 77%的突变是肿瘤或血浆样本所独有的。然而，9 个月之后的血浆 ctDNA 中所检测到的大多数（70%）SNV 与患者腹膜后的 tFL 肿瘤活检是一致的。因此，最初的观察提示，在临床诊断为组织学转变之前，FL 和 tFL 克隆就已经出现了，即使它们在空间上是互相分开的（Scherer et al.，2016a）。

这些研究证实，诊断性 ctDNA 的分析也许是在癌症患者中捕获肿瘤内和患者内异质性的最准确、同时也是最小侵袭性的策略。然而，其中一些文献也提示，对于携带微量私有变异的小亚克隆的检测来说，需要提高技术水平，增强其敏感性。

11.4 非侵袭性的癌症分类和定位

癌症的分类和定位目前依赖于（组织）病理学和放射影像学的评估。然而，由于无法获得合适的组织标本或在某些情况下无法通过传统诊断工具确认原发肿瘤（即原发性不明原因癌，cancer of unknown primary，CUP），细胞来源（cell-of-origin，COO）或组织来源的准确评估通常会受到限制。液体活检所获得的分子特征也许有助于克服这些缺点，支持进行可靠的癌症分类和组织来源鉴定（图 11-1b）。

弥漫性大 B 细胞淋巴瘤（DLBCL）患者可以采用基因表达谱进行分层，根据具有潜在治疗意义的 COO 将其预后分类为两个风险组[即生发中心 B 细胞样（germinal center B-cell like，GCB）DLBCL 组和活化 B 细胞样（activated B-cell like，ABC）DLBCL（非-GCB DLBCL）组]（Alizadeh et al.，2000；Molina et al.，

2014；Wilson et al.，2015；Nowakowski et al.，2015）。评估 DLBCL COO 的现有方法或者依赖适当的肿瘤组织或者受到较低准确性和可重复性的限制。我们团队证实，可以采用血浆 ctDNA 的遗传信息对 DLBCL 进行粗略的分类（Scherer et al.，2016a，2016b）。根据肿瘤 DNA 基因分型所检测到的体细胞变异，我们建立了一种新的分类算法，并采用 CAPP-Seq 在肿瘤和血浆样本中评估了其性能（Newman et al.，2014；Scherer et al.，2016a；Newman et al.，2016）。通过 CAPP-Seq 分类的肿瘤 COO 与传统免疫组化分类（即 Hans 算法）高度一致，可以明显预测无进展生存（PFS）（Scherer et al.，2016a；Hans et al.，2004）。更重要的是，肿瘤和血浆分类之间的一致率达 88%，单独由血浆所预测的 DLBCL 亚型在连续模型中与 PFS 显著相关（Scherer et al.，2016a）。

在一项原理论证研究中（n=4），Fontanilles 等能够根据 ctDNA 中是否出现 *MYD88* 的 T788C 热点突变来区分脑肿瘤实体，他们采用的是基于扩增产物的高通量测序检测 32 个基因的组合（Fontanilles et al.，2017）。这个变异体在原发中枢神经系统淋巴瘤（primary central nervous system lymphoma，PCNSL）中频繁出现，在其他原发的脑肿瘤类型中都没出现过，包括胶质母细胞瘤。因此，*MYD88* T788C 的 ctDNA 基因分型也许有望在原发脑肿瘤患者中帮助非侵袭性地鉴定其组织来源，在这些患者中，穿刺活检这样的传统取样方式尤其容易出现手术并发症（Manoj et al.，2014；Jain et al.，2006；Malone et al.，2015；Ferreira et al.，2006）。通过整合诊断时 3 个水平的信息，Cohen 等开发了一种监督式的机器学习方法来预测各种癌症类型的组织起源。这个算法考虑了 ctDNA 和蛋白生物标志物的水平及患者的性别，能够将癌症的来源定位到两个解剖学部位，中位准确性为 83%（Cohen et al.，2018）。另外一种破译癌症实体和非侵袭性定位的方法是对 cfDNA 中的甲基化、核小体占用模式及片段化模式进行分析（Wan et al.，2017；Snyder et al.，2016；Lehmann-Werman et al.，2016；Sun et al.，2015，2019，Cristiano et al.，2019）。Snyder 等在 5 名晚期癌症患者中进行了 ctDNA 的深度测序，发现核小体的占用模式可以进行诊断时癌症组织起源的鉴定和分类（Snyder et al.，2016）。Cristiano 等发现，在癌症患者和健康个体之间，cfDNA 的全基因组片段模式完全不同。而且，全基因组碎片模式可以揭示特定组织相关的差异，能够进行组织起源的鉴定，准确率为 61%（Cristiano et al.，2019）。在另外一项研究中，Sun 等引进了一种定向-感知的 cfDNA 片段分析方法，能够对组织特异的开放染色质区域中的上游和下游片段末端进行定量的检测。通过这种分析，作者能够区分 3 种不同癌症类型患者与健康个体之间的组织特异性片段模式（Sun et al.，2019）。Lehmann-Werman 等和 Sun 等采用了全基因组的亚硫酸氢盐测序来研究不同癌症类型的甲基化谱，促进了对各种病理条件下患者循环 DNA 池主要组织来源的鉴定，包括胰腺癌、肝癌和 FL（Lehmann-

Werman et al.，2016；Sun et al.，2015）。

11.5 通过 ctDNA 分型鉴别治疗反应和疾病进展中的动态克隆异质性

通过定期重复活检来研究治疗反应和疾病进展的克隆进化通常是复杂和有侵袭性的，特别是在肿瘤很难获取的情况下（Gerlinger et al.，2012；Murtaza et al.，2013；Shah et al.，2012）。液体活检也许是动态癌症分型的一个更好替代，因为它促进了：①癌症进展和复发的内在新发遗传过程的发现、定量和监测；②介导靶向治疗耐药的分子改变的检测（图 11-1a）。

有许多研究对一段时间内血浆中的遗传模式进行了分型，这些模式与治疗反应和疾病进展有关。其中一篇报道采用血浆外显子组测序对 6 例晚期乳腺癌、卵巢癌和肺癌患者进行了 1～2 年的跟踪，在此期间他们接受的是传统治疗和靶向治疗（Murtaza et al.，2013）。该研究发现了治疗驱动的亚克隆选择，这些亚克隆在 *PIK3CA*、*RB1* 和 *EGFR* 基因中携带介导耐药的变异，在发生放射影像学的癌症进展时会出现亚克隆突变相对含量上升（Perdigones & Murtaza，2017；Murtaza et al.，2013）。Siravegna 等在结直肠癌患者中进行了连续的 ctDNA 分型，对西妥昔单抗和帕尼单抗（两个靶向 EGFR 的抗体）相关的新型耐药过程进行了分析。他们在原发或获得性耐药患者的血浆中发现了可遗传的变异，包括 *KRAS*、*NRAS*、*ERBB2*、*MET* 和 *EGFR* 突变。54%的患者在 *RAS* 基因中携带 1 个或多个变异，这是结直肠癌中抗-EGFR 治疗最常见的耐药机制（Misale et al.，2012；Siravegna et al.，2015；Diaz et al.，2012）。值得注意的是，在接受了多轮 EGFR-特异抗体治疗的 3 例患者中，作者在使用抗体治疗时观察到了携带 *KRAS* 克隆的相对增加，而当抗体治疗暂停时这个克隆会减少。这一结果提示，癌症患者的基因组会对周期性的药物治疗计划做出动态的反应，患者有可能会从靶向治疗的脉冲式使用中获益（Siravegna et al.，2015）。

EGFR 中的活化突变可以预测 NSCLC 患者中 EGFR 酪氨酸激酶抑制剂（tyrosine kinase inhibitor，TKI）的临床效果，如厄洛替尼和吉非替尼。然而，在 2 年的治疗之中常常会发生这些第一代 TKI 的耐药。在 60%的患者中，耐药是由携带 *EGFR* T790M 突变的亚克隆选择所导致的，该突变可以通过 ctDNA 基因分型进行检测，与直接的肿瘤基因分型相比有 70%～93%的敏感性，这再次强调了在耐药亚克隆含量很低的情况下有必要通过技术的提高来获得更高的检出率（Oxnard et al.，2016；Thress et al.，2015a；Chabon et al.，2016b）。第三代的 EGFR TKI（奥西替尼和罗昔替尼）同时靶向活化的和 T790M 耐药的突变。尽管

在 T790M 阳性的 NSCLC 患者中已经证实了其活性，但是第三代药物很少会导致完全缓解，患者通常会出现重复的疾病进展（Chabon et al.，2016b）。Thress 等和 Chabon 等采用微滴数字 PCR 和靶向 HTS 方法在血浆中分析介导奥西替尼和罗昔替尼耐药的遗传过程。奥西替尼的耐药主要是由获得性 *EGFR* C797S 突变所驱动的（约 40%的病例），罗昔替尼的耐药机制要更加复杂，还会涉及 *MET*、*EGFR*、*PIK3CA*、*ERRB2*、*KRAS* 和 *RB1* 等基因（Chabon et al.，2016b；Thress et al.，2015b）。

奥拉帕利和他唑帕尼这样的 PARP 抑制剂（PARP-i）已经在具有同源重组 DNA 修复缺陷（即 *BRCA2* 或 *PALB2* 突变）的转移性前列腺癌患者中显示出了抗肿瘤的活性（Robinson et al.，2015）。Goodall 等和 Quigley 等在 PARP-i 治疗期间和疾病进展时采用靶向 HTS 和 WES 方法分析血浆样本。两项研究都发现 *BRCA2* 和 *PALB2* 基因中的反向突变是 PARP-i 耐药的主要驱动因素，支持在这类癌症中将 ctDNA 分型作为一个临床有用的生物标志物（Goodall et al.，2017；Quigley et al.，2017）。

在接受阿扎胞苷治疗的骨髓增生异常综合征患者中（n=12），Yeh 等在整个治疗期间和疾病进展时对连续的血浆样本进行了扩增产物高通量测序（243 个扩增产物）。他们发现有几个变异体出现在临床进展之前和当时，包括 *NRAS*、*ASXL1* 和 *WT1* 突变（Yeh et al.，2017a）。将靶向杂交捕获 HTS 应用于进展性 DLBCL 患者的连续血浆样本，Rossi 等（靶向 59 个基因）和我们团队（靶向 268 个基因）通过 ctDNA 的基因分型发现了多个新出现的突变，它们与原发治疗耐受或疾病复发有关，包括淋巴瘤驱动基因的变异，如 *PIM1* 和 *EZH2*（Scherer et al.，2016a；Rossi et al.，2017）。我们还利用自己的这种方法对接受依鲁替尼单抗治疗的 3 例进行性疾病患者完成了非侵袭性基因分型，这种药物是 B 细胞受体信号靶向 BTK 的抑制剂。我们在 *BTK* 中发现了已知的应急耐药突变，它们在 2 例患者中展现出了完全不同的克隆动力学。而且，在同一个病例中，发现了编码同一个氨基酸替代物（*BTK* C481S）的 2 个邻近的 *BTK* 突变，但是它们从未在同一个 ctDNA 分子中被观察到，证实了独立耐药亚克隆的趋同进化（Scherer et al.，2016a）。

一些低级别的非霍奇金淋巴瘤（non Hodgkin lymphomas，NHL）类型如 FL 和 CLL，可以转化成高级别的 NHL，最常见的是 DLBCL。组织学转化（histologic transformation，HT）通常与治疗无效或不良预后有关（Montoto & Fitzgibbon，2011；Jain & Keating，2016；Jamroziak et al.，2015；Kridel et al.，2017）。确诊为 HT 时，活检肿瘤样本的测序分析显示，在转化的患者中有几个基因经常发生突变，包括 *TP53*、*MYC*、*CCND3* 和 *FOXO1*（Kridel et al.，2017；Yano et al.，1992；Lo Coco et al.，1993；Rossi et al.，2011）。经历 HT 的

患者的早期发现和治疗非常重要；然而，目前仍然没有可用的策略能够对可以预测转化事件的遗传改变进行早期检测（Yeh et al.，2017b）。Yeh 等对 3 例 CLL 患者在初诊和转化（Richter 综合征，Richter syndrome，RS）时的血浆进行了低覆盖度的 WGS 和 WES。通过非侵袭性基因分型，在转化时可以发现几个新出现的 HT-特异的 CNV 和 SNV，包括 17p 缺失、*TP53* 和 *SF3B1* 突变，而且这些 HT 特异的变异甚至可以指定“起源的部位”（如 LN 或骨髓）（Yeh et al.，2017b）。我们团队对最初诊断为 FL 时的肿瘤样本以及 HT（转化的 FL，tFL）或 FL 发生无转化进展（非转化的 FL，ntFL）时收集的血浆样本进行 CAPP-Seq，并进行定期的比较基因组学分析。在转化相关的肿瘤-血浆配对中，我们观察到了更大的进化距离，ctDNA 中明显更高的应急变异比例可以将 tFL 和 ntFL 患者区分开来。这一结果提示，血浆中克隆分散的程度有可能是预测 HT 的潜在生物标志物（Scherer et al.，2016）。

11.6 总结

癌症研究的每个方面及恶性肿瘤患者的治疗方式都将受到肿瘤异质性的影响（Alizadeh et al.，2015）。本章中所展示的研究提示了未来 ctDNA 基因分型在各种肿瘤异质性类型的鉴定和分型中的主要作用，相比于直接的肿瘤基因分型，它有几个重要的优势。由于近期在技术方面的进步（尤其是 HTS 技术），我们可以预见，肿瘤异质性的非侵袭性评估在患者风险分组的准确归类、靶向治疗和个体化治疗策略最可能获益患者的鉴定，以及驱动治疗耐药和疾病进展的遗传因素的评估等方面将很快会显示出临床效果。最终，未来整合了 ctDNA 分析进行连续基因分型的临床试验还需要证实其能够改善临床结果。

然而，这种方法的几个方面仍然是活跃研究的主题，研究者们只是刚刚开始了解如何解释 ctDNA 基因分型中所获得的信息以促进我们对癌症的了解并获得更好的临床结果。例如，目前仍不清楚的是，血浆和肿瘤活检基因分型不一致的结果是应该解释为出现了患者内（或空间的）肿瘤异质性，还是因为背景噪声而导致的假阳性结果。另外，有些研究显示，与组织基因分型相比，血浆中某些遗传变异的检出率比较低（如 *EGFR* T790M 的检出率为 70%～90%），这强调需要进一步提高敏感性来发现小的肿瘤克隆。最后，包括血管生成及物理障碍（如血脑屏障）在内的生物学因素会影响 ctDNA 进入循环系统的方式。因此，目前尚不清楚的是，所有的肿瘤病灶对于 ctDNA 的遗传学模式是否有同等的贡献以及这会如何影响肿瘤亚克隆的准确定量。

致谢

感谢 J. Kress 在图表设计方面提供的帮助。

参考文献

Abbosh C，Birkbak NJ，Wilson GA，Jamal-Hanjani M，Constantin T，Salari R et al（2017）Phylogenetic ctDNA analysis depicts early-stage lung cancer evolution. Nature 545（7655）：446-451. PubMed PMID：28445469. Epub 2017/04/27

Alizadeh AA，Aranda V，Bardelli A，Blanpain C，Bock C，Borowski C et al（2015）Toward understanding and exploiting tumor heterogeneity. Nat Med 21（8）：846-853. PubMed PMID：26248267. Pubmed Central PMCID：4785013. Epub 2015/08/08

Alizadeh AA，Eisen MB，Davis RE，Ma C，Lossos IS，Rosenwald A et al（2000）Distinct types of diffuse large B-cell lymphoma identified by gene expression profiling. Nature 403（6769）：503-511. PubMed PMID：10676951. Epub 2000/02/17

Bettegowda C，Sausen M，Leary RJ，Kinde I，Wang Y，Agrawal N et al（2014）Detection of circulating tumor DNA in early- and late-stage human malignancies. Sci Transl Med 6（224）：224ra24. PubMed PMID：24553385. Pubmed Central PMCID：4017867. Epub 2014/02/21

Chabon JJ，Simmons AD，Lovejoy AF，Esfahani MS，Newman AM，Haringsma HJ et al（2016a）Circulating tumour DNA profiling reveals heterogeneity of EGFR inhibitor resistance mechanisms in lung cancer patients. Nat Commun 7：11815. PubMed PMID：27283993. Pubmed Central PMCID：4906406. Epub 2016/06/11

Chabon JJ，Simmons AD，Lovejoy AF，Esfahani MS，Newman AM，Haringsma HJ et al（2016b）Corrigendum：Circulating tumour DNA profiling reveals heterogeneity of EGFR inhibitor resistance mechanisms in lung cancer patients. Nat Commun 7：13513. PubMed PMID：27841271. Pubmed Central PMCID：5114547. Epub 2016/11/15

Chan KC，Jiang P，Zheng YW，Liao GJ，Sun H，Wong J et al（2013）Cancer genome scanning in plasma：detection of tumor-associated copy number aberrations，single-nucleotide variants，and tumoral heterogeneity by massively parallel sequencing. Clin Chem 59（1）：211-224. PubMed PMID：23065472. Epub 2012/10/16

Chaudhuri AA，Chabon JJ，Lovejoy AF，Newman AM，Stehr H，Azad TD，Khodadoust MS，Esfahani MS，Liu CL，Zhou L，Scherer F，Kurtz DM，Say C，Carter JN，Merriott DJ，Dudley JC，Binkley MS，Modlin L，Padda SK，Gensheimer MF，West RB，Shrager JB，Neal JW，Wakelee HA，Loo BW，Alizadeh AA，Diehn M（2017）Early detection of molecular residual disease in localized lung cancer by circulating tumor DNA profiling. Cancer Discovery 7（12）：1394-1403

Cohen JD，Li L，Wang Y，Thoburn C，Afsari B，Danilova L，Douville C，Javed AA，Wong F，Mattox A，Hruban RH，Wolfgang CL，Goggins MG，Molin MD，Wang TL，Roden R，Klein AP，Ptak J，Dobbyn L，Schaefer J，Silliman N，Popoli M，Vogelstein JT，Browne JD，Schoen RE，Brand RE，Tie J，Gibbs P，Wong HL，Mansfield AS，Jen J，Hanash SM，Falconi M，Allen PJ，Zhou S，Bettegowda C，Diaz LA，Tomasetti C，Kinzler KW，Vogelstein B，Lennon AM，Papadopoulos N（2018）Detection and localization of surgically resectable cancers with a multi-analyte blood test. Science 359（6378）：926-930

Cristiano S，Leal A，Phallen J，Fiksel J，Adleff V，Bruhm DC，Jensen SO，Medina JE，Hruban C，White JR，Palsgrove DN，Niknafs N，Anagnostou V，Forde P，Naidoo J，Marrone K，Brahmer J，Woodward BD，Husain H，Rooijen KL，Ørntoft MW，Madsen AH，Velde CJH，Verheij M，Cats A，Punt CJA，Vink GR，Grieken NCT，Koopman M，Fijneman RJA，Johansen JS，Nielsen HJ，Meijer GA，Andersen CL，Scharpf RB，Velculescu VE（2019）Genome-wide cell-free DNA fragmentation in patients with cancer. Nature 570（7761）：385-389

Dawson SJ，Tsui DW，Murtaza M，Biggs H，Rueda OM，Chin SF et al（2013）Analysis of circulating tumor DNA to monitor metastatic breast cancer. New Engl J Med 368（13）：1199-1209. PubMed PMID：23484797. Epub 2013/03/15

De Mattos-Arruda L，Mayor R，Ng CK，Weigelt B，Martinez-Ricarte F，Torrejon D et al（2015）Cerebrospinal fluid-derived circulating tumour DNA better represents the genomic alterations of brain tumours than plasma. Nat Commun 6：8839. PubMed PMID：26554728. Pubmed Central PMCID：5426516. Epub 2015/11/12

De Mattos-Arruda L，Weigelt B，Cortes J，Won HH，Ng CK，Nuciforo P et al（2014）Capturing intra-tumor genetic heterogeneity by de novo mutation profiling of circulating cell-free tumor DNA：a proof-of-principle. Ann Oncol Off J Eur Soc Med Oncol 25（9）：1729-1735. PubMed PMID：25009010. Epub 2014/07/11

Devonshire AS，Whale AS，Gutteridge A，Jones G，Cowen S，Foy CA et al（2014）Towards standardisation of cell-free DNA measurement in plasma：controls for extraction efficiency，fragment size bias and quantification. Anal Bioanal Chem 406（26）：6499-6512. PubMed PMID：24853859. Pubmed Central PMCID：4182654. Epub 2014/05/24

Diaz LA，Jr.，Williams RT，Wu J，Kinde I，Hecht JR，Berlin J et al（2012）The molecular evolution of acquired resistance to targeted EGFR blockade in colorectal cancers. Nature 486（7404）：537-540. PubMed PMID：22722843. Pubmed Central PMCID：3436069. Epub 2012/06/23

Diehl F，Li M，He Y，Kinzler KW，Vogelstein B，Dressman D（2006）BEAMing：single-molecule PCR on microparticles in water-in-oil emulsions. Nature Methods 3（7）：551-559. PubMed PMID：16791214. Epub 2006/06/23

Do K，O'Sullivan Coyne G，Chen AP（2015）An overview of the NCI precision medicine trials-NCI MATCH and MPACT. Chin Clin Oncol 4（3）：31. PubMed PMID：26408298. Epub 2015/09/27

Ferreira MP，Ferreira NP，Pereira Filho Ade A，Pereira Filho Gde A，Franciscatto AC（2006）Stereotactic computed tomography-guided brain biopsy：diagnostic yield based on a series of 170 patients. Surg Neurol 65（Suppl 1）：S1：27-1：32. PubMed PMID：16427444. Epub 2006/01/24

Fontanilles M，Marguet F，Bohers E，Viailly PJ，Dubois S，Bertrand P et al（2017）Non-invasive detection of somatic mutations using next-generation sequencing in primary central nervous system lymphoma. Oncotarget. PubMed PMID：28636991. Epub 2017/06/22

Forshew T，Murtaza M，Parkinson C，Gale D，Tsui DW，Kaper F et al（2012）Noninvasive identification and monitoring of cancer mutations by targeted deep sequencing of plasma DNA. Sci Transl Med 4（136）：136ra68. PubMed PMID：22649089. Epub 2012/06/01

Gerlinger M，Rowan AJ，Horswell S，Larkin J，Endesfelder D，Gronroos E et al（2012）Intratumor heterogeneity and branched evolution revealed by multiregion sequencing. New Engl J Med 366（10）：883-892. PubMed PMID：22397650. Epub 2012/03/09

Goodall J，Mateo J，Yuan W，Mossop H，Porta N，Miranda S et al（2017）Circulating cell-free DNA to guide prostate cancer treatment with PARP inhibition. Cancer Discov 7（9）：1006-1017. PubMed PMID：28450425. Epub 2017/04/30

Hans CP，Weisenburger DD，Greiner TC，Gascoyne RD，Delabie J，Ott G et al（2004）Confirmation of the molecular classification of diffuse large B-cell lymphoma by immunohistochemistry using a tissue microarray. Blood 103（1）：275-282. PubMed PMID：14504078. Epub 2003/09/25

Hehlmann R，Muller MC，Lauseker M，Hanfstein B，Fabarius A，Schreiber A et al（2014）Deep molecular response is reached by the majority of patients treated with imatinib，predicts survival，and is achieved more quickly by optimized high-dose imatinib：results from the randomized CML-study IV. J Clin Oncol Off J Am Soc Clin Oncol 32（5）：415-423. PubMed PMID：24297946. Epub 2013/12/04

Hiley C，de Bruin EC，McGranahan N，Swanton C（2014）Deciphering intratumor heterogeneity and temporal acquisition of driver events to refine precision medicine. Genome Biol 15（8）：453. PubMed PMID：25222836.

Pubmed Central PMCID：4281956. Epub 2014/09/16

Horak P，Klink B，Heining C，Groschel S，Hutter B，Frohlich M et al（2017）Precision oncology based on omics data：the NCT Heidelberg experience. Int J Cancer 141（5）：877-886. PubMed PMID：28597939. Epub 2017/06/10

J Clin Oncol Off J Am Soc Clin Oncol 33（3）：251-257. PubMed PMID：25135992. Epub 2014/08/20

Jain D，Sharma MC，Sarkar C，Deb P，Gupta D，Mahapatra AK（2006）Correlation of diagnostic yield of stereotactic brain biopsy with number of biopsy bits and site of the lesion. Brain Tumor Pathol 23（2）：71-75. PubMed PMID：18095122. Epub 2007/12/21

Jain N，Keating MJ（2016）Richter transformation of CLL. Exp Rev Hematol 9（8）：793-801. PubMed PMID：27351634. Epub 2016/06/29

Jamal-Hanjani M，Wilson GA，Horswell S，Mitter R，Sakarya O，Constantin T et al（2016）Detection of ubiquitous and heterogeneous mutations in cell-free DNA from patients with early-stage non-small-cell lung cancer. Ann Oncol Off J Eur Soc Med Oncol 27（5）：862-867. PubMed PMID：26823523. Epub 2016/01/30

Jamroziak K，Tadmor T，Robak T，Polliack A（2015）Richter syndrome in chronic lymphocytic leukemia：updates on biology，clinical features and therapy. Leuk Lymphoma 56（7）：1949-1958. PubMed PMID：25356923. Epub 2014/10/31

Kennedy SR，Schmitt MW，Fox EJ，Kohrn BF，Salk JJ，Ahn EH et al（2014）Detecting ultralow-frequency mutations by Duplex sequencing. Nat Protoc 9（11）：2586-2606. PubMed PMID：25299156. Pubmed Central PMCID：4271547. Epub 2014/10/10

Kinde I，Wu J，Papadopoulos N，Kinzler KW，Vogelstein B（2011）Detection and quantification of rare mutations with massively parallel sequencing. Proc Natl Acad Sci U S A 108（23）：9530-9535. PubMed PMID：21586637. Pubmed Central PMCID：3111315. Epub 2011/05/19

Kridel R，Sehn LH，Gascoyne RD（2017）Can histologic transformation of follicular lymphoma be predicted and prevented? Blood 130（3）：258-266. PubMed PMID：28408460. Epub 2017/04/15

Kurtz DM，Esfahani MS，Scherer F，Soo J，Jin MC，Liu CL，Newman AM，Dührsen U，Hüttmann A，Casasnovas O，Westin JR，Ritgen M，Böttcher S，Langerak AW，Roschewski M，Wilson WH，Gaidano G，Rossi D，Bahlo J，Hallek M，Tibshirani R，Diehn M，Alizadeh AA（2019）Dynamic risk profiling using serial tumor biomarkers for personalized outcome prediction. Cell 178（3）：699-713. e19

Kurtz DM，Green MR，Bratman SV，Scherer F，Liu CL，Kunder CA et al（2015）Noninvasive monitoring of diffuse large B-cell lymphoma by immunoglobulin high-throughput sequencing. Blood 125（24）：3679-3687. PubMed PMID：25887775. Pubmed Central PMCID：4463733. Epub 2015/04/19

Kurtz DM，Scherer F，Jin MC，Soo J，Craig AFM，Esfahani MS，Chabon JJ，Stehr H，Liu CL，Tibshirani R，Maeda LS，Gupta NK，Khodadoust MS，Advani RH，Levy R，Newman AM，Dührsen U，Hüttmann A，Meignan M，Casasnovas RO，Westin JR，Roschewski M，Wilson WH，Gaidano G，Rossi D，Diehn M，Alizadeh AA（2018）Circulating tumor DNA measurements as early outcome predictors in diffuse large B-cell lymphoma. J Clin Oncol 36（28）：2845-2853

Kwapisz D（2017）The first liquid biopsy test approved. Is it a new era of mutation testing for non-small cell lung cancer? Ann Transl Med 5（3）：46. PubMed PMID：28251125. Pubmed Central PMCID：5326656. Epub 2017/03/03

Lehmann-Werman R，Neiman D，Zemmour H，Moss J，Magenheim J，Vaknin-Dembinsky A et al（2016）Identification of tissue-specific cell death using methylation patterns of circulating DNA. Proc Natl Acad Sci U S A 113（13）：E1826-E1834. PubMed PMID：26976580. Pubmed Central PMCID：4822610. Epub 2016/03/16

Li J，Wang L，Mamon H，Kulke MH，Berbeco R，Makrigiorgos GM（2008）Replacing PCR with COLD-PCR enriches variant DNA sequences and redefines the sensitivity of genetic testing. Nat Med 14（5）：579-584. PubMed PMID：18408729. Epub 2008/04/15

Lo Coco F，Gaidano G，Louie DC，Offit K，Chaganti RS，Dalla-Favera R（1993）p53 mutations are associated with histologic transformation of follicular lymphoma. Blood 82（8）：2289-2295. PubMed PMID：8400281. Epub 1993/10/15

Maemondo M，Inoue A，Kobayashi K，Sugawara S，Oizumi S，Isobe H et al（2010）Gefitinib or chemotherapy for non-small-cell lung cancer with mutated EGFR. New Engl J Med 362（25）：2380-2388. PubMed PMID：20573926. Epub 2010/06/25

Maier J，Lange T，Kerle I，Specht K，Bruegel M，Wickenhauser C et al（2013）Detection of mutant free circulating tumor DNA in the plasma of patients with gastrointestinal stromal tumor harboring activating mutations of CKIT or PDGFRA. Clin Cancer Res Off J Am Assoc Cancer Res 19（17）：4854-4867. PubMed PMID：23833305. Epub 2013/07/09

Malone H，Yang J，Hershman DL，Wright JD，Bruce JN，Neugut AI（2015）Complications following stereotactic needle biopsy of intracranial tumors. World Neurosurg 84（4）：1084-1089. PubMed PMID：26008141. Epub 2015/05/27

Manoj N，Arivazhagan A，Bhat DI，Arvinda HR，Mahadevan A，Santosh V et al（2014）Stereotactic biopsy of brainstem lesions：techniques，efficacy，safety，and disease variation between adults and children：a single institutional series and review. J Neurosci Rural Pract 5（1）：32-39. PubMed PMID：24741247. Pubmed Central PMCID：3985354. Epub 2014/04/18

Medina Diaz I，Nocon A，Mehnert DH，Fredebohm J，Diehl F，Holtrup F（2016）Performance of Streck cfDNA blood collection tubes for liquid biopsy testing. PLoS ONE 11（11）：e0166354. PubMed PMID：27832189. Pubmed Central PMCID：5104415 study. FD is an inventor on patents related to the BEAMing technology（patents US8715934 B2，“Single-molecule PCR on microparticles in water-in-oil emulsions”；US9360526 B2，“Methods for BEAMing”；and US9360526 B2，“Improved methods for BEAMing”）. The Safe-SeqS technology is in development at Sysmex Inostics. OncoBEAM is a product of Sysmex Inostics and is based on the BEAMing technology. This does not alter our adherence to all the PLOS ONE policies on sharing data and materials，as detailed online in the guide for authors. Epub 2016/11/11

Misale S，Yaeger R，Hobor S，Scala E，Janakiraman M，Liska D et al（2012）Emergence of KRAS mutations and acquired resistance to anti-EGFR therapy in colorectal cancer. Nature 486（7404）：532-536. PubMed PMID：22722830. Pubmed Central PMCID：3927413. Epub 2012/06/23

Molina TJ，Canioni D，Copie-Bergman C，Recher C，Briere J，Haioun C et al（2014）Young patients with non-germinal center B-cell-like diffuse large B-cell lymphoma benefit from intensified chemotherapy with ACVBP plus rituximab compared with CHOP plus rituximab：analysis of data from the Groupe d’Etudes des Lymphomes de l’Adulte/lymphoma study association phase Ⅲ trial LNH 03-2B. J Clin Oncol Off J Am Soc Clin Oncol 32（35）：3996-4003. PubMed PMID：25385729. Epub 2014/11/12

Montoto S，Fitzgibbon J（2011）Transformation of indolent B-cell lymphomas. J Clin Oncol Off J Am Soc Clin Oncol 29（14）：1827-1834. PubMed PMID：21483014. Epub 2011/04/13

Murtaza M，Dawson SJ，Pogrebniak K，Rueda OM，Provenzano E，Grant J et al（2015）Multifocal clonal evolution characterized using circulating tumour DNA in a case of metastatic breast cancer. Nat Commun 6：8760. PubMed PMID：26530965. Pubmed Central PMCID：4659935. Epub 2015/11/05

Murtaza M，Dawson SJ，Tsui DW，Gale D，Forshew T，Piskorz AM et al（2013）Non-invasive analysis of acquired resistance to cancer therapy by sequencing of plasma DNA. Nature 497（7447）：108-112. PubMed PMID：23563269. Epub 2013/04/09

Narayan A，Carriero NJ，Gettinger SN，Kluytenaar J，Kozak KR，Yock TI et al（2012）Ultrasensitive measurement of hotspot mutations in tumor DNA in blood using error-suppressed multiplexed deep sequencing. Cancer Res 72（14）：3492-3498. PubMed PMID：22581825. Pubmed Central PMCID：3426449. Epub 2012/05/15

Newman AM, Bratman SV, To J, Wynne JF, Eclov NC, Modlin LA et al（2014）An ultrasensitive method for quantitating circulating tumor DNA with broad patient coverage. Nat Med 20（5）: 548-554. PubMed PMID: 24705333. Pubmed Central PMCID: 4016134. Epub 2014/04/08

Newman AM, Lovejoy AF, Klass DM, Kurtz DM, Chabon JJ, Scherer F et al（2016）Integrated digital error suppression for improved detection of circulating tumor DNA. Nat Biotechnol 34（5）: 547-555. PubMed PMID: 27018799. Pubmed Central PMCID: 4907374. Epub 2016/03/29

Norton SE, Lechner JM, Williams T, Fernando MR（2013）A stabilizing reagent prevents cell-free DNA contamination by cellular DNA in plasma during blood sample storage and shipping as determined by digital PCR. Clin Biochem 46（15）: 1561-1565. PubMed PMID: 23769817. Epub 2013/06/19

Nowakowski GS, LaPlant B, Macon WR, Reeder CB, Foran JM, Nelson GD et al（2015）Lenalidomide combined with R-CHOP overcomes negative prognostic impact of non-germinal center B-cell phenotype in newly diagnosed diffuse large B-Cell lymphoma: a phase Ⅱ study.

Oxnard GR, Thress KS, Alden RS, Lawrance R, Paweletz CP, Cantarini M et al（2016）Association between plasma genotyping and outcomes of treatment with Osimertinib（AZD9291）in advanced non-small-cell lung cancer. J Clin Oncol Off J Am Soc Clin Oncol 34（28）: 3375-3382. PubMed PMID: 27354477. Pubmed Central PMCID: 5035123. Epub 2016/06/30

Parkinson CA, Gale D, Piskorz AM, Biggs H, Hodgkin C, Addley H et al（2016）Exploratory analysis of TP53 mutations in circulating tumour DNA as biomarkers of treatment response for patients with relapsed high-grade serous ovarian carcinoma: a retrospective study. PLoS Med 13（12）: e1002198. PubMed PMID: 27997533. Pubmed Central PMCID: 5172526 following competing interests: DG, NR and JDB are co-founders, shareholders and officers/consultants of Inivata Ltd, a cancer genomics company that commercialises ctDNA analysis. Epub 2016/12/21

Perdigones N, Murtaza M（2017）Capturing tumor heterogeneity and clonal evolution in solid cancers using circulating tumor DNA analysis. Pharmacol Ther 174: 22-26. PubMed PMID: 28167216. Epub 2017/02/09

Phallen J, Sausen M, Adleff V, Leal A, Hruban C, White J et al（2017）Direct detection of early-stage cancers using circulating tumor DNA. Sci Transl Med 9（403）. PubMed PMID: 28814544. Epub 2017/08/18

Quigley D, Alumkal JJ, Wyatt AW, Kothari V, Foye A, Lloyd P et al（2017）Analysis of circulating cell-free DNA identifies multiclonal heterogeneity of BRCA2 reversion mutations associated with resistance to PARP inhibitors. Cancer Discov 7（9）: 999-1005. PubMed PMID: 28450426. Pubmed Central PMCID: 5581695. Epub 2017/04/30

Reuter JA, Spacek DV, Snyder MP（2015）High-throughput sequencing technologies. Mol Cell 58（4）: 586-597. PubMed PMID: 26000844. Pubmed Central PMCID: 4494749. Epub 2015/05/23

Robert C, Karaszewska B, Schachter J, Rutkowski P, Mackiewicz A, Stroiakovski D et al（2015）Improved overall survival in melanoma with combined dabrafenib and trametinib. New Engl J Med 372（1）: 30-39. PubMed PMID: 25399551. Epub 2014/11/18

Robinson D, Van Allen EM, Wu YM, Schultz N, Lonigro RJ, Mosquera JM et al（2015）Integrative clinical genomics of advanced prostate cancer. Cell 161（5）: 1215-1228. PubMed PMID: 26000489. Pubmed Central PMCID: 4484602. Epub 2015/05/23

Roschewski M, Dunleavy K, Pittaluga S, Moorhead M, Pepin F, Kong K et al（2015）Circulating tumour DNA and CT monitoring in patients with untreated diffuse large B-cell lymphoma: a correlative biomarker study. Lancet Oncol 16（5）: 541-549. PubMed PMID: 25842160. Pubmed Central PMCID: 4460610. Epub 2015/04/07

Rossi D, Diop F, Spaccarotella E, Monti S, Zanni M, Rasi S et al（2017）Diffuse large B-cell lymphoma genotyping on the liquid biopsy. Blood. PubMed PMID: 28096087. Epub 2017/01/18

Rossi D, Spina V, Deambrogi C, Rasi S, Laurenti L, Stamatopoulos K et al（2011）The genetics of Richter syndrome reveals disease heterogeneity and predicts survival after transformation. Blood 117（12）: 3391-3401. PubMed PMID: 21266718. Epub 2011/01/27

Scherer F，Kurtz DM，Diehn M，Alizadeh AA（2017）High-throughput sequencing for noninvasive disease detection in hematologic malignancies. Blood 130（4）：440-452. PubMed PMID：28600337. Epub 2017/06/11

Scherer F，Kurtz DM，Newman AM，Esfahani MS，Craig A，Stehr H et al（2016b）Development and validation of biopsy-free genotyping for molecular subtyping of diffuse large B-cell lymphoma. Blood 128：1089

Scherer F，Kurtz DM，Newman AM，Stehr H，Craig AF，Esfahani MS et al（2016a）Distinct biological subtypes and patterns of genome evolution in lymphoma revealed by circulating tumor DNA. Sci Transl Med 8（364）：364ra155. PubMed PMID：27831904. Epub 2016/11/11

Schmitt MW，Kennedy SR，Salk JJ，Fox EJ，Hiatt JB，Loeb LA（2012）Detection of ultra-rare mutations by next-generation sequencing. Proc Natl Acad Sci U S A 109（36）：14508-14513. PubMed PMID：22853953. Pubmed Central PMCID：3437896. Epub 2012/08/03

Shah SP，Roth A，Goya R，Oloumi A，Ha G，Zhao Y et al（2012）The clonal and mutational evolution spectrum of primary triple-negative breast cancers. Nature 486（7403）：395-399. PubMed PMID：22495314. Pubmed Central PMCID：3863681. Epub 2012/04/13

Siravegna G，Mussolin B，Buscarino M，Corti G，Cassingena A，Crisafulli G et al（2015）Clonal evolution and resistance to EGFR blockade in the blood of colorectal cancer patients. Nat Med 21（7）：827. PubMed PMID：26151329. Epub 2015/07/08

Snyder MW，Kircher M，Hill AJ，Daza RM，Shendure J（2016）Cell-free DNA comprises an in vivo nucleosome footprint that informs its tissues-of-origin. Cell. 164（1-2）：57-68. PubMed PMID：26771485. Pubmed Central PMCID：4715266. Epub 2016/01/16

Sun K，Jiang P，Chan KC，Wong J，Cheng YK，Liang RH et al（2015）Plasma DNA tissue mapping by genome-wide methylation sequencing for noninvasive prenatal，cancer，and transplantation assessments. Proc Natl Acad Sci U S A 112（40）：E5503-12. PubMed PMID：26392541. Pubmed Central PMCID：4603482. Epub 2015/09/24

Sun K，Jiang P，Cheng SH，Cheng THT，Wong J，Wong VWS，Ng SSM，Ma BBY，Leung TY，Chan SL，Mok TSK，Lai PBS，Chan HLY，Sun H，Chan KCA，Chiu RWK，Lo YMD（2019）Orientation-aware plasma cell-free DNA fragmentation analysis in open chromatin regions informs tissue of origin. Genome Res 29（3）：418-427

Taly V，Pekin D，Benhaim L，Kotsopoulos SK，Le Corre D，Li X et al（2013）Multiplex picodroplet digital PCR to detect KRAS mutations in circulating DNA from the plasma of colorectal cancer patients. Clin Chem 59（12）：1722-1731. PubMed PMID：23938455. Epub 2013/08/14

Tannock IF，Hickman JA（2016）Limits to personalized cancer medicine. New Engl J Med 375（13）：1289-1294. PubMed PMID：27682039. Epub 2016/09/30

Thompson JD，Shibahara G，Rajan S，Pel J，Marziali A（2012）Winnowing DNA for rare sequences：highly specific sequence and methylation based enrichment. PLoS ONE 7（2）：e31597. PubMed PMID：22355378. Pubmed Central PMCID：3280224. Epub 2012/02/23

Thress KS，Brant R，Carr TH，Dearden S，Jenkins S，Brown H et al（2015a）EGFR mutation detection in ctDNA from NSCLC patient plasma：a cross-platform comparison of leading technologies to support the clinical development of AZD9291. Lung Cancer 90（3）：509-515. PubMed PMID：26494259. Epub 2015/10/24

Thress KS，Paweletz CP，Felip E，Cho BC，Stetson D，Dougherty B et al（2015b）Acquired EGFR C797S mutation mediates resistance to AZD9291 in non-small cell lung cancer harboring EGFR T790M. Nat Med 21（6）：560-562. PubMed PMID：25939061. Pubmed Central PMCID：4771182. Epub 2015/05/06

Verweij J，Casali PG，Zalcberg J，LeCesne A，Reichardt P，Blay JY et al（2004）Progression-free survival in gastrointestinal stromal tumours with high-dose imatinib：randomised trial. Lancet 364（9440）：1127-1134. PubMed PMID：15451219. Epub 2004/09/29

Vogelstein B，Kinzler KW（1999）Digital PCR. Proc Natl Acad Sci U S A 96（16）：9236-9241. PubMed PMID：10430926. Pubmed Central PMCID：17763. Epub 1999/08/04 von Bubnoff N（2017）Liquid biopsy：approaches to dynamic genotyping in cancer. Oncol Res Treat 40（7-8）：409-416. PubMed PMID：28693026. Epub 2017/07/12

Wan JC，Massie C，Garcia-Corbacho J，Mouliere F，Brenton JD，Caldas C et al（2017）Liquid biopsies come of age：towards implementation of circulating tumour DNA. Nat Rev Cancer 17（4）：223-238. PubMed PMID：28233803. Epub 2017/02/25

Waterhouse M，Follo M，Pfeifer D，von Bubnoff N，Duyster J，Bertz H et al（2016）Sensitive and accurate quantification of JAK2 V617F mutation in chronic myeloproliferative neoplasms by droplet digital PCR. Ann Hematol 95（5）：739-744. PubMed PMID：26931113. Epub 2016/03/05

Wilson WH，Young RM，Schmitz R，Yang Y，Pittaluga S，Wright G et al（2015）Targeting B cell receptor signaling with ibrutinib in diffuse large B cell lymphoma. Nat Med 21（8）：922-926. PubMed PMID：26193343. Epub 2015/07/21

Yano T，Jaffe ES，Longo DL，Raffeld M（1992）MYC rearrangements in histologically progressed follicular lymphomas. Blood 80（3）：758-767. PubMed PMID：1638027. Epub 1992/08/01

Yeh P，Dickinson M，Ftouni S，Hunter T，Sinha D，Wong SQ et al（2017a）Molecular disease monitoring using circulating tumor DNA in myelodysplastic syndromes. Blood 129（12）：1685-1690. PubMed PMID：28126926. Epub 2017/01/28

Yeh P，Hunter T，Sinha D，Ftouni S，Wallach E，Jiang D et al（2017b）Circulating tumour DNA reflects treatment response and clonal evolution in chronic lymphocytic leukaemia. Nat Commun 8：14756. PubMed PMID：28303898. Pubmed Central PMCID：5357854. Epub 2017/03/18

第12章

综述 ctDNA 和乳腺癌

Florian Clatot

乳腺癌（breast cancer，BC）是一种最常见的女性肿瘤，全世界每年的乳腺癌病例就有 170 万，乳腺癌也是女性癌症死亡的第一原因，2012 年因乳腺癌死亡的人数为 52.2 万（Ginsburg et al.，2016）。只有 10%的乳腺癌会被诊断为出现转移，但是有 20%～30%的早期乳腺癌（early breast cancer，EBC）将会在随访时出现转移性复发。通常在最开始进行乳腺癌治疗时就已经确认了常规的临床和病理学预后因素，如肿瘤分级、肿瘤分期或淋巴结受累。这些标志物是确定治疗策略所必需的。有些时候，如果有可获得的转移灶，在 BC 的治疗过程中需要做额外的活检。但是临床医生也在寻找能够代表整体癌症行为的动态非侵袭性工具。CA 15-3 是与乳腺癌负荷相关的循环生物标志物。然而，CA 15-3 在敏感性和特异性方面的不足限制了它在某些转移性乳腺癌患者中的应用（Duffy et al.，2010）。另外，乳腺癌是一种高度异质性的疾病，在治疗暴露下，其临床进化会受到一些分子改变的影响，能够采用非侵袭性标志物来监测这些改变并相应地调整治疗是一个长期的探索过程，目前已经接近完成。数十年前，在检测到细胞游离 DNA（cfDNA）水平升高的乳腺癌患者中所做原理验证发现，在血液样本中可以检测到肿瘤相关的 DNA（Leon et al.，1977）。的确，既然 cfDNA 反映了凋亡和坏死细胞（肿瘤或非肿瘤）所释放的 DNA 含量（Diaz & Bardelli，2014），在癌症进化过程中评价整体的 cfDNA 含量被推测与癌症的进化有关。采用癌症特异 DNA 变异来评估循环肿瘤 DNA（ctDNA），这种不需要癌症特异靶点的方法后来得到了进一步的改进。在本章综述中，我们将会在乳腺癌治疗的不同时间点上讨论 cfDNA/ctDNA 方法在乳腺癌中的潜在临床应用和不足，并特别强调了来自临床试验的近期数据。值得注意的是，关于 ctDNA

F. Clatot *
Department of Medical Oncology，Centre Henri Becquerel，1 rue d'Amiens，76038 Rouen Cedex 1，France
* e-mail：florian.clatot@chb.unicancer.fr
F. Clatot
Normandie Univ，UNIROUEN，Inserm U1245，IRON Group，Normandy Centre for Genomic and Personalized Medicine，Rouen University Hospital，Rouen，France

释放到循环系统的病理生理学、ctDNA 检测和分析的技术特点以及乳腺癌中的循环肿瘤细胞，这些都已在本书的专门章节做了详细介绍，这里将不再做讨论。

12.1 用于筛查和诊断的 cfDNA 和 ctDNA

检测 cfDNA 最简单的方法是整体定量，相比于良性乳腺疾病或健康对照个体，cfDNA 水平在乳腺癌患者中确实是升高的（Huang et al.，2006）。而且，整体的 cfDNA 水平也与癌症分期有关，晚期阶段肿瘤中 cfDNA 的检出率更高（Tangvarasittichai et al.，2015）。对于癌症中基于整体 DNA 定量的其他方法也进行了研究，但是它们都缺乏敏感性，例如，杂合性丢失（loss of heterozygosity，LOH）、微卫星不稳定性（microsatellite instability，MI）或超甲基化（Shaw et al.，2000；Silva et al.，2016），以及 *ALU* DNA 完整性（Umetani et al.，2006）。最近，基于 ctDNA 分析，在 EBC 术前和术后进行 *PIK3CA* 循环突变检测的一项前瞻性研究显示，在原发肿瘤有突变的 15 例患者中有 14 例在其血液中检测到了一致的突变（Beaver et al.，2014）。然而，*PIK3CA* 突变只发生在 30%～50%的乳腺癌病例中，其检测不能单独用作筛选测试。最近，研究者在筛查阶段对更加复杂的分子工具的应用进行了测试，如二代测序（next-generation sequencing，NGS）或深度测序，它们能够在几个基因中寻找癌症特异的突变，有更高的检出率（Kirkizlar et al.，2015）。

讨论一个诊断工具意味着需要评价这个工具的性能。最近的一项 meta 分析报道，在 24 项研究中采用 cfDNA/ctDNA 作为诊断工具的敏感性为 0.7，特异性为 0.87。当只考虑其中采用了定性的现代 ctDNA 评估的 6 项研究时，筛查的性能提高，敏感性为 0.88 和特异性为 0.98，甚至能够与数字化钼钯片相媲美（Lin et al.，2017）。值得注意的是，ctDNA 的定性分析意味着需要较高的费用和一定的技术水平，在目前还很难成为一个筛查工具。而且，以上 6 项研究只包括了 126 个病例和 190 个对照，其中一些仅限于早期乳腺癌患者（Kirkizlar et al.，2015），而其他研究关注的是转移性乳腺癌患者（Dawson et al.，2013）。同样，最近的一项研究通过大规模平行测序分析了 32 例 Ⅰ 期或 Ⅱ 期乳腺癌患者，在 19 个病例（59%）中发现了体细胞的突变（Phallen et al.，2017）。由于已知转移性乳腺癌患者中的 ctDNA 含量比早期乳腺癌患者更高，即使是在同期疾病的患者之间也会有很大的差别（Bettegowda et al.，2014），因此应该在大型的前瞻性研究和均一的人群中对 ctDNA 作为乳腺癌中筛查工具的敏感性和特异性进行评价。值得注意的是，未来几年的技术提高（如血浆交换术，采用植入设备进行 ctDNA 捕获，或者在测序之前筛选大小在 90～150bp 的 DNA 片段），也许可以克服目前在早期乳腺癌阶段可获得的 ctDNA 含量较低的问题，从而提高筛查的敏感性（Mouliere et al.，2018；Wan et al.，2017）。

12.2 ctDNA 用于早期乳腺癌患者管理

12.2.1 早期乳腺癌分类

早期乳腺癌在分子和临床水平上都是一种异质性疾病。日常实践通常是基于一种乳腺癌的分类，这个分类是通过 ER 和 PgR 受体（一种雌激素受体，hormone receptor，HR）/HER2 受体和 Ki67 的免疫组化表达来进行评估。

luminal 型乳腺癌的特征是表达 ER/PgR，占确诊乳腺癌的 70%。这些癌症的预后较好，即使有复发的风险也通常会出现在诊断之后超过 10 年。在 luminal 型癌症中，有两类各不相同的肿瘤，一类具有低增殖率（通过 Ki67 来评价），被称为 luminal A 型，一类具有高增殖率和（或）*HER2* 扩增，被称为 luminal B 型（Senkus et al.，2015）。luminal A 型癌症存在频繁的 *PIK3CA* 突变（49%的病例）（Cancer Genome Atlas Network，2012），而 luminal B 型有较高的 *PIK3CA* 突变率（29%）及较高的 *TP53* 突变率（29%）。除了 luminal 型癌症之外，HER2 富集的群体要占乳腺癌人群的 15%。这个群体的特点是存在 *HER2* 基因扩增，无 HR 表达，与更具侵袭性的表型有关。HER2 富集的肿瘤，呈现出较高比率的 *TP53* 突变（75%）和 *PIK3CA* 突变（42%）。有意思的是，如果 *HER2* 扩增是不良预后的强有力因素，那么它也是靶向抗-HER2 治疗疗效提高的强有力的预测因素，如曲妥珠单抗（Joensuu et al.，2009）。最后，剩余 15%的乳腺癌属于三阴性乳腺癌（triple-negative breast cancer group，TNBC）组。这个组缺乏 ER、PgR 和 HER2 的表达，但是也有高达 84%的 *TP53* 突变率，*PIK3CA* 的突变率只有 7%，但是在 35%的病例中都有 *PTEN* 的丢失/突变（Cancer Genome Atlas Network，2012）。TNBC 群体是一个异质性的群体，总体上与不良预后有关，其肿瘤通常有较高的增殖性，复发主要发生于刚开始随访的 3 年期间。

总的来说，如果在早期乳腺癌中没有独特的可以检测的 DNA 异常，例如，在 70%左右的胰腺癌中观察到的 *K-RAS* 12 号外显子突变（Boeck et al.，2013）——能够在 95%病例的个体水平上发现的 DNA 变异驱动因素（Nik-Zainal et al.，2016），这为 ctDNA 监测提供了一个靶点。有意思的是，*PIK3CA* 突变是反复出现最多的（E542K、E545K 和 H1047R 占全部 *PIK3CA* 突变的 80%）（Guerrero-Zotano et al.，2016）。因此，有几种数字 PCR（dPCR）方法能够以较低的价格在很多乳腺癌患者中可靠地检测循环 *PIK3CA* 突变。相反，*TP53* 突变以及在 EBC 肿瘤中所发现的大多数其他 DNA 变异并不是重复出现的，在设计一种专用的 dPCR 方法之前需要先做原发肿瘤的测序，或者进行深度 ctDNA 测序。

12.2.2　cfDNA/ctDNA 作为 EBC 的预后标志物

cfDNA 的总定量与不良总生存情况有关。Fujita 等回顾性地分析了 336 例Ⅰ/Ⅱ期乳腺癌患者的总生存时间（OS）。在多变量分析中，有较高 cfDNA 含量的患者（较高的 1/3）与中间或较低 cfDNA 含量的患者相比有更差的 DFS [HR=2.7（1.5～4.9），p=0.001]和 OS[HR=4.0（1.6～10.1），p=0.003]（Fujita et al., 2012）。同一个研究团队在新辅助阶段也报道了类似的结果（Fujita et al., 2014）。Oshiro 等在 313 例Ⅰ～Ⅲ期早期乳腺癌中研究了确诊时 ctDNA 的预后价值。他们首先观察了肿瘤活检中的 *PIK3CA* 突变并且发现了 110（35%）个阳性病例。然后，通过 dPCR 来评估是否出现匹配的循环 *PIK3CA* 突变，最终找到了 25 例血浆样本。在这 25 例患者中，ctDNA 高含量的（中位值以上）的患者相比其他患者有更差的 DFS 和 OS（Oshiro et al., 2015）。但是，该研究涉及的患者数量极低，无法得出明确的结论。另外，Garcia-Murillas 等在一组早期乳腺癌患者中并没有发现确诊时有 ctDNA 检出的患者（n=29）比没有 ctDNA 检出的患者（n=13）在 DFS 上有任何预后价值（Garcia-Murillas et al., 2015）。

12.2.3　ctDNA、肿瘤异质性和可靶向的 DNA 改变

肿瘤内的异质性（intratumor heterogeneity，ITH）是治疗 EBC 时的一个潜在问题。的确，在最初的活检和整个手术切除的标本之间，常规的预后或预测因素有可能会被错误评估，大的肿瘤标本尤其如此（Petrau et al., 2015）。这一点尤其有意思，因为 EBC 中的新辅助治疗是根据传统活检来决定的。当考虑 DNA 变异时，液体活检也许在理论上可以克服 ITH。Yates 等对 12 例 EBC 患者的 8 例原发肿瘤活检进行了 NGS 分析，研究了 EBC 中基因组水平的 ITH（Yates et al., 2015）。对于每一例被研究的乳腺癌患者，至少有一个克隆的体细胞驱动突变或拷贝数变异是所有样本所共有的。与此同时，在所研究的 12 例 EBC 患者中，有 8 例展示出了点突变空间异质性的统计学差异。最后，在 12 个肿瘤的 4 个中，某些（但并不是所有的）活检可以观察到一个亚克隆的驱动突变。Desmedt 等报道了类似的结果，他们对来自 36 例多病灶原发肿瘤患者的 171 个样本进行了靶向分析，在 12 个（33%）病

例的致癌基因突变中发现了一个内在区域的异质性（Desmedt et al.，2015）。因此，是否发现一个亚克隆的驱动突变要视活检的部位而定。很少有研究探索 ctDNA 分析在克服 ITH 中的潜在益处。然而，Murtaza 等证实，最初在 1 个或 2 个原发肿瘤活检中出现的所有转移性分支突变都可以在血浆样本中检测到（Murtaza et al.，2015）。

12.2.4 ctDNA 作为监测癌症动态的工具

Garcia-Murillas 等在发表于 2015 年的前瞻性研究中报道了 ctDNA 在监测微小残留疾病中的潜在益处，其中纳入了 55 例接受新辅助化疗的早期乳腺癌患者。首先，采用靶向大规模平行测序（massively parallel sequencing，MPS）对原发肿瘤活检的 14 个乳腺癌驱动基因突变进行了研究，在 78%（43/55）的病例中发现了至少 1 个突变。采用专用的 dPCR 方法，在 70%的病例基线时的 ctDNA 中发现了相应的突变。有意思的是，虽然基线时的 ctDNA 含量与 DFS 无关，术后 2～4 周在 ctDNA 中持续出现可检测的突变（37 例患者中的 7 例）与非常高的早期复发有关[HR=25.1，CI 95（4～130）]。而且，采用随访过程中的重复采样，在 15 例经历了复发的患者中有 12 例（12/15）可以检测到 ctDNA 突变，而相比于没有复发的患者，这一数据为 1/28。最后，在 ctDNA 中检测到突变比出现临床复发的中位时间提前 7.9 个月。Olsson 等在对 20 例早期乳腺癌患者的一项回顾性研究中报道了高度类似的结果（Olsson et al.，2015）。最近，Riva 等利用了三阴性乳腺癌中极高含量的 *TP53* 突变。对原发肿瘤样本进行深度测序，在前瞻性纳入的早期 TNBC 患者中有 87%（40/46）发现了 *TP53* 突变。在可评价的 36 例患者中，27 例（75%）可以通过微滴数字 PCR（ddPCR）在基线时的 ctDNA 中检测到相应的 *TP53* 突变。然后，所有的患者经历了术前的化疗。有意思的是，虽然在第一个周期中 cfDNA 会随着坏死肿瘤细胞 DNA 的释放而增加，但是 ctDNA 却同时在减少。第一个周期化疗结束之后仍然有可检出的 ctDNA 与 DFS 和 OS 的不良结果有关（Riva et al.，2017）。最后，Chen 等在 38 例三阴性早期乳腺癌患者结束新辅助治疗时评价了循环肿瘤突变检测的预后价值。新辅助治疗结束时有可检出突变的 4 例患者都发生了复发（100%的特异性），而没有循环突变的其他 9 例患者在随访期间复发（31%的敏感性）（Chen et al.，2017）。总之，这些研究结果提示，这种非侵袭性方法能够发现那些具有极高复发风险的患者。接下来将提出对应的治疗来提高 ctDNA 持续存在/重复出现的患者的转归。

12.3　ctDNA 用于晚期乳腺癌患者管理

12.3.1　晚期乳腺癌中的 cf/ctDNA 及预后价值

cfDNA 含量（Cheng et al.，2018；Clatot et al.，2016）和 ctDNA 含量已被证实与总生存时间有关（Bettegowda et al.，2014；Dawson et al.，2013）。

12.3.2　ctDNA、肿瘤异质性和可靶向的 DNA 改变

除了 ITH 之外，在考虑乳腺癌自然史时还会在异质性中出现另一种水平的复杂性，即转移的形成或抗癌治疗的影响（Juric et al.，2015）。在一项概念验证研究中，Murtaza 等报道了 ctDNA 外显子组测序和匹配的肿瘤活检测序之间的高度一致性，二者都做了基因突变检测和拷贝数变异（CNA）检测，即使 CNA 评价受到了血浆样本中突变等位基因片段的高度影响（Murtaza et al.，2013）。在另外一项研究中，同样的团队在一例 *HR+ HER2* 扩增的转移性乳腺癌患者中比较了连续 ctDNA 分析（*n*=9）与原发灶（*n*=3）和转移灶（*n*=5）活检之间的遗传变异符合性。有意思的是，他们报道，在所有肿瘤样本中可以观察到的突变及转移性分支突变都可以在 ctDNA 中检测到。而且，在疾病进展过程之中，以及因为治疗改变而消失之前，在 2 个肿瘤活检标本中很难检测到的一个 *PIK3CA* E542K 热点突变可以在 ctDNA 中被可靠地检测到（Murtaza et al.，2015）。这个现象也被其他团队所报道（Butler et al.，2015；De Mattos-Arruda et al.，2014），强调了单次血液样本分析在发现可靶向变异中的潜在益处，这些变异可以出现在任何扩散的转移灶中。最近，BELLE-2 试验数据显示，肿瘤 *PIK3CA* 突变和匹配的 ctDNA 突变检测之间的一致性为 77%（342/446）。有意思的是，肿瘤组织中没有 *PIK3CA* 突变的 307 例患者中，64 例（21%）能检测到循环的 *PIK3CA* 突变，可能是因为在首次诊断的活检和后续多线治疗后进行血液分析的间隔中发生了肿瘤的改变（Baselga et al.，2017）。

由于原发肿瘤和转移灶在 HR 和 HER 表达之间存在不一致性（Amir et al.，2012；Thompson et al.，2010），对于内分泌或 HER2 靶向治疗的决定来说，确认性的组织取样可能是有意义的。然而，这样的活检并不总是可行。在这种情况下，血浆 cfDNA 中 *HER2* 扩增拷贝数的判断被证实是一个有意思的工具，阳性和阴性预测值分别为 70%和 92%（Gevensleben et al.，2013）。

12.3.3 晚期乳腺癌中的 ctDNA 和耐药

12.3.3.1 不明确的内在亚群

初看时，很多药物或靶向治疗在转移阶段都是有效的，但是总会出现原发，或者几周或几个月之后的耐药。截至目前，临床进展多数都是通过 CT 扫描评估来进行诊断。Dawson 等发表于 2013 年的里程碑式的研究强调了在晚期乳腺癌中使用 ctDNA 的潜在临床意义。该研究针对 52 例转移性乳腺癌患者的肿瘤活检标本进行了靶向或全基因组测序。对于具有适合监测的遗传改变的 30 例患者，采用 dPCR 方法或直接的血浆深度测序进行了连续的血浆分析。除了 ctDNA 分析之外，在 2 年的随访过程中还进行了 CTC 计数和 CA 15-3 的检测。总的来说，在所评估的 30 例患者中有 29 例（97%）检测到了 ctDNA，在 87%（26/30）的患者中至少有 1 个 CTC 的检出，在 78%（21/27）的患者中显示出了 CA 15-3 数值的升高。而且，如果所有 3 个生物标志物变异都与影像学上看到的治疗反应有关，则 ctDNA 的比率会显示出更大的动态变化范围及与肿瘤负荷变化之间更大的关联（Dawson et al.，2013）。

除了基因组学的变异之外，表观遗传的修饰也常发生在肿瘤细胞之中。在 ctDNA 中也可以进行 DNA 甲基化状态的评价（见以下综述：Schwarzenbach & Pantel，2015）。最近，基于 6 个基因（*AKR1B1*、*OXB4*、*RASGRF2*、*RASSF1*、*HIST1H3C* 及 *TM6SF1*）的一项甲基化指标预后价值的前瞻性验证显示，在所评价的 141 例转移性乳腺癌患者中，在 4 周治疗之后具有较低甲基化指数的患者与具有较高甲基化指数的患者相比有更好的 PFS 和 OS 结果。在包括 CTC 评价在内的一项多变量分析中，这个生物标志物的预后价值仍然有意义（Visvanathan et al.，2017）。

12.3.3.2 乳腺癌中的 *HER2* 扩增

PI3K 信号通路

在 EBC（Cancer Genome Atlas Network，2012）和转移性乳腺癌（Arnedos et al.，2015）中经常会发生 PI3K/AKT/mTOR 信号通路的改变。癌症中 PI3K 信号通路的调节和这个通路的潜在异常是较为复杂的（Guerrero-Zotano et al.，2016）。PI3K 是一个异源二聚体，包括一个 p85 调节亚基和一个 p110 催化亚基。PI3K 通过 HER 家族（包括 EGFR 和 HER2）/IGFR 或 FGFR 这样的生长因子受体而活化。活化的 PI3K 继而活化 AKT，后者接着活化 mTOR1 并促进细胞增殖和肿瘤生长。PTEN 可以抑制 PI3K。多数 *PIK3CA* 突变都是重复发生的

[E542K、E545K 和 H1047R 占所观察到的 *PIK3CA* 突变的 80%（Hortobagyi et al., 2016）]，这使得通过 dPCR 检测 ctDNA 中的 *PIK3CA* 突变比较容易进行，甚至是 PI3K 信号通路活化的完整评估（包括 *PTEN* 突变或缺失，或者 *AKT* 的活化突变）（Hortobagyi et al., 2016）也会更有生物学意义。值得注意的是，PI3K 信号通路活化似乎在内分泌或 HER2 靶向治疗耐药中具有特殊的重要性（Guerrero-Zotano et al., 2016；Ma et al., 2015）。最近一项 meta 分析对通过 ctDNA 分析进行 *PIK3CA* 突变状态诊断的准确性进行了评估。meta 分析限定在 6 项研究中的 247 例患者，包括来自早期乳腺癌和转移性乳腺癌的汇集数据。总的来说，该分析发现了 0.86（95%CI：0.32～0.99）的敏感性和 0.98（95%CI：0.86～1.00）的特异性，证实了 cfDNA 分型能够成为判断 *PIK3CA* 突变状态的一个可靠工具（Zhou et al., 2016）。

HER2 扩增转移性乳腺癌的几项大型新辅助试验的回顾性分析强调，在 *PTEN* 缺失和（或）*PIK3CA* 突变所引起的 PI3K 信号通路活化病例中有更差的病理完全缓解（pathological complete response，pCR）（Loibl et al., 2014；Majewski et al., 2015）。与此一致，CLEOPATRA 试验的生物标志物分析在 *PIK3CA* 突变病例中发现了更差的 PFS 结果，该试验在一线 HER2+MBC 患者中测试了多西他赛+曲妥珠单抗的联合中加入帕妥珠单抗的治疗效果（Baselga et al., 2014）。BOLERO-1 和 BOLERO-3 试验的联合分析也在 *PIK3CA* 突变或 PI3K 信号通路存在其他活化（如 *PTEN* 缺失）的病例中发现有更差的 PFS 结果，这两项试验探索的是在晚期 HER2+BC 患者的曲妥珠单抗+化疗中加入依维莫司的获益情况（André et al., 2016）。令人惊奇的是，在辅助阶段并没有观察到在新辅助和转移阶段所见到的均一性结果，因为有些前瞻性试验的回顾性分析在 *PIK3CA* 突变/*PTEN* 缺失的病例中发现了更差的结果（Jensen et al., 2012），而其他一些研究则没有这样的发现（Perez et al., 2013；Pogue-Geile et al., 2015）。值得注意的是，所有这些试验都采用的是肿瘤样本而不是 ctDNA。评价 *PIK3CA* 循环突变在 HER2+患者中的预后和预测价值似乎特别有意义。

HER2 扩增

Ma 等在 18 例转移性 *HER2* 扩增乳腺癌患者的 52 份血浆样本中研究了 ctDNA 在检测 HER2 靶向治疗耐药中的潜在益处。这些患者被纳入到一项前瞻性的试验中来评价 HER2 抑制剂吡咯替尼的治疗效果。在 HER2-CNV 增加的情况下，血浆样本中的 HER2-CNV 被发现与疾病进展的结果有关。值得注意的是，必须要考虑到研究入组的患者数目比较少。而且，入组的 18 例患者中有 5 例（28%）不管在哪个时间点上都没有检测到循环 *HER2* 扩增，这就削弱了这种耐药标志物的敏感性（Ma et al., 2016）。

12.3.3.3 激素受体阳性乳腺癌

HER2 突变

如果没有 *HER2* 扩增，HER2 靶向治疗一般不会使患者获益。但是最近在 *HER2* 非扩增患者中发现了一些重复出现的 *HER2* 突变（Bose et al.，2013）。最近基于 12 905 例乳腺癌患者的综述报道了 *HER2* 2.7%的突变率（Petrelli et al.，2017）。由于这些突变是活化突变，在这种情况下 HER2 靶向治疗被期待有潜在的获益，特别是泛 HER2 的抑制剂奈拉替尼。一项专门的Ⅱ期试验报道，在 381 例 HER2 非扩增的乳腺癌患者中发现了 9 例（2.4%）*HER2* 突变，在小叶癌中有更高的检出率（7.8%）。主要的研究终点是临床获益率（clinical benefit rate，CBR，包括部分或完全缓解，以及疾病稳定至少 24 个月）。16 例携带 *HER2* 突变的患者接受了奈拉替尼的治疗，她们在入组之前已经接受了中位数为 3 次的转移性治疗。CBR 为 31%，与主要研究终点符合，PFS 为 16 个月。有意思的是，87.5%（14/16）的患者在基线时可以获得血浆样本，其中 12 例患者（86%）在 ctDNA 中检测到了 *HER2* 突变。而且，1584 例 HER2 非扩增乳腺癌患者存档血浆的评价也确认循环 *HER2* 突变检出率为 3%（Ma et al.，2017）。尽管在这项研究中治疗的患者数较少，甚至在乳腺癌中的 HER2 突变很稀少，采用 ctDNA 也许可以帮助筛选出哪些患者携带 *HER2* 突变并且能够从奈拉替尼中获益。

PI3K 信号通路

PALOMA-3 随机试验在既往激素治疗进展的 HR+MBC 患者中比较了氟维司群+帕博西尼 vs. 氟维司群+安慰剂的治疗效果。在入组这项研究的 521 例患者的 395 例之中进行了一项亚组分析，研究了循环 *PIK3CA* 突变检测的预后和预测价值，共涉及 4 个突变。1/3 的患者在基线时检测到了循环的 *PIK3CA* 突变，它与更好的 DFS 结果并没有关系，在两个治疗组中也不能预测不同的结果（Cristofanilli et al.，2016）。与此同时，同一个团队分析了 73 例患者，这些患者在基线和治疗 15 天时有匹配的血浆。他们报道，15 天低于循环 *PIK3CA* 突变均值的患者比该数值之上的患者有更好的转归（HR=3.94，95%CI：1.61～9.64，p=0.0013）。因此，这样的突变也许是临床转归的早期替代标志物（O'Leary et al.，2018a）。

在 BOLERO-2 试验对所纳入的 550 例患者的回顾性分析中也观察到了循环 *PIK3CA* 突变在基线时缺乏预后或预测价值的情况。该试验是在芳香化酶抑制剂（aromatase inhibitors，AI）治疗进展的 HR+MBC 患者中随机进行依维莫司（mTOR 抑制剂）+依西美坦 vs.安慰剂+依西美坦治疗（Moynahan et al.，2017）。最近，BELLE-2 试验也报道了循环 *PIK3CA* 突变的临床价值分析。该试验纳入了

1147 例对 AI 耐药的 h+MBC 患者，她们随机接受口服 Buparlisib（泛 PI3K 抑制剂）+氟维司群或安慰剂+氟维司群治疗。在没有 *PIK3CA* 循环突变的 387 例患者中，2 个治疗分组并没有发现 PFS 的差异。相反，在有 *PIK3CA* 循环突变的 200 例患者中，接受 Buparlisib 治疗的患者比安慰剂组的患者有更好的 PFS 结果（HR=0.58，95%CI：0.41～0.82）。有意思的是，当考虑“PI3K 信号通路活化”（为肿瘤组织中的 *PIK3CA* 活化突变或缺乏 *PTEN* 表达）的患者时，这些患者与整群患者相比有相似的结果。因此，该试验提示，循环的 *PIK3CA* 突变而非肿瘤组织中的 PI3K 状态可以作为 Buparlisib 疗效的预测标志物（Baselga et al.，2017）。

总之，这些大型随机试验的分析提示，根据所研究的特定药物，*PIK3CA* 循环突变的预后和预测价值可能会有所不同。因此，最近在 HR+MBC 患者中研究 PI3K 信号通路抑制的一些临床试验严格要求患者携带 *PIK3CA* 突变，如 SANDPIPER Ⅲ期试验（NCT02340221）。

***ESR1* 突变**

循环 *ESR1* 突变评估无疑将是 ctDNA 在乳腺癌治疗日常实践中的第一个应用。乳腺癌细胞系中 E380Q 和 Y537S 的直接突变提示了雌激素受体（estrogen receptor，ER）中点突变的重要性（Pakdel et al.，1993；Weis et al.，1996）。1997 年，在一个乳腺癌转移灶的测序中首次观察到了 *ESR1* 的活化突变（Zhang et al.，1997）。然而，由于原发乳腺癌肿瘤中 *ESR1* 突变的概率很低（0～2%）（Cancer Genome Atlas Network，2012；Toy et al.，2013），一开始它们的潜在重要性被低估了。相反，内分泌治疗之后乳腺癌转移灶的分析显示，肿瘤的耐药与少数 *ESR1* 突变有关，这些突变会修饰受体的构造，造成 ER 的自体活化（Merenbakh-Lamin et al.，2013；Robinson et al.，2013；Toy et al.，2013）。既然 *ESR1* 突变发生在激素治疗过程中，液体活检方法尤其令人感兴趣，因为它可以在治疗过程中对 *ESR1* 突变状态进行定期评价。在血浆样本中检测到 *ESR1* 突变的证据来自于 2015 年，在 48 例 h+MBC 患者中 9 例检测到了突变（Guttery et al.，2015）。该研究观察到血浆样本和匹配的转移灶活检之间有很好的总体相关性，敏感性为 75%，特异性为 100%（Sefrioui et al.，2015；Schiavon et al.，2015）。他莫昔芬或 AI 治疗之后转移灶的深度测序可以检测到很多 *ESR1* 突变，它们中多数都是亚克隆（Lefebvre et al.，2016；Magnani et al.，2017）。相反，循环 *ESR1* 突变与之前的 AI 治疗有明显的关联（Schiavon et al.，2015；Spoerke et al.，2016；Yanagawa et al.，2017），而只进行他莫昔芬治疗之后则并不常见（Fribbens et al.，2016）。

尽管不同检测方法之间缺乏统一的标准，AI 治疗之后进展的循环 *ESR1* 突变的整体发生率约为 30%。有意思的是，5 个突变（E380Q、D538G、Y537S/N/C）占所有观察到的 *ESR1* 循环突变的 80%。值得注意的是，在 30%～50%的病例之中，*ESR1* 循环突变是多克隆（Chandarlapaty et al.，2016；Clatot et al.，2016；Fribbens et al.，2016；Spoerke et al.，2016）。

在乳腺癌治疗之中，主要的 AI 治疗都发生在辅助阶段，但是激素辅助治疗之后 *ESR1* 循环突变的发生率仍未得到很好的研究。只有一项回顾性的研究分析了 39 例 h+MBC 患者，这些患者在基于 AI 的辅助治疗结束之后至少 6 个月内出现了复发，该研究报道在辅助治疗结束时没有患者有可检出的循环突变。相反，35 例患者中的 2 例在转移性复发时有循环突变（Allouchery et al.，2018）。这些结果与另外两个患者队列研究中所观察到的低频率 *ESR1* 循环突变相一致，这两个队列的患者在辅助治疗中只使用了 AI 治疗，在出现转移性复发时 75 例患者中有 2 例（Schiavon et al.，2015）和 11/97（Chandarlapaty et al.，2016）阳性病例。总之，这些结果提示，*ESR1* 循环突变评估的日常使用应该限制在转移阶段。

有两项研究评估了 *ESR1* 循环突变在 OS 方面的预后价值。第一项是回顾性研究，分析了 BOLERO-2 试验中纳入的 742 例 h+MBC 患者中的 541 例血浆样本。这些患者至少在 AI（来曲唑或阿那曲唑）治疗中出现进展，随机进行依维莫司+依西美坦联合 vs. 安慰剂+依西美坦的治疗。通过 ddPCR 评估了两个循环突变（D538G 和 Y537S）。虽然野生型患者的中位 OS 是 32 个月，在携带 *ESR1* 循环突变的 156 例（28.8%）患者中观察到了 OS 的显著降低：在 D538G 突变病例中是 26 个月（n=83，p=0.03），在 Y537S 突变病例中是 20 个月（n=42，p=0.003），在双突变的病例中只有 15 个月（n=30，p<0.001）。循环 *ESR1* 突变的这种不良 OS 也经过了多变量分析的确认[HR=1.6（1.26～2.00），p<0.001]（Chandarlapaty et al.，2016）。第二项研究回顾性地纳入了 141 例 h+MBC 患者，她们在转移阶段的一线 AI 治疗之后发生了进展，并研究了 4 个突变（D538G、Y537S/N/C）。循环 *ESR1* 突变的 43 例患者（30.6%）的 OS 是 15.5 个月，与没有 *ESR1* 突变的患者（OS 为 24 个月）相比明显更差（p=0.0006）。OS 的这种不良影响经过了多变量分析的确认 [HR=1.9（1.3～3.0），p=0.002]（Clatot et al.，2016）。

除了预后价值之外，学者们也研究了 *ESR1* 循环突变的预测价值。SoFEA 试验的回顾性分析在 AI 进展之后随机进行依西美坦或氟维司群（±阿那曲唑）治疗的患者中评价了循环 *ESR1* 突变对 PFS 的影响。对 SoFEA 试验纳入的 723 例患者中的 161 例血浆样本（22.4%）进行分析，在依西美坦治疗中，出现 *ESR1* 循环突变的患者与无 *ESR1* 循环突变的患者相比有更短的 PFS[分别是 2.6 个月和 8 个月，HR=2.12（1.18～3.81）]（Fribbens et al.，2016）。其他研究也报道了类似的结果（Schiavon et al.，2015）。然而，在 BOLERO-2 试验的回顾性分析中，依西美坦治疗只与更短 PFS 的非显著性趋势有关（突变病例 2.8 个月 vs. 无突变病例 3.9 个月，p=0.16）（Chandarlapaty et al.，2016）。关于氟维司群的治疗，SoFEA 和 FERGI 试验中部分患者的回顾性分析报道了在有或无循环 *ESR1* 突变的患者中类似的 PFS（Fribbens et al.，2016；Krop et al.，2016）。来自 PALOMA-3 试验（比较了氟维司群+帕博西尼联合 vs. 氟维司群+安慰剂）的数据显示，接受氟维司群+安慰剂治疗的 28 例循环 *ESR1* 突变患者的 PFS（3.6 个月）比接受同样方案的 92 例无循环 *ESR1* 突变患者的 PFS 更短（没有报道 p 值）（Fribbens et al.，2016）。关于依西美坦+依维莫司的联合，来自 BOLERO-2 试验的大型回顾性分析评估了 2 个循环 *ESR1* 突变（D538G 和 Y537S）对治疗结果的影响。携带 D538G 突变的患者接受依西美坦+依维莫司联合比接受依西美坦+安慰剂有更好的 PFS（分别为 5.8 个月和 2.7 个月，p<0.001）。然而，在接受依西美坦+依维莫司联合的患者中，D538G 循环突变的患者与无突变的患者相比有更差的预后（PFS 分别为 5.8 个月和 8.5 个月）。相反，尽管分析中患者数目有限，无法获得明确的结论，在循环 Y537S 突变的病例中（n=42）没有观察到依维莫司+依西美坦联合比依西美坦+安慰剂有更好的获益（Chandarlapaty et al.，2016）。

最后，对 PALOMA-3 试验中所纳入的 521 例患者中的 360 例血浆样本的回顾性分析报道，在有突变（n=63，PFS 为 9.4 个月）和无突变（n=177，PFS 为 9.5 个月）的患者中，氟维司群+帕博西尼治疗有类似的转归（Fribbens et al.，2016）。

除了来自 BOLERO-2 试验的数据之外，关于特殊 *ESR1* 突变的预后价值差异并没有其他临床证据，也可能是已经发表的研究缺乏检测这种差异的能力。然而，采用 HR+BC 细胞系（MCF7）及异种移植的临床前数据，最近有研究报道了最常见的 *ESR1* 突变的功能行为。有意思的是，携带 E380Q 突变的肿瘤细胞与雌激素受体的最低自体活化率有关，对雌激素介导的诱导仍然有敏感性。相反，携带 Y537S 突变的肿瘤细胞与雌激素受体的完全自体活化有关，加入雌激素之后将不再进一步活化。类似的，氟维司群在除了 Y537S 之外的所有突变来源的异种移植（野生型、E380Q、S463P、Y537C/N 或 D538G）中造成了生长的停止（Toy et al.，2017）。同样，回到临床之中，PALOMA-3 试验（在内分泌治疗进展之后比较了氟维司群+帕博西尼联合 vs. 氟维司群+安慰剂疗法）对纳入的 195 例患者的近期分析显示，不论哪种治疗方案，Y537S 是在氟维司群治疗之下唯一被选择的 *ESR1* 突变（O'Leary et al.，2018b）。加上 BOLERO-2 试验中的数据，这些数据提示 Y537S 突变可能与内分泌治疗的高水平耐药有关。因此，研发中的下一代内分泌治疗正在 Y537S 突变来源的异种移植中进行测试，如 AZD9496（Toy et al.，2017；Weir et al.，2016）、GDC-0810（Joseph et al.，2016）、elacestrant（RAD1901）（Bihani et al.，2017）或 bazedoxifene（Wardell et al.，2015）。

既然 *ESR1* 突变与 AI 治疗的获得性耐药有关，有的研究就在 AI 治疗以及之后新一代的 SERD（AZD9496）治疗期间重复取样，对 *ESR1* 突变监测的潜在益处进行了分析。第一项研究在所纳入的 20 例 *ESR1* 循环突变的患者中报道了 75%的检出率，在临床进展之前的 3～6 个月即可检出。AI 进展之后，33 例循环 *ESR1* 突变患者的分析显示，如果突变率的增加总是与疾病进展有关，则突变的减少/消失就不会提示疾病的控制（Clatot et al.，2016）。这些结果在晚期乳腺癌接受一线 AI 治疗的 83 例患者的队列研究中得到了前瞻性的确认。总的来说，83 例患者中的 39 例（47%）有循环 *ESR1* 突变的检出，中位时间是临床进展前 6.7 个月（Fribbens et al.，2018）。另外一项回顾性研究发现，AI 进展之后，在进行氟维司群±pictilisib 治疗期间，部分或完全缓解与循环突变率（*PI3KCA* 和 *ESR1*）的降低有关；而疾病稳定或进展期，没有观察到循环突变率的明确演化（Spoerke et al.，2016）。类似的，在接受 AZD9496 治疗的 45 例转移性乳腺癌患者中报道循环 *ESR1* 突变状态的研究没有在循环突变水平和患者转归之间发现明确的关系（Paoletti et al.，2018）。因此，基于这些数据，*ESR1* 循环突变的监测可能要限制在正在接受 AI 治疗的患者中，因为这些突变通常是亚克隆的，不能预测 AI 的选择压力结束之后的临床结果（O'Leary et al.，2018a）。在这个背景下，目前正在进行大型随机的 PADA-1 试验（NCT03079011），计划纳入 1000 例一线转移性的乳腺癌患者。初始为 AI+帕博西尼的联合治疗。每隔 2 个月进行随访，如果出现循环 *ESR1* 突变（无临床进展），则患者随机进行继续一线治疗或换用氟维司群+帕博西尼联合治疗。共同的主要研究终点是一线治疗到随机治疗的安全性，以及随机分组治疗之后两个组的治疗效果。

除了 *ESR1* 突变之外，一项探索性研究报道了循环 *ESR1* 甲基化评估（在＜10%的病例中可以观察到）的潜在获益，因为 *ESR1* 甲基化可能与内分泌治疗的耐药有关（Mastoraki et al.，2018）。最后，在外周血中可以检测到 *ESR1* 融合蛋白，它在 1%的晚期乳腺癌中有过报道，可能与内分泌治疗耐药有关（Hartmaier et al.，2018）。

12.3.3.4 *BRCA* 突变的乳腺癌

BRCA1 或 *BRCA2* 涉及同源重组修复的 DNA 双链断裂。*BRCA1* 或 *BRCA2* 胚系突变增加了患乳腺癌的风险，是造成乳腺癌遗传易感性的主要因素（Skol et al.，2016）。既然在 *BRCA* 突变的癌细胞中同源重组已被改变，采用 PARP 抑制剂来抑制单链断裂修复机制被证实可以提高 *BRCA* 突变转移性乳腺癌患者的转归（Robson et al.，2017）。然而，最终患者还是会发生 PARP 抑制剂的耐药。最近，通过靶向 ctDNA 测序对 *BRCA* 突变转移性乳腺癌患者所做的分析发现，PARP/铂类药物治疗下会发生多克隆的推测性反向突变，在对这些治疗耐药的 2/5 患者的 ctDNA 中可以检测到这些突变（Weigelt et al.，2017）。

12.4 不足

采用 ctDNA 进行液体活检是一个早已提出概念，但是这个研究领域在近期才开始崛起：本章中的多数参考文献都是 2013 年之后发表的。的确，最初整体 ctDNA 定量或 LOH 分析在敏感性方面的不足限制了 ctDNA 分析的发展。相反，基于 dPCR 或 NGS 的方法提高了血流之中突变等位基因片段的检测极限（Diaz & Bardelli，2014），能够对极低含量的血浆样本（Murtaza et al.，2013）或存档样本（Sefrioui et al.，2017）进行检测。然而，仍有以下几个不足影响了乳腺癌中 ctDNA 的应用。

第一，乳腺癌之中的高度异质性（例如，会涉及内在的亚型或不同的驱动基因）限制了在 ctDNA 中找到一个能够用于所有患者的独特标志物。通过 dPCR，在约 50%的 luminal 或 HER2 富集乳腺癌肿瘤的 ctDNA 中可以较容易地靶向频发突变，而 *ESR1* 突变则限制在 30%经过 AI 治疗进展的患者之中。即便使用靶向基因组合测序（Dawson et al.，2013；Garcia-Murillas et al.，2015；Riva et al.，2017），也只能在这些基因至少有一个突变时才能检测到它们，而现实情况未必如此。同时，全外显子组测序并不能保证找到驱动突变。例如，在 Dawson 等的里程碑式研究中，只有 56%（30/52）的转移性乳腺癌患者有适合监测的基因组改变。因此，虽然在这 30 例患者中的 ctDNA 分析与 CA 15-3 检测和 CTC 计数相比是一个更好的生物标志物，但应在整个 52 例患者的群体中进行这些生物标志物性能间的公平比较（Dawson et al.，2013）。

第二，在原发肿瘤中发现一个驱动突变时，原发肿瘤和匹配血浆样本之间的相关性被证实有 100%的特异性，但是敏感性只有约 80%（Bettegowda et al.，2014；Garcia-Murillas et al.，2015；Riva et al.，2017；Zhou et al.，2016），这与其他癌症类型中结果是一致的（Karachaliou et al.，2015；Kuo et al.，2014；Thierry et al.，2014）。因此，当无法找到适合监测的基因组改变（20%～25%）和缺乏敏感性（20%）结合起来时，理论上能够进行有效监测的患者数量比例为 2/3。即使技术进步可以提高检出率，截至目前 ctDNA 还是有较高的风险会出现假阴性病例。

第三，即便是处在同一肿瘤阶段的患者的 ctDNA 中所发现的突变等位基因比率（mutant allele fraction，MAF）也会存在很大的变动范围（Bettegowda et al. 2014；Heidary et al. 2014），要想确定一个阈值（在此之上的 MAF 将具有临床意义）会非常有挑战性。因此，多数大型研究报道的是出现/无循环突变（Baselga et al.，2017；Chandarlapaty et al.，2016；Fribbens et al.，2016；Moynahan et al.，2017），或将个体 MAF 含量的监测与临床结果联系起来（Clatot et al.，2016；

Spoerke et al.，2016），但没有在整个群体中设定 MAF 的有效阈值。

12.5 总结

乳腺癌是一种常见的异质性疾病。目前乳腺癌的治疗是根据几十年前所发现的临床和组织学的预后和预测因子来进行的，而乳腺癌的分子分型主要还是基于基因表达。近年来，在所有的癌症自然史中对乳腺癌基因组的更多理解帮助我们发现了癌症行为相关的 DNA 变异。dPCR 和 NGS 的高敏感性使得可以对血液中的这类靶点进行非侵袭性检测。接受 AI 治疗的患者其循环 *ESR1* 检测处于乳腺癌液体活检研究的前沿。但是，临床试验也已对其他几个令人信服的靶点进行了研究，例如，循环 *PIK3CA* 或 *HER2* 突变。未来，随着技术水平的不断提高，必将克服目前液体活检方法的一些不足。而且，尽管在临床试验中收集血液样本进行循环生物标志物的分析在几年前还是个例，现在它已经成了惯例。因此，很快就可以获得大量的血液样本，这将会提供强大的证据，以确定循环 DNA 分析在何时以及如何提高乳腺癌治疗的效果。

参考文献

Allouchery V，Beaussire L，Perdrix A，Sefrioui D，Augusto L，Guillemet C，Sarafan-Vasseur N，Di Fiore F，Clatot F（2018）Circulating ESR1 mutations at the end of aromatase inhibitor adjuvant treatment and after relapse in breast cancer patients. Breast Cancer Res BCR 20：40

Amir E，Miller N，Geddie W，Freedman O，Kassam F，Simmons C，Oldfield M，Dranitsaris G，Tomlinson G，Laupacis A et al（2012）Prospective study evaluating the impact of tissue confirmation of metastatic disease in patients with breast cancer. J Clin Oncol Off J Am Soc Clin Oncol 30：587-592

André F，Hurvitz S，Fasolo A，Tseng L-M，Jerusalem G，Wilks S，O'Regan R，Isaacs C，Toi M，Burris H et al（2016）Molecular alterations and everolimus efficacy in human epidermal growth factor receptor 2-overexpressing metastatic breast cancers：combined exploratory biomarker analysis from BOLERO-1 and BOLERO-3. J Clin Oncol Off J Am Soc Clin Oncol 34：2115-2124

Arnedos M，Vicier C，Loi S，Lefebvre C，Michiels S，Bonnefoi H，Andre F（2015）Precision medicine for metastatic breast cancer-limitations and solutions. Nat Rev Clin Oncol 12：693-704

Baselga J，Cortés J，Im S-A，Clark E，Ross G，Kiermaier A，Swain SM（2014）Biomarker analyses in CLEOPATRA：a phase Ⅲ，placebo-controlled study of pertuzumab in human epidermal growth factor receptor 2-positive，first-line metastatic breast cancer. J Clin Oncol Off J Am Soc Clin Oncol 32：3753-3761

Baselga J，Im S-A，Iwata H，Cortés J，De Laurentiis M，Jiang Z，Arteaga CL，Jonat W，Clemons M，Ito Y et al（2017）Buparlisib plus fulvestrant versus placebo plus fulvestrant in postmenopausal，hormone receptor-positive，HER2-negative，advanced breast cancer（BELLE-2）：a randomised，double-blind，placebo-controlled，phase 3 trial.，Lancet Oncol 18：904-916

Beaver JA，Jelovac D，Balukrishna S，Cochran R，Croessmann S，Zabransky DJ，Wong HY，Toro PV，Cidado J，Blair BG et al（2014）Detection of cancer DNA in plasma of patients with early-stage breast cancer. Clin Cancer

Res Off J Am Assoc Cancer Res 20：2643-2650

Bettegowda C，Sausen M，Leary RJ，Kinde I，Wang Y，Agrawal N，Bartlett BR，Wang H，Luber B，Alani RM et al（2014）Detection of circulating tumor DNA in early- and late-stage human malignancies. Sci Transl Med 6：224ra24

Bihani T，Patel HK，Arlt H，Tao N，Jiang H，Brown J，Purandare DM，Hattersley G，Garner F（2017）Elacestrant（RAD1901），a selective estrogen receptor degrader（SERD），has anti-tumor activity in multiple ER+ breast cancer patient-derived xenograft models. Clin Cancer Res Off J Am Assoc Cancer Res 23（16）：4793-4804

Boeck S，Jung A，Laubender RP，Neumann J，Egg R，Goritschan C，Vehling-Kaiser U，Winkelmann C，Fischer von Weikersthal L，Clemens MR et al（2013）EGFR pathway biomarkers in erlotinib-treated patients with advanced pancreatic cancer：translational results from the randomised，crossover phase 3 trial AIO-PK0104. Br J Cancer 108：469-476

Bose R，Kavuri SM，Searleman AC，Shen W，Shen D，Koboldt DC，Monsey J，Goel N，Aronson AB，Li S et al（2013）Activating HER2 mutations in HER2 gene amplification negative breast cancer. Cancer Discov 3：224-237

Butler TM，Johnson-Camacho K，Peto M，Wang NJ，Macey TA，Korkola JE，Koppie TM，Corless CL，Gray JW，Spellman PT（2015）Exome sequencing of cell-free DNA from metastatic cancer patients identifies clinically actionable mutations distinct from primary disease. PLoS ONE 10：e0136407

Cancer Genome Atlas Network（2012）Comprehensive molecular portraits of human breast tumours. Nature 490：61-70

Chandarlapaty S，Chen D，He W，Sung P，Samoila A，You D，Bhatt T，Patel P，Voi M，Gnant M et al（2016）Prevalence of ESR1 mutations in cell-free DNA and outcomes in metastatic breast cancer：a secondary analysis of the BOLERO-2 clinical trial.，JAMA Oncol 2：1310-1315

Chen Y-H，Hancock BA，Solzak JP，Brinza D，Scafe C，Miller KD，Radovich M（2017）Next-generation sequencing of circulating tumor DNA to predict recurrence in triple-negative breast cancer patients with residual disease after neoadjuvant chemotherapy. NPJ Breast Cancer 3：24

Cheng J，Holland-Letz T，Wallwiener M，Surowy H，Cuk K，Schott S，Trumpp A，Pantel K，Sohn C，Schneeweiss A et al（2018）Circulating free DNA integrity and concentration as independent prognostic markers in metastatic breast cancer. Breast Cancer Res Treat 169：69-82

Clatot F，Perdrix A，Augusto L，Beaussire L，Delacour J，Calbrix C，Sefrioui D，Viailly P-J，Bubenheim M，Moldovan C et al（2016）Kinetics，prognostic and predictive values of ESR1 circulating mutations in metastatic breast cancer patients progressing on aromatase inhibitor. Oncotarget 7：74448-74459

Cristofanilli M，Turner NC，Bondarenko I，Ro J，Im S-A，Masuda N，Colleoni M，DeMichele A，Loi S，Verma S et al（2016）Fulvestrant plus palbociclib versus fulvestrant plus placebo for treatment of hormone-receptor-positive，HER2-negative metastatic breast cancer that progressed on previous endocrine therapy（PALOMA-3）：final analysis of the multicentre，double-blind，phase 3 randomised controlled trial.，Lancet Oncol 17：425-439

Dawson S-J，Tsui DWY，Murtaza M，Biggs H，Rueda OM，Chin S-F，Dunning MJ，Gale D，Forshew T，Mahler-Araujo B et al（2013）Analysis of circulating tumor DNA to monitor metastatic breast cancer. N Engl J Med 368：1199-1209

De Mattos-Arruda L，Weigelt B，Cortes J，Won HH，Ng CKY，Nuciforo P，Bidard F-C，Aura C，Saura C，Peg V et al（2014）Capturing intra-tumor genetic heterogeneity by de novo mutation profiling of circulating cell-free tumor DNA：a proof-of-principle. Ann Oncol Off J Eur Soc Med Oncol 25：1729-1735

Desmedt C，Fumagalli D，Pietri E，Zoppoli G，Brown D，Nik-Zainal S，Gundem G，Rothé F，Majjaj S，Garuti A et al（2015）Uncovering the genomic heterogeneity of multifocal breast cancer. J Pathol 236：457-466

Diaz LA，Bardelli A（2014）Liquid biopsies：genotyping circulating tumor DNA. J Clin Oncol Off J Am Soc Clin Oncol 32：579-586

Duffy MJ，Evoy D，McDermott EW（2010）CA 15-3：uses and limitation as a biomarker for breast cancer. Clin Chim

Acta Int J Clin Chem 411：1869-1874

Fribbens C，Garcia Murillas I，Beaney M，Hrebien S，O'Leary B，Kilburn L，Howarth K，Epstein M，Green E，Rosenfeld N et al（2018）Tracking evolution of aromatase inhibitor resistance with circulating tumour DNA analysis in metastatic breast cancer. Ann Oncol Off J Eur Soc Med Oncol 29：145-153

Fribbens C，O'Leary B，Kilburn L，Hrebien S，Garcia-Murillas I，Beaney M，Cristofanilli M，Andre F，Loi S，Loibl S et al（2016）Plasma ESR1 mutations and the treatment of estrogen receptor-positive advanced breast cancer. J Clin Oncol Off J Am Soc Clin Oncol 34：2961-2968

Fujita N，Kagara N，Yamamoto N，Shimazu K，Shimomura A，Shimoda M，Maruyama N，Naoi Y，Morimoto K，Oda N et al（2014）Methylated DNA and high total DNA levels in the serum of patients with breast cancer following neoadjuvant chemotherapy are predictive of a poor prognosis. Oncol Lett 8：397-403

Fujita N，Nakayama T，Yamamoto N，Kim SJ，Shimazu K，Shimomura A，Maruyama N，Morimoto K，Tamaki Y，Noguchi S（2012）Methylated DNA and total DNA in serum detected by one-step methylation-specific PCR is predictive of poor prognosis for breast cancer patients. Oncology 83：273-282

Garcia-Murillas I，Schiavon G，Weigelt B，Ng C，Hrebien S，Cutts RJ，Cheang M，Osin P，Nerurkar A，Kozarewa I et al（2015）Mutation tracking in circulating tumor DNA predicts relapse in early breast cancer. Sci Transl Med 7：302ra133

Gevensleben H，Garcia-Murillas I，Graeser MK，Schiavon G，Osin P，Parton M，Smith IE，Ashworth A，Turner NC（2013）Noninvasive detection of HER2 amplification with plasma DNA digital PCR. Clin Cancer Res Off J Am Assoc Cancer Res 19：3276-3284

Ginsburg O，Bray F，Coleman MP，Vanderpuye V，Eniu A，Kotha SR，Sarker M，Huong TT，Allemani C，Dvaladze A et al（2016）The global burden of women's cancers：a grand challenge in global health. Lancet Lond Engl 389：847-860

Guerrero-Zotano A，Mayer IA，Arteaga CL（2016）PI3 K/AKT/mTOR：role in breast cancer progression，drug resistance，and treatment. Cancer Metastasis Rev 35：515-524

Guttery DS，Page K，Hills A，Woodley L，Marchese SD，Rghebi B，Hastings RK，Luo J，Pringle JH，Stebbing J et al（2015）Noninvasive detection of activating estrogen receptor 1（ESR1）mutations in estrogen receptor-positive metastatic breast cancer. Clin Chem 61：974-982

Hartmaier RJ，Trabucco SE，Priedigkeit N，Chung JH，Parachoniak CA，Vanden Borre P，Morley S，Rosenzweig M，Gay LM，Goldberg ME et al（2018）Recurrent hyperactive ESR1 fusion proteins in endocrine therapy-resistant breast cancer. Ann Oncol Off J Eur Soc Med Oncol 29：872-880

Heidary M，Auer M，Ulz P，Heitzer E，Petru E，Gasch C，Riethdorf S，Mauermann O，Lafer I，Pristauz G et al（2014）The dynamic range of circulating tumor DNA in metastatic breast cancer. Breast Cancer Res BCR 16：421

Hortobagyi GN，Chen D，Piccart M，Rugo HS，Burris HA，Pritchard KI，Campone M，Noguchi S，Perez AT，Deleu I et al（2016）Correlative analysis of genetic alterations and everolimus benefit in hormone receptor-positive，human epidermal growth factor receptor 2-negative advanced breast cancer：results from BOLERO-2. J Clin Oncol Off J Am Soc Clin Oncol 34：419-426

Huang ZH，Li LH，Hua D（2006）Quantitative analysis of plasma circulating DNA at diagnosis and during follow-up of breast cancer patients. Cancer Lett 243：64-70

Jensen JD，Knoop A，Laenkholm AV，Grauslund M，Jensen MB，Santoni-Rugiu E，Andersson M，Ewertz M（2012）PIK3CA mutations，PTEN，and pHER2 expression and impact on outcome in HER2-positive early-stage breast cancer patients treated with adjuvant chemotherapy and trastuzumab. Ann Oncol 23（8）：2034-2042. Epub 2011 Dec 15. https：//doi. org/10. 1093/annonc/mdr546

Joensuu H，Bono P，Kataja V，Alanko T，Kokko R，Asola R，Utriainen T，Turpeenniemi-Hujanen T，Jyrkkiö S，Möykkynen K et al（2009）Fluorouracil，epirubicin，and cyclophosphamide with either docetaxel or vinorelbine， with or without trastuzumab，as adjuvant treatments of breast cancer：final results of the FinHer Trial.，J Clin Oncol Off J Am Soc Clin Oncol 27：5685-5692

Joseph JD，Darimont B，Zhou W，Arrazate A，Young A，Ingalla E，Walter K，Blake RA，Nonomiya J，Guan Z et al（2016）The selective estrogen receptor down regulator GDC-0810 is efficacious in diverse models of ER+ breast cancer. ELife 5：e15828

Juric D，Castel P，Griffith M，Griffith OL，Won HH，Ellis H，Ebbesen SH，Ainscough BJ，Ramu A，Iyer G et al（2015）Convergent loss of PTEN leads to clinical resistance to a PI（3）Ka inhibitor. Nature 518：240-244

Karachaliou N，Mayo-de las Casas C，Queralt C，de Aguirre I，Melloni B，Cardenal F，Garcia-Gomez R，Massuti B，Sánchez JM，Porta R et al（2015）Association of EGFR L858R mutation in circulating free DNA with survival in the EURTAC trial.，JAMA Oncol 1：149-157

Kirkizlar E，Zimmermann B，Constantin T，Swenerton R，Hoang B，Wayham N，Babiarz JE，Demko Z，Pelham RJ，Kareht S et al（2015）Detection of clonal and subclonal copy-number variants in cell-free DNA from patients with breast cancer using a massively multiplexed PCR methodology. Transl Oncol 8：407-416

Krop IE，Mayer IA，Ganju V，Dickler M，Johnston S，Morales S，Yardley DA，Melichar B，Forero-Torres A，Lee SC et al（2016）Pictilisib for oestrogen receptor-positive，aromatase inhibitor-resistant，advanced or metastatic breast cancer（FERGI）：a randomised，double-blind，placebo-controlled，phase 2 trial.，Lancet Oncol 17：811-821

Kuo Y-B，Chen J-S，Fan C-W，Li Y-S，Chan E-C（2014）Comparison of KRAS mutation analysis of primary tumors and matched circulating cell-free DNA in plasmas of patients with colorectal cancer. Clin Chim Acta Int J Clin Chem 433：284-289

Lefebvre C，Bachelot T，Filleron T，Pedrero M，Campone M，Soria J-C，Massard C，Lévy C，Arnedos M，Lacroix-Triki M et al（2016）Mutational profile of metastatic breast cancers：a retrospective analysis. PLoS Med 13：e1002201

Leon SA，Shapiro B，Sklaroff DM，Yaros MJ（1977）Free DNA in the serum of cancer patients and the effect of therapy. Cancer Res 37：646-650

Lin Z，Neiswender J，Fang B，Ma X，Zhang J，Hu X（2017）Value of circulating cell-free DNA analysis as a diagnostic tool for breast cancer：a meta-analysis. Oncotarget 8：26625-26636

Loibl S，von Minckwitz G，Schneeweiss A，Paepke S，Lehmann A，Rezai M，Zahm DM，Sinn P，Khandan F，Eidtmann H et al（2014）PIK3CA mutations are associated with lower rates of pathologic complete response to anti-human epidermal growth factor receptor 2（her2）therapy in primary HER2-overexpressing breast cancer. J Clin Oncol Off J Am Soc Clin Oncol 32：3212-3220

Ma CX，Bose R，Gao F，Freedman RA，Telli ML，Kimmick G，Winer EP，Naughton MJ，Goetz MP，Russell C et al（2017）Neratinib efficacy and circulating tumor DNA detection of HER2 mutations in HER2 non-amplified metastatic breast cancer. Clin Cancer Res Off J Am Assoc Cancer Res 23（19）：5687-5695

Ma CX，Reinert T，Chmielewska I，Ellis MJ（2015）Mechanisms of aromatase inhibitor resistance. Nat Rev Cancer 15：261-275

Ma F，Zhu W，Guan Y，Yang L，Xia X，Chen S，Li Q，Guan X，Yi Z，Qian H et al（2016）ctDNA dynamics：a novel indicator to track resistance in metastatic breast cancer treated with anti-HER2 therapy. Oncotarget 7：66020-66031

Magnani L，Frigè G，Gadaleta RM，Corleone G，Fabris S，Kempe H，Verschure PJ，Barozzi I，Vircillo V，Hong S-P et al（2017）Acquired CYP19A1 amplification is an early specific mechanism of aromatase inhibitor resistance in ERa metastatic breast cancer. Nat Genet 49：444-450

Majewski IJ，Nuciforo P，Mittempergher L，Bosma AJ，Eidtmann H，Holmes E，Sotiriou C，Fumagalli D，Jimenez J，Aura C et al（2015）PIK3CA mutations are associated with decreased benefit to neoadjuvant human epidermal growth factor receptor 2-targeted therapies in breast cancer. J Clin Oncol Off J Am Soc Clin Oncol 33：1334-1339

Mastoraki S，Strati A，Tzanikou E，Chimonidou M，Politaki E，Voutsina A，Psyrri A，Georgoulias V，Lianidou E（2018）ESR1 methylation：a liquid biopsy-based epigenetic assay for the follow-up of patients with metastatic breast cancer receiving endocrine treatment. Clin Cancer Res Off J Am Assoc Cancer Res 24：1500-1510

Merenbakh-Lamin K，Ben-Baruch N，Yeheskel A，Dvir A，Soussan-Gutman L，Jeselsohn R，Yelensky R，Brown M，Miller VA，Sarid D et al（2013）D538G mutation in estrogen receptor-a：a novel mechanism for acquired endocrine resistance in breast cancer. Cancer Res 73：6856-6864

Mouliere F，Chandrananda D，Piskorz AM，Moore EK，Morris J，Ahlborn LB，Mair R，Goranova T，Marass F，Heider K et al（2018）Enhanced detection of circulating tumor DNA by fragment size analysis. Sci. Transl. Med. 10：eaat4921

Moynahan ME，Chen D，He W，Sung P，Samoila A，You D，Bhatt T，Patel P，Ringeisen F，Hortobagyi GN et al（2017）Correlation between PIK3CA mutations in cell-free DNA and everolimus efficacy in HR（+），HER2（−）advanced breast cancer：results from BOLERO-2. Br J Cancer 116：726-730

Murtaza M，Dawson S-J，Pogrebniak K，Rueda OM，Provenzano E，Grant J，Chin S-F，Tsui DWY，Marass F，Gale D et al（2015）Multifocal clonal evolution characterized using circulating tumour DNA in a case of metastatic breast cancer. Nat Commun 6：8760

Murtaza M，Dawson S-J，Tsui DWY，Gale D，Forshew T，Piskorz AM，Parkinson C，Chin S-F，Kingsbury Z，Wong ASC et al（2013）Non-invasive analysis of acquired resistance to cancer therapy by sequencing of plasma DNA. Nature 497：108-112

Nik-Zainal S，Davies H，Staaf J，Ramakrishna M，Glodzik D，Zou X，Martincorena I，Alexandrov LB，Martin S，Wedge DC et al（2016）Landscape of somatic mutations in 560 breast cancer whole-genome sequences. Nature 534：47-54

O'Leary B，Cutts RJ，Liu Y，Hrebien S，Huang X，Fenwick K，André F，Loibl S，Loi S，Garcia-Murillas I et al（2018b）The genetic landscape and clonal evolution of breast cancer resistance to palbociclib plus fulvestrant in the PALOMA-3 trial.，Cancer Discov 8：1390-1403

O'Leary B，Hrebien S，Morden JP，Beaney M，Fribbens C，Huang X，Liu Y，Bartlett CH，Koehler M，Cristofanilli M et al（2018a）Early circulating tumor DNA dynamics and clonal selection with palbociclib and fulvestrant for breast cancer. Nat Commun 9：896

Olsson E，Winter C，George A，Chen Y，Howlin J，Tang M-HE，Dahlgren M，Schulz R，Grabau D，van Westen D et al（2015）Serial monitoring of circulating tumor DNA in patients with primary breast cancer for detection of occult metastatic disease. EMBO Mol Med 7：1034-1047

Oshiro C，Kagara N，Naoi Y，Shimoda M，Shimomura A，Maruyama N，Shimazu K，Kim SJ，Noguchi S（2015）PIK3CA mutations in serum DNA are predictive of recurrence in primary breast cancer patients. Breast Cancer Res Treat 150：299-307

Pakdel F，Reese JC，Katzenellenbogen BS（1993）Identification of charged residues in an N-terminal portion of the hormone-binding domain of the human estrogen receptor important in transcriptional activity of the receptor. Mol Endocrinol Baltim Md 7：1408-1417

Paoletti C，Schiavon G，Dolce EM，Darga EP，Carr TH，Geradts J，Hoch M，Klinowska T，Lindemann J，Marshall G et al（2018）Circulating biomarkers and resistance to endocrine therapy in metastatic breast cancers：correlative results from AZD9496 Oral SERD Phase I trial.，Clin Cancer Res Off J Am Assoc Cancer Res 24：5860-5872

Perez EA，Dueck AC，McCullough AE，Chen B，Geiger XJ，Jenkins RB，Lingle WL，Davidson NE，Martino S，Kaufman PA et al（2013）Impact of PTEN protein expression on benefit from adjuvant trastuzumab in early-stage human epidermal growth factor receptor 2-positive breast cancer in the North Central Cancer Treatment Group N9831 trial.，J Clin Oncol Off J Am Soc Clin Oncol 31：2115-2122

Petrau C，Clatot F，Cornic M，Berghian A，Veresezan L，Callonnec F，Baron M，Veyret C，Laberge S，Thery J-C et al（2015）Reliability of prognostic and predictive factors evaluated by needle core biopsies of large breast invasive tumors. Am J Clin Pathol 144：555-562

Petrelli F，Tomasello G，Barni S，Lonati V，Passalacqua R，Ghidini M（2017）Clinical and pathological characterization of HER2 mutations in human breast cancer：a systematic review of the literature. Breast Cancer Res Treat 166（2）：339-349

Phallen J，Sausen M，Adleff V，Leal A，Hruban C，White J，Anagnostou V，Fiksel J，Cristiano S，Papp E et al（2017）Direct detection of early-stage cancers using circulating tumor DNA. Sci Transl Med 9：eaan2415

Pogue-Geile KL，Song N，Jeong J-H，Gavin PG，Kim S-R，Blackmon NL，Finnigan M，Rastogi P，Fehrenbacher L，Mamounas EP et al（2015）Intrinsic subtypes，PIK3CA mutation，and the degree of benefit from adjuvant trastuzumab in the NSABP B-31 trial.，J Clin Oncol Off J Am Soc Clin Oncol 33：1340-1347

Riva F，Bidard F-C，Houy A，Saliou A，Madic J，Rampanou A，Hego C，Milder M，Cottu P，Sablin M-P et al（2017）Patient-specific circulating tumor DNA detection during Neoadjuvant chemotherapy in triple-negative breast cancer. Clin Chem 63：691-699

Robinson DR，Wu Y-M，Vats P，Su F，Lonigro RJ，Cao X，Kalyana-Sundaram S，Wang R，Ning Y，Hodges L et al（2013）Activating ESR1 mutations in hormone-resistant metastatic breast cancer. Nat Genet 45：1446-1451

Robson M，Im S-A，Senkus E，Xu B，Domchek SM，Masuda N，Delaloge S，Li W，Tung N，Armstrong A et al（2017）Olaparib for metastatic breast cancer in patients with a germline BRCA mutation. N Engl J Med 377（6）：523-533

Schiavon G，Hrebien S，Garcia-Murillas I，Cutts RJ，Pearson A，Tarazona N，Fenwick K，Kozarewa I，Lopez-Knowles E，Ribas R et al（2015）Analysis of ESR1 mutation in circulating tumor DNA demonstrates evolution during therapy for metastatic breast cancer. Sci Transl Med 7：313ra182

Schwarzenbach H，Pantel K（2015）Circulating DNA as biomarker in breast cancer. Breast Cancer Res BCR 17：136

Sefrioui D，Beaussire L，Clatot F，Delacour J，Perdrix A，Frebourg T，Michel P，Di Fiore F，Sarafan-Vasseur N（2017）Heparinase enables reliable quantification of circulating tumor DNA from heparinized plasma samples by droplet digital PCR. Clin Chim Acta Int J Clin Chem 472：75-79

Sefrioui D，Perdrix A，Sarafan-Vasseur N，Dolfus C，Dujon A，Picquenot J-M，Delacour J，Cornic M，Bohers E，Leheurteur M et al（2015）Short report：monitoring ESR1 mutations by circulating tumor DNA in aromatase inhibitor resistant metastatic breast cancer. Int J Cancer J Int Cancer 137（10）：2513-2519

Senkus E，Kyriakides S，Ohno S，Penault-Llorca F，Poortmans P，Rutgers E，Zackrisson S，Cardoso F，Guidelines Committee ESMO（2015）Primary breast cancer：ESMO clinical practice guidelines for diagnosis，treatment and follow-up. Ann Oncol Off J Eur Soc Med Oncol 26（Suppl 5）：v8-30

Shaw JA，Smith BM，Walsh T，Johnson S，Primrose L，Slade MJ，Walker RA，Coombes RC（2000）Microsatellite alterations plasma DNA of primary breast cancer patients. Clin Cancer Res Off J Am Assoc Cancer Res 6：1119-1124

Silva C，Caramelo O，Almeida-Santos T，Ribeiro Rama AC（2016）Factors associated with ovarian function recovery after chemotherapy for breast cancer：a systematic review and meta-analysis. Hum Reprod Oxf Engl 31：2737-2749

Skol AD，Sasaki MM，Onel K（2016）The genetics of breast cancer risk in the post-genome era：thoughts on study design to move past BRCA and towards clinical relevance. Breast Cancer Res BCR 18：99

Spoerke JM，Gendreau S，Walter K，Qiu J，Wilson TR，Savage H，Aimi J，Derynck MK，Chen M，Chan IT et al（2016）Heterogeneity and clinical significance of ESR1 mutations in ER-positive metastatic breast cancer patients receiving fulvestrant. Nat Commun 7：11579

Tangvarasittichai O，Jaiwang W，Tangvarasittichai S（2015）The plasma DNA concentration as a potential breast cancer screening marker. Indian J Clin Biochem IJCB 30：55-58

Thierry AR，Mouliere F，El Messaoudi S，Mollevi C，Lopez-Crapez E，Rolet F，Gillet B，Gongora C，Dechelotte P，Robert B et al（2014）Clinical validation of the detection of KRAS and BRAF mutations from circulating tumor DNA. Nat Med 20：430-435

Thompson AM，Jordan LB，Quinlan P，Anderson E，Skene A，Dewar JA，Purdie CA，Breast Recurrence in Tissues Study Group（2010）Prospective comparison of switches in biomarker status between primary and recurrent breast cancer：the Breast Recurrence In Tissues Study（BRITS）. Breast Cancer Res BCR 12：R92

Toy W，Shen Y，Won H，Green B，Sakr RA，Will M，Li Z，Gala K，Fanning S，King TA et al（2013）ESR1 ligand-binding domain mutations in hormone-resistant breast cancer. Nat Genet 45：1439-1445

Toy W，Weir H，Razavi P，Lawson M，Goeppert AU，Mazzola AM，Smith A，Wilson J，Morrow C，Wong WL et al（2017）Activating ESR1 mutations differentially affect the efficacy of ER antagonists. Cancer Discov 7：277-287

Umetani N，Giuliano AE，Hiramatsu SH，Amersi F，Nakagawa T，Martino S，Hoon DSB（2006）Prediction of breast tumor progression by integrity of free circulating DNA in serum. J Clin Oncol Off J Am Soc Clin Oncol 24：4270-4276

Visvanathan K，Fackler MS，Zhang Z，Lopez-Bujanda ZA，Jeter SC，Sokoll LJ，Garrett-Mayer E，Cope LM，Umbricht CB，Euhus DM et al（2017）Monitoring of serum DNA methylation as an early independent marker of response and survival in metastatic breast cancer：TBCRC 005 prospective biomarker study. J Clin Oncol Off J Am Soc Clin Oncol 35：751-758

Wan JCM，Massie C，Garcia-Corbacho J，Mouliere F，Brenton JD，Caldas C，Pacey S，Baird R，Rosenfeld N（2017）Liquid biopsies come of age：towards implementation of circulating tumour DNA. Nat Rev Cancer 17：223-238

Wardell SE，Ellis MJ，Alley HM，Eisele K，VanArsdale T，Dann SG，Arndt KT，Primeau T，Griffin E，Shao J et al（2015）Efficacy of SERD/SERM hybrid-CDK4/6 inhibitor combinations in models of endocrine therapy-resistant breast cancer. Clin Cancer Res Off J Am Assoc Cancer Res 21：5121-5130

Weigelt B，Comino-Méndez I，de Bruijn I，Tian L，Meisel JL，Garcia-Murillas I，Fribbens C，Cutts R，Martelotto LG，Ng CKY et al（2017）Diverse BRCA1 and BRCA2 reversion mutations in circulating cell-free DNA of therapy-resistant breast or ovarian cancer. Clin Cancer Res Off J Am Assoc Cancer Res 23（21）：6708-6720

Weir HM，Bradbury RH，Lawson M，Rabow AA，Buttar D，Callis RJ，Curwen JO，de Almeida C，Ballard P，Hulse M et al（2016）AZD9496：an oral estrogen receptor inhibitor that blocks the growth of ER-positive and ESR1-mutant breast tumors in preclinical models. Cancer Res 76：3307-3318

Weis KE，Ekena K，Thomas JA，Lazennec G，Katzenellenbogen BS（1996）Constitutively active human estrogen receptors containing amino acid substitutions for tyrosine 537 in the receptor protein. Mol Endocrinol Baltim Md 10：1388-1398

Yanagawa T，Kagara N，Miyake T，Tanei T，Naoi Y，Shimoda M，Shimazu K，Kim SJ，Noguchi S（2017）Detection of ESR1 mutations in plasma and tumors from metastatic breast cancer patients using next-generation sequencing. Breast Cancer Res Treat 163：231-240

Yates LR，Gerstung M，Knappskog S，Desmedt C，Gundem G，Van Loo P，Aas T，Alexandrov LB，Larsimont D，Davies H et al（2015）Subclonal diversification of primary breast cancer revealed by multiregion sequencing. Nat Med 21：751-759

Zhang QX，Borg A，Wolf DM，Oesterreich S，Fuqua SA（1997）An estrogen receptor mutant with strong hormone-independent activity from a metastatic breast cancer. Cancer Res 57：1244-1249

Zhou Y，Wang C，Zhu H，Lin Y，Pan B，Zhang X，Huang X，Xu Q，Xu Y，Sun Q（2016）Diagnostic accuracy of PIK3CA mutation detection by circulating free DNA in breast cancer：a meta-analysis of diagnostic test accuracy. PLoS ONE 11：e0158143

第 13 章

结直肠癌治疗中的游离 DNA

Alexandre Harlé

13.1 引言

在世界范围内结直肠癌（colorectal cancer，CRC）都是男性和女性中排名第四的癌症相关死因（Siegel et al.，2017）。手术、放疗和可能需要与单克隆抗体（monoclonal antibody，mAb）相联合的化疗是 CRC 患者最常使用的治疗手段（Van Cutsem et al.，2016；Vogel et al.，2017）。

相比于组织活检，液体活检具有低侵袭性，能够为肿瘤提供更加综合的分子特征，因此关于液体活检和血浆中细胞游离 DNA（cfDNA）的检测在过去几年不断增加。

13.2 结直肠癌患者游离 DNA 中的基因组特征及组织活检的一致性

虽然结直肠癌的基因组特征是众所周知的（Yaeger et al.，2018），但目前只能得到少量数据来了解 CRC 患者的 cfDNA 测序是否能够以肿瘤组织测序中所观察到的类似频率来检测基因组变异。多数研究集中在 *KRAS*、*NRAS* 和 *BRAF* 基因突变的检测，在最早期的研究中一致率为 67%和 76%（Ryan et al.，2003；Trevisiol et al.，2006），而自 2014 年以来发表的研究中一致率已超过 90%（Bettegowda et al.，2014；Thierry et al.，2014）。

在最近发表的一篇文章中，作者对 1397 例结直肠癌患者 cfDNA 的二代测序数据与直接组织测序的数据进行了比较。cfDNA 中检测到的基因组变异频率与

A. Harlé *
Institut de Cancérologie de Lorraine，Service de Biopathologie，CNRS UMR 7039 CRAN Université de Lorraine，54519 Vandoeuvre les Nancy，France
* e-mail：a.harle@nancy.unicancer.fr

3 个独立的基于组织的结直肠癌测序目录中所观察到的数据具有可比性（Strickler et al.，2018）。近期，另外一项关于 cfDNA 和组织的外显子组测序研究有 77%的一致率（Toledo et al.，2018）。这一数据提示，cfDNA 分析有可能作为组织取样的良好替代方案用于 CRC 患者中肿瘤基因组特征的鉴定。

13.3 cfDNA 作为诊断标志物

诊断 CRC 的金标准策略是粪便潜血试验和结肠镜检查，随后对活检的可疑样本及潜在的癌前病变进行组织病理学检查。筛查和结肠镜检查通常会被人们拒绝，而且其敏感性和特异性也不足以进行早期的结直肠癌检测。基于血液的检测似乎是 CRC 大规模筛查和早期检测的一个简单和便捷的替代工具。

文献中所描述的基于血液的测试大多数检测的是总 cfDNA 或 ALU 序列（即 ALU115 和 ALU247），但是对于Ⅰ期和Ⅱ期 CRC 的检测和腺瘤来说，这些方法的分辨能力似乎较为有限（Normanno et al.，2018）。在 2018 年发表的一篇 meta 分析中纳入了 14 项采用 cfDNA 或 ALU 序列进行 CRC 检测的研究（Wang et al.，2018）。1258 例 CRC 患者和 803 例健康个体的分析数据显示：检测的敏感性为 0.735（95%CI：0.713～0.757），特异性为 0.918（95%CI：0.900～0.934）；阳性似然比为 8.295（95%CI：5.037～13.659），阴性似然比为 0.300（95%CI：0.231～0.391）。最后，诊断优势比为 30.783（95%CI：16.965～55.856）。作者得出结论，cfDNA 的诊断准确性在敏感性上不能令人满意，但是对结直肠的诊断特异性是可以接受的。

其他研究在 CRC 的 cfDNA 中追踪了经常被提到的体细胞突变以进行早期检测。Koperski 等在 8 例中的 5 例 CRC 患者、62 例中的 22 例腺瘤患者，以及 170 例中的 37 例没有已知肿瘤个体的血液中检测到了 *KRAS* 突变（Kopreski et al.，2000）。其他研究也报道，在 0.45%～20%健康个体的 cfDNA 中可以检测到体细胞变异（Normanno et al.，2018）。采用 Safe-SeqS 或 TEC-Seq 等 NGS 方法及拓展的基因组合可以显著提高早期 CRC 患者 cfDNA 中体细胞突变的检出率。Safe-SeqS 在Ⅰ期和Ⅱ期 CRC 患者中的检出率分别为 47%和 55%（Bettegowda et al.，2014）。TEC-Seq 技术能够分别检出 50%和 89%的Ⅰ期和Ⅱ期 CRC 患者（Phallen et al.，2017）。

cfDNA 中甲基化模式的异常也许是用于 CRC 早期诊断的一个有前景的生物标志物。在一项初步研究中，对 CRC 患者中 Septin 9 甲基化（^{m}SEPT9）的检测成功地发现了 72% 的Ⅰ～Ⅲ期癌症，特异性为 93%（deVos et al.，2009），但是当这一检测被 FDA 批准之后，人们发现结果并不像预期的那样好。这种方法的第二个版本显示出的敏感性和特异性分别为 78.4%（95% CI：67.0%～81.6%）和 87.4%（vs. 非 CRC，95%CI：83.5%～90.6%）。这种方法在Ⅰ期、Ⅱ期、Ⅲ期和Ⅳ期 CRC 中的阳性率分别为 66.7%、82.6%、84.1%和 100%（Jin et al.，2015）。不同甲基化靶点检测的组合似乎可以提高检测的敏感性和特异性，不同参数检测的组合也是如此。CancerSEEK 是一种多分析物的血液检测方法，其中就包括对 cfDNA 的检测，它可以在早期阶段检测 8 种不同类型的癌症（Cohen et al.，2018）。采用这种方法可以检测出超过 65%的早期 CRC 患者。

13.4　非转移性和转移性 CRC 患者的预后

2016 年，Tie 等发表了对 1046 份血浆样本的分析结果，这些样本来自于 230 例手术切除的Ⅱ期结直肠癌患者的前瞻性队列（Tie et al.，2016）。在没有经过辅助化疗的患者[HR=18；95%=CI：7.9～40；P＜0.001]及经过化疗治疗的患者（HR=11；95%CI：1.8～68；P=0.001）血浆中出现可以回顾性检测的 cfDNA 与更差的无复发生存有关。作者的结论是，Ⅱ期结直肠癌患者手术后的 cfDNA 检测可以为残留疾病提供直接证据，能够发现那些具有极高复发风险的患者。

有意思的是，Basnet 等的 meta 分析显示，不管疾病状态、研究规模的大小、肿瘤标志物、检测方法和标志物来源的情况如何，在血浆中检测到 cfDNA 与 CRC 患者中更差的无复发生存 [HR（95%CI）=2.78（2.08～3.72）]和总生存时间[HR（95%CI）=3.03（2.51～3.66）]有关（Basnet et al.，2016）。有几项研究也确实针对的是转移性 CRC 患者，而其血浆中出现 cfDNA 总是与更短的总生存时间有关。El Messaoudi 等在一项 97 例转移性结直肠癌（mCRC）的患者队列及中位时间为 36 个月的随访中发现，血浆中出现 cfDNA 与更短的总生存时间显著相关（18.07 个月 vs. 28.5 个月，P=0.0087）（El Messaoudi et al.，2016）。在 Fan 等（2017）的 meta 分析中，几乎所有涉及的研究都证实血浆中检测到 cfDNA 的 mCRC 患者有更短的 OS。

13.5　mCRC 患者的预测标志物

目前抗-EGFR 的单克隆抗体（mAb）联合化疗是 mCRC 患者的一线治疗标准。抗-EGFR mAB 只能在 *KRAS* 和 *NRAS*（*RAS*）野生型 mCRC 患者中使用。组织 *RAS* 检测是 mCRC 患者诊断中的金标准，但是液体活检现在也基本上已经成熟。

已经发表了几项表明 *RAS* 组织/血浆状态一致性的研究，它们采用了不同的方法，如 BEAMing、NGS 或 ddPCR。多数报道的一致性超过 90%（Bettegowda et al.，2014；Thierry et al.，2014），但都是回顾性的研究。在前瞻性 RASANC 研究中，作者收集了 425 例未经化疗的 mCRC 患者的血浆样本并采用二代测序（NGS）和甲基化数字 PCR（*WIF1* 和 *NPY* 基因）进行了中心实验室分析（Bachet et al.，2018），甲基化检测用于判断 cfDNA 是否出现在血液样本中。在 425 例入组患者中，412 例有配对的血浆和肿瘤样本。作者发现了 0.71κ 的协同因素（95%CI：0.64～0.77）和 85.2%的准确性（95%CI：81.4%～88.5%）。在 329 例甲基化检测阳性患者中（有可能检测到 ctDNA），作者发现了 0.89κ 的协同因素（95%CI：0.84～0.94）和 94.8%的准确性（95%CI：91.9%～97.0%）。有意思的是，作者发现没有肝转移是与非决定性循环肿瘤 DNA 结果相关的主要临床因素[OR=0.11（95%CI：0.06～0.21）]。在有肝转移的患者中，NGS 单独的准确性是 93.5%，NGS 联合甲基化生物标志物的准确性是 97%。作者的结论是，这项前瞻性的试验证实了在结直肠癌肝转移患者血浆和肿瘤组织的 *RAS* 状态之间存在非常好的一致性，因此确认液体活检可以在这些患者中用于常规的 *RAS* 突变检测。来自其他前瞻性研究的数据，如采用了 BEAMing 方法的 ColoBEAM（Harlé et al.，2019），确认了组织/血浆之间较高的总体一致性（83.2%；敏感性为 77.3%，特异性为 94.3%），在未经化疗的患者中组织/血浆之间的 *RAS/BRAF* 一致性甚至更高，达 89.3%（敏感性为 87.5%，特异性为 92%）。在未经化疗且肝转移的患者中观察到了最高的一致性（91.8%；敏感性为 93.3%，特异性为 89.5%）。

ColoBEAM 研究的结果证实，对于 *KRA*S、*NRAS* 和 *BRAF* 突变评估的组织 DNA 活检来说，血浆中提取的 cfDNA 是一个值得信赖的替代标志物；而液体活检有望整合用于一线治疗的 *RAS/BRAF* 评估，尤其是在未经化疗的 mCRC 患者中。

13.6 监测疗效和疾病的克隆进化

在 mCRC 患者的血浆中检测 cfDNA 的另一种有前景的应用是监测疗效和疾病的克隆进化。

2012 年，Misale 等报道，采用抗-EGFR mAb 治疗的患者在使用影像学检测到疾病进展的 10 个月之前就已在血液中出现了 *KRAS* 突变（Misale et al.，2012）。作者进而提示，液体活检可以作为一个良好的替代标志物用于耐药的早期检测。

在携带 *RAS* 突变的肿瘤并接受化疗联合抗-VEGF mAb 治疗的 115 例 mCRC 患者中，*RAS* 突变等位基因频率的减少被证实与临床获益和疗效的早期预测有关，而突变频率没有减少或减少较低与更短的无进展生存有关（Vidal et al.，2017）。这些结果在前瞻性 PLACOL 研究中得到了证实，该研究包括 82 例接受一线（82.9%）或二线（117.1%）化疗的 mCRC 患者（Garlan et al.，2017）。作者发现，基线时较高 cfDNA 浓度（＞10ng/ml）的患者比较低浓度（≤0.1ng/ml）的患者有明显更短的总生存时间（6.8 个月 vs. 33.4 个月）。作者进而根据基线和一线或二线化疗后这段时间 cfDNA 浓度的演化分析，将患者分为"好的"应答者和"坏的"应答者。"好的"应答者中客观反应率明显更好；中位无进展生存时间（8.5 个月 vs. 2.4 个月：HR=0.19；95%CI：0.09～0.40；P＜0.0001）和总生存时间（27.1 个月 vs. 11.2 个月：HR=0.25；95% CI：0.11～0.57；P＜0.001）明显更长。

甲基化也可以用于 mCRC 治疗反应的综合监测。在 2017 年发表的一篇文章中，Barault 等采用数字 PCR 在 mCRC 患者（n=181）的 cfDNA 中研究了 5 个基因组合（*EYA4*、*GRIA4*、*ITGA4*、*MAP3K14-AS1* 和 *MSC*）的甲基化（Barault et al.，2017），在接受化疗或靶向治疗的患者亚组中进行了血浆的纵向评价。作者发现，在 156 例 cfDNA 样本中（85.7%）至少可以检测到一个标志物的甲基化。*EYA4*、*GRIA4*、*ITGA4*、*MAP3K14-AS1* 和 *MSC* 的血浆标志物比率分别是 71.4%、68.5%、69.7%、69.1%和 65.1%。甲基化标志物不会受治疗类型的影响，与肿瘤的客观反应和无进展生存时间有关。

关于 mCRC 患者血浆中的 cfDNA 监测，一种值得注意的应用可能是治疗再挑战。Siravegna 等（2015）发表的研究首次证实，CRC 的基因组会针对间歇性的药物方案做出动态的适应，为 EGFR 阻断治疗再挑战的疗效提供了一个分子水平的解释。这项研究在分析 5 例接受抗-EGFR mAb 治疗的患者血浆中提取的 cfDNA 时出现了 *KRAS* 突变，其中在 1 例患者中形成了 *MET* 扩增。这一数据提示，在疾病进展时，一些携带 *KRAS* 突变的新肿瘤克隆可能出现在这些患者中。当采用抗-EGFR mAb 的治疗被暂停并被另外的一线化疗所取代时，这些突变克隆会减少，这使得可以在未来线程的治疗之中再次挑战抗-EGFR mAb。这一重要的数据显示，治疗的线数可以在同一患者中重复使用，这可以显著改变 CRC 患者管理实践。

13.7　未来前景

CRC 管理中 cfDNA 的应用仍在不断改进中，新的有希望的前景即将得到验证。Safe-SeqS、TEC-Seq 或 CAPP-Seq 等 NGS 方法的发展将可能有助于减少血浆 cfDNA 检测中的背景噪声，因此能够更准确地检测 CRC 治疗患者中的残留疾病或亚克隆的出现。Van Emburgh 等（2016）发表的一项研究证实，耐药期间的克隆进化会影响 CRC 患者中抗-EGFR mAb 的临床效果。作者推测这会受到亚克隆突变特征和肿瘤环境压力的影响。

宽量程 NGS 的另外一种应用是只采用液体活检进行 CRC 的分子分型。有四种类型已经在基于基因表达的一致性分子亚型（consensus molecular subtype，CMS）中得到了肯定，为分层治疗提供了新的模式：CMS1 型是超突变的，微卫星不稳定并且有强烈的免疫活化；CMS2 型是上皮型的，具有明显的 WNT 和 MYC 信号通路活化；CMS3 型是上皮型的，有明显的代谢异常；而 CMS4 型有显著的转化生长因子 β 的活化、间质侵袭和血管生成（Guinney et al.，2015）。这个分类只是基于组织分析，但是最近有数据提示，所有这些参数可以很容易通过 NGS 进行评估。在 2018 年 ASCO 上的一项近期报告中，NGS 被认为适合采用血浆中提取的 cfDNA 进行 MSI 状态的判断（Barzi et al.，2018）。cfDNA 分析也已被证实是一个合适的工具，可用于各种癌症类型（包括 CRC 在内）中可作用突变的筛选（Zill et al.，2018）。对于多次复发肿瘤患者的管理来说，要想在药品说明书标识以外筛选出对现有的克隆可能有效的靶向治疗，只采用液体活检进行可作用突变的检测尤其重要。

13.8 总结

cfDNA 是一个有发展前景的工具，可用于 CRC 患者的管理、早期检测、诊断、预后，作为预测标志物用于疗效监测或微小残留疾病的评估。较低的侵袭性和容易重复取样使得 cfDNA 检测成为组织活检的完美替代。目前已经被认可的是 cfDNA 是肿瘤异质性的一面镜子，这使得液体活检比只是一个肿瘤区域的简单组织活检更能成为一个综合性的检测工具。在 CRC 患者的临床常规管理中使用 cfDNA 检测的最终障碍是缺乏前瞻性的随机临床试验。有几项基于 cfDNA 的临床试验正在招募患者，因此今后几年将有可能解决这一主要问题。

参 考 文 献

Bachet JB，Bouche O，Taieb J，Dubreuil O，Garcia ML，Meurisse A，Normand C，Gornet JM，Artru P，Louafi S，Bonnetain F，Thirot-Bidault A，Baumgaertner I，Coriat R，Tougeron D，Lecomte T，Mary F，Aparicio T，Marthey L，Taly V，Blons H，Vernerey D，Laurent-Puig P（2018）RAS mutation analysis in circulating tumor DNA from patients with metastatic colorectal cancer：the AGEO RASANC prospective multicenter study. Ann Oncol 29（5）：1211-1219

Barault L，Amatu A，Siravegna G，Ponzetti A，Moran S，Cassingena A，Mussolin B，Falcomata C，Binder AM，Cristiano C，Oddo D，Guarrera S，Cancelliere C，Bustreo S，Bencardino K，Maden S，Vanzati A，Zavattari P，Matullo G，Truini M，Grady WM，Racca P，Michels KB，Siena S，Esteller M，Bardelli A，Sartore-Bianchi A，Di Nicolantonio F（2017）Discovery of methylated circulating DNA biomarkers for comprehensive non-invasive monitoring of treatment response in metastatic colorectal cancer. Gut 67（11）：1995-2005

Barzi A，Campan M，Petterson J，Du L，Long T，Dubeau L，Lenz H-J，Ward P（2018）Assessment of microsatellite instability（MSI）in cell free DNA（cfDNA）of colorectal cancers（CRC）patients（pts）. J Clin Oncol 36（4）：672

Basnet S，Zhang ZY，Liao WQ，Li SH，Li PS，Ge HY（2016）The prognostic value of circulating cell-free DNA in colorectal cancer：a meta-analysis. J Cancer 7（9）：1105-1113

Bettegowda C，Sausen M，Leary RJ，Kinde I，Wang Y，Agrawal N，Bartlett BR，Wang H，Luber B，Alani RM，Antonarakis ES，Azad NS，Bardelli A，Brem H，Cameron JL，Lee CC，Fecher LA，Gallia GL，Gibbs P，Le D，Giuntoli RL，Goggins M，Hogarty MD，Holdhoff M，Hong SM，Jiao Y，Juhl HH，Kim JJ，Siravegna G，Laheru DA，Lauricella C，Lim M，Lipson EJ，Marie SK，Netto GJ，Oliner KS，Olivi A，Olsson L，Riggins GJ，Sartore-Bianchi A，Schmidt K，Shihl M，Oba-Shinjo SM，Siena S，Theodorescu D，Tie J，Harkins TT，Veronese S，Wang TL，Weingart JD，Wolfgang CL，Wood LD，Xing D，Hruban RH，Wu J，Allen PJ，Schmidt CM，Choti MA，Velculescu VE，Kinzler KW，Vogelstein B，Papadopoulos N，Diaz LA Jr（2014）Detection of circulating tumor DNA in early- and late-stage human malignancies. Sci Transl Med 6（224）：224ra224

Cohen JD，Li L，Wang Y，Thoburn C，Afsari B，Danilova L，Douville C，Javed AA，Wong F，Mattox A，Hruban RH，Wolfgang CL，Goggins MG，Dal Molin M，Wang T-L，Roden R，Klein AP，Ptak J，Dobbyn L，Schaefer J，Silliman N，Popoli M，Vogelstein JT，Browne JD，Schoen RE，Brand RE，Tie J，Gibbs P，Wong H-L，Mansfield AS，Jen J，Hanash SM，Falconi M，Allen PJ，Zhou S，Bettegowda C，Diaz LA，Tomasetti C，Kinzler KW，Vogelstein B，Lennon AM，Papadopoulos N（2018）Detection and localization of surgically resectable cancers with a multi-analyte blood test. Science 359（6378）：926-930

deVos T，Tetzner R，Model F，Weiss G，Schuster M，Distler J，Steiger KV，Grützmann R，Pilarsky C，Habermann JK，Fleshner PR，Oubre BM，Day R，Sledziewski AZ，Lofton-Day C（2009）Circulating methylated SEPT9 DNA in plasma is a biomarker for colorectal cancer. Clin Chem 55（7）：1337-1346

El Messaoudi S，Mouliere F，Du Manoir S，Bascoul-Mollevi C，Gillet B，Nouaille M，Fiess C，Crapez E，Bibeau F，Theillet C，Mazard T，Pezet D，Mathonnet M，Ychou M，Thierry AR（2016）Circulating DNA as a strong multimarker prognostic tool for metastatic colorectal cancer patient management care. Clin Cancer Res 22（12）：3067-3077

Fan G，Zhang K，Yang X，Ding J，Wang Z，Li J（2017）Prognostic value of circulating tumor DNA in patients with colon cancer：systematic review. PLoS ONE 12（2）：e0171991

Garlan F，Laurent-Puig P，Sefrioui D，Siauve N，Didelot A，Sarafan-Vasseur N，Michel P，Perkins G，Mulot C，Blons H，Taieb J，Di Fiore F，Taly V，Zaanan A（2017）Early evaluation of circulating tumor DNA as marker of therapeutic efficacy in metastatic colorectal cancer patients（PLACOL study）. Clin Cancer Res 23（18）：5416-5425

Guinney J，Dienstmann R，Wang X，de Reynies A，Schlicker A，Soneson C，Marisa L，Roepman P，Nyamundanda G，Angelino P，Bot BM，Morris JS，Simon IM，Gerster S，Fessler E，De Sousa EMF，Missiaglia E，Ramay H，Barras D，Homicsko K，Maru D，Manyam GC，Broom B，Boige V，Perez-Villamil B，Laderas T，Salazar R，Gray JW，Hanahan D，Tabernero J，Bernards R，Friend SH，Laurent-Puig P，Medema JP，Sadanandam A，Wessels L，Delorenzi M，Kopetz S，Vermeulen L，Tejpar S（2015）The consensus molecular subtypes of colorectal cancer. Nat Med 21（11）：1350-1356

Harlé A，Gavoille C，Bouche O，Ben Abdelghani M，Plaza JE，Lambert A，Spaeth A，Boudrant A，Ghiringhelli A，Villing AL，Borg C，Rouyer M，Husson M，Gilson P，Polet F，Jones FS，Edelstein D，Baumard F，Salleron S，Merlin JL（2019）. J Clin Oncol 37（15）：3542

Jin P，Kang Q，Wang X，Yang L，Yu Y，Li N，He YQ，Han X，Hang J，Zhang J，Song L，Han Y，Sheng JQ（2015）Performance of a second-generation methylated SEPT9 test in detecting colorectal neoplasm. J Gastroenterol Hepatol 30（5）：830-833

Kopreski MS，Benko FA，Borys DJ，Khan A，McGarrity TJ，Gocke CD（2000）Somatic mutation screening：identification of individuals harboring K-ras mutations with the use of plasma DNA. J Natl Cancer Inst 92（11）：918-923

Misale S，Yaeger R，Hobor S，Scala E，Janakiraman M，Liska D，Valtorta E，Schiavo R，Buscarino M，Siravegna G，Bencardino K，Cercek A，Chen CT，Veronese S，Zanon C，Sartore-Bianchi A，Gambacorta M，Gallicchio M，Vakiani E，Boscaro V，Medico E，Weiser M，Siena S，Di Nicolantonio F，Solit D，Bardelli A（2012）Emergence of KRAS mutations and acquired resistance to anti-EGFR therapy in colorectal cancer. Nature 486（7404）：532-536

Normanno N，Cervantes A，Ciardiello F，De Luca A，Pinto C（2018）The liquid biopsy in the management of colorectal cancer patients：current applications and future scenarios. Cancer Treat Rev 70：1-8

Phallen J，Sausen M，Adleff V，Leal A，Hruban C，White J，Anagnostou V，Fiksel J，Cristiano S，Papp E，Speir S，Reinert T，Orntoft M-BW，Woodward BD，Murphy D，Parpart-Li S，Riley D，Nesselbush M，Sengamalay N，Georgiadis A，Li QK，Madsen MR，Mortensen FV，Huiskens J，Punt C，van Grieken N，Fijneman R，Meijer G，Husain H，Scharpf RB，Diaz LA，Jones S，Angiuoli S，Ørntoft T，Nielsen HJ，Andersen CL，Velculescu VE（2017）Direct detection of early-stage cancers using circulating tumor DNA. Sci Transl Med 9（403）：2415

Ryan BM，Lefort F，McManus R，Daly J，Keeling PW，Weir DG，Kelleher D（2003）A prospective study of circulating mutant KRAS2 in the serum of patients with colorectal neoplasia：strong prognostic indicator in postoperative follow up. Gut 52（1）：101-108

Siegel RL，Miller KD，Fedewa SA，Ahnen DJ，Meester RGS，Barzi A，Jemal A（2017）Colorectal cancer statistics，2017. CA Cancer J Clin 67（3）：177-193

Siravegna G，Mussolin B，Buscarino M，Corti G，Cassingena A，Crisafulli G，Ponzetti A，Cremolini C，Amatu A，Lauricella C，Lamba S，Hobor S，Avallone A，Valtorta E，Rospo G，Medico E，Motta V，Antoniotti C，Tatangelo F，Bellosillo B，Veronese S，Budillon A，Montagut C，Racca P，Marsoni S，Falcone A，Corcoran RB，Di Nicolantonio F，Loupakis F，Siena S，Sartore-Bianchi A，Bardelli A（2015）Clonal evolution and resistance to EGFR blockade in the blood of colorectal cancer patients. Nat Med 21：795

Strickler JH，Loree JM，Ahronian LG，Parikh AR，Niedzwiecki D，Pereira AAL，McKinney M，Korn WM，Atreya CE，Banks KC，Nagy RJ，Meric-Bernstam F，Lanman RB，Talasaz A，Tsigelny IF，Corcoran RB，Kopetz S（2018）Genomic landscape of cell-free DNA in patients with colorectal cancer. Cancer Discov 8（2）：164-173

Thierry AR，Mouliere F，El Messaoudi S，Mollevi C，Lopez-Crapez E，Rolet F，Gillet B，Gongora C，Dechelotte P，Robert B，Del Rio M，Lamy PJ，Bibeau F，Nouaille M，Loriot V，Jarrousse AS，Molina F，Mathonnet M，Pezet D，Ychou M（2014）Clinical validation of the detection of KRAS and BRAF mutations from circulating tumor DNA. Nat Med 20（4）：430-435

Tie J，Wang Y，Tomasetti C，Li L，Springer S，Kinde I，Silliman N，Tacey M，Wong HL，Christie M，Kosmider S，Skinner I，Wong R，Steel M，Tran B，Desai J，Jones I，Haydon A，Hayes T，Price TJ，Strausberg RL，Diaz LA Jr，Papadopoulos N，Kinzler KW，Vogelstein B，Gibbs P（2016）Circulating tumor DNA analysis detects minimal residual disease and predicts recurrence in patients with stage Ⅱ colon cancer. Sci Transl Med 8（346）：346ra392

Toledo RA，Garralda E，Mitsi M，Pons T，Monsech J，Vega E，Otero A，Albarran MI，Banos N，Duran Y，Bonilla V，Sarno F，Camacho-Artacho M，Sanchez-Perez T，Perea S，Alvarez R，De Martino A，Lietha D，Blanco-Aparicio C，Cubillo A，Dominguez O，Martinez-Torrecuadrada JL，Hidalgo M（2018）Exome sequencing of plasma DNA portrays the mutation landscape of colorectal cancer and discovers mutated VEGFR2 receptors as modulators of antiangiogenic therapies. Clin Cancer Res 24（15）：3550-3559

Trevisiol C，Di Fabio F，Nascimbeni R，Peloso L，Salbe C，Ferruzzi E，Salerni B，Gion M（2006）Prognostic value of circulating KRAS2 gene mutations in colorectal cancer with distant metastases. Int J Biol Markers 21（4）：

223-228

Van Cutsem E, Cervantes A, Adam R, Sobrero A, Van Krieken JH, Aderka D, Aranda Aguilar E, Bardelli A, Benson A, Bodoky G, Ciardiello F, D'Hoore A, Diaz-Rubio E, Douillard JY, Ducreux M, Falcone A, Grothey A, Gruenberger T, Haustermans K, Heinemann V, Hoff P, Kohne CH, Labianca R, Laurent-Puig P, Ma B, Maughan T, Muro K, Normanno N, Osterlund P, Oyen WJ, Papamichael D, Pentheroudakis G, Pfeiffer P, Price TJ, Punt C, Ricke J, Roth A, Salazar R, Scheithauer W, Schmoll HJ, Tabernero J, Taieb J, Tejpar S, Wasan H, Yoshino T, Zaanan A, Arnold D (2016) ESMO consensus guidelines for the management of patients with metastatic colorectal cancer. Ann Oncol 27 (8): 1386-1422

Van Emburgh BO, Arena S, Siravegna G, Lazzari L, Crisafulli G, Corti G, Mussolin B, Baldi F, Buscarino M, Bartolini A, Valtorta E, Vidal J, Bellosillo B, Germano G, Pietrantonio F, Ponzetti A, Albanell J, Siena S, Sartore-Bianchi A, Di Nicolantonio F, Montagut C, Bardelli A (2016) Acquired RAS or EGFR mutations and duration of response to EGFR blockade in colorectal cancer. Nat Commun 7: 13665

Vidal J, Muinelo L, Dalmases A, Jones F, Edelstein D, Iglesias M, Orrillo M, Abalo A, Rodriguez C, Brozos E, Vidal Y, Candamio S, Vazquez F, Ruiz J, Guix M, Visa L, Sikri V, Albanell J, Bellosillo B, Lopez R, Montagut C (2017) Plasma ctDNA RAS mutation analysis for the diagnosis and treatment monitoring of metastatic colorectal cancer patients. Ann Oncol 28 (6): 1325-1332

Vogel JD, Eskicioglu C, Weiser MR, Feingold DL, Steele SR (2017) The American society of colon and rectal surgeons clinical practice guidelines for the treatment of colon cancer. Dis Colon Rectum 60 (10): 999-1017

Wang X, Shi XQ, Zeng PW, Mo FM, Chen ZH (2018) Circulating cell free DNA as the diagnostic marker for colorectal cancer: a systematic review and meta-analysis. Oncotarget 9 (36): 24514-24524

Yaeger R, Chatila WK, Lipsyc MD, Hechtman JF, Cercek A, Sanchez-Vega F, Jayakumaran G, Middha S, Zehir A, Donoghue MTA, You D, Viale A, Kemeny N, Segal NH, Stadler ZK, Varghese AM, Kundra R, Gao J, Syed A, Hyman DM, Vakiani E, Rosen N, Taylor BS, Ladanyi M, Berger MF, Solit DB, Shia J, Saltz L, Schultz N (2018) Clinical sequencing defines the genomic landscape of metastatic colorectal cancer. Cancer Cell 33 (1): 125-136. e123

Zill OA, Banks KC, Fairclough SR, Mortimer SA, Vowles JV, Mokhtari R, Gandara DR, Mack PC, Odegaard JI, Nagy RJ, Baca AM, Eltoukhy H, Chudova DI, Lanman RB, Talasaz A (2018) The landscape of actionable genomic alterations in cell-free circulating tumor DNA from 21, 807 advanced cancer patients. Clin Cancer Res 24 (15): 3528-3538

第 14 章 采用 ctDNA 进行动态的治疗分层管理

Joana Vidal，Alvaro Taus，Clara Montagut

14.1 引言

尽管在预防、检测和治疗等方面都取得了巨大的进步，癌症仍然是全世界排名前几位的死因之一（Siegel et al.，2017）。癌症治疗中具有开创性的进展是发现了一些在临床上可作用的遗传变异。靶向致癌的驱动因子在几种恶性肿瘤的治疗中获得了相应的进展，如胃肠间质瘤（GIST）中的 *CKIT*，乳腺癌中的 *HER2*，非小细胞肺癌（NSCLC）中的 *EGFR*、*ALK* 或 *ROS1*，或者黑色素瘤中的 *BRAF*。在其他情况下，如转移性结直肠癌中，缺乏 *RAS* 基因的突变可以预测抗-EGFR 治疗的疗效（Schwaederle et al.，2015）。

肿瘤组织的基因组分型已经成为临床肿瘤中的常规实践。然而，通过活检获得肿瘤组织有几个不足，主要与该过程的侵袭性和肿瘤异质性的偏倚有关。近年来提出，在确诊和治疗监测时可以采用循环肿瘤 DNA（ctDNA）中的突变检测作为经典肿瘤活检的替代方案（Diaz & Bardelli，2014）。

在过去的十年中，癌症基因组特点的综合分型及高敏感性测序技术的应用使得基于 ctDNA 的液体活检成为一个正在改变癌症诊断、治疗和随访的工具。

14.2 采用 ctDNA 监测全身治疗的反应

在临床实践中，肿瘤负荷和对治疗的反应是通过实体瘤疗效评价标准

J. Vidal，A. Taus，C. Montagut *
Cancer Research Program，CIBERONC，Institut Hospital del Mar d'Investigacions Mèdiques，Barcelona，Spain
* e-mail：CMontagut@parcdesalutmar.cat
J. Vidal，A. Taus，C. Montagut
Medical Oncology Department，Hospital del Mar，Barcelona，Spain
C. Montagut
Medical Oncology Department，HM Hospitales - Hospital HM Delfos，Barcelona，Spain

（Response Evaluation Criteria In Solid Tumors，RECIST）1.1 来进行评价的，该标准采用影像学检测来衡量肿瘤病灶的直径变化，通常还会伴随血液中蛋白生物标志物的检测，如 CEA、CA15.3、AFP、PSA 或 CA125。蛋白生物标志物缺乏敏感性和特异性（Bettegowda et al.，2014），同时 RECIST 标准在评价新型生物治疗效果方面存在不足（Seymour et al.，2017），这两方面都证实需要一种有效的和可重复的方法来评价肿瘤患者的疗效。而且，我们倾向于连续监测治疗的效果而不是每隔 8～12 周进行影像学评估。几项研究已经证实 ctDNA 可以在晚期疾病患者的全身治疗中作为肿瘤负荷的替代标志物。ctDNA 的高周转率（半衰期只有几小时）使其成为一个有用的工具，能够为患者个体的病情进化提供实时的信息。

2013 年，发表了第一个大型的在转移性乳腺癌患者中 ctDNA 监测研究（Dawson et al.，2013）。作者采用靶向深度测序技术从 52 例患者的组织活检中筛选 *TP53* 和 *PIK3CA* 中的点突变。在 30 个病例中发现了基因组的变异。随后设计了一个个体化的组合对患者血浆中检测到的突变进行定量，将 ctDNA 的变化与生物标志物 CA15.3 的水平进行比较。在 97%的患者中检测到了 ctDNA，而 CA15.3 只在 78%的女性中有所升高。相比于 CA15.3 水平，在 ctDNA 中观察到了更高的动态变化水平，这与整个随访过程中肿瘤体积的变化有关联。在 19 例女性患者的 17 例中，ctDNA 水平增加反映了疾病的进展，而在 53%的病例中，通过影像学方法确定疾病进展之前平均 5 个月就会出现 ctDNA 水平增加。在通过获得性的 *ESR1* 突变导致芳香化酶抑制剂（AI）耐药的晚期乳腺癌患者中，也对 ctDNA 的作用进行了探索。Schiavon 等研发了一种超高敏感性的多重数字 PCR 方法进行 ctDNA 中 *ESR1* 突变的检测（Schiavon et al.，2015）。*ESR1* 突变的患者在后续基于 AI 的治疗中有明显更短的 PFS（HR=3.1；95%CI：1.9～23.1；*P*=0.0041）。考虑到这一数据，O’Leary 等分析了随机Ⅲ期 PALOMA-3 研究中入组的 455 例患者的血浆样本，该研究在晚期乳腺癌女性中测试了 CDK4/6 抑制剂帕博西尼和氟维司群的效果（O’Leary et al.，2018）。研究显示，经过 15 天的治疗，*PIK3CA* ctDNA 水平的相对改变可以强烈预测帕博西尼和氟维司群的 PFS（HR=3.94，*P*=0.0013）。激素治疗之前筛选出来的 *ESR1* 突变被证实通常是亚克隆，*ESR1* ctDNA 的动态变化只能为临床转归提供有限的预测（图 14-1 和图 14-2）。

在接受 BRAF 抑制剂治疗的 20 例晚期 $BRAF^{V600E}$ 突变黑色素瘤患者中也获得了类似的结果（Sanmamed et al.，2015）。循环 $BRAF^{V600E}$ 的基线浓度与肿瘤负荷有关，而第一个月治疗期间 ctDNA 比率的降低与后续的疗效有关。与治疗有效患者的 ctDNA 水平相比，发生进展时可以检测到循环 $BRAF^{V600E}$ 浓度的增加。而且，更低的循环 $BRAF^{V600E}$ 基线浓度明显与更长 OS 和 PFS 有关。在 Lipson

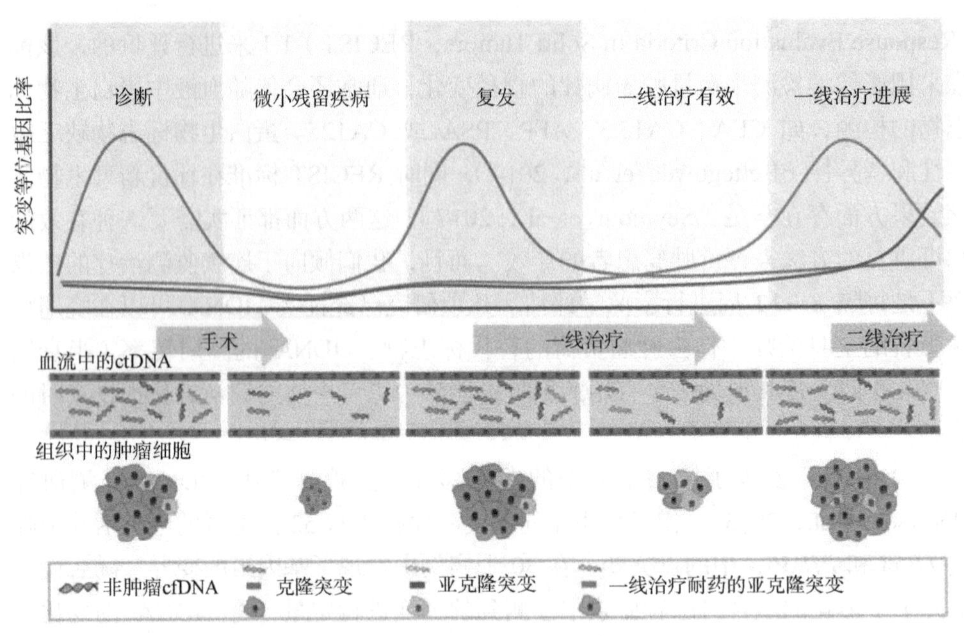

图 14-1　ctDNA 分析的临床应用

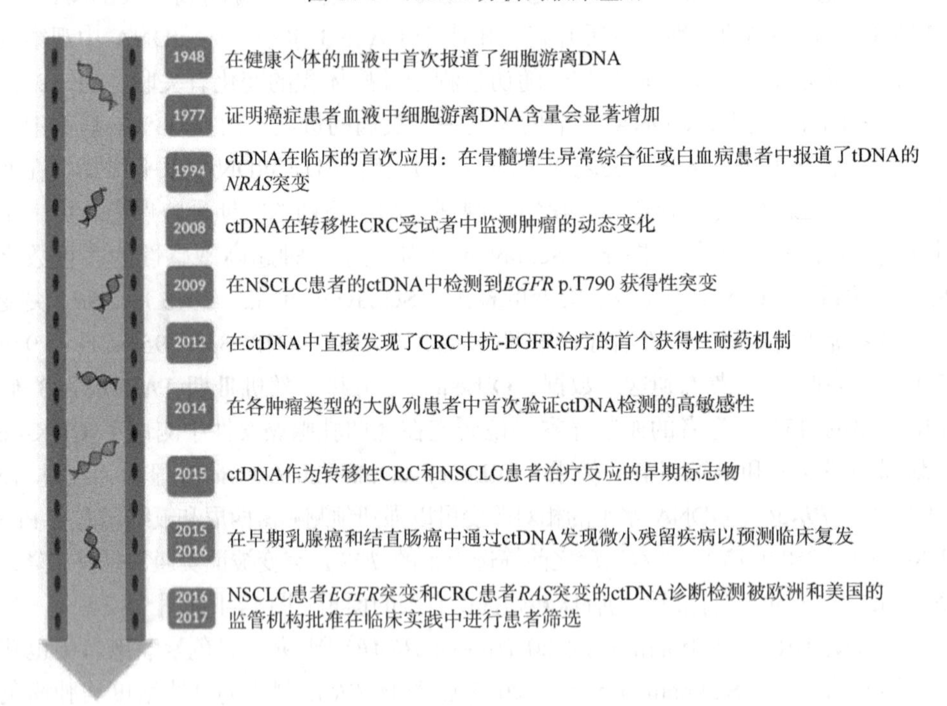

图 14-2　ctDNA 研究中主要进展的时间轴

等（2014）发表的另外一项研究中，采用 ctDNA 对 12 例接受免疫阻断治疗的患者进行监测。作者分析了黑色素瘤中常见的特异热点突变，如 *BRAF*、*CKIT*、

NRAS 或 *TERT*。ctDNA 水平与临床和放射影像学的转归有关，而且在一位患者中早于最终的肿瘤进展。

由 Tie 等（2015）发表的一项结直肠癌研究属于最早的一批结直肠癌研究。在 53 例接受一线全身治疗的 mCRC 患者中进行了一项 15 个基因组合的评估。结果在 92%患者的组织中检测到了至少 1 个突变，随后采用 dPCR 技术对其进行监测。在第二个周期治疗开始之前观察到了 ctDNA 水平的显著降低，这与 8～10 周时 CT 上的放射学反应有关联。ctDNA 浓度的更大降低（＞10 倍改变）与 PFS 增加的趋势有关，尽管其中并无统计学差异。

为了探索 ctDNA 反映 mCRC 中肿瘤负荷的能力，Vidal 等通过 Onco-BEAM *RAS* CRC ctDNA 检测来测试采用 *RAS* 突变追踪进行患者疗效监测的效果（Vidal et al.，2017）。对在基线时有 *RAS* 突变并经历全身治疗（化疗±抗血管生成治疗）的 21 例患者进行连续的抽血。首次 CT 扫描时（治疗的第 8～12 周）的 *RAS* ctDNA 分析发现，有效患者血浆中的 *RAS* 突变等位基因比率（mutant allele fraction，MAF）显著降低。相比于临床获益的患者，首次疗效评价时进展的患者中 MAF 的变化百分比明显降低（分别为 99%的减少 vs. 132%的增加，p=0.027）。另外，在一项包含 22 例患者的队列（至少随访 3 年）中我们分析了基线 MAF 水平对预后的影响。MAF≥1%的患者比那些基线 MAF＜1%的患者有明显更差的预后（MAF＜1%的患者中位 PFS 为 17.6 个月，MAF≥1%的患者中位 PFS 为 7.2 个月，p=0.44；OS 分别为 47.6 个月和 19.7 个月，p=0.038）。这些数据得到了其他类似研究的支持（Morelli et al. 2015），提示 ctDNA 水平也可以提供有价值的信息，在开始治疗之前就可以预测 *RAS* 突变患者中疾病的演化。

在携带 *EGFR* 突变的 NSCLC 患者中也报道了采用 ctDNA 分析进行治疗反应的监测。2015 年，Marchetti 等（2015）在 69 例接受厄洛替尼治疗患者的连续血浆样本中分析了 *EGFR* 水平的变化。循环 *EGFR* 浓度的降低与肿瘤反应有关。对于快速有效者启动治疗之后 14 天，这种降低趋势已经非常明显，而在 2 例没有临床反应的患者中观察到了 $EGFR^{T790M}$ 耐药突变的早期增加。最近，Taus 等在 33 例患者的 221 份血浆样本中证实了这一结果（Taus et al.，2018）。他们在 83%的患者中检测到了血浆中的 *EGFR* 突变，100%的患者都存在胸腔外转移。*EGFR* 突变负荷的动态变化在 93%的病例中预测了有效，在 89%的病例中预测了进展，这要早于放射学的评估。相比于那些仍然能够检测到 ctDNA 的患者，在治疗期间的血浆中检测不到 ctDNA 的患者有明显更长的 PFS（295 天 vs. 55 天；HR =17.1；p＜0.001）。

后来，二代和三代 EGFR-TKI（如阿法替尼和奥西替尼）的类似研究也证实，ctDNA 中 *EGFR* 突变水平的迅速减少或消失可以预测疗效和更长的 PFS（Iwama et al.，2017；Oxnard et al.，2016）。

这些研究的主要结论是，ctDNA 水平变化的证据与形态学标准所评估的治疗反应有关，而且通常早于后者。

14.3 采用 ctDNA 监测免疫治疗的反应

近期的临床结果支持在几种癌症类型中使用抗体检查点抑制剂进行免疫治疗，如抗-PD-1（如纳武利尤单抗、帕博利珠单抗）和抗-PD-L1（如阿妥珠单抗）或抗-CTLA4（伊匹木单抗），以作为抗癌治疗的一部分。免疫治疗中经常会观察到肿瘤缩小的延迟，而且由于免疫细胞的浸润，在此之前有时会有肿瘤灶直径的短暂增加（假进展）。因此，目前迫切需要发现能够准确预测疗效和避免终止潜在有效治疗的生物标志物。目前，在基于免疫治疗的试验中通常需要检测肿瘤相关的 PD-L1 表达，以及肿瘤浸润性淋巴细胞（tumor-infiltrating lymphocyte，TIL）的分布和密度。由于患者内和患者间的异质性，这些标志物的临床价值受到了一定的限制（Madore et al.，2015），而且它们可能需要重复和侵袭性的活检。另外，在黑色素瘤患者中，疗效并不依赖实体组织 PD-L1 的表达。

Lee 等在接受抗-PD1 免疫治疗的晚期黑色素瘤患者中评估了 ctDNA 的作用（Lee et al.，2017），并对基线和纵向的 ctDNA 水平进行了评估，也对 *BRAF* 和 *NRAS* 突变进行了分析。结果发现了 3 种不同的患者特征组。A 组（n=36）：基线时和治疗中检测不到 ctDNA 水平。B 组（n=22）：在基线时能够检测到 ctDNA，但是在治疗的早期则变为检测不到。C 组（n=18）：在基线和治疗中都有 ctDNA 检出。基线时或治疗的 8 周内检测不到 ctDNA 水平，可以预测疗效和预后，这一点要优于其他的临床经典生物标志物包括 LDH、疾病负荷和 ECOG 表现。

在一个小型研究中也呈现出了类似的结果。该研究包含接受纳武利尤单抗或帕博利珠单抗治疗的 15 例非小细胞肺癌患者、眼色素层黑色素瘤或微卫星不稳定结直肠癌患者（Cabel et al.，2017）。第 8 周时，在 ctDNA 水平的同步改变与肿瘤大小之间观察到了显著的相关性（r=0.86；P=0.002）。在第 8 周时检测不到 ctDNA 水平的患者呈现出了明显和持久的疗效。

在接受自体活化 TIL 治疗的晚期黑色素瘤的 3 个临床试验中也对动态的 ctDNA 水平进行了研究（Xi et al.，2016）。采用一个敏感的等位基因特异 PCR 方法在 48 例患者的 388 份血清样本中分析 $BRAF^{V600E}$ 的 ctDNA 水平，作者将患者 ctDNA 检测动态模式的差异与疗效结果进行关联。除了一名获得 CR 的患者之外，其他所有患者在 TIL 治疗的早期就形成了突变 V600E ctDNA 的峰（在多数患者中是第 5～9 天），所有患者在血浆中显示出了突变 DNA 的早期初步清除。在长达 8 年的随访研究中，除了 1 例 CR 患者之外，其他所有患者均未显示出 V600E ctDNA。

在 NSCLC 中研究者也正在尝试将免疫检查点抑制剂的疗效与 ctDNA 结合起来。Goldberg 等最近发表的研究在接受抗-PD1 或抗-PD-L1 治疗的 28 例转移性 NSCLC 患者中对 ctDNA 水平的纵向变化与放射影像学的肿瘤大小和临床转归进行了比较（Goldberg et al.，2018）。采用一种多基因的 NGS 方法对血浆中癌症相关体细胞突变的 MAF 进行判断，由此对 ctDNA 进行定量。ctDNA MAF 相比于基线时降低＞50%的患者与放射影像学的疗效（Cohen's kappa，0.753）以及更好的 PFS（HR=0.29；95% CI：0.09～0.89；P=0.03）和 OS（HR=0.17；95% CI：0.05～0.62；P=0.007）强烈相关。

一项包含 14 例接受纳武利尤单抗治疗的 NSCLC 患者的小型研究也获得了类似的结果（Iijima et al.，2017）。14 例患者中 7 例在基线时检测到了 ctDNA 突变（对应的是那些有较高肿瘤负荷的患者）。基线和连续的 ctDNA 分析发现，ctDNA MAF 的降低与持续的治疗反应有高水平的相关性。

所有这些数据都反映了快速和明显的 ctDNA 改变与免疫治疗疗效之间的一致性。相比于同一时间范围内所检测到的肿瘤体积的放射影像学减少（通常更加缓和），这些结果形成了鲜明的对比。一个可能的解释是 ctDNA 的水平反映了活化的肿瘤细胞的死亡率，而不是总体的肿瘤团块。要想在接受免疫治疗的患者中将 ctDNA 作为常规的临床实践，将有必要通过前瞻性的和更大规模的研究对这些有应用前景的结果进行确认。

14.4　采用 ctDNA 检测克隆动态及肿瘤异质性

癌症是受克隆选择所控制的一种进化性疾病。能够发挥选择性压力的抗癌药物通过选择之前已经存在的耐药克隆来改变肿瘤的进化，这些耐药克隆可以不受治疗压力的影响而继续生长，从而造成了肿瘤的进展。在为每一位患者选择最合适的治疗及避免继续使用带有不必要副作用的无效治疗时，确定这些耐药的出现是非常重要的。最近的研究已经表明 ctDNA 的使用如何在治疗的过程中监测多个耐药克隆的出现。

首次报道的靶向治疗获得性耐药机制之一是 $EGFR^{T790M}$ 突变，在携带 *EGFR* 突变并接受 EGFR-TKI 治疗的 NSCLC 患者中，该突变的出现率高达 50%（Pao et al.，2005）。这些最初在患者重新活检的组织样本中所报道的结果后续被 Taniguchi 等（2011）在 ctDNA 中得到了证实，为在患者血液中进行实体瘤靶向治疗耐药的非侵袭性检测提供了第一个实例。最近，EGFR-TKI 耐药患者血浆中

$EGFR^{T790M}$ 的检测已被证实可以像组织活检那样同等预测奥西替尼的疗效（Oxnard et al.，2016）。尽管有效性数据（血浆和组织之间的阳性符合率为 76.7%）意味着约 1/4 组织学 $EGFR^{T790M}$ 阳性的患者在血浆中检测不到突变。作者提示这两项技术具有互补的功能，可以先做血浆基因分型，而如果 ctDNA 的结果是阴性，则可以采用组织活检作为补充，这样就可以避免患者接受不必要的侵袭性活检。基于这些结果，有两个检测方法已被批准用于检测 NSCLC 患者中出现的 $EGFR^{T790M}$（Therascreen EGFR RGQ PCR Kit 和 Cobas EGFR Mutation Test），而国际临床指南（参考 NCCN NSCLC）目前也强烈推荐在抗-EGFR-TKI 进展时将 ctDNA 分析作为一个新的常规检测进行患者筛选。

同样，最初对抗-EGFR 单克隆抗体（西妥昔单抗或帕尼单抗）有效的 *RAS* 野生型 mCRC 患者最终会形成耐药，这主要是由于 MAPK 信号通路（*KRAS*、*NRAS*、*BRAF*、*MEK* 基因）（Misale et al.，2012；Diaz et al.，2012）和 EGFR 细胞外区域（extracellular domain，ECD）（Montagut et al.，2012；Arena et al.，2015）出现了突变，或者旁路途径（HER2 或 cMET）出现了活化（Yonesaka et al.，2011；Bardelli et al.，2013）。有几项研究报道，在患者出现治疗进展时可以在组织和血浆中同时检测到这些突变，而且有意思的是，一项研究显示，在出现放射影像学进展证据之前多达 10 个月时就可以检测到出现了耐药的 *KRAS* 突变克隆（Misale et al.，2012；Diaz et al.，2012）。事实上，Diaz 等（2013）已经采用一个数学模型介绍了基线的 *RAS* 突变克隆如何事先存在于肿瘤的一小部分中，以及如何在治疗压力之下开始增长的。有意思的是，虽然组织活检只检测到获得性耐药机制的一个恶性改变，ctDNA 却能够捕捉肿瘤异质性的复杂性，在抗-EGFR 治疗之后的同一患者中检测到 *RAS* 和 *EGFR* ECD 多个突变的共存（Siravegna et al.，2015；Van Emburgh et al.，2016）。而且，在接受 FOLFIRI-西妥昔单抗治疗的 *RAS* 野生型 CRC 患者中，血浆中出现高浓度的 *RAS* 突变提示肿瘤的进展及快速的临床恶化，而继续保持循环 *RAS* 野生型状态与疗效的延长有关（Toledo et al.，2015）。

最近的一项Ⅱ期试验在 mCRC 患者中分析了 SYM004（靶向 EGFR 的 2 个不重叠单克隆抗体的混合物）在抗-EGFR 进展时的效果（Montagut et al.，2018）。作者采用数字 NGS Guardant360（Guardant Health）在所纳入的 193 例患者中进行了基线 ctDNA 的 70 个基因分析并且监测了 ctDNA 中的 *EGFR* ECD 突变。ctDNA 分析发现有一个 *RAS* 野生型、*BRAF* 野生型和 *EGFR* ECD 野生型的患者亚组（被称为三阴性 mCRC）在 SYM004 治疗下有中位 OS 的临床获益。相反，尽管在 SYM004 治疗下观察到了 *EGFR* ECD MAF 的降低，但是在 ctDNA *EGFR* ECD 突变的患者中却并没有观察到临床获益，部分原因可能是 *EGFR* ECD 突变的异质性和亚克隆本质。进一步的研究将证实，在 mCRC 患者抗-

EGFR 治疗失败之后 ctDNA 是否有助于选择后续线程的治疗。

在抗-EGFR 治疗耐药并出现了 *KRAS* 突变的 mCRC 患者中，抗-EGFR 治疗的中断与 ctDNA 中 *KRAS* 突变 MAF 的降低有关（Siravegna et al., 2015）。在这种情况下，ctDNA 可以用于检测血浆中的 *RAS* 突变并指导精准地进行抗-EGFR 治疗的中断和再挑战。CRICKET 临床试验在西妥昔单抗一线治疗有效的患者中评估了治疗中断之后再次引入西妥昔单抗治疗的获益（Cremolini et al., 2018）。有意思的是，回顾性的 ctDNA 分析显示，再挑战之前经过 ctDNA 确定为 *RAS* 突变的患者并没有从西妥昔单抗的再次使用中获益。正在进行中的其他临床试验（如 CHRONOS 和 FIRE-4）正在评估使用 ctDNA 来评价 *RAS* 的清除并指导西妥昔单抗/帕尼单抗的再挑战。

这些发现展示了 ctDNA 如何绘制肿瘤异质性和克隆进化的完整“图像”，可以为临床医生提供复杂分子特征的综合信息。在癌症个体化治疗时代，这对于指导临床决策来说至关重要。

14.5　总结

近年来，对癌症生物学认识的进步及新型靶向治疗的出现帮助癌症患者延长了生存期。而且，对克隆动态变化和肿瘤异质性更深入的了解使得癌症基因组特征的实时分型成为一种迫切需求。目前一直采用的肿瘤组织连续活检会涉及技术和后勤支持的不足，同时还有一些潜在的并发症，而且异质性的呈现会存在误差。测序技术已经可以对外周血中所提取的 ctDNA 进行突变检测，已经开发了液体活检的几种临床应用。对于转移阶段的分子诊断，液体活检尤其具有优势，可以作为一种安全微创的组织替代。此外，ctDNA 检测已被证实可以准确地呈现肿瘤内和肿瘤间的分子异质性。

ctDNA 能够对肿瘤的分子特征进行整体的、动态的和实时的描述，在获得性耐药（出现于治疗之间）的早期检测方面有明确的潜力，能够早于临床或放射影像学进展的证据。这些发现可以指导临床医生避免继续使用无效的治疗并形成新的治疗方法来提高患者的转归。

尽管 ctDNA 研究的应用已经在临床实践中变为现实——尤其是在 mCRC、NSCLC 和黑色素瘤中——仍然有必要将这些证据扩展至其他的肿瘤类型以及其他需要检测极低水平 ctDNA 的场景（即早期和微小残留疾病）。目前，在实体瘤患者中有几项前瞻性的临床试验整合了纵向的 ctDNA 分型以监测克隆的动态变化并指导治疗的决策。要想在转移性和局部实体恶性肿瘤中建立 ctDNA 的临床应用，这些研究至关重要，作为癌前病变的筛查和检测工具，未来对 ctDNA 的研究也非常必要。

参考文献

Arena S，Bellosillo B，Siravegna G，Martinez A，Canadas I，Lazzari L et al（2015）Emergence of multiple EGFR extracellular mutations during cetuximab treatment in colorectal cancer. Clin Cancer Res 21（9）：2157-2166

Bardelli A，Corso S，Bertotti A，Hobor S，Valtorta E，Siravegna G et al（2013）Amplification of the MET receptor drives resistance to anti-EGFR therapies in colorectal cancer. Cancer Discov 3（6）：658-673

Bettegowda C，Sausen M，Leary RJ，Kinde I，Wang Y，Agrawal N et al（2014）Detection of circulating tumor DNA in early- and late-stage human malignancies. Sci Transl Med 6（224）：224ra24

Cabel L，Riva F，Servois V，Livartowski A，Daniel C，Rampanou A et al（2017）Circulating tumor DNA changes for early monitoring of anti-PD1 immunotherapy：a proof-of-concept study. Ann Oncol 28（8）：1996-2001

Cremolini C，Rossini D，Dell'Aquila E，Lonardi S，Conca E，Del Re M，Busico A，Pietrantonio F，Danesi R，Aprile G，Tamburini E，Barone C，Masi G，Pantano F，Pucci F，Corsi DC，Pella N，Bergamo F，Rofi E，Barbara C，Falcone A，Santini D（2018）Rechallenge for patients with RAS and BRAF wild-type metastatic colorectal cancer with acquired resistance to first-line Cetuximab and Irinotecan：a phase 2 single-arm clinical trial.，JAMA Oncol（Epub ahead of print）

Dawson S-J，Tsui DWY，Murtaza M，Biggs H，Rueda OM，Chin S-F et al（2013）Analysis of circulating tumor DNA to monitor metastatic breast cancer. N Engl J Med 368（13）：1199-1209

Diaz LA，Bardelli A（2014）Liquid biopsies：genotyping circulating tumor DNA. J Clin Oncol 32（6）：579

Diaz LA，Williams RT，Wu J，Kinde I，Hecht JR，Berlin J et al（2012）The molecular evolution of acquired resistance to targeted EGFR blockade in colorectal cancers. Nature 486（7404）：537-540

Diaz LA，Sausen M，Fisher GA，Velculescu VE（2013）Insights into therapeutic resistance from whole-genome analyses of circulating tumor DNA. Oncotarget 4（10）：1856-1857

Goldberg SB，Narayan A，Kole AJ，Decker RH，Teysir J，Carriero NJ et al（2018）Early assessment of lung cancer immunotherapy response via circulating tumor DNA. Clin Cancer Res [Internet] 24（8）：clincanres. 1341. 2017. Available from：http：//clincancerres. aacrjournals. org/lookup/doi/10. 1158/1078-0432. CCR-17-1341

Iijima Y，Hirotsu Y，Amemiya K，Ooka Y，Mochizuki H，Oyama T et al（2017）Very early response of circulating tumour-derived DNA in plasma predicts efficacy of nivolumab treatment in patients with non-small cell lung cancer. Eur J Cancer [Internet] 86：349-57. Available from：https：//doi. org/10. 1016/j. ejca. 2017. 09. 004

Iwama E，Sakai K，Azuma K，Harada T，Harada D，Nosaki K et al（2017）Monitoring of somatic mutations in circulating cell-free DNA by digital PCR and next-generation sequencing during afatinib treatment in patients with lung adenocarcinoma positive for EGFR activating mutations. Ann Oncol Off J Eur Soc Med Oncol 28（1）：136-141

Lee JH，Long GV，Boyd S，Lo S，Menzies AM，Tembe V et al（2017）Circulating tumour DNA predicts response to anti-PD1 antibodies in metastatic melanoma. Ann Oncol 28（5）：1130-1136

Lipson EJ，Velculescu VE，Pritchard TS，Sausen M，Pardoll DM，Topalian SL et al（2014）Circulating tumor DNA analysis as a real-time method for monitoring tumor burden in melanoma patients undergoing treatment with immune checkpoint blockade. J Immunother Cancer [Internet] 2（1）：42. Available from：http：//www. ncbi. nlm. nih. gov/pubmed/25516806%5Cn/ http：//www. pubmedcentral. nih. gov/articlerender. fcgi?artid=PMC4267741

Madore J，Vilain RE，Menzies AM，Kakavand H，Wilmott JS，Hyman J et al（2015）PD-L1 expression in melanoma shows marked heterogeneity within and between patients：implications for anti-PD-1/PD-L1 clinical trials. Pigm Cell Melanoma Res [Internet] 28（3）：245-253，May 2015 [cited 18 Apr 2018]. Available from：http：//doi. wiley. com/10. 1111/pcmr. 12340

Marchetti A，Palma JF，Felicioni L，De Pas TM，Chiari R，Del Grammastro M et al（2015）Early prediction of response to tyrosine kinase inhibitors by quantification of EGFR mutations in plasma of NSCLC patients. J Thorac Oncol 10（10）：1437-1443

Misale S，Yaeger R，Hobor S，Scala E，Janakiraman M，Liska D et al（2012）Emergence of KRAS mutations and acquired resistance to anti-EGFR therapy in colorectal cancer. Nature 486（7404）：532-536

Montagut C，Dalmases A，Bellosillo B，Crespo M，Pairet S，Iglesias M et al（2012）Identification of a mutation in the extracellular domain of the epidermal growth factor receptor conferring cetuximab resistance in colorectal cancer. Nat Med 18（2）：221-223

Montagut C，Argilés G，Ciardiello F，Poulsen TT，Dienstmann R，Kragh M et al（2018）Efficacy of Sym004 in patients with metastatic colorectal cancer with acquired resistance to anti-EGFR therapy and molecularly selected by circulating tumor DNA analyses. JAMA Oncol [Internet]，e175245. Available from：http：//oncology. jamanetwork. com/article. aspx?doi=10. 1001/jamaoncol. 2017. 525

Morelli MP，Overman MJ，Dasari A（2015）Characterizing the patterns of clonal selection in circulating tumor DNA from patients with colorectal cancer refractory to anti-EGFR treatment. Ann Oncol Off J Eur Soc Med Oncol/ESMO 26（4）：731-736

O'Leary B，Hrebien S，Morden JP，Beaney M，Fribbens C，Huang X et al（2018）Early circulating tumor DNA dynamics and clonal selection with palbociclib and fulvestrant for breast cancer. Nat Commun [Internet] 9（1）：896，1 Dec 2018 [cited 18 Apr 2018]. Available from：http：//www. ncbi. nlm. nih. gov/pubmed/29497091

Oxnard GR，Thress KS，Alden RS，Lawrance R，Paweletz CP，Cantarini M et al（2016）Association between plasma genotyping and outcomes of treatment with Osimertinib（AZD9291）in advanced non-small-cell lung cancer. J Clin Oncol 34（28）：3375-3382

Pao W，Miller VA，Politi KA，Riely GJ，Somwar R，Zakowski MF et al（2005）Acquired resistance of lung adenocarcinomas to gefitinib or erlotinib is associated with a second mutation in the EGFR kinase domain. PLoS Med 2：0225-0235

Sanmamed MF，Fernandez-Landazuri S，Rodriguez C，Zarate R，Lozano MD，Zubiri L et al（2015）Quantitative cell-free circulating BRAFV600E mutation analysis by use of droplet digital PCR in the follow-up of patients with melanoma being treated with BRAF inhibitors. Clin Chem 61（1）：297-304

Schiavon G，Hrebien S，Garcia-Murillas I，Cutts RJ，Pearson A，Tarazona N et al（2015）Analysis of ESR1 mutation in circulating tumor DNA demonstrates evolution during therapy for metastatic breast cancer. Sci Transl Med 7（313）：313ra182，11 Nov 2015 [cited 18 Apr 2018]. Available from：http：//www.ncbi.nlm.nih.gov/pubmed/26560360

Schwaederle M，Zhao M，Lee JJ，Eggermont AM，Schilsky RL，Mendelsohn J et al（2015）Impact of precision medicine in diverse cancers：a meta-analysis of phase Ⅱ clinical trials. J Clin Oncol 33（32）：3817-3825

Seymour L，Bogaerts J，Perrone A，Ford R，Schwartz LH，Mandrekar S et al（2017）iRECIST：guidelines for response criteria for use in trials testing immunotherapeutics. Lancet Oncol 18（3）：e143-e152

Siegel RL，Miller KD，Jemal A（2017）Cancer statistics 2017 67（1）：7-30

Siravegna G，Mussolin B，Buscarino M，Corti G，Cassingena A，Crisafulli G et al（2015）Clonal evolution and resistance to EGFR blockade in the blood of colorectal cancer patients. Nat Med 21（7）：827

Taniguchi K，Uchida J，Nishino K，Kumagai T，Okuyama T，Okami J et al（2011）Quantitative detection of EGFR mutations in circulating tumor DNA derived from lung adenocarcinomas. Clin Cancer Res 17（24）：7808-7815

Taus Á，Camacho L，Rocha P，Hardy-Werbin M，Pijuan L，Piquer G et al（2018）Dynamics of EGFR mutation load in plasma for prediction of treatment response and disease progression in patients with EGFR-mutant lung adenocarcinoma. Clin Lung Cancer [Internet]，23 Mar 2018 [cited 18 Apr 2018]. Available from：http：//www. ncbi. nlm. nih. gov/pubmed/29656868

Tie J，Kinde I，Wang Y，Wong HL，Roebert J，Christie M et al（2015）Circulating tumor DNA as an early marker of therapeutic response in patients with metastatic colorectal cancer. Ann Oncol Off J Eur Soc Med Oncol 26（8）：1715-1722

Toledo RA，Cubillo A，Vega E，Garralda E，Alvarez R，de la Varga LU et al（2015）Clinical validation of prospective liquid biopsy monitoring in patients with wild-type RAS metastatic colorectal cancer treated with FOLFIRI-cetuximab. Oncotarget [Internet]. Available from：http：//www. oncotarget. com/abstract/13311

Van Emburgh BO，Arena S，Siravegna G，Lazzari L，Crisafulli G，Corti G et al（2016）Acquired RAS or EGFR mutations and duration of response to EGFR blockade in colorectal cancer. Nat Commun 7：13665

Vidal J，Muinelo L，Dalmases A，Jones F，Edelstein D，Iglesias M et al（2017）Plasma ctDNA RAS mutation analysis for the diagnosis and treatment monitoring of metastatic colorectal cancer patients. Ann Oncol 13（28）：1325-1332

Xi L，Pham THT，Payabyab EC，Sherry RM，Rosenberg SA，Raffeld M（2016）Circulating tumor DNA as an early indicator of response to T-cell transfer immunotherapy in metastatic melanoma. Clin Cancer Res 22（22）：5480-5486

Yonesaka K，Zejnullahu K，Okamoto I，Satoh T，Cappuzzo F，Souglakos J et al（2011）Activation of ERBB2 signaling causes resistance to the EGFR-directed therapeutic antibody cetuximab. Sci Transl Med [Internet] 3（99）：99ra86，7 Sep 2011 [cited 22 May 2017]. Available from：http：//www. ncbi. nlm. nih. gov/pubmed/21900593

第3篇

循环肿瘤RNA（ctRNA）与外泌体

第 15 章

循环 miRNA 作为癌症的标志物

Gitte Brinch Andersen，Jörg Tost

缩略语

EDTA	乙二胺四乙酸（ethylenediaminetetraacetic acid）
HDL	高密度脂蛋白（high-density lipoprotein）
LDCT	低剂量计算机断层扫描（low-dose computed tomography）
MGCT	恶性生殖细胞肿瘤（malignant germ cell tumor）
miRNA	小 RNA（microRNA）
MSC	miRNA 特征分类器（miRNA signature classifier）
Nt	核苷酸（nucleotide）
qPCR	定量聚合酶链反应（quantitative polymerase chain reaction）
snoRNA	小核仁 RNA（small nucleolar RNA）
UTR	非编码区（untranslated region）

小 RNA（microRNA，miRNA）的发现及其在基因表达中的调控功能使我们对于健康细胞向疾病状态转化过程中所涉及的机制有了认识上的转变。而且，生物体液中循环 miRNA 的发现为通过非侵袭性的“液体活检”替代侵袭性的检测提供了新的机会。在本章中，我们将对在采用循环 miRNA 作为癌症生物标志物的领域内最近呈现的专业知识进行介绍。尤其是，我们将讨论这个一领域面临的挑战并列出分析前、分析时及分析后的变量，在基于循环 miRNA 进行新型癌症生物标志物的鉴定时，这些都会对结果造成影响。

G. B. Andersen

Department of Biomedicine，Aarhus University，The Bartholin Building，Bartholin Allé 6，8000 Aarhus C，Denmark

G. B. Andersen，J. Tost *

Laboratory for Epigenetics and Environment，Centre National de Recherche en Génomique Humaine，CEA-Institut de Biologie Francois Jacob，Bâtiment G2，2 rue Gaston Crémieux，91000 Evry，France

* e-mail：tost@cng.fr

15.1 miRNA 的生物起源及其在癌症中的失调

miRNA 是一类小分子的非编码 RNA（22～25 个核苷酸长度），可调控转录后的基因表达。对于哺乳类的 miRNA 来说，它们通常与位于 mRNA 的 3′ 非编码区（untranslated region，UTR）的互补序列结合（Stark et al.，2003）。如果碱基配对是完全匹配的或接近完全匹配，就会促进 mRNA 的断裂。然而，哺乳类的 miRNA 通常会有不完全的碱基配对，这只能会导致 mRNA 翻译的抑制。然而，由于促进了脱腺苷化，不完全的结合也可能会加速 mRNA 的降解（Williams，2008）。因此，miRNA 与其靶点 mRNA 的结合会导致 mRNA 的断裂或翻译的抑制，导致靶点基因蛋白表达的减少。在人类中目前已经发现了超过 2500 种不同的 miRNA（Kozomara & Griffiths-Jones，2011）。每一种 miRNA 可以直接或间接地调节几百种靶点基因，从而调节关键的细胞进程，如增殖、分化、DNA 修复和凋亡（Brennecke et al.，2005；Lewis et al.，2005；Afonso-Grunz & Muller，2015）。因此，miRNA 合成的改变对于肿瘤的形成和发展有着巨大的影响，因为它可以影响抑癌基因和癌基因的表达（Lin & Gregory，2015）。另外，miRNA 自身也可以作为经典的癌基因/oncomiRs 和抑癌基因，因为某些特定 miRNA 的改变已经被证实可以促进癌症的发生（Lin & Gregory，2015；He et al.，2005；Chang et al.，2007；Wang，2010）。然而，同时展现出癌基因/抑癌基因活性的几个 miRNA 要视癌症类型或细胞环境而定（Svoronos et al.，2016）。例如，miR-125 对于多数血液恶性肿瘤来说是 oncomiRs，然而它在很多实体肿瘤中却是起抑癌基因的作用（Shaham et al.，2012；Sun et al.，2013）。对于特定 miRNA 的这种不一致性，可以解释为单个 miRNA 有潜在能力调节几百个 mRNA。因此，miRNA 的作用需要依靠细胞类型特异的 mRNA 表达谱。根据出现的或差异表达的（通过其他的分子机制，如染色体的增加或缺失）是哪个靶点，基因调节网络的平衡将会转换并靶向可能具有促进或抑制肿瘤功能的转录本。在多数类型的癌症形成和发展（Calin & Croce，2006；Negrini et al.，2009；Lee & Dutta，2009；Garzon et al.，2006）以及转移形成（Zhang et al.，2010）中均详细介绍了 miRNA 表达的失调[miRNA 及其在癌症中功能的详细综述见 Berindan-Neagoe 等的文章（2014）]。miRNA 在肿瘤形成中的重要功能强调了它们在诊断、预后和治疗手段方面的潜在应用价值。

15.2 miRNA 作为癌症中的诊断标志物

能够识别特定癌症类型/亚型的特定 miRNA 谱的描述加速了 miRNA 在癌症

临床诊断中的应用（Lu et al.，2005；Volinia et al.，2006；Rosenfeld et al.，2008）。有几个采用 miRNA 表达谱进行各种癌症分类的检测已经被开发应用于临床。Rosetta Genomics™（美国）分子诊断公司开发了 miRNA 谱用于转移性癌症未知原发来源的鉴别（Meiri et al.，2012；Pentheroudakis et al.，2013）。这个检测采用包含 64 个 miRNA 的组合用于区分 49 种不同的癌症类型。Rosetta Genomics™也开发了 miRNA 谱/测试用于 3 种不同癌症类型（甲状腺癌、肺癌和肾癌）的组织亚型区分（Benjamin et al.，2016；Lithwick-Yanai et al.，2017；Gilad et al.，2012；Spector et al.，2013）。这些测试描绘出了采用 miRNA 作为癌症生物标志物的巨大潜力。然而，这些检测的分析都需要基于肿瘤活检，需要做侵袭性检测，不能够满足临床生物标志物所要求的重复取样的需求。为了克服这个问题，过去十年中的一个研究焦点一直是研发非侵袭性的（如"液体活检"）进行预测、诊断、预后和治疗检测。这种开发类似于在生物材料中分析低比率突变的研究，后者最近吸引了人们极大的兴趣，它能够检测临床相关的亚群或者追踪疗效和潜在出现的导致治疗耐药的突变（Wan et al.，2017；Heitzer et al.，2015）。然而，待追踪的突变需要适应每个患者个体，有可能出现携带基因突变的新克隆会逃避检测。由于其较小的尺寸且采用传统的基于 qPCR 的检测方法，miRNA 也许是患者管理的一个替代工具。

15.3　生物体液中的循环 miRNA

十年前血液中肿瘤特异循环 miRNA 的发现极大地激励了对采用生物体液研发非侵袭性检测的期望（Lawrie et al.，2008；Mitchell et al.，2008；Chen et al.，2008）。自此之后，在多种类型的人类体液中都确认检测到了循环 miRNA，包括血清、血浆、尿液、唾液、泪液和脑脊液（Weber et al.，2010）。据介绍，体液中 miRNA 的运输至少有两种方式。它们可以在外泌体和其他细胞来源的细胞外囊泡（含有 miRNA、mRNA 和蛋白）中进行包装和运输（Valadi et al.，2007；Smalheiser，2007；El-Hefnawy et al.，2004；Wang et al.，2010）。这些已经在几种体液中得到了确认，如血液、唾液和尿液（Hunter et al.，2008；Michael et al.，2010；Keller et al.，2011）。miRNA 进入体液和被运输到体液中的另外一个机制是 miRNA 与蛋白复合物的结合和分泌。一项研究已经证实，可能有 90%的循环血清和血浆 miRNA 没有被外泌体所包裹，而是与 Argonaute 蛋白（Ago2）这样的蛋白复合物结合（Arroyo et al.，2011）。能够在体液中结合并运输 miRNA 的其他蛋白复合物是高密度脂蛋白（high-density lipoproteins，HDL）和 RNA-结合蛋白核仁磷蛋白 1（nucleophosmin1，NPM1）（Wang et al.，2010；Vickers et al.，

2011）[Cortez 等（2011）已对循环 miRNA 的运输和可能的生物学功能进行了详尽的说明]。循环 miRNA 的发现为 miRNA 同时作为诊断和预后的生物标志物开创了新的道路。

15.4 采用循环 miRNA 作为癌症生物标志物的优势

miRNA 在循环系统中具有超高的稳定性和对 RNA 酶降解的耐受性，这些发现进一步增强了人们寻找循环 miRNA 作为生物标志物的积极性（Mitchell et al.，2008；Chen et al.，2008；Mall et al.，2013；Ishikawa et al.，2017）。在暴露于如煮沸、延长存储时间、10 次冻融循环及极端 pH 水平等苛刻的环境之后，血清 miRNA 水平仍然可以保持稳定（Chen et al.，2008；Ishikawa et al.，2017）。另外，可以非常稳定地对循环 miRNA 进行保存，10 年的人类血清样本及室温下存储的干血清印记仍然含有大量的 miRNA（Zhu et al.，2009；Patnaik et al.，2010）。高稳定性只是使循环 miRNA 成为出色的生物标志物的主要特征之一，但实质上它们符合一个生物标志物的所有标准。一个生物标志物的正式定义是“一种被客观检测和评价的特征，可以作为正常生物学进程、病原性进程，或针对治疗干预的药理学反应的一个指标”（Biomarkers Definitions Working Group，2001）。因此，一个理想的癌症生物标志物必须在目的群体和对照群体之间有一个明确的特征（例如，癌症患者 vs. 健康个体；转移性疾病的患者 vs. 局部肿瘤患者；对某种化疗效果不好的患者 vs. 对同一种化疗效果好的患者），应该容易通过非侵袭性的方法获得，能够通过简单和廉价的方法进行检测，而且在临床样本中经过较长时间都能保持稳定。所有这些前提条件循环 miRNA 都符合，因为可以通过已经在临床建立的简单方法在体液标本（血液、尿液、唾液等）中对其表达进行判定，如定量 PCR（quantitative PCR，qPCR）或二代测序。

PubMed 数据库中每年发表文章的数量也反映了研究者对循环 miRNA 作为癌症生物标志物潜在应用的高度热情。在过去的十年中，这一领域的研究几乎呈指数级增长，这不仅包括肿瘤发生领域中研究 miRNA 失调普遍意义的文章，也包括发现有望作为癌症生物标志物的 miRNA 的文章（图 15-1）。目前为止已经发表了超过 6000 篇有关 miRNA 癌症生物标志物的文章（2017 年 6 月评估）。然而，尽管有这么多的文章发表，目前仍然没有一个循环 miRNA 癌症标志物被应用于临床，因此强调了该研究领域还存在一些挑战。

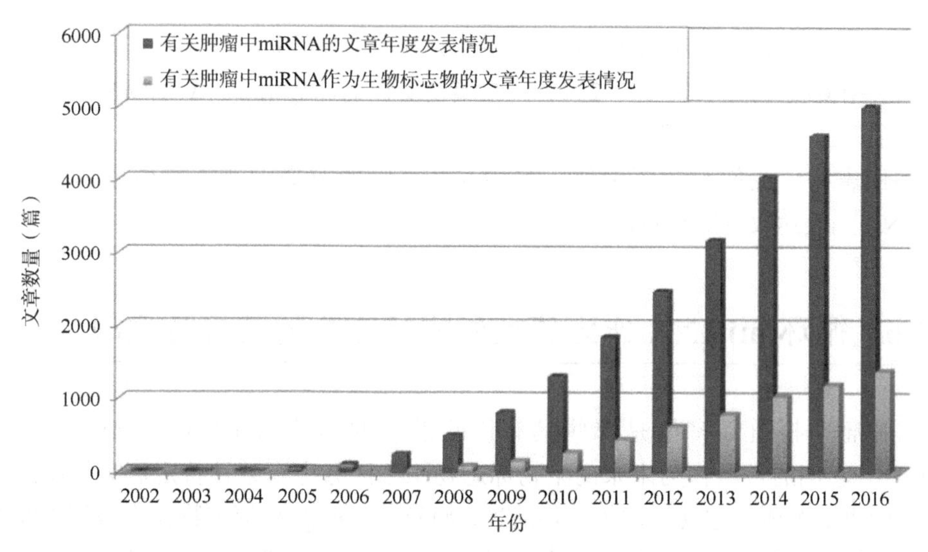

图 15-1　在 PubMed 数据库中与肿瘤中 miRNA 和使用 miRNA 作为生物标志物有关的文章年度发表情况。采用筛选词“microRNA”、“neoplasm”（肿瘤）和“biomarker”（生物标志物）按照 2002～2016 的时间段进行文献检索

15.5　循环 miRNA 作为肿瘤生长或总体疾病状态的直接标志物

循环 miRNA 鉴定的基本原理通常是基于如下假设：miRNA 可以从原发肿瘤中逃逸并释放到血流或其他体液之中。因此它们被视为肿瘤生长的直接标志物。然而，这种观点有几个概念上的问题。首先，原发肿瘤中 miRNA 的下调不能在循环系统中直接进行检测。要想在循环系统中下调 miRNA，肿瘤必须要在其他细胞中负面影响 miRNA 的表达。因此，循环 miRNA 表达的降低很可能不是肿瘤中表达改变的结果，而是对肿瘤生长的一种系统性反应。关于原发肿瘤中上调的 miRNA，由于其来自于肿瘤细胞，所以在循环系统中的定量很有可能也是增加的。然而，检测这种增加可能具有挑战性。最近一项研究进行了一个理论的计算，将乳腺肿瘤所释放的 miRNA 含量与正常乳腺组织进行对比，以测量循环系统中肿瘤 miRNA 的增加。该研究认为，要想检测到假定肿瘤 miRNA 的 2 倍增加，0.5cm 的 I 期肿瘤需要比健康组织多释放 50 000 倍的 RNA 至循环系统中。研究的总体结论是，癌症相关循环 miRNA 的鉴定（上调和下调）更有可能是对肿瘤生长的一种反应或反应的结果，而不是肿瘤本身的表达改变所导致的（Witwer，2015）。另外一篇综述比较了与癌症相关的 154 个循环 miRNA，发现只有 29%的 miRNA 在原发肿瘤和循环系统中有相同方向的改变。这进一步强调

了区分循环 miRNA 功能的重要性，是作为肿瘤生长的直接标志物还是与总体疾病状态相关联（Jarry et al.，2014）。在鉴定潜在的癌症 miRNA 生物标志物时，对这个问题的考虑是非常重要的。与癌症相关的循环 miRNA 仍然是非常有用的生物标志物，我们只需要记住，这种 miRNA 的改变可能不是由原发肿瘤中 miRNA 的表达改变所导致的。

15.6 循环 miRNA 作为癌症生物标志物的特异性挑战

肿瘤中报道最多的是那些具有诊断潜力的循环 miRNA（Jarry et al.，2014）。它们通常会作为未来的生物标志物用于区分患有某种特定癌症类型的个体和健康的个体。这就提供了一种前景，将这些 miRNA 标志物作为微创诊断测试进行特定癌症类型的检测。然而，很多经过鉴定的 miRNA 都受到了特异性的挑战，这可能是目前在临床上缺乏循环 miRNA 生物标志物的主要原因之一。很多经过鉴定的循环 miRNA，比如 miR-141 和 miR-21，并不是特异针对某一种癌症类型，而是被鉴定为很多癌症的生物标志物。在一篇 meta 分析中，miR-21 被鉴定为对 16 种不同癌症都是有意义的循环生物标志物（Wu et al.，2015）。在很多研究中 miR-141 被鉴定为至少 6 种不同癌症类型的循环生物标志物，包括前列腺癌。然而，其他几项研究并没有在前列腺癌患者和对照者之间发现 miR-141 水平的差异（Witwer，2015），这强调了可重复性方面的挑战，这一点会在下面做进一步的介绍。另外，一篇详细的综述发现，经常被报道为循环癌症生物标志物的很多 miRNA（miR-21、miR-155、miR-16、miR-223 及 miR-126）也与超过 10 种非肿瘤情况有关（Haider et al.，2014）。这就提出了这样一个问题：这些 miRNA 是不是“特定癌症的真正生物标志物””或者更有可能是总体疾病状态的一种指征，如活化的免疫反应（Egidi et al.，2013）。这种观念进一步被 miR-21 强化，它在活化的 T 细胞中有较高水平的表达，与几种自身免疫和慢性炎症疾病的病因有关（Meisgen et al.，2012；Garo & Murugaiyan，2016）。特异性的挑战也提出了这样的问题：临床医生可以从这些共同的 miRNA 生物标志物中得出什么样的结论——是出现了乳腺癌、肺癌、前列腺癌或结直肠癌，还是这些患者出现了 10 种非肿瘤情况的其中之一。

在采用循环 miRNA 作为癌症生物标志物的领域，缺乏特异性是一个重要的挑战。发现和使用单个 miRNA 作为某个特定癌症诊断或预后的生物标志物很可能并不可行。相反，要想鉴定特定的癌症或区分不同的亚型，未来的生物标志物可能需要采用 miRNA 的组合。

15.7　循环 miRNA 作为癌症生物标志物的重复性挑战

特异性挑战与重复性挑战是有关联的。某种癌症类型的多个独立分析之间的不一致结果是这个研究领域中的共同问题。一个详细的分析比较了发表于 2009～2014 年的鉴定循环 miRNA 作为乳腺癌生物标志物的 32 项研究（Witwer，2015）。这些研究发现了大量不一致的结果，完全超过了一致的结果。32 篇文章在乳腺癌患者的血清或血浆中总共发现了 143 个与健康对照相比发生显著改变的 miRNA。其中，100 个 miRNA 只发现于一篇文章之中，而在多于一项研究中所观察到另外 25 个 miRNA 在不同的研究之间有相互矛盾的改变。在多于一项研究中只发现 10 个 miRNA 在同一个方向上出现了 2 倍的改变。其中，只有一个 miRNA（miR-126）被 2 篇以上的文章报道。另外，这 10 个 miRNA 的描述都来自同一研究所的文章，提示采用了相同或类似的人群（Witwer，2015）。另外两项研究也对某些最常研究的恶性肿瘤中所报道的循环 miRNA 进行了比较，包括乳腺癌、前列腺癌、胃癌、头颈部肿瘤、结直肠癌和非小细胞肺癌（Jarry et al.，2014；Kinoshita et al.，2017）。在分析每种特定癌症类型的所有研究中都没有发现单独的 miRNA，而在很多癌症类型中都发现了几个 miRNA（如 miR-21、miR-141、miR-155 和 miR-145），这再次强调了特异性的问题。同一种癌症类型的不同研究之间一致性问题的部分解释是不同的流程在鉴定新型生物标志物时缺乏标准化，以下将会做进一步讨论。

15.8　循环 miRNA 作为潜在癌症生物标志物的临床试验研究

miRNA 本质上有很好的应用前景，而且数量不断增加的文章也发现了一些潜在的基于循环 miRNA 的生物标志物，特异性和重复性的挑战可能是缺乏临床可用循环 miRNA 的原因。在鉴定潜在 miRNA 生物标志物方面发表了超高数量的文章，而采用 miRNA 作为生物标志物的临床试验研究的数量则相对较低，二者之间的反差也反映了这种不对等。截至目前，在 40 个不同的国家中总共登记注册了 464 项与 miRNA 有关的临床试验。其中，163 项试验与癌症有关（以关键词“miRNA”或“miRNA 和癌症”在美国国立卫生研究院的 ClinicalTrials.gov 数据库列出，评估于 2017 年 8 月）。在这 163 项临床试验中，52 项处在Ⅰ～Ⅳ期，其中只有 3 项研究的目的是对之前被鉴定为癌症循环生物标志物的 miRNA 进行直接分析和验证（图 15-2）（剩余的 111 项不在Ⅰ～Ⅳ期的研究是观察性的研究或者是在做患者登记研究）。以下将主要讨论这 3 项临床试验，因为我们认为，它们是最有希望转化为临床应用的进展。由于上面所提到的特异性和重复性的挑战以及关于特定肿瘤或 miRNA 已经有大量的文章和综述，我们将不会提供截至目前所确定的有望成为癌症循环生物标志物的所有 miRNA 的概述。

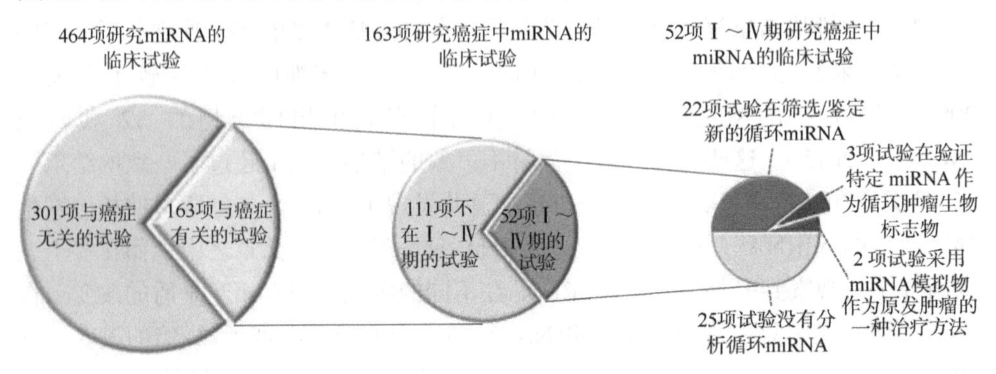

图 15-2　与 miRNA 和癌症有关的临床试验。以 “miRNA” 或 “miRNA 和癌症” 为关键词在美国国立卫生研究院数据库 ClinicalTrials.gov 中呈现的临床试验的数目（评估于 2017 年 8 月）

在这 3 项临床试验中，其中一项试验的目的是在侵袭性转移性乳腺癌患者的血清/血浆中评估所检测到的 15-miRNA 的组合。这个 miRNA 组合将作为他莫昔芬治疗之后激素耐药/敏感的预测标志物进行评估。尽管这项研究的介绍并没有给出临床前分析的任何参考文献（在其中发现了这 15 个 miRNA），但这个组合很有可能是基于 Maillot 等的一项研究（Maillot et al.，2009）。然而，该试验本应该在 2015 年 9 月结束。这不仅没有在 ClinicalTrials.gov 得到核实，也不能找到有关这项研究的任何文章。这提示在验证这个 miRNA 组合作为循环生物标志物时可能是阴性结果。

第 2 项研究是一项Ⅲ期临床试验，注册为在儿童和成人生殖细胞肿瘤中研究主动监督联合各种治疗策略的表现。这项研究考察了血清中所检测到的 4 个 miRNA 的组合作为恶性生殖细胞肿瘤（malignant germ cell tumor，MGCT）诊断生物标志物的应用。尽管这个组合很有可能是由 Palmer 等所提出的，目前还没有该组合中 4 个 miRNA 的鉴定信息（2010）。这项研究于 2017 年 2 月启动，计划于 2022 年底结束。

关于开发一个新的临床应用，第 3 项临床试验是最有发展前景的，它促成了 Gensignia Life Sciences 公司（美国）的建立。这项研究评估了一个包含 24 个 miRNA 的组合作为循环生物标志物用于健康重度吸烟者中肺癌的早期检测。这项临床试验是基于之前三项研究的结果，这些研究系统地发现了这个 miRNA 组合并且在独立的患者队列中对其进行了验证（图 15-3）。第一项研究分析了 2 个独立队列的血浆样本，这些样本分别于 19 例和 22 例肺癌患者确诊之前的 1～2 年及确诊之时获得（Boeri et al.，2011）。他们采用两种不同的策略对其数据的标准化进行了详细的评估，因为血浆样本中 miRNA 数据的标准化依然存在高度争议（所采用的标准化策略：①确定所有 miRNA 之间的表达比率；②标准化为整体的均值表达）。这两种标准化方法确定了相同的失调 miRNA，强调了它们的有效性。关于 4 个预测、诊断和预后因素（即疾病的风险、侵袭性疾病的风险、疾病的出现及侵袭性疾病的出现）的确定，发现了 4 个不同的 miRNA 组合，总共包含 24 个 miRNA（Boeri et al.，2011）。在第二项研究中，他们将 miRNA 的 4 个预测组合整合成 1 个 miRNA 特征分类器（miRNA signature classifier，MSC）进行重度吸烟者低、中或高级别肺癌风险的判断（图 15-3）（Sozzi et al.，2014）。有些国家已经启动了一些筛查试验，采用低剂量计算机断层扫描（low-dose computed tomography，LDCT）来判断重度吸烟者的肺癌风险。然而，这种方法有较高的假阳性率，提示需要互补的生物标志物。研究分析了 870 例无肺癌的个体和 69 例肺癌患者的血浆样本。单独采用 MSC 进行肺癌检测的诊断性能敏感性和特异性分别为 87%和 81%。另外，将 MSC 和 LDCR 筛查结果结合在一起时，假阳性率降低至 3.7%（相比单独采用 LDCT 为 19.4%）。这项研究清楚地显示，MSC（包括 4 个 miRNA 组合，总共含有 24 个 miRNA）可以用作预测性和诊断性循环生物标志物在重度吸烟者中进行肺癌检测。第 3 项研究通过分析 84 例肺癌个体的血浆样本，测试了 MSC 的预后性能（图 15-3）（Sestini et al.，2015）。归类为高风险的患者与归类为中等和低风险的患者相比，在 5 年生存率上发现了显著差异，这说明 MSC 也有预后判断的价值。目前正在进行的临床试验中，MSC 将被作为肺癌检测的一线筛选测试进行验证（图 15-3）。研究将会在 5000 份血浆样本中分析 miRNA 谱并判断肺癌风险（已经收集了 1000 份血浆样本，同时额外登记了 4000 名吸烟志愿者）。志愿者将会被纳入一个程序中，根据其 miRNA 的风险谱进行主动监督，同时考虑肺癌的发生及疾病的侵袭性。这项研究注册为在 2018 年初收集到最终的数据。该临床试验所基于的 3 项既往研究已经呈现出了非常鼓舞人心的结果，为这项临床试验的结果提供了积极的前景。

15.9　方法学变量对特异性和重复性可能都有巨大的影响

如上所述，关于实现循环 miRNA 作为生物标志物的研究一直在进行中，面临许多挫折，也发现文献中有很多明显的矛盾之处，导致缺乏一致性和稳定的结果。在过去的十年中我们观察到了发表数据的不一致性不断增加的总体趋势，这是一个令人关心的问题（McNutt，2014；Bustin，2010）。部分原因可能是鉴定新型循环 miRNA 生物标志物时缺乏标准化，不同的流程有很多缺陷和技术要求，包括分析前阶段的样本收集和准备，分析阶段 miRNA 表达水平的检测，以

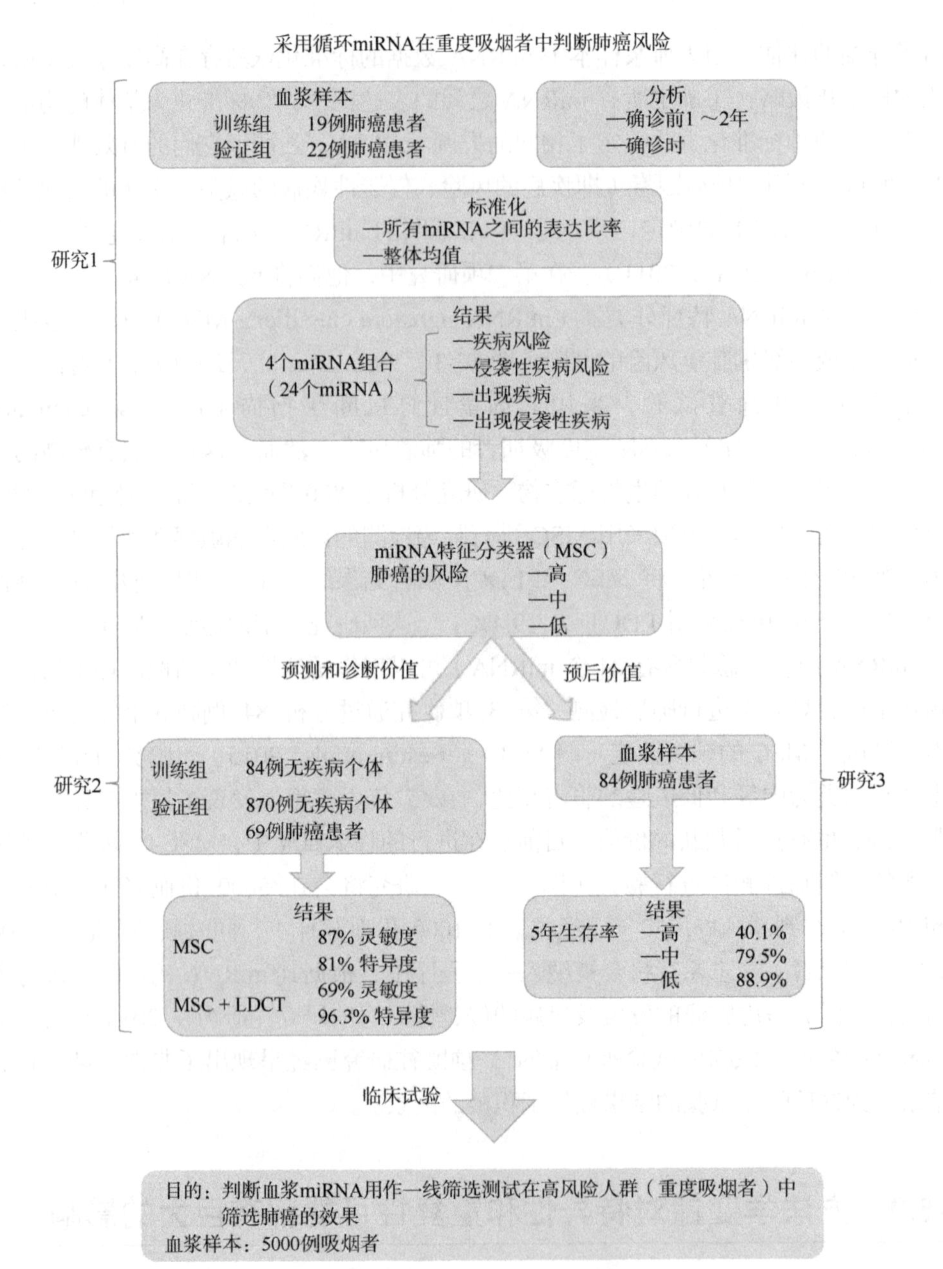

图 15-3　3 项研究的概览。这些研究发现了 1 个 miRNA 的组合可以作为循环生物标志物进行重度吸烟者的肺癌预测、发现和预后监测

及分析后阶段数据的提取和标准化。鉴定作为癌症生物标志物的循环游离 miRNA 时的主要挑战之一是它们在体液中的低含量。因此，在这些流程的多个步骤中，哪怕其中一个很小的改变都可能会对最终的 miRNA 定量造成巨大的影响，可能会导致潜在的误差或无法解释的结果（表 15-1）。

表 15-1　影响血液样本中最终 miRNA 的与分析前、分析中及分析后阶段有关的变量

阶段及变量	对 miRNA 分析的影响
分析前：*样本收集——血液样本*	
• 收集的方法	• 采血的部位可能会影响溶血，细胞物质由此会被释放至样本中
• 样本收集和离心之间的时间间隔	• 收集和离心之间的时间可能与溶血量有关
• 选择血浆或血清	• 血清：分离时间＜30 分钟可能会保留细胞成分；＞60 分钟可能会促进凝块中细胞的裂解，从而释放细胞成分至血浆中 • 血浆：使用不同的抗凝剂（EDTA、肝素和枸橼酸钠）可能会影响蛋白的成分因此影响下游的分析
• 溶血作用的效果	• 所有样本都需要验证溶血以及如何影响下游的分析
• 出现内源性的抑制剂	• 可能会抑制 *Taq* 聚合酶，因此导致假阴性 PCR 结果
准备样本进行分析	
RNA 提取	
• RNA 提取方案（如 trizol、基于磁珠或离心柱的方法）	• miRNA 的回收主要会受到分离方法的影响
• 输入量的调整	• 由于生物体液中 miRNA 水平较低，提取之后不能通过分光光度计对 RNA 的质量进行检测，因此在提取时所有的样本都采用一个固定的输入体积（这一点很重要），可以消除起初材料的不同含量而导致的检测差异
• 掺入质控	• 可以用于判断每个样本的提取效率，尤其对于含有较低 miRNA 水平的样本，如生物体液
• 生物学和技术上的重复	• 对同一个样本/患者做几次 RNA 纯化可以将变化所导致的噪声最小化，对于含有较低水平 miRNA 的样本来说尤其重要，如生物体液
RNA 质控	
• 纯度评估（260:280nm 和 230:260nm 的吸收比）	• 污染可能会抑制 PCR 反应，从而引起假阴性结果
cDNA 合成	
• 重复	• 要想将逆转录酶的变化所导致的噪声最小化，生物学和技术上的重复非常重要
• 阴性逆转录（RT）对照	• 如果所有的基因组 DNA 没有被移除，将会影响下游的 miRNA 分析
• 阳性对照（掺入）	• 提示存在抑制剂
• 有关步骤的足够细节	• 关于引物序列/方法 IDs、试剂、浓度、反应条件和所用设备的信息将有助于促进不同研究间的可比性

续表

阶段及变量	对 miRNA 分析的影响
分析	
miRNA 检测平台的选择	• 方法的选择会同时影响检测敏感性和特异性
• 基于 qPCR 的技术[miRCury（Exiqon）、TaqMan（Qiagen）、OpenArray（Thermo Fisher Scientific）、qScript（Quanta BioSciences）和 SmartChip（WaferGen）]	
• 杂交平台[microarray（Thermo Fisher Scientific）]	
• 测序平台[TruSeq（Illumina）、Ion Torrent（Thermo Fisher Scientific）]	
分析后	
数据标准化	
• 更大的筛选研究	• 根据给定的实验设定仔细评估和选择最适合的方法
• 分析有限数量 miRNA 的研究	• 应该在一个给定的数据集中对参考 miRNA 的数量和选择进行仔细评估
• 报告原始数据	• 将有助于促进不同研究间的可比性

15.10 分析前的挑战

分析前的变量可能会对下游的分析造成巨大的影响。这些变量可以大致分为样本来源、样本收集和处理、患者因素及研究的能力。因此，对于循环 miRNA 的鉴定及其作为非侵袭性诊断和预后生物标志物的未来使用来说，这些变量的控制非常重要。目前还没有针对这些分析前变量的标准文件，它们也没有被常规记录在研究循环 miRNA 的论文中，这使得各项研究间的比较具有挑战性。我们将在本部分讨论分析前的变量，它们可能会影响体液样本的完整性，对于下游分析可能有明显的影响。我们选择聚焦于采用血液（血清和血浆）作为 miRNA 分析的来源。然而，这里所介绍的多数变量也与其他来源的体液有关联。

15.10.1 血液样本——选择血浆还是血清

利用血液样本检测循环 miRNA 是一种显而易见的方法，因为其收集过程是微创的，而且在多数癌症的治疗和随访过程中都会在临床中常规收集血液样本。由于样本收集是微创的，所以能够重复取样，也能够作为一个预后工具监测一段时间内的疾病状态。然而，在分析血液样本中的循环 miRNA 时需要考虑几个关键点。静脉穿刺部位本身可能会诱发溶血，因此会造成血小板来源 miRNA 的污染（Lippi et al.，2012；Lance et al.，2013）。血液收集和处理之间的时间间隔也非常重要，因为它可能会影响细胞溶解的量，因此造成细胞污染（Ayers et al.，2011）。另外，对于血液样本中循环 miRNA 的检测来说，重要的是需要判断采用血浆还是血清作为检测材料。一项研究对比了分析血液样本中循环 miRNA 的 154 篇文章，发现血浆和血清的使用情况几乎是平均分布的。然而，相比于血浆，使用血清的一个不足是在凝块形成过程中会有血小板 miRNA 释放到血清之中（Witwer 2013；Gemmell et al.，1993）。血清样本形成凝块的时间也会影响循环游离 miRNA 的含量及下游的分析。如果允许凝块形成的时间少于 30 分钟，则细胞成分和其他污染因素有可能会留在样本之中，影响下游的分析，而超过 60 分钟的凝块形成时间可能会诱发凝块中细胞的溶血（Tuck et al.，2009）。血细胞中 miRNA 的释放将会极大地改变所检测到的 miRNA 谱，在血清中检测到的约 2/3 的 miRNA 有可能会受到溶血的影响（Kirschner et al.，2013）。很多被鉴定为有潜力成为癌症生物标志物的循环游离 miRNA（如 miR-21 和 miR-16）都与红细胞的溶血有关（Kirschner et al.，2013；Shkurnikov et al.，2016）。尤其重要的是要避免将参考 miRNA 用于标准化（如常用的 miR-16），这是因为受溶血的影响，这些 miRNA 水平的任何变化都可能对检测到的总 miRNA 浓度造成巨大的影响。由于在 40%被分析的临床样本中都检测到了溶血（Hawkins 2010），所以非常重要的一件事情就是要彻底检查溶血对所有循环游离 miRNA 的作用效果，排除那些容易受到溶血影响的 miRNA。近期有研究对几种检测溶血的方法进行了比较，证实红细胞富集的 miR-451a 与参考 miRNA miR-23a-3p 之间的比值在检测溶血方面有较高的敏感性（Shah et al.，2016；Blondal et al.，2013）。尽管使用血浆可以避免与溶血有关的一些问题，然而采用血浆的一个不足是需要抗凝剂，如肝素和 EDTA。二者（尤其是肝素）与 PCR 的假阴性扩增有关，因为会对 *Taq* 聚合酶造成抑制（Huggett et al.，2008；Beutler et al.，1990；Yokota et al.，1999）。

分析血液中循环 miRNA 的多数研究都是采用了全部的血浆和血清，而不是纯化的蛋白/miRNA-复合物（Larrea，2016），这提示需要进一步研究血浆和血清之间的差异以及它们如何被样本处理方式所影响。由于样本收集和准备相关的差异，即使是很小的 miRNA 表达改变也可能会对下游分析造成巨大的影响，因为体液中的 miRNA 含量都比较低。

15.10.2　患者的因素和研究的能力

除了上面所提到的技术差异之外，个体间的差异也会对鉴定癌症循环生物标志物相关研究的解释和结论造成影响。个体的差异（如性别、种族和年龄）和外部的差异及生活方式（如吸烟、饮食、药物、化疗及体育活动）都会影响循环系统中 miRNA 的表达水平（Tiberio et al.，2015）。某些差异（如性别、种族和年龄）可以在患者的选择中进行调整。然而，很难对多数外部的差异进行评估，在选择患者和对照组时需要加以考虑。因此，在评估新鉴定的循环 miRNA 癌症生物标志物时，很重要的一点就是要讨论影响其鉴定的可能是个体行为的差异，而不是疾病状态的差异（Tiberio et al.，2015）。因此，除了仔细选择均一的患者群体之外，很重要的一点是要计算研究的能力，以确定病例组和对照组所需要的样本数目，尽可能排除个体之间的一些外部差异，检测到研究/假设所希望的真实效果。能力不足可能也是不同研究之间缺乏可重复性的部分解释（Jarry et al.，2014）。

15.11 用于分析的样本准备

15.11.1 提取方法和质量控制

从体液样本中提取 miRNA 的方法也可能会影响最终的结果，影响被鉴定为未来生物标志物的 miRNA。有很多不同的方法和商业化的试剂盒可以用于体液标本中的 miRNA 提取。这造成了不同研究之间的巨大差异，使得被鉴定的循环 miRNA 之间很难进行比较。比较不同提取方法的几项研究尤其强调了这种挑战，它们发现提取方法是 miRNA 分析差异的主要因素，多个被评估方案的回收率都比较差（Ralla et al.，2014；El-Khoury et al.，2016；Brunet-Vega et al.，2015）。为了判断某种纯化方法的回收率，推荐在体液样本中掺入合成的非人类 miRNA[如线虫（*C. elegans*）的 cel-miR-39 和 cel-miR-238]。在分析循环游离 miRNA 时这一点尤其重要，因为它们的含量非常低，所以即使在提取效率上有很小的差异也会对下游分析造成重要的影响。体液中低水平的 miRNA 也会影响采用分光光度计对提取的 RNA 进行定量。因此，在提取时要对所有样本采用固定体积的输入材料，以避免因为起始材料含量的差异而导致的下游检测误差（Tiberio et al.，2015），这一点非常重要。起始材料的含量也可能会影响提取方法的选择，因为使用较小和较大的样本体积时，试剂盒的检测结果被证实存在差异（El-Khoury et al.，2016）。因此，需要考虑输入材料的类型和体积并仔细选择 RNA 的提取方法以避免结果的偏差（El-Khoury et al.，2016），这一点也非常重要。生物和技术方面的重复使用有助于将提取方法的选择差异所导致的噪声最小化。

在 miRNA 提取过程中，潜在的 PCR 抑制剂也可能会随着 miRNA 一起被分离。因此，要通过检测 260/280nm 的吸收比了解蛋白污染以及检测 260/230nm 的吸收比了解其他污染（如胍盐和苯酚），以此判断所提取的 miRNA 的纯度，这很重要。

15.11.2　cDNA 合成

将（mi）RNA 逆转录（reverse transcription，RT）为 cDNA 是 miRNA 表达分析的一个基本步骤。然而，逆转录酶的效率是高度可变的，会在下游的 RT-qPCR 分析中引入显著的差异（Bustin et al.，2009，2015）。目前可用的有几种不同的 cDNA 试剂盒（如 ThermoFisher Scientific 和 Exiqon 的试剂盒），根据其合成 cDNA 进行 mRNA 分析的结果来看，它们在逆转录效率上可能有不同的表现（Bustin et al.，2015）。然而，据我们所知，目前还没有任何用于 miRNA 分析的 cDNA 试剂盒之间详细比较的报道。因此，应该牢记这些试剂盒可能会有不同的表现，这可能会影响对下游的分析。所以，除了所用方法的详细信息之外，只要有可能就要为每个样本采用多个逆转录重复，由此来确定差异性并将其最小化，这一点非常重要。而且，用于逆转录的输入材料的含量也需要标准化。然而，正如上面所提到的，在分析体液标本时这并不可行，相反，应该在 RNA 的纯化步骤中进行标准化。其中应该包含一个阴性 RT 对照（在反应中没有逆转录酶）以判断是否存在污染的 DNA，这些 DNA 可能会影响下游的分析，也应该包含一个阳性对照（如合成物的掺入）以判断是否存在抑制剂。

上面所提到的分析前考虑证实了对这些变量进行了解和标准化以及报告所有分析细节（以便对不同的 miRNA 研究进行比较并获得可重复的结果）的重要性。

15.12　分析方面的挑战

生物体液中 miRNA 检测的应用

样本收集和处理之后，接下来是对循环 miRNA 的表达谱进行检测。成熟的 miRNA 的尺寸非常小，只有 22～25 个核苷酸，而且在 miRNA 成员之间有高度的同源性。这两个因素，连同体液中循环游离 miRNA 的较低含量，使得循环 miRNA 表达谱的检测非常具有挑战性。目前已经研发了几个平台用于 miRNA 表达的定量。这些平台采用了不同的方法进行 miRNA 的检测，如基于 qPCR 的技术、杂交和测序。Mestdagh 等的研究对分析血清样本的 miRNA 表达的 9 个不同技术平台进行了比较和评价（Mestdagh et al.，2014）。他们评估了 6 种不同的 qPCR 技术[miRCury（Exiqon）、OpenArray（Thermo Fisher Scientific）、TaqMan Cards preAmp（Thermo Fisher Scientific）、miScript（Qiagen）、qScript（Quanta BioSciences）和 SmartChip（WaferGen）]，1 个杂交技术[microarray（Agilent）]

和 2 种测序技术[TruSeq（Illumina）和 Ion Torrent（Thermo Fisher Scientific）]。这项研究显示不同的技术之间存在敏感性的巨大差异，qPCR 技术在敏感性方面表现更好，而杂交和测序技术在分析血清样本时的敏感性较差。qPCR 技术也显示出了较高的准确性，这一点连同其较强的敏感性，可以给出非常可靠的定量检测结果。这项研究的结论是，在所分析的 9 个技术平台中，4 种基于 qPCR 技术[miRCury（Exiqon）、miScript（Qiagen）、qScript（Quanta BioSciences）和 TaqMan Cards preAmp（Thermo Fisher Scientific）]分析血清样本时在敏感性和特异性上都有很好的表现。另外，在评估 miRNA 的差异表达时，他们观察到了不同平台之间的实质性差异。对于采用相同的方法进行筛选和验证的研究来说，这一点可能会有巨大的影响。因此，该研究推荐采用两种不同的检测平台或技术进行筛查和验证分析，以消除因为方法的选择所导致的结果偏差（Mestdagh et al.，2014）。

15.13 分析后的挑战

在选择最佳检测方法之后，下一个问题是应该如何处理原始数据。原始数据处理关键的一步是标准化。实验过程中由各种变量所引起的系统性差异可能会造成数据的失真。这些都应该被仔细地去除掉以便使样本之间的数据具有可比性，在后续的分析中只发现那些真正发生生物学失调的 miRNA。然而，目前虽然有很多标准化的策略，但是还没有形成关于最佳方法的共识（Jarry et al.，2014；Schwarzenbach et al.，2015）。

在更大的筛查研究中（被分析的 miRNA＞100 个），通常会使用基因表达芯片中常用的标准化方法（Zhao et al.，2010；Qin et al.，2013；Meyer et al.，2012）。这些方法基于以下假设，即很大比例的被分析靶点并非差异表达。然而，这些假设在 miRNA 筛查研究中可能不一定正确。基因组中 miRNA 的数量较 mRNA 的种类相差约 10 倍，而在多数研究中的检测仅限于几百个 miRNA，其中大部分通常为差异表达（Qin et al.，2013）。有几项研究对 miRNA 筛选研究中最适用的标准化方法进行了评估，但是得出的却是不同的最佳标准化策略。由于研究中的评估采用了不同的实验设置和平台，这也许可以解释鉴定结果的不同（Zhao et al.，2010；Qin et al.，2013；Meyer et al.，2012）。对于这些分析来说，直接针对 miRNA 数据而研发的新型标准化方法将最有可能是最佳的解决方案。然而，在这种方法出现之前，研究者需要仔细评估每种标准化方法的假设，选择最适合的作为实验设置（Zhao et al.，2010）。

在只分析少数几个 miRNA 的验证研究中，通常采用小核仁 RNA（small

nucleolar RNA，snoRNA）、合成物质的掺入、单个 miRNA 或一组 miRNA 的表达水平来进行标准化（Jarry et al.，2014）。为了适合进行标准化，所选择的参照应该在某个数据集中稳定表达，其丰度应该与样本中的总 miRNA 含量有强烈的关联（Bustin et al.，2009）。正如 MIQE 指南所建议的，对于研究的每一个特定样本队列，应该要对参考基因的数目和选择做仔细的评估和实验性的判断（Bustin et al.，2009）。我们强烈建议不要掺入合成物质进行标准化。在校正 RNA 回收率和 qPCR 效率中的差异时可以将其进行标准化，但是它并不适用于样本之间内源性 miRNA 表达的差异（Jarry et al.，2014）。通常会采用 snoRNA 或单个 miRNA 进行标准化（不需要在某个数据集中验证其表达），因为它们的表达与健康状态无关（Jarry et al.，2014）。然而，这种方法被多次证实无效，因为没有发现不涉及任何疾病状态的 snoRNA 或单个 miRNA（Jarry et al.，2014）。因此，需要在某个数据集中仔细选择最稳定表达的 miRNA，也需要确定被用于标准化的 miRNA 的最佳数目，这一点非常重要。

由于对最理想的标准化方法还没有达成共识，重要的一点是任何 miRNA 筛选研究都要报告有关实验设置的所有信息并且使原始数据能够公开获得，以便其他研究者将自己的研究与既往的研究相对比，这可能有助于将重复性挑战最小化。

15.14　总结

尽管循环 miRNA 从本质上来说是非常有前景的癌症生物标志物，而且大量文章在各种癌症中都发现了有望作为诊断和预后生物标志物的循环 miRNA，但是目前仍然没有特异的循环 miRNA 或 miRNA 的组合被应用到临床中。由于分析前、分析中和分析后阶段的差异，现有研究间的可比性有限。在鉴定循环 miRNA 作为癌症生物标志物时，更多聚焦于不同流程的优化和标准化也许可以克服特异性和重复性的挑战，实现基础研究向临床的成功转化。

参考文献

Afonso-Grunz F，Muller S（2015）Principles of miRNA-mRNA interactions：beyond sequence complementarity. Cell Mol Life Sci 72（16）：3127-3141

Arroyo JD et al（2011）Argonaute2 complexes carry a population of circulating microRNAs independent of vesicles in human plasma. Proc Natl Acad Sci U S A 108（12）：5003-5008

Ayers L et al（2011）Measurement of circulating cell-derived microparticles by flow cytometry：sources of variability within the assay. Thromb Res 127（4）：370-377

Benjamin H et al（2016）Analytical validity of a microRNA-based assay for diagnosing indeterminate thyroid FNA smears from routinely prepared cytology slides. Cancer Cytopathol 124（10）：711-721

Berindan-Neagoe I et al（2014）MicroRNAome genome：a treasure for cancer diagnosis and therapy. CA Cancer J Clin 64（5）：311-336

Beutler E，Gelbart T，Kuhl W（1990）Interference of heparin with the polymerase chain reaction. Biotechniques 9（2）：166

Biomarkers Definitions Working Group（2001）Biomarkers and surrogate endpoints：preferred definitions and conceptual framework. Clin Pharmacol Ther 69（3）：89-95

Blondal T et al（2013）Assessing sample and miRNA profile quality in serum and plasma or other biofluids. Methods 59（1）：S1-S6

Boeri M et al（2011）MicroRNA signatures in tissues and plasma predict development and prognosis of computed tomography detected lung cancer. Proc Natl Acad Sci U S A 108（9）：3713-3718

Brennecke J et al（2005）Principles of microRNA-target recognition. PLoS Biol 3（3）：e85

Brunet-Vega A et al（2015）Variability in microRNA recovery from plasma：comparison of five commercial kits. Anal Biochem 488：28-35

Bustin SA（2010）Why the need for qPCR publication guidelines? The case for MIQE. Methods 50（4）：217-226

Bustin SA et al（2009）The MIQE guidelines：minimum information for publication of quantitative real-time PCR experiments. Clin Chem 55（4）：611-622

Bustin S et al（2015）Variability of the reverse transcription step：practical implications. Clin Chem 61（1）：202-212

Calin GA，Croce CM（2006）MicroRNA signatures in human cancers. Nat Rev Cancer 6（11）：857-866

Chang TC et al（2007）Transactivation of miR-34a by p53 broadly influences gene expression and promotes apoptosis. Mol Cell 26（5）：745-752

Chen X et al（2008）Characterization of microRNAs in serum：a novel class of biomarkers for diagnosis of cancer and other diseases. Cell Res 18（10）：997-1006

Cortez MA et al（2011）MicroRNAs in body fluids—the mix of hormones and biomarkers. Nat Rev Clin Oncol 8（8）：467-477

Egidi MG et al（2013）Circulating microRNAs and kallikreins before and after radical prostatectomy：are they really prostate cancer markers? Biomed Res Int 2013：241780

El-Hefnawy T et al（2004）Characterization of amplifiable，circulating RNA in plasma and its potential as a tool for cancer diagnostics. Clin Chem 50（3）：564-573

El-Khoury V et al（2016）Assessing cellular and circulating miRNA recovery：the impact of the RNA isolation method and the quantity of input material.，Sci Rep 6：19529

Garo LP，Murugaiyan G（2016）Contribution of MicroRNAs to autoimmune diseases. Cell Mol Life Sci 73（10）：2041-2051

Garzon R et al（2006）MicroRNA expression and function in cancer. Trends Mol Med 12（12）：580-587

Gemmell CH，Sefton MV，Yeo EL（1993）Platelet-derived microparticle formation involves glycoprotein Ⅱb-Ⅲa. Inhibition by RGDS and a Glanzmann's thrombasthenia defect. J Biol Chem 268（20）：14586-14589

Gilad S et al（2012）Classification of the four main types of lung cancer using a microRNA-based diagnostic assay. J Mol Diagn 14（5）：510-517

Haider BA et al（2014）A critical evaluation of microRNA biomarkers in non-neoplastic disease. PLoS ONE 9（2）：e89565

Hawkins RC（2010）Phlebotomy site haemolysis rates vary inversely with workload. Clin Chem Lab Med 48（7）：1049-1051

He L et al（2005）A microRNA polycistron as a potential human oncogene. Nature 435（7043）：828-833

Heitzer E，Ulz P，Geigl JB（2015）Circulating tumor DNA as a liquid biopsy for cancer. Clin Chem 61（1）：112-123

Huggett JF et al（2008）Differential susceptibility of PCR reactions to inhibitors：an important and unrecognised phenomenon. BMC Res Notes 1：70

Hunter MP et al（2008）Detection of microRNA expression in human peripheral blood microvesicles. PLoS ONE 3（11）：e3694

Ishikawa H et al（2017）Stability of serum high-density lipoprotein-microRNAs for preanalytical conditions. Ann Clin Biochem 54（1）：134-142

Jarry J et al（2014）The validity of circulating microRNAs in oncology：five years of challenges and contradictions. Mol Oncol 8（4）：819-829

Keller S et al（2011）Body fluid derived exosomes as a novel template for clinical diagnostics. J Transl Med 9：86

Kinoshita T et al（2017）MicroRNAs in extracellular vesicles：potential cancer biomarkers. J Hum Genet 62（1）：67-74

Kirschner MB et al（2013）The impact of hemolysis on cell-free microRNA biomarkers. Front Genet 4：94

Kozomara A，Griffiths-Jones S（2011）miRBase：integrating microRNA annotation and deep-sequencing data. Nucleic Acids Res，2011. 39（Database issue）：p. D152-7

Lance MD et al（2013）Do blood collection methods influence whole-blood platelet function analysis? Platelets 24（4）：275-281

Larrea E et al（2016）New concepts in cancer biomarkers：circulating miRNAs in liquid biopsies. Int J Mol Sci，2016. 17（5）

Lawrie CH et al（2008）Detection of elevated levels of tumour-associated microRNAs in serum of patients with diffuse large B-cell lymphoma. Br J Haematol 141（5）：672-675

Lee YS，Dutta A（2009）MicroRNAs in cancer. Annu Rev Pathol 4：199-227

Lewis BP，Burge CB，Bartel DP（2005）Conserved seed pairing，often flanked by adenosines，indicates that thousands of human genes are microRNA targets. Cell 120（1）：15-20

Lin S，Gregory RI（2015）MicroRNA biogenesis pathways in cancer. Nat Rev Cancer 15（6）：321-333

Lippi G et al（2012）Influence of mechanical trauma of blood and hemolysis on PFA-100 testing. Blood Coagul Fibrinolysis 23（1）：82-86

Lithwick-Yanai G et al（2017）Multicentre validation of a microRNA-based assay for diagnosing indeterminate thyroid nodules utilising fine needle aspirate smears. J Clin Pathol 70（6）：500-507

Lu J et al（2005）MicroRNA expression profiles classify human cancers. Nature 435（7043）：834-838

Maillot G et al（2009）Widespread estrogen-dependent repression of microRNAs involved in breast tumor cell growth. Cancer Res 69（21）：8332-8340

Mall C et al（2013）Stability of miRNA in human urine supports its biomarker potential.，Biomark Med 7（4）：623-631

McNutt M（2014）Journals unite for reproducibility. Science 346（6210）：679

Meiri E et al（2012）A second-generation microRNA-based assay for diagnosing tumor tissue origin. Oncologist 17（6）：801-812

Meisgen F et al（2012）MiR-21 is up-regulated in psoriasis and suppresses T cell apoptosis. Exp Dermatol 21（4）：312-314

Mestdagh P et al（2014）Evaluation of quantitative miRNA expression platforms in the microRNA quality control（miRQC）study. Nat Methods 11（8）：809-815

Meyer SU et al（2012）Profound effect of profiling platform and normalization strategy on detection of differentially expressed microRNAs-a comparative study. PLoS ONE 7（6）：e38946

Michael A et al（2010）Exosomes from human saliva as a source of microRNA biomarkers. Oral Dis 16（1）：34-38

Mitchell PS et al（2008）Circulating microRNAs as stable blood-based markers for cancer detection. Proc Natl Acad Sci U S A 105（30）：10513-10518

Negrini M，Nicoloso MS，Calin GA（2009）MicroRNAs and cancer—new paradigms in molecular oncology. Curr

Opin Cell Biol 21（3）：470-479

Palmer RD et al（2010）Malignant germ cell tumors display common microRNA profiles resulting in global changes in expression of messenger RNA targets. Cancer Res 70（7）：2911-2923

Patnaik SK，Mallick R，Yendamuri S（2010）Detection of microRNAs in dried serum blots. Anal Biochem 407（1）：147-149

Pentheroudakis G et al（2013）Novel microRNA-based assay demonstrates 92% agreement with diagnosis based on clinicopathologic and management data in a cohort of patients with carcinoma of unknown primary. Mol Cancer 12：57

Qin LX，Tuschl T，Singer S（2013）An empirical evaluation of normalization methods for microRNA arrays in a liposarcoma study. Cancer Inform 12：83-101

Ralla B et al（2014）Nucleic acid-based biomarkers in body fluids of patients with urologic malignancies. Crit Rev Clin Lab Sci 51（4）：200-231

Rosenfeld N et al（2008）MicroRNAs accurately identify cancer tissue origin. Nat Biotechnol 26（4）：462-469

Schwarzenbach H et al（2015）Data normalization strategies for microRNA quantification. Clin Chem 61（11）：1333-1342

Sestini S et al（2015）Circulating microRNA signature as liquid-biopsy to monitor lung cancer in low-dose computed tomography screening. Oncotarget 6（32）：32868-32877

Shah JS，Soon PS，Marsh DJ（2016）Comparison of methodologies to detect low levels of hemolysis in serum for accurate assessment of serum microRNAs. PLoS ONE 11（4）：e0153200

Shaham L et al（2012）MiR-125 in normal and malignant hematopoiesis. Leukemia 26（9）：2011-2018

Shkurnikov MY et al（2016）Analysis of plasma microRNA associated with hemolysis. Bull Exp Biol Med 160（6）：748-750

Smalheiser NR（2007）Exosomal transfer of proteins and RNAs at synapses in the nervous system. Biol Direct 2：35

Sozzi G et al（2014）Clinical utility of a plasma-based miRNA signature classifier within computed tomography lung cancer screening：a correlative MILD trial study. J Clin Oncol 32（8）：768-773

Spector Y et al（2013）Development and validation of a microRNA-based diagnostic assay for classification of renal cell carcinomas. Mol Oncol 7（3）：732-738

Stark A et al（2003）Identification of drosophila MicroRNA targets. PLoS Biol 1（3）：E60

Sun YM，Lin KY，Chen YQ（2013）Diverse functions of miR-125 family in different cell contexts. J Hematol Oncol 6：6

Svoronos AA，Engelman DM，Slack FJ（2016）OncomiR or tumor suppressor? The duplicity of microRNAs in cancer. Cancer Res 76（13）：3666-3670

Tiberio P et al（2015）Challenges in using circulating miRNAs as cancer biomarkers. Biomed Res Int 2015：731479

Tuck MK et al（2009）Standard operating procedures for serum and plasma collection：early detection research network consensus statement standard operating procedure integration working group. J Proteome Res 8（1）：113-117

Valadi H et al（2007）Exosome-mediated transfer of mRNAs and microRNAs is a novel mechanism of genetic exchange between cells. Nat Cell Biol 9（6）：654-659

Vickers KC et al（2011）MicroRNAs are transported in plasma and delivered to recipient cells by high-density lipoproteins. Nat Cell Biol 13（4）：423-433

Volinia S et al（2006）A microRNA expression signature of human solid tumors defines cancer gene targets. Proc Natl Acad Sci U S A 103（7）：2257-2261

Wan JCM et al（2017）Liquid biopsies come of age：towards implementation of circulating tumour DNA. Nat Rev Cancer 17（4）：223-238

Wang D et al（2010）Human microRNA oncogenes and tumor suppressors show significantly different biological patterns：from functions to targets. PLoS One 5（9）

Wang K et al（2010）Export of microRNAs and microRNA-protective protein by mammalian cells. Nucleic Acids Res

38（20）：7248-7259

Weber JA et al（2010）The microRNA spectrum in 12 body fluids. Clin Chem 56（11）：1733-1741

Williams AE（2008）Functional aspects of animal microRNAs. Cell Mol Life Sci 65（4）：545-562

Witwer KW et al（2013）Standardization of sample collection，isolation and analysis methods in extracellular vesicle research. J Extracell Vesicles 2

Witwer KW（2015）Circulating microRNA biomarker studies：pitfalls and potential solutions. Clin Chem 61（1）：56-63

Wu K，Li L，Li S（2015）Circulating microRNA-21 as a biomarker for the detection of various carcinomas：an updated meta-analysis based on 36 studies. Tumour Biol 36（3）：1973-1981

Yokota M et al（1999）Effects of heparin on polymerase chain reaction for blood white cells. J Clin Lab Anal 13（3）：133-140

Zhang H，Li Y，Lai M（2010）The microRNA network and tumor metastasis. Oncogene 29（7）：937-948

Zhao Y et al（2010）Evaluation of normalization methods for two-channel microRNA microarrays. J Transl Med 8：69

Zhu W et al（2009）Circulating microRNAs in breast cancer and healthy subjects. BMC Res Notes 2：89

第16章

循环 miRNA 作为肺癌的潜在生物标志物

Sabrina Müller，Florian Janke，Steffen Dietz，Holger Sültmann

16.1 引言

16.1.1 肺癌

肺癌是确诊病例最多的癌症类型，也是导致恶性肿瘤相关死亡的第一原因（Ferlay et al.，2015）。由于在早期阶段没有临床症状，而且也缺乏有效的筛查方案，通常在确诊肺癌时就处于晚期（Goldstraw et al.，2016；Nicholson et al.，2016）。肺部肿瘤可以被分为两种主要类型，即小细胞肺癌（SCLC；15%）和非小细胞肺癌（NSCLC；85%）。后者可以进一步分为三种主要的亚型：腺癌（adenocarcinoma，ADC）、鳞状细胞癌（squamous cell carcinoma，SCC）和大细胞癌（large-cell carcinoma，LCC）。每种亚型都有独特的生长模式和遗传特性（Herbst et al.，2008）。然而，也有研究观察到了具有混合组织亚型的 NSCLC（Sakashita et al.，2014）。肺癌患者的治疗主要根据肿瘤亚型、TNM 分期及有无可靶向的突变。预后主要依靠肿瘤的分期（Travis et al.，2013）：肺癌患者的五年总生存率只有约 19.5%，这主要是因为诊断时已处于晚期。在早期局部阶段确诊，五年生存率可以增加到 50%或更高。相反，对于转移性肿瘤患者，这个比率会降至 1%（Siegel et al.，2018）。

采用胸部 X 线或低剂量 CT 来进行筛选已被证实可以更早地检测出肺癌（Chin et al.，2015）。然而，由于放射性、过度诊断和假阳性结果的原因，这些方法都有造成一定损害的风险（ten Haaf et al.，2017）。因此，要想提高肺癌患者的生存率，目前仍然迫切需要新型的生物标志物来进行早期诊断。近年来，很

Sabrina Müller 和 Florian Janke 对本工作有同等贡献

S. Müller，F. Janke，S. Dietz，H. Sültmann *

Division Cancer Genome Research，German Cancer Research Center（DKFZ），German Cancer Consortium（DKTK），and Translational Lung Research Center（TLRC），German Center for Lung Research（DZL），Im Neuenheimer Feld 460，69120 Heidelberg，Germany

* e-mail：h.sueltmann@dkfz.de

多研究对 microRNA（miRNA）作为肺癌生物标志物的潜力进行了充分的测试。在此，我们综述了这些研究的现状并且讨论了 NSCLC 患者血液中 miRNA 生物标志物的应用。

16.1.2　miRNA 的生物起源和生物功能

miRNA 是小非编码 RNA（20～22 个核苷酸）家族的成员，参与调控一系列的生物学进程。miRNA 的生物起源始于 RNA 聚合酶Ⅱ（RNA PolⅡ）参与的 pri-miRNA 合成（图 16-1；Borchert et al.，2006）。之后，pri-miRNA 与 Drosha 和 DGCR8 的微处理复合体结合，它们在这里被处理为 miRNA 的前体（pre-miRNA），其长度约为 85 个核苷酸，有一个茎环结构。通过输出蛋白-5 将这些 pre-miRNA 从细胞核输送到细胞质中（MacFarlane & Murphy，2010）。在这里，它们被 Dicer 蛋白进一步剪切为 miRNA 二倍体，与单链成熟 miRNA 互补的链被降解。成熟 miRNA 与 Argonaute 2（AGO2）蛋白结合之后形成 RNA 诱导的沉默复合体（RNA-induced silencing complex，RISC）。miRNA 作为一个向导将 RISC

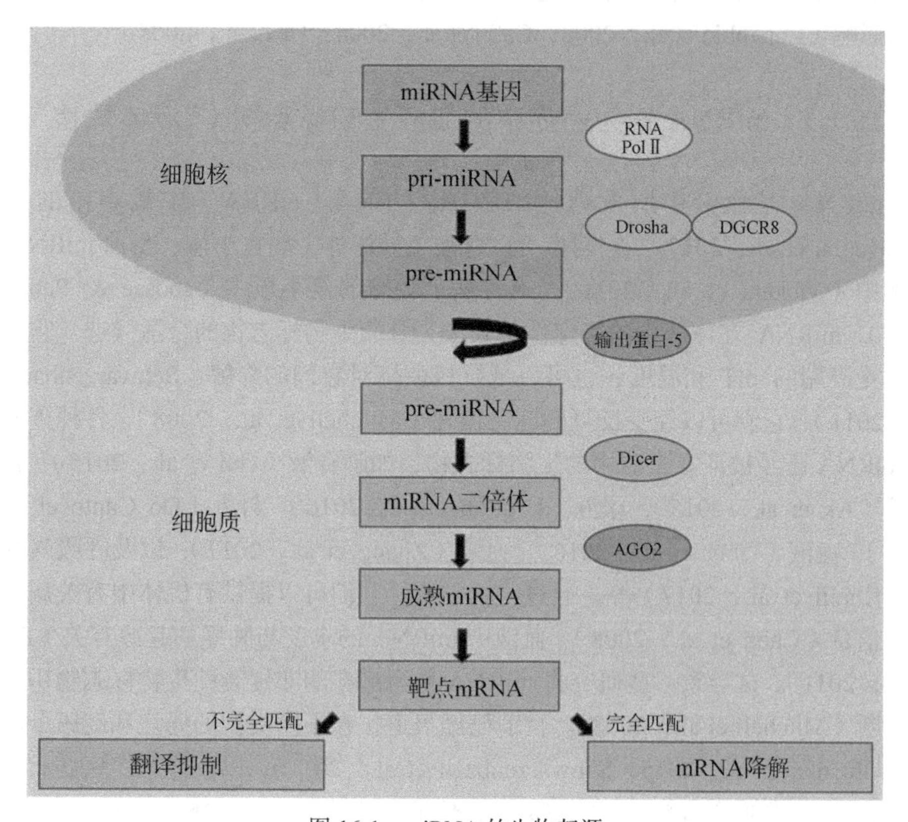

图 16-1　miRNA 的生物起源

导向靶点 mRNA（Bartel，2009），进而通过完全的互补碱基配对导致 mRNA 分子的降解和断裂，或者通过不完全的互补碱基配对导致蛋白翻译的抑制（Krol et al.，2010；Vasudevan et al.，2007）。因为与 mRNA 的结合不必绝对互补，一个 miRNA 可以调控很多不同的 mRNA。同样的，一个 mRNA 分子也可以被多个不同的 miRNA 所调控（Hayes et al.，2014）。

截至目前，在含有已发表 miRNA 及其注释的 miRBase22 数据库（www.mirbase.org）中注册的人类 miRNA 有 2654 个。其中很多 miRNA 都在进化上高度保守，这强调了它们在控制细胞进程中的重要性（Lu et al.，2005；Lewis et al.，2005），如细胞分裂、分化和凋亡（Hayes et al.，2014；Li et al.，2012）。据估计，所有蛋白编码基因中至少有 50%受 miRNA 调控（Fromm et al.，2015）。因此，在几乎所有类型的癌症细胞中都可以见到 miRNA 的表达改变（Peng & Croce，2016）。像其他转录本一样，miRNA 也受基因组改变的影响，如扩增、缺失和易位（Peng & Croce，2016）。而且，有研究显示，miRNA 表达受到 DNA 超甲基化和低甲基化的调节（Han et al.，2007；Saito & Jones，2006）。反之亦然，包括启动子区域甲基化异常和染色体区域重排在内的致癌进程也会受到 miRNA 失调的影响（Lujambio et al.，2008；Calin et al.，2004；He et al.，2007）。

16.1.3 miRNA 作为癌症中的血液生物标志物（“液体活检”）

miRNA 是血液中所发现的细胞游离 RNA（cfRNA）中最丰富的一类（Siravegna et al.，2017）。它们也可以存在于外泌体、凋亡小体、蛋白 miRNA 复合物中（Vickers et al.，2011），或者基于肿瘤的血小板中（Joosse & Pantel，2015）。miRNA 在体液中的稳定性使其成为肿瘤生物标志物的合适候选。它们可以耐受极端的 pH 和温度，也可以抵抗核酸酶对它们的降解（Schwarzenbach et al.，2011）。它们可以经受反复的冻融循环（Mitchell et al.，2008）。各种体液中的 miRNA 已经被证实是有用的生物标志物，如脑脊液（Gui et al.，2015）、胸腔积液（Ak et al.，2015）、尿液（Urquidi et al.，2016）、母乳（Do Canto et al.，2016）、唾液（Ding et al.，2016）、血液（Zhang et al.，2017），以及呼吸气浓缩物（Khalil et al.，2017）等。通过这种方式，它们可以提供有机体中有关病理进程的信息（Chen et al.，2008）。血液中 miRNA 的丰度与肿瘤的起源有关（Brase et al.，2011）。这导致一些研究将 miRNA 作为潜在的非侵袭性生物标志物用于癌症诊断（Mitchell et al.，2008）。目前已经报道，在不同类型的癌症和健康个体之间（Ohtsuka et al.，2015；Schwarzenbach et al.，2011），以及非恶性疾病（如阿尔茨海默病或帕金森病）之中都存在不同丰度的循环 miRNA（Butz et al.，2016）。

16.2　处理和分析循环 microRNA 的技术

血清和血浆相比于全血的一个主要优势是可以在–80℃及以下温度长期存储而不会有样本质量的显著降低（Kirschner et al.，2011）。因此，血清和血浆是首选的起始材料。重要的是，血液收集和处理需要按照标准的指南来进行，以减少其他来源 miRNA 的污染，如裂解的红细胞（溶血）或白细胞，从而在各项研究之间达到最佳的性能和可比性（Kannan & Atreya，2010）。

由于体液中 miRNA 含量较低，因此需要有效的 miRNA 提取方法（图 16-2）。在提取 miRNA 之前，通常需要将非人类 miRNA 作为“掺入物”添加到样本之中。这些“掺入物”的回收情况可以用于衡量不同样本之间提取效率的差异（McDonald et al.，2011）。将有机提取和基于硅膜的纯化结合在一起的商业化 miRNA 提取试剂盒已经被证实在蛋白的去除方面可以产生更好的结果，因此可以替代很多实验室中单纯使用 Trizol®（苯酚：氯仿）的提取方法（Kim et al.，2012a）。而且，采用非 Trizol®进行样本匀浆随后采用基于硅膜的 miRNA 提取的试剂盒也已可以商业购买并且显示出了很好的性能（Baggish et al.，2011；Eldh et al.，2012）。基于 Trizol®的提取方法在起始体积较大时有其优势（Hu et al.，2010；Corsten et al.，2010），而且在从细胞外囊泡中分离 miRNA 时有更高的效率（Moldovan et al.，2013；Eldh et al.，2012）。基于硅膜的提取技术需要更短的周转时间（Hunter et al.，2008），而且能够更有效地分离低 GC 含量的小 RNA 分子，在基于 Trizol®的提取方法中这些分子通常会被选择性地损失掉（Kim et al.，2012b）。

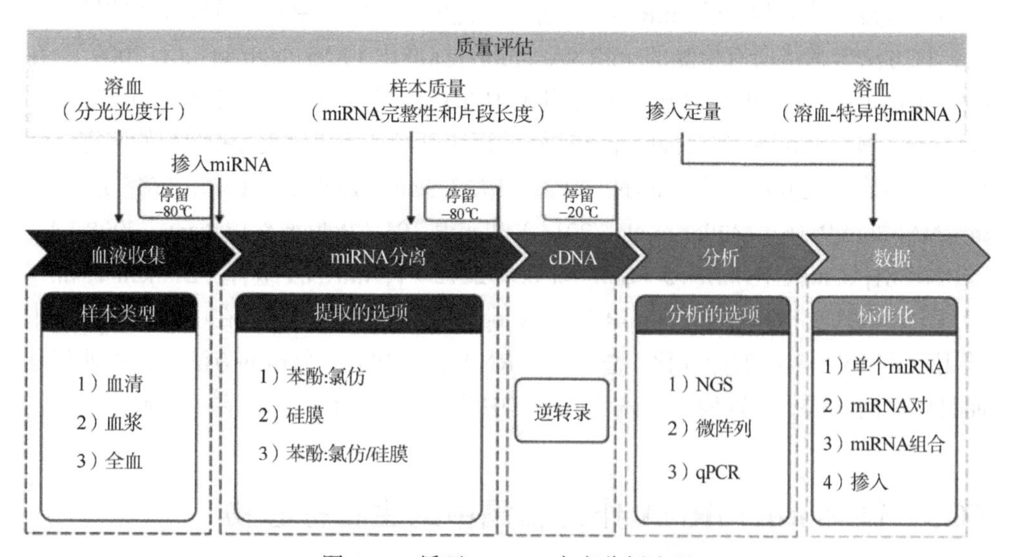

图 16-2　循环 miRNA 丰度分析流程

为了评估 miRNA 的质量，通常会采用高敏感性的毛细管电泳来检查所获得的小 RNA 片段的长度分布（Jung et al.，2010）。通过将小 RNA 的峰值整合在电泳图中，也可以对 miRNA 的质量进行评估。相比于采用相等的 miRNA 浓度，采用含量固定的起始材料被证实可以提高重复性（Mitchell et al.，2008；Kroh et al.，2010）。另外一个经常进行的质量控制是判断样本中的溶血程度，以此作为正确采样的标志（Appierto et al.，2014）。理想的情况是，采用分光光度法作为分析前的质量检查和（或）采用一个或几个溶血-特异的 miRNA（如 miR-451）作为标志物进行分析后检测（Fortunato et al.，2014；Shah et al.，2016）。

对于目的 miRNA 的定量，有几个选项可以选择，但都要求先进行一个逆转录的步骤，由 miRNA 模板形成 cDNA。目前，miRNA 丰度分析最常用的方法是 qRT-PCR、微阵列和二代测序（NGS）(Tiberio et al.，2015)。在简单化、敏感性及特异性方面，qRT-PCR 是最常使用的方法。它提供了相对经济有效的可能性，以直接的数据处理和解释来分析几个 miRNA（Jensen et al.，2011）。然而，当实验的目的是同时分析多个 miRNA 时，采用已知 miRNA 集合的微阵列分析将广泛应用于生物标志物的筛选。NGS 是唯一有潜力检测未知 miRNA 的分析方法（Pritchard et al.，2012）。

处理 miRNA 分析数据的一个主要挑战是所获得的 miRNA 丰度的标准化（Schwarzenbach et al.，2015）。组织中常用的看家基因（如 RNU48 或 RNU6）并不能在液体样本中进行可靠的检测，因为它们（由于 RNA 酶介导的降解）并不总是能够在循环系统中被检测到（Wang et al.，2012）。高通量的方法（包括微阵列和 NGS）有益于较大数量的 miRNA 分析。在这里，可以采用分位数标准化这样的方法，该方法考虑将所有检测的 miRNA 都进行标准化（Mestdagh et al.，2009）。在 qRT-PCR 中，目前正在寻找在各种组织中都有较高和相当稳定丰度的 miRNA。geNorm、NormFinder 和 Bestkeeper 这样的算法已经被用于这类 miRNA 的鉴定。然而，各项研究之间的标准 miRNA 差别很大（Schwarzenbach et al.，2015）。单个 miRNA[如 miR-16（Müller et al.，2014）和 miR-191（Peltier & Latham，2008）]、miRNA 对[如 miR-16/*miR-93*（Song et al.，2012）]、miRNA 组合（Bianchi et al.，2011）和掺入 miRNA[如 cel-miR-39（Wang et al.，2010）]都已在不同的研究之中被用于 miRNA 丰度的标准化。总之，miRNA 分离和后续分析的方法已经迅速建立而且可以商业购买，这使得液体活检样本中的 miRNA 分析更加容易实施。

16.3 循环 microRNA 作为肺癌中的生物标志物

很多研究都已经证实可以采用循环 miRNA 作为 NSCLC 患者中的生物标志

物。异常的循环 miRNA 水平能够区分 NSCLC 患者和健康个体[诊断（Zhang et al.，2017；Hu et al.，2016）]。而且，不同的 miRNA 会与患者的预后（Yanaihara et al.，2006；Chen et al.，2013）和疗效（Zhu et al.，2016a；Franchina et al.，2014）有关。尽管有些研究聚焦于作为癌症生物标志物的单个 miRNA 上，但是与多个 miRNA 的联合（miRNA 组合）相比较时，它们通常在敏感性和特异性方面都较差。在各 meta 分析中也证实了这一点，将 miRNA 组合与单个 miRNA 比较时，敏感性和特异性可以增加 9%（Wu et al.，2014；He et al.，2015；Wang et al.，2015a）。因此，单个 miRNA 也许不能综合地反映致癌作用所涉及的复杂过程，这限制了它们作为生物标志物的效果（Wang et al.，2016）。

16.3.1　肺癌中的诊断性循环 microRNA

肺癌患者的 5 年平均生存率从Ⅰ期的约 49%降到了Ⅳ期的约 1%（Siegel et al.，2018）。这是早期诊断生物标志物之所以重要的主要原因。因此，很多研究都尝试发现有效的 miRNA 标志物来尽早地检测肺癌（表 16-1）。miR-21 是最丰富和最常见的致癌 miRNA，因为它几乎在所有类型的实体肿瘤中都存在过表达。它通过抑制 *RAS/MEK/ERK* 信号通路的负性调节因子而调控肿瘤的发生。miR-21 也可以沉默 *PTEN*（Zhang et al.，2010）、*PDCD4* 和 *TPM1*，因此在延长细胞的增殖和迁移的同时抑制凋亡（Zhu et al.，2008）。在一项包含 40 例 NSCLC 受试者（23 例患者，17 例对照）的研究中，miR-21 丰度的显著差异能够以 70%的敏感性和 100%的特异性区分两组人群。而且，研究也显示 miR-21 的丰度不会受到年龄、肿瘤定位、吸烟情况、分期或肿瘤组织学的影响（Xie et al.，2011）。

表 16-1　能够区分 NSCLC 患者和健康对照的循环 miRNA

miRNA	靶点 miRNA 的表达水平	亚型区分	起始材料	参考文献
miR-17	过表达	否	血浆	Bianchi et al.，（2011）
miR-21	过表达	否	血浆，唾液	Li et al.，（2011），Shen et al.，（2011）
miR-126	下调	否	血浆，唾液	Bianchi et al.，（2011）
miR-141	过表达	否	血浆	Nadal et al.，（2015）
miR-183	过表达	否	血浆，唾液	Zhu et al.，（2016）
miR-200	过表达	否	血浆，唾液	Yu et al.，（2010）
miR-205	过表达	是	组织，血浆	Aharonov et al.，（2009），Leng et al.，（2017）
miR-210	过表达	否	血浆，唾液	Zhu et al.，（2016）
miR-375	过表达	是	组织，血浆	Yu et al.，（2010），Nishikawa et al.，（2011）
miR-486	下调	否	血浆，唾液	Bianchi et al.，（2011），Yu et al.，（2010）

改进诊断流程的努力形成了诊断性 miRNA 组合的概念，目的是将预测的效率最大化：在一个无症状的高危患者人群中，用于 NSCLC 早期检测的包含 34 个 miRNA 的组合可以区分良性和恶性疾病（Bianchi et al.，2011），样本的选择是基于 COSMOS 研究中高危患者的低剂量 CT 筛查（Veronesi et al.，2008）。将已经形成恶性结节的 59 例无症状患者与 69 例健康受试者进行比较。通过一个 365 个 miRNA 的群（其中包括 let-7a、miR17-92 簇、miR-126 和 miR-486），这个组合能够以 80%的敏感性区分健康受试者和肺癌患者的血清样本。由于所选择的受试者都是高危的无症状患者，其目的就是要找到适合早期检测的 miRNA。然而，有研究显示，同样的 34 个 miRNA 的组合也能够检测更晚期的肺癌（Bianchi et al.，2011）。miR17-92 簇由 7 个 miRNA 组成（包括 miR-17、miR-19、miR-20a 和 miR-92a 等），在肺癌中过表达。这种过表达导致 *E2F1*、*HIF1A* 和 *PTEN* 的下调，促进了细胞的增殖和癌症的进展（Osada & Takahashi，2011）。

一项类似的研究在 122 例个体（64 例癌症患者，58 例健康对照）的唾液样本中发现，4 个 miRNA 的组合（miR-21、miR-468、miR-375 和 miR-200b）能够以 81%的敏感性和 92%的特异性将患者与健康个体区分开（Yu et al.，2010）。miR-200 是包含 miR-200a、miR-200b、miR-200c 和 miR-429 的一个 miRNA 家族，在促进上皮间质转化（epithelial-mesenchymal transition，EMT）方面具有重要的作用。经由 ZEB（zinc finger E-box-binding homeobox，锌指 E 盒-结合同源异型框）转录因子（ZEB1 和 ZEB2）的 miR-200 家族的下调会导致 E-钙黏蛋白和波形蛋白的过表达及后续的肺癌进展（Takeyama et al.，2010）。

为了找到针对最低可能肿瘤分期（因此也是最佳治疗）的检测方法，另外一项研究（Shen et al.，2011）检测了携带实体肺结节（solid pulmonary nodule，SPN）患者的样本，这些患者经 CT 扫描而被发现，但是还没有出现症状。研究招募了 33 例良性 SPN 患者、32 例恶性 SPN 患者，以及 29 例重度吸烟者。采用 5 个 miRNA（miR-21、miR-126、miR-210、miR-375 和 miR-486）的组合对受试者的血浆样本进行检测，该组合是基于组织样本的表达谱而形成。miR-126 和 miR-375 没有显示出差别，但其余 3 个 miRNA 能够在患者之间进行准确区分（敏感性为 86%，特异性为 97%）。由于这个组合能够发现 I 期肺癌患者，或许适合在血液样本中进行肺癌的早期检测（Shen et al.，2011）。

尽管目前存在很多基于 miRNA 的检测组合，但是还没有一个组合已经被纳入标准的临床实践中。第一个尝试在体液中采用 miRNA 丰度的是 MILD 试验（Tokumaru et al.，2008），该试验采用 24 个 miRNA（包括 miR-16、miR-133a、簇 17-92 及 miR-126）的组合检测了 939 例患者并与低剂量 CT 筛查的结果进行联合。研究的目的是采用它们来检测肺癌，以及预测预后和死亡的可能性。数据提示，这种方法有可能将低剂量 CT 的假阳性结果从 19.4%降低至 3.7%。这 24 个

miRNA 可以分为不同的亚型，但是这个 miRNA 组合不能将肿瘤进一步分为临床相关的亚类（Sozzi et al.，2014）。

16.3.2　肺癌中具有预后价值的循环 microRNA

根据肿瘤的类型、组织学亚型及分子改变，具有同样肿瘤分期的患者在预后上会有相当程度的差别。为了改善临床决策，很多研究已经鉴定了一些具有预后价值的 miRNA 生物标志物（表 16-2）。

表 16-2　经过选择的与 NSCLC 患者预后相关的循环 miRNA

miRNA	靶点 miRNA 的表达水平	观察到的效果	材料	参考文献
let-7	下调	预后差 总生存时间短	血浆	Yu et al.，（2008）
miR-16	过表达	预后好 总生存时间长	血浆	Wang et al.，（2013）
miR-17-5	过表达	预后差 总生存时间短	血浆	Chen et al.，（2013）
miR-19	过表达	预后差 总生存时间短	血浆	Lin et al.，（2013）
miR-21	过表达	预后差 总生存时间短	血浆	Robles et al.，（2015）
miR-137	过表达	预后差 总生存时间短	血浆	Yu et al.，（2008）
miR-126	下调	更高的进展风险	血浆	Sanfiorenzo et al.，（2013）
miR-155	过表达	更高的进展风险	血浆	Sanfiorenzo et al.，（2013）
miR-486	下调	更高的复发风险	血浆	Li et al.，（2015）

miR-21（在 NSCLC 中上调）和 let-7（在 NSCLC 中下调）已被证实是与患者转归相关的最有用的标志物。一项采用 56 例 NSCLC 患者样本的研究发现了一个用于预后分类的组合（包括 let-7a、miR-221、miR-137、miR-372 和 miR-182）。这个组合在一个 62 例 NSCLC 患者的测试集中得到了证实。而且，包含另外 62 例患者的一项独立队列研究能够对这些患者的预后进行分类，无须考虑分期或肿瘤组织类型（Yu et al.，2008）。另外一项研究采用 391 例患者的血清样本分析了 TGF-β 信号通路中的 miRNA 靶向基因作为晚期生存预测因子的应用。TGF-β 信号通路在肿瘤细胞增殖、分化、凋亡和侵袭的控制之中发挥着关键的作用。在已知调控这个信号通路基因的 140 个 miRNA 中，与两年总生存率有关的 miRNA

被用于建立一个 miRNA 的组合，包含 17 个 miRNA，目的是为死亡高风险的患者得出一个评分。值得注意的是，miR-16 的丰度被证实与患者明显更长的总生存时间有关（Wang et al.，2013）。

miRNA-21 可以与 4 个蛋白编码基因（*YPO1*、*BRCA1*、*HIF1A* 和 *DLC1*）及 *HOXA9* 启动子甲基化一起，将肺癌患者区分为两个具有不同生存率的组，即使是Ⅰ期肿瘤（Robles et al.，2015）。虽然上述提到的每个因子都有预后价值（HR=2.3～3.0），但是它们的组合可以提供更加准确的结果（HR= 10.5）（Robles et al.，2015）。

let-7 家族是在人类中发现的第一个 miRNA 家族（Pasquinelli et al.，2000）。在肺癌中，let-7 被证实可以抑制癌基因的表达，如 *RAS*、*MYC* 和 *HMGA2*，这些基因对细胞增殖非常重要（Pasquinelli et al.，2000；Johnson et al.，2007）。let-7 也会抑制细胞周期调控基因 *CDK6* 的表达。因此，let-7 表达的降低可以促进细胞周期进展。而且，let-7 被证实可以调控 *DICER1* 基因的表达（Johnson et al.，2007），这对于 miRNA 的生物起源非常关键，提示 let-7 可能是 miRNA 生成的整体调控因子（Tokumaru et al.，2008）。

16.3.3 肺癌中具有预测价值的循环 microRNA

对早期诊断的局部肿瘤进行手术切除是目前 NSCLC 患者最有前景的治疗选择，因为它与预后的实质性提高有关（Padda et al.，2014）。然而，术后的复发和转移率很高，根据不同的肿瘤分期可达 30%～70%（Martini et al.，1995，2002）。相应的，要想在术后检测到复发并降低死亡率，密集的随访采样非常关键（Westeel et al.，2000）。近年来，研究者在将循环 miRNA 作为生物标志物用于 NSCLC 患者术后肿瘤监测方面付出了相当多的努力（表 16-3）。在多数研究中，术后复发是根据如下假设进行监测的，即肿瘤相关的循环 miRNA 在手术切除肿瘤之后会降低：Le 等首次证实，术后样本比术前样本的 miR-21 和 miR-24 丰度更低，但是与正常对照没有差别。这提示它们有望用作术后复发的生物标志物（Le et al.，2012）。采用 miRNA 组合（包括 miR-205、miR-19b、miR-30b 和 miR-20a）（Aushev et al.，2013）及 miR-486 也取得了类似的结果，而 miR-486 在肿瘤手术切除之后的下调与更长的无复发生存时间有关（Li et al.，2015）。2015 年进行了有关术后 NSCLC 患者循环 miRNA 最综合性的纵向分析（Leidinger et al.，2015）。在 18 个月的时间里对 26 例肺癌患者共监测了 1205 个 miRNA，每例患者最多 8 个采样时间点。其中，术后采样时间点上可检测的循环 miRNA 总数（miRNome）与术前样本的结果进行了比较。与非转移性患者相比，后来形成转移的患者其 miRNome 更少受到手术的影响。数据提示，肺癌可以整体且稳定地影响患者的 miRNome，而成功的治疗之后可以使其得到改变（Leidinger et al., 2015）。

表 16-3　经过选择的在 NSCLC 患者治疗后具有预测价值的循环 miRNA

miRNA	治疗	靶点 miRNA 的表达水平	观察到的效果	起始材料	参考文献
miR-21	手术	过表达	在无复发生存时间延长的患者中丰度降低	血清	Le et al.，（2012）
miR-205	手术	过表达	在无复发生存时间延长的患者中丰度降低	血清	Aushev et al.，（2013）
miR-302e	放疗	过表达	在放射性敏感的 NSCLC 患者中丰度更高	血浆	Sun et al.，（2017）
miR-200b	放疗	过表达	在放射性敏感的 NSCLC 患者中丰度更高	血清	Chen et al.，（2016）
miR-210	顺铂	过表达	在化疗有效的患者中丰度更低	血清	Li et al.，（2013）
miR-21	顺铂	过表达	在化疗有效的患者中丰度更低	血浆	Gao et al.，（2012）
miR-21	*EGFR* 特异的 TKI 治疗	过表达	在 TKI 耐药的患者中丰度更高	血清	Li et al.，（2014）
miR-122	*EGFR* 特异的 TKI 治疗	过表达	在 *EGFR* 突变的患者中丰度更低（与 *EGFR* 野生型相比）	血浆	Zhang et al.，（2013）

在局部肺肿瘤中，高剂量的放疗已被证实是一种高效的治疗选择，显示出了总生存时间和无复发生存时间的延长（Chang et al., 2015）。然而，在晚期 NSCLC 患者中，放疗却不那么成功。在这些病例中，结果仍然较差，3 年总生存率为 5%～20%（Aupérin et al., 2010）。因此，要想获得更高的治疗精度，最好能找到可以判断肿瘤对放疗敏感程度的生物标志物。放疗的剂量和部位可以更加准确地进行选择，有望改善治疗的结果并减少放射所引起的副作用。很多体外研究显示，特定 miRNA 的下调或上调可以导致肺癌细胞系对电离辐射的敏感性或耐受性（Ma et al., 2016；Salim et al., 2012；Tian et al., 2016）。基于这些发现，有临床研究正在尝试采用 NSCLC 患者的循环 miRNA 丰度来预测放射敏感性。一项试验报道了在 15 个月的时间中监测了 54 例接受放疗的 NSCLC 患者（Chen et al., 2016），他们被分为 4 组：完全有效、部分有效、疾病稳定和疾病进展组。这些患者血浆中循环的 4 个 miRNA 的组合（miR-98-5p、miR-302e、miR-495-3p 和 miR-613）丰度的增加可以将完全和部分有效者与疾病稳定或进展的患者区分开（Chen et al., 2016）。Sun 等拓展了这种方法，将 11 个 miRNA 的组合（包括

miR-205、miR-22 和 miR-125b 等）与临床因素（电离剂量、辅助化疗、年龄、分期，以及 Karnofsky 表现状态）结合起来预测 NSCLC 患者的放射敏感性。miRNA 组合和临床因素的结合可以成功地用于有效者和无效者的区分（Sun et al.，2017）。因此，这些研究证实，将循环 miRNA 作为多标志物模型的一部分来预测 NSCLC 患者的放疗效果很有前景。

对于局部肿瘤，手术后或放疗后出于治愈的目的，全身性化疗通常被用作一种辅助治疗。如果没有可靶向的驱动突变，晚期患者会接受化疗作为一线治疗，这与总生存时间的延长和疾病相关症状的改善有关（Pöttgen et al.，2007；Sculier & Moro-Sibilot，2009）。肿瘤细胞对化疗药物产生耐药的能力是治疗成功的重要障碍，也是导致患者中疗效不同的主要原因。在体外研究中，多个 miRNA 已被报道与化疗敏感性和耐药有关。因此，已经开展了几项采用血液中的循环 miRNA 丰度作为化疗疗效预测因子的研究。例如，循环 miR-21（Gao et al.，2012）、miR-210（Li et al.，2013）和 miR-125b（Cui et al.，2012）被证实在顺铂化疗无效的 NSCLC 患者队列中明显更为丰富。采用 4 个 miRNA 的组合（miR-25、miR-21、miR-27b 和 miR-326）也观察到了类似的结果，它们在对顺铂和培美曲塞化疗敏感的患者血液中有更高的表达（Zhu et al.，2016a）。相应的，这些 miRNA 可以用于在化疗开始前筛选化疗敏感的患者，也可以筛选可能无效的患者，这样就可以避免不成功或有害的治疗。然而，上述 miRNA 如何影响耐药和有效的机制目前仍未被充分阐明。miR-21 是最常提到的 miRNA。它不仅在血清和血浆还包括肺癌患者的组织样本之中能够预测化疗效果（Xu et al.，2018）。另外，A549 肺腺癌细胞中 miR-21 的下调会导致肿瘤抑制基因 *PTEN* 相当高程度的表达并降低抗凋亡基因 *BCL2* 的表达。在几种人类恶性肿瘤中经常可以见到 *PTEN* 的突变和丢失，已知它在形成化疗耐药的过程中具有重要作用（Gao et al.，2012）。尽管有这些令人兴奋的发现，但是单个生物标志物可能不足以预测化疗中的耐药，而多个标志物的组合也许可以提供更准确的预测。

与化疗相比，酪氨酸激酶抑制剂（TKI）是直接作用于只出现在恶性细胞中的特定（突变的）分子靶点。因此，这些药物会形成选择性的癌细胞毒性，同时不影响正常的组织（Strebhardt & Ullrich，2008）。新确诊的晚期肺腺癌患者需要常规进行 *EGFR* 突变和 *ALK* 融合的检测，最近也要求检测 *ROS1*、*RET*、*MET*、*BRAF* 和 *HER2* 这些基因的改变。这些遗传变异的靶向治疗已经可以在临床使用。循环 miRNA 丰度的改变已被用于鉴定 *EGFR* 突变的患者并在治疗期间监测疾病的进展。关于 miRNA 影响其他可靶向的突变位点的功能，相关的文献主要局限于体外研究。循环 miRNA 作为靶向治疗生物标志物的例子是 miR-122 丰度的减少，它可以成功地用于区分 *EGFR* 突变和 *EGFR* 野生型的肿瘤。相应的，miR-122 有望用于 *EGFR* 特异 TKI 易感性的预测（Zhang et al.，2013）。miR-21

和 miR-10b 也被证实有类似的结果，它们丰度的增加与 *EGFR* 的突变状态有关。而且，miR-21 丰度的降低可以预测哪些患者能够从 *EGFR* 特异的 TKI 药物吉非替尼中获益（Shen et al.，2013）。

NSCLC 中 TKI 治疗的主要局限是耐药突变的形成及后续的药物治疗失败，随后会发生疾病的进展。在循环 miRNA 的背景下也对这个问题进行了研究。Wang 等证实 3 个 miRNA 的组合（miR-21、miR-27a 和 miR-218）的上调与 *EGFR*-TKI 耐药的形成之间存在关联（Wang et al.，2015b）。对于 miR-21 来说，这些发现可以在另外一项研究中得到确认，研究结果显示 miR-21 的丰度在 *EGFR*-TKI 耐药的患者中有所增加（Li et al.，2014a）。另外，高水平的 miR-200c 与 *EGFR* 特异 TKI 的获益增加有关（Li et al.，2014b）。还有待进一步发现这些 miRNA 预测价值背后的机制。

16.4　总结和展望

新型诊断、预后和预测性生物标志物的研发对于提高 NSCLC 患者的生存率来说必不可少。液体活检是癌症来源材料的合适检测方法，它是微创的，相比单个肿瘤活检能够更好地代表肿瘤的异质性。液体活检中的 miRNA 已经被证实能够反映病理相关的浓度改变。由于它们高度稳定，循环 miRNA 是一类很有前景的用于临床诊断的分子。尽管样本处理选择的各种差异和所获得数据的标准化缺乏一致性造成了不同研究之间的偏差，来自多项研究的近期数据证实循环 miRNA 有望成为 NSCLC 的生物标志物。单个或多标志物组合的循环 miRNA 丰度已被认为是诊断性（如 miR-21、miR-126 和 miR-205）、预后性（如 miR-21、miR-16 和 let-7）和预测性（miR-21、miR-122 和 miR-205）的生物标志物。然而，由于具有多效性的特征以及对组织类型或恶性肿瘤缺乏特异性，单个 miRNA 的潜在有效性对临床应用来说是一个挑战。在实验的设置下有可能采用单个 miRNA 来区分恶性组织：几项研究已经证实，肿瘤组织中 miR-205 的过表达能够以较高的特异性区分腺癌和鳞状细胞癌。然而，这在体液之中是不可能的，尽管更高的丰度可能提示存在 NSCLC。miRNA 过表达或抑制所导致的细胞代谢改变及其具体的机制还没有被充分地了解。这是因为截至目前很少有 miRNA 的效果已经得到了足够深的功能分型。因此，为了将循环 miRNA 和 miRNA 的组合转化到临床之中，目前迫切需要将基础研究向 miRNA 的功能分析拓展。了解某个 miRNA 的靶点是评价其影响肿瘤相关基因表达特异性的关键。同样，由潜在的诊断性 miRNA 特征所提供的信息也许有助于了解恶性组织之中的特定分子进程。

有研究证实，miRNA 组合与单个 miRNA 分析相比可以提高敏感性和特异性，同时它们也可以与影像学的标志物结合，如低剂量计算机断层扫描（low-dose computer tomography，LDCT）。而且，miRNA 能够提供重要的标志物添加到癌症特异驱动突变的 ctDNA 定量之中，一些尝试肺癌诊断和治疗监测的研究正在对这种可能性进行探索。潜在的标志物组合仍然有待阐明，其中可能包括来自蛋白、脂质体或代谢产物的进一步信息。总之，随着对 miRNA 功能的详细了解以及与其他生物标志物的结合，未来循环 miRNA 在指导临床决策方面可能会变得非常重要，这将会极大地促进肺癌患者的诊断和生存。

致谢

在此感谢 Sabine Klauck 对本章的批阅和非常有价值的评论。

参考文献

Aharonov R，Lebanony D，Benjamin H et al（2009）Diagnostic assay based on hsa-miR-205 expression distinguishes squamous from nonsquamous non-small-cell lung carcinoma. J Clin Oncol 27：2030-2037

Ak G，Tomaszek SC，Kosari F et al（2015）MicroRNA and mRNA features of malignant pleural mesothelioma and benign asbestos-related pleural effusion. Biomed Res Int. https：//doi. org/10. 1155/2015/635748

Appierto V，Callari M，Cavadini E，Morelli D，Daidone MG，Tiberio P（2014）A lipemia-independent NanoDrop®-based score to identify hemolysis in plasma and serum samples. Bioanalysis 6：1215-1226

Aupérin A，Le Péchoux C，Rolland E et al（2010）Meta-analysis of concomitant versus sequential radiochemotherapy in locally advanced non-small-cell lung cancer. J Clin Oncol 28：2181-2190

Aushev VN，Zborovskaya IB，Laktionov KK，Girard N，Cros MP，Herceg Z，Krutovskikh V（2013）Comparisons of microRNA patterns in plasma before and after tumor removal reveal new biomarkers of lung squamous cell carcinoma. PLoS One. 8（10）：e78649. https：//doi. org/10.1371/journal.pone.0078649

Baggish AL，Hale A，Weiner RB，Lewis GD，Systrom D，Wang F，Wang TJ，Chan SY（2011）Dynamic regulation of circulating microRNA during acute exhaustive exercise and sustained aerobic exercise training. J Physiol 589：3983-3994

Bartel DP（2009）MicroRNAs：target recognition and regulatory functions. Cell 136：215-233

Bianchi F，Nicassio F，Marzi M，Belloni E，Dall'Olio V，Bernard L，Pelosi G，Maisonneuve P，Veronesi G，Di Fiore PP（2011）A serum circulating miRNA diagnostic test to identify asymptomatic high-risk individuals with early stage lung cancer. EMBO Mol Med 3：495-503

Borchert GM，Lanier W，Davidson BL（2006）RNA polymerase Ⅲ transcribes human microRNAs. Nat Struct Mol Biol 13：1097-1101

Brase JC，Johannes M，Schlomm T，Haese A，Steuber T，Beissbarth T，Kuner R，Sültmann H（2011）Circulating miRNAs are correlated with tumor progression in prostate cancer. Int J Cancer 128：608-616

Butz H，Kinga N，Racz K，Patocs A（2016）Circulating miRNAs as biomarkers for endocrine disorders. J Endocrinol Invest 39：1-10

Calin GA，Sevignani C，Dumitru CD et al（2004）Human microRNA genes are frequently located at fragile sites and genomic regions involved in cancers. Proc Natl Acad Sci 101：2999-3004

Chang JY，Senan S，Paul MA et al（2015）Stereotactic ablative radiotherapy versus lobectomy for operable stage I non-small-cell lung cancer：a pooled analysis of two randomised trials. Lancet Oncol 16：630-637

Chen Q，Si Q，Xiao S，Xie Q，Lin J，Wang C，Chen L，Chen Q，Wang L（2013）Prognostic significance of serum miR-17-5p in lung cancer. Med Oncol 30：353

Chen X，Ba Y，Ma L et al（2008）Characterization of microRNAs in serum：a novel class of biomarkers for diagnosis of cancer and other diseases. Cell Res 18：997-1006

Chen X，Xu Y，Liao X et al（2016）Plasma miRNAs in predicting radiosensitivity in non-small cell lung cancer. Tumor Biol 37：11927-11936

Chin J，Syrek Jensen T，Ashby L，Hermansen J，Hutter JD，Conway PH（2015）Screening for lung cancer with low-dose CT—translating science into medicare coverage policy. N Engl J Med 372：2083-2085

Corsten MF，Dennert R，Jochems S，Kuznetsova T，Devaux Y，Hofstra L，Wagner DR，Staessen JA，Heymans S，Schroen B（2010）Circulating microRNA-208b and microRNA-499 reflect myocardial damage in cardiovascular disease. Circ Cardiovasc Genet 3：499-506

Cui E，Li H，Hua F，Wang B，Mao W，Feng X，Li J，Wang X（2012）Serum microRNA 125b as a diagnostic or prognostic biomarker for advanced NSCLC patients receiving cisplatin-based chemotherapy. Acta Pharmacol Sin 34：309-313

Ding Y，Ma Q，Liu F，Zhao L，Wei W（2016）The potential use of salivary miRNAs as promising biomarkers for detection of cancer：a meta-analysis. PLoS ONE 11：1-12

Do Canto LM，Marian C，Willey S，Sidawy M，Da Cunha PA，Rone JD，Li X，Gusev Y，Haddad BR（2016）MicroRNA analysis of breast ductal fluid in breast cancer patients. Int J Oncol 48：2071-2078

Eldh M，Lötvall J，Malmhäll C，Ekström K（2012）Importance of RNA isolation methods for analysis of exosomal RNA：evaluation of different methods. Mol Immunol 50：278-286

Ferlay J，Soerjomataram I，Dikshit R，Eser S，Mathers C，Rebelo M，Parkin DM，Forman D，Bray F（2015）Cancer incidence and mortality worldwide：sources，methods and major patterns in GLOBOCAN 2012. Int J Cancer 136：E359-E386

Fortunato O，Boeri M，Verri C，Conte D，Mensah M，Suatoni P，Pastorino U，Sozzi G（2014）Assessment of circulating microRNAs in plasma of lung cancer patients. Molecules 19：3038-3054

Franchina T，Amodeo V，Bronte G，Savio G，Ricciardi GRR，Picciotto M，Russo A，Giordano A，Adamo V（2014）Circulating miR-22，miR-24 and miR-34a as novel predictive biomarkers to pemetrexed-based chemotherapy in advanced non-small cell lung cancer. J Cell Physiol 229：97-99

Fromm B，Billipp T，Peck LE et al（2015）A uniform system for the annotation of vertebrate microRNA genes and the evolution of the human microRNAome. Annu Rev Genet 49：213-242

Gao W，Lu X，Liu L，Xu J，Feng D，Shu Y（2012）miRNA-21：a biomarker predictive for platinum-based adjuvant chemotherapy response in patients with non-small cell lung cancer. Cancer Biol Ther 13：330-340

Goldstraw P，Chansky K，Crowley J et al（2016）The IASLC lung cancer staging project：proposals for revision of the TNM stage groupings in the forthcoming（eighth）edition of the TNM Classification for lung cancer. J Thorac Oncol 11：39-51

Gui Y，Liu H，Zhang L，Lv W，Hu X（2015）Altered microRNA profiles in cerebrospinal fluid exosome in Parkinson disease and Alzheimer disease. Oncotarget 6：37043-37053

Han L，Witmer PD，Casey E，Valle D，Sukumar S（2007）DNA methylation regulates microRNA expression. Cancer Biol Ther 6：1284-1288

Hayes J，Peruzzi PP，Lawler S（2014）MicroRNAs in cancer：biomarkers，functions and therapy. Trends Mol Med 20：460-469

He L，He X，Lim LP et al（2007）A microRNA component of the p53 tumour suppressor network. Nature 447：1130-1134

He WJ，Li WH，Jiang B，Wang YF，Xia YX，Wang L（2015）MicroRNAs level as an initial screening method for early-stage lung cancer：a bivariate diagnostic random-effects meta-analysis. Int J Clin Exp Med 8：12317-12326

Herbst RS，Heymach JV，Lippman SM（2008）Lung cancer. N Engl J Med 359：1367-1380

Hu H，Xu Z，Li C，Xu C，Lei Z，Zhang HT，Zhao J（2016）MiR-145 and miR-203 represses TGF-b-induced epithelial-mesenchymal transition and invasion by inhibiting SMAD3 in non-small cell lung cancer cells. Lung Cancer 97：87-94

Hu Z，Chen X，Zhao Y et al（2010）Serum microRNA signatures identified in a genome-wide serum microRNA expression profiling predict survival of non-small-cell lung cancer. J Clin Oncol 28：1721-1726

Hunter MP，Ismail N，Zhang X et al（2008）Detection of microRNA expression in human peripheral blood microvesicles. PLoS One. 3（11）：e3694. https：//doi. org/10.1371/journal.pone.0003694

Jensen SG，Lamy P，Rasmussen MH，Ostenfeld MS，Dyrskjøt L，Ørntoft TF，Andersen CL（2011）Evaluation of two commercial global miRNA expression profiling platforms for detection of less abundant miRNAs. BMC Genomics. https：//doi. org/10. 1186/1471-2164-12-435

Johnson CD，Esquela-Kerscher A，Stefani G et al（2007）The let-7 microRNA represses cell proliferation pathways in human cells. Cancer Res 67：7713-7722

Joosse SA，Pantel K（2015）Tumor-educated platelets as liquid biopsy in cancer patients. Cancer Cell 28：552-554

Jung M，Schaefer A，Steiner I，Kempkensteffen C，Stephan C，Erbersdobler A，Jung K（2010）Robust microRNA stability in degraded RNA preparations from human tissue and cell samples. Clin Chem 56：998-1006

Kannan M，Atreya C（2010）Differential profiling of human red blood cells during storage for 52 selected microRNAs. Transfusion 50：1581-1588

Khalil F，Ali-labib R，Hassan I，Moustafa H（2017）MicroRNA-155 expression in exhaled breath condensate of patients with lung cancer. Egypt J Chest Dis Tuberc 66：687-691

Kim DJ，Linnstaedt S，Palma J et al（2012a）Plasma components affect accuracy of circulating cancer-related microRNA quantitation. J Mol Diagnostics 14：71-80

Kim YK，Yeo J，Kim B，Ha M，Kim VN（2012b）Short structured RNAs with low GC content are selectively lost during extraction from a small number of cells. Mol Cell 46：893-895

Kirschner MB，Kao SC，Edelman JJ，Armstrong NJ，Vallely MP，van Zandwijk N，Reid G（2011）Haemolysis during sample preparation alters microRNA content of plasma. PLoS One. 8（9）：e24145. https：//doi.org/10. 1371/journal.pone.0024145

Kroh EM，Parkin RK，Mitchell PS，Tewari M（2010）Analysis of circulating microRNA biomarkers in plasma and serum using quantitative reverse transcription-PCR（qRT-PCR）. Methods 50：298-301

Krol J，Loedige I，Filipowicz W（2010）The widespread regulation of microRNA biogenesis，function and decay. Nat Rev Genet 11：597-610

Le HB，Zhu WY，Chen DD，He JY，Huang YY，Liu XG，Zhang YK（2012）Evaluation of dynamic change of serum miR-21 and miR-24 in pre- and post-operative lung carcinoma patients. Med Oncol 29：3190-3197

Leidinger P，Galata V，Backes C，Stähler C，Rheinheimer S，Huwer H，Meese E，Keller A（2015）Longitudinal study on circulating miRNAs in patients after lung cancer resection. Oncotarget 6：16674-16685

Leng Q，Lin Y，Jiang F，Lee C-J，Zhan M，Fang H，Wang Y，Jiang F（2017）A plasma miRNA signature for lung cancer early detection 8：111902-111911

Lewis BP，Burge CB，Bartel DP（2005）Conserved seed pairing，often flanked by adenosines，indicates that thousands of human genes are microRNA targets. Cell 120：15-20

Li B，Ren S，Li X et al（2014a）MiR-21 overexpression is associated with acquired resistance of EGFR-TKI in non-small cell lung cancer. Lung Cancer 83：146-153

Li C，Hashimi SM，Good DA，Cao S，Duan W，Plummer PN，Mellick AS，Wei MQ（2012）Apoptosis and microRNA aberrations in cancer. Clin Exp Pharmacol Physiol 39：739-746

Li J，Li X，Ren S et al（2014b）miR-200c overexpression is associated with better efficacy of EGFR-TKIs in non-small cell lung cancer patients with EGFR wild-type. Oncotarget 5：7902-7916

Li W，Wang Y，Zhang Q et al（2015）MicroRNA-486 as a biomarker for early diagnosis and recurrence of non-small cell lung cancer. PLoS One. 10（8）：e0134220. https：//doi.org/10.1371/journal.pone.0134220

Li Y，Li W，Ouyang Q，Hu S，Tang J（2011）Detection of lung cancer with blood microRNA-21 expression levels in Chinese population. Oncol Lett 2：991-994

Li Z-H，Zhang H，Yang Z-G，Wen G-Q，Cui Y-B，Shao G-G（2013）Prognostic significance of serum microRNA-210 levels in nonsmall-cell lung cancer. J Int Med Res 41：1437-1444

Lin Q，Chen T，Lin Q，Lin G，Lin J，Chen G，Guo L（2013）Serum miR-19a expression correlates with worse prognosis of patients with non-small cell lung cancer. J Surg Oncol 107：767-771

Lu J，Getz G，Miska EA et al（2005）MicroRNA expression profiles classify human cancers. Nature 435：834-838

Lujambio A，Calin GA，Villanueva A et al（2008）A microRNA DNA methylation signature for human cancer metastasis. Proc Natl Acad Sci U S A 105：13556-13561

Ma W，Ma C，Zhou N，Li X，Zhang Y（2016）Up-regulation of miR-328-3p sensitizes non-small cell lung cancer to radiotherapy. Sci Rep 6：31651

MacFarlane L-A，Murphy PR（2010）MicroRNA：biogenesis，function and role in cancer. Curr Genomics 11：537-561

Martin J，Ginsberg RJ，Venkatraman ES，Bains MS，Downey RJ，Korst RJ，Kris MG，Rusch VW（2002）Long-term results of combined-modality therapy in resectable non-small-cell lung cancer. J Clin Oncol 20：1989-1995

Martini N，Bains MS，Burt ME，Zakowski MF，McCormack P，Rusch VW，Ginsberg RJ（1995）Incidence of local recurrence and second primary tumors in resected stage I lung cancer. J Thorac Cardiovasc Surg 109：120-129

McDonald JS，Milosevic D，Reddi HV，Grebe SK，Algeciras-Schimnich A（2011）Analysis of circulating microRNA：preanalytical and analytical challenges. Clin Chem 57：833-840

Mestdagh P，Van Vlierberghe P，De Weer A，Muth D，Westermann F，Speleman F，Vandesompele J（2009）A novel and universal method for microRNA RT-qPCR data normalization. Genome Biol. https：//doi.org/10.1186/gb-2009-10-6-r64

Mitchell PS，Parkin RK，Kroh EM et al（2008）Circulating microRNAs as stable blood-based markers for cancer detection. Proc Natl Acad Sci 105：10513-10518

Moldovan L，Batte K，Wang Y，Wisler J，Piper M（2013）Analyzing the circulating microRNAs in exosomes/extracellular vesicles from serum or plasma by qRT-PCR. Circulating MicroRNAs 1024：1-15

Müller V，Gade S，Steinbach B et al（2014）Changes in serum levels of miR-21，miR-210，and miR-373 in HER2-positive breast cancer patients undergoing neoadjuvant therapy：a translational research project within the Geparquinto trial.，Breast Cancer Res Treat 147：61-68

Nadal E，Truini A，Nakata A，Lin J，Reddy RM，Chang AC，Ramnath N，Gotoh N，Beer DG，Chen G（2015）A Novel serum 4-microRNA signature for lung cancer detection. Sci Rep. https：//doi.org/10.1038/srep12464

Nicholson AG，Chansky K，Crowley J，Beyruti R，Kubota K，Turrisi A，Eberhardt WEE，Van Meerbeeck J，Rami-Porta R（2016）The international association for the study of lung cancer lung cancer staging project：proposals for the revision of the clinical and pathologic staging of small cell lung cancer in the forthcoming eighth edition of the tnm classification for lung cancer. J Thorac Oncol 11：300-311

Nishikawa E，Osada H，Okazaki Y et al（2011）MiR-375 is activated by ASH1 and inhibits YAP1 in a lineage-dependent manner in lung cancer. Cancer Res 71：6165-6173

Ohtsuka M，Ling H，Doki Y，Mori M，Calin G（2015）MicroRNA processing and human cancer. J Clin Med 4：1651-1667

Osada H，Takahashi T（2011）let-7 and miR-17-92：small-sized major players in lung cancer development. Cancer Sci 102：9-17

Padda SK，Burt BM，Trakul N，Wakelee HA（2014）Early-stage non-small cell lung cancer：surgery，stereotactic radiosurgery，and individualized adjuvant therapy. Semin Oncol 41：40-56

Pasquinelli AE，Reinhart BJ，Slack F et al（2000）Conservation of the sequence and temporal expression of let-7 heterochronic regulatory RNA. Nature 408：86-89

Peltier HJ，Latham GJ（2008）Normalization of microRNA expression levels in quantitative RT-PCR assays：identification of suitable reference RNA targets in normal and cancerous human solid tissues. RNA 14：844-852

Peng Y，Croce CM（2016）The role of MicroRNAs in human cancer. Sig Transduct Target Ther 1：15004

Pöttgen C，Eberhardt W，Grannass A et al（2007）Prophylactic cranial irradiation in operable stage ⅢA non small-cell lung cancer treated with neoadjuvant chemoradiotherapy：results from a German multicenter randomized trial. J Clin Oncol 25：4987-4992

Pritchard CC，Cheng HH，Tewari M（2012）MicroRNA profiling：approaches and considerations. Nat Rev Genet 13：358-369

Robles AI，Arai E，Mathé EA et al（2015）An integrated prognostic classifier for stage I lung adenocarcinoma based on mRNA，microRNA，and DNA methylation biomarkers. J Thorac Oncol 10：1037-1048

Saito Y，Jones PA（2006）Epigenetic activation of tumor suppressor microRNAs in human cancer cells. Cell Cycle 5：2220-2222

Sakashita S，Sakashita M，Sound Tsao M（2014）Genes and pathology of non-small cell lung carcinoma. Semin Oncol 41：28-39

Salim H，Akbar NS，Zong D，Vaculova AH，Lewensohn R，Moshfegh A，Viktorsson K，Zhivotovsky B（2012）miRNA-214 modulates radiotherapy response of non-small cell lung cancer cells through regulation of p38MAPK，apoptosis and senescence. Br J Cancer 107：1361-1373

Sanfiorenzo C，Ilie MI，Belaid A，Barlési F，Mouroux J，Marquette CH，Brest P，Hofman P（2013）Two panels of plasma microRNAs as non-invasive biomarkers for prediction of recurrence in resectable NSCLC. PLoS One. https：//doi.org/10.1371/journal.pone.0054596

Schwarzenbach H，Da Silva AM，Calin G，Pantel K（2015）Data normalization strategies for microRNA quantification. Clin Chem 61：1333-1342

Schwarzenbach H，Hoon DSB，Pantel K（2011）Cell-free nucleic acids as biomarkers in cancer patients. Nat Rev Cancer 11：426-437

Sculier J-P，Moro-Sibilot D（2009）First- and second-line therapy for advanced nonsmall cell lung cancer. Eur Respir J Off J Eur Soc Clin Respir Physiol 33：915-930

Shah JS，Soon PS，Marsh DJ（2016）Comparison of methodologies to detect low levels of hemolysis in serum for accurate assessment of serum microRNAs. PLoS One 11（4）：e0153200. https：//doi.org/10.1371/journal.pone.0153200

Shen J，Liu Z，Todd NW et al（2011）Diagnosis of lung cancer in individuals with solitary pulmonary nodules by plasma microRNA biomarkers. BMC Cancer 11：374

Shen Y，Tang D，Yao R，Wang M，Wang Y，Yao Y，Li X，Zhang H（2013）MicroRNA expression profiles associated with survival，disease progression，and response to gefitinib in completely resected non-small-cell lung cancer with EGFR mutation. Med Oncol. https：//doi.org/10.1007/s12032-013-0750-1

Siegel RL，Miller KD，Jemal A（2018）Cancer statistics，2018. CA Cancer J Clin 68：7-30

Siravegna G，Marsoni S，Siena S，Bardelli A（2017）Integrating liquid biopsies into the management of cancer. Nat Rev Clin Oncol 14：531-548

Song J，Bai Z，Han W，Zhang J，Meng H，Bi J，Ma X，Han S，Zhang Z（2012）Identification of suitable reference genes for qPCR analysis of serum microRNA in gastric cancer patients. Dig Dis Sci 57：897-904

Sozzi G，Boeri M，Rossi M et al（2014）Clinical utility of a plasma-based miRNA signature classifier within computed tomography lung cancer screening：a correlative MILD trial study. J Clin Oncol 32：768-773

Strebhardt K，Ullrich A（2008）Paul Ehrlich's magic bullet concept：100 years of progress. Nat Rev Cancer 8：473-480

Sun Y，Hawkins PG，Bi N et al（2017）Serum microRNA signature predicts response to high-dose radiation therapy in locally advanced non-small cell lung cancer. Int J Radiat Oncol Biol Phys 100：107-114

Takeyama Y，Sato M，Horio M et al（2010）Knockdown of ZEB1，a master epithelial-to-mesenchymal transition（EMT）gene，suppresses anchorage-independent cell growth of lung cancer cells. Cancer Lett 296：216-224

Ten Haaf K，Jeon J，Tammemägi MC，Han SS，Kong CY，Plevritis SK，Feuer EJ，de Koning HJ，Steyerberg EW，Meza R（2017）Risk prediction models for selection of lung cancer screening candidates：a retrospective validation study. PLoS Med 14：1-24

Tian F，Han Y，Yan X，Zhong D，Yang G，Lei J，Li X，Wang X（2016）Upregulation of microRNA-451 increases the sensitivity of A549 cells to radiotherapy through enhancement of apoptosis. Thorac Cancer 7：226-231

Tiberio P，Callari M，Angeloni V，Daidone MG，Appierto V（2015）Challenges in using circulating miRNAs as cancer biomarkers. Biomed Res Int. https：//doi. org/10. 1155/2015/731479

Tokumaru S，Suzuki M，Yamada H，Nagino M，Takahashi T（2008）let-7 regulates Dicer expression and constitutes a negative feedback loop. Carcinogenesis 29：2073-2077

Travis WD，Brambilla E，Riely GJ（2013）New pathologic classification of lung cancer：relevance for clinical practice and clinical trials. J Clin Oncol 31：992-1001

Urquidi V，Netherton M，Gomes-Giacoia E，Serie DJ，Eckel-Passow J，Rosser CJ，Goodison S（2016）A microRNA biomarker panel for the non-invasive detection of bladder cancer. Oncotarget 7（52）：86290-86299

Vasudevan S，Tong Y，Steitz JA（2007）Switching from repression to activation：MicroRNAs can up-regulate translation. Science 80（318）：1931-1934

Veronesi G，Bellomi M，Mulshine JL et al（2008）Lung cancer screening with low-dose computed tomography：a non-invasive diagnostic protocol for baseline lung nodules. Lung Cancer 61：340-349

Vickers KC，Palmisano BT，Shoucri BM，Shamburek RD，Remaley AT（2011）MicroRNAs are transported in plasma and delivered to recipient cells by high-density lipoproteins. Nat Cell Biol 13：423-435

Wang G-K，Zhu J-Q，Zhang J-T，Li Q，Li Y，He J，Qin Y-W，Jing Q（2010）Circulating microRNA：a novel potential biomarker for early diagnosis of acute myocardial infarction in humans. Eur Heart J 31：659-666

Wang H，Wu S，Zhao L，Zhao J，Liu J，Wang Z（2015a）Clinical use of microRNAs as potential non-invasive biomarkers for detecting non-small cell lung cancer：a meta-analysis. Respirology 20：56-65

Wang K，Yuan Y，Cho JH，McClarty S，Baxter D，Galas DJ（2012）Comparing the MicroRNA spectrum between serum and plasma. PLoS One 7（7）：e41561. https：//doi.org/10.1371/journal. pone. 0041561

Wang S，Su X，Bai H et al（2015b）Identification of plasma microRNA profiles for primary resistance to EGFR-TKIs in advanced non-small cell lung cancer（NSCLC）patients with EGFR activating mutation. J Hematol Oncol. https：//doi. org/10. 1186/s13045-015-0210-9

Wang Y，Gu J，Roth JA，Hildebrandt MAT，Lippman SM，Ye Y，Minna JD，Wu X（2013）Pathway-based serum microRNA profiling and survival in patients with advanced stage non-small cell lung cancer. Cancer Res 73：4801-4809

Wang Y，Zhao H，Gao X et al（2016）Identification of a three-miRNA signature as a blood-borne diagnostic marker for early diagnosis of lung adenocarcinoma. Oncotarget 7：26070-26086 Westeel V，Choma D，Clément F，Woronoff-Lemsi MC，Pugin JF，Dubiez A，Depierre A（2000）Relevance of intensive postoperative follow-up after surgery for non-small cell lung cancer. Ann Thorac Surg 70：1185-1190

Wu R，Jiang Y，Wu Q，Li Q，Cheng D，Xu L，Zhang C，Zhang M，Ye L（2014）Diagnostic value of microRNA-21 in the diagnosis of lung cancer：evidence from a meta-analysis involving 11 studies. Tumor Biol 35：8829-8836

Xie Y，Todd NW，Liu Z，Zhan M，Fang H，Peng H，Alattar M，Deepak J，Stass SA，Jiang F（2011）Altered miRNA expression in sputum for diagnosis of non-small cell lung cancer. Lung Cancer 67：170-176

Xu X，Yu S，Sun W et al（2018）miRNA signature predicts the response of patients with advanced lung adenocarcinoma to platinum-based treatment. J Cancer Res Clin Oncol 144：431-438

Yanaihara N，Caplen N，Bowman E et al（2006）Unique microRNA molecular profiles in lung cancer diagnosis and prognosis. Cancer Cell 9：189-198

Yu L，Todd NW，Xing L，Xie Y，Zhang H，Liu Z，Fang H，Zhang J，Katz RL，Jiang F（2010）Early detection of lung adenocarcinoma in sputum by a panel of microRNA markers. Int J Cancer 127：2870-2878

Yu SL，Chen HY，Chang GC et al（2008）MicroRNA signature predicts survival and relapse in lung cancer. Cancer Cell 13：48-57

Zhang H，Mao F，Shen T，Luo Q，Ding Z，Qian L，Huang J（2017）Plasma miR-145，miR-20a，miR-21 and miR-223 as novel biomarkers for screening early-stage non-small cell lung cancer. Oncol Lett 13：669-676

Zhang H，Su Y，Xu F，Kong J，Yu H，Qian B（2013）Circulating microRNAs in relation to EGFR status and survival of lung adenocarcinoma in female non-smokers. PLoS One. 8（11）：e81408. https：//doi.org/10.1371/journal. pone. 0081408

Zhang JG，Wang JJ，Zhao F，Liu Q，Jiang K，Yang GH（2010）MicroRNA-21（miR-21）represses tumor suppressor PTEN and promotes growth and invasion in non-small cell lung cancer（NSCLC）. Clin Chim Acta 411：846-852

Zhu J，Qi Y，Wu J，Shi M，Feng J，Chen L（2016a）Evaluation of plasma microRNA levels to predict insensitivity of patients with advanced lung adenocarcinomas to pemetrexed and platinum. Oncol Lett 12：4829-4837

Zhu S，Wu H，Wu F，Nie D，Sheng S，Mo YY（2008）MicroRNA-21 targets tumor suppressor genes in invasion and metastasis. Cell Res 18：350-359

Zhu WY，Zhou KY，Zha Y，Chen DD，He JY，Ma HJ，Liu XG，Le HB，Zhang YK（2016b）Diagnostic value of serum miR-182，miR-183，miR-210，and miR-126 levels in patients with early-stage non-small cell lung cancer. PLoS ONE 11：1-16

第17章

细胞外囊泡：近期的技术进展及癌症液体活检的前景

Irina Nazarenko

缩略语

EV　　细胞外囊泡（extracellular vesicles）

ISEV　国际细胞外囊泡协会（International Society of Extracellular Vesicles）

17.1　引言

疾病进展过程中发生在肿瘤细胞中的遗传和表观遗传改变会严重影响分泌因子谱。因此，细胞分泌组的分析至少在某种程度上可以提供起源细胞中所发生的相关改变的信息。过去几十年中已有相当多的成就证实肿瘤细胞分泌到循环系统中的因子可以作为高效的生物标志物。尽管分泌物的整体复杂性并没有被完全解开，大体来说，它们可以分为两大不同的种类，即直接释放到细胞外空间的分子和以一种受保护的形式（包裹进细胞外膜囊之中）被释放的成分。分泌组的非囊泡成分，如激素和细胞因子（Hammes，2003）、游离循环核酸（包括 DNA 和 miRNA）与 LDH 和 Ago 的复合体（Mahn et al.，2011；Vickers et al.，2011）及细胞外核酸酶（Deindl et al.，2009）已在其他章节讨论过，我们在本章中主要聚焦于细胞外囊泡（extracellular vesicle，EV）。

EV 会表现为几种细胞器样的结构，含有蛋白质、脂类，以及包裹在类脂双层膜中的核酸，来源于细胞内含体的细胞内膜，或者直接来源于细胞外膜

I. Nazarenko *

Institute for Infection Prevention and Hospital Epidemiology，Medical Center - University of Freiburg，Faculty of Medicine，University of Freiburg，79106 Freiburg，Germany

* e-mail：irina.nazarenko@uniklinik-freiburg.de

I. Nazarenko

German Cancer Consortium（DKTK），Partner Site Freiburg，German Cancer Research Center（DKFZ），Heidelberg，Germany

（图 17-1）（Yanez-Mo et al.，2015；Liu et al.，2019；Nieuwland & Sturk，2010）。这些结构一旦从细胞表面释放出来就会形成囊泡的异质性群体，它们会作为细胞间通信的媒介，从供体细胞转运一批生物活性分子装载物到受体细胞。根据最近的研究成果，根据其来源和成分可以将分泌的 EV 分为几个主要类型：外泌体（exosome）、微囊泡[microvesicle，也称为微泡/核外颗粒体（ectosome）]（Colombo et al.，2014；Lee et al.，2011）和大的癌小体（oncosomes）（Meehan et al.，2016；Minciacchi et al.，2015a，b；Di Vizio et al.，2012；Thery et al.，2018；Rak，2010）。当然，有可能还存在其他分泌囊泡（Marzesco et al.，2005；Goler-Baron et al.，2012）；然而，它们的起源、功能和内含物尚未明确，因此本章不做讨论。除了分泌的囊泡外，凋亡小体被认为是以更高浓度出现在体液中的一种 EV 类型，因此对于在诊断和预后中的应用来说囊泡装载物很有意义（Grant et al.，2019；Tricarico et al.，2017）。

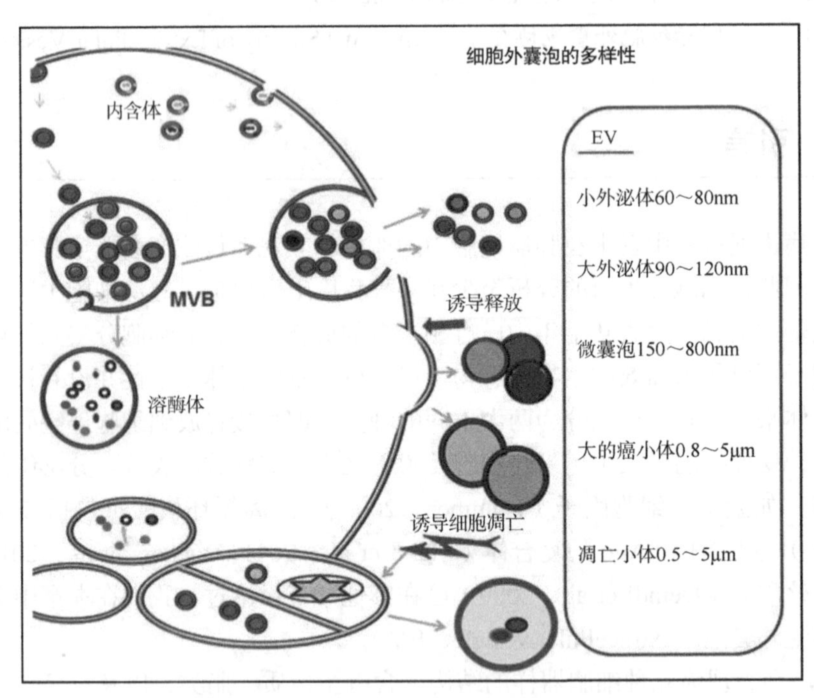

图 17-1　不同大小和来源的各种细胞外囊泡的示意图

2019 年 4 月进行的 PubMed 检索显示，将 EV 作为诊断生物标志物的兴趣一直有稳定的增长，因为发表文章的数量从 2011 年 ISEV 建立时的 122 篇增加到了 2017 年的 976 篇。需要注意的是，如果将所有的关键词（外泌体、微囊泡和细胞外囊泡）都计算在内，2018 年发表的文章数量降到了 736 篇（图 17-2）。EV 的纯化与分型方面的技术困难和现有努力的细化可能是导致这种下降的原因，这进一步强调了技术经验的必要性，本章在后面会做详细讨论。

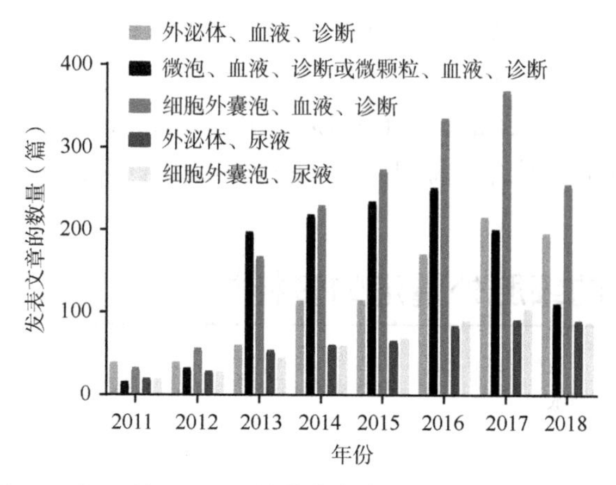

图 17-2　根据 2019 年 4 月 PubMed 的检索来分析 EV 作为癌症生物标志物载体的相关研究文章的发表情况

尤其是作为液体活检的来源，2014 年只有 6 篇开创性的文章涉及 EV，而 4 年之后的 2018 年，以 EV 作为主题发表的实验工作有 97 项（图 17-3）。然而，处理特定 EV 类型的液体活检的方法仍然受到缺少 EV 类型特异分离方法的限制（Thery et al.，2018）。因此，目前所开展的多数研究或者是采用粗制的 EV 成分，其中含有高比例的非 EV，它们多数是通过沉淀方法和超速离心法所回收的脂蛋白杂质；或者是纯化的 EV 成分，至少部分去除了脂质的污染，例如通过尺寸排阻色谱法或密度梯度离心纯化（Simonsen，2017；Johnsen et al.，2018）。另外，目前可能无法成功地评价 EV 的共纯化及来自体液的病毒颗粒，这可能会导致假阳性的病毒来源 EV 生物标志物（Ramirez et al.，2018；Raab-Traub & Dittmer，2017）。为了克服这些不足，ISEV 设想了一些能够进行小型化、高纯

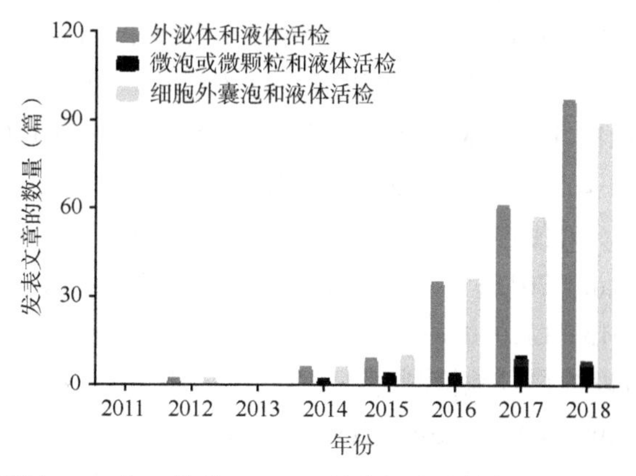

图 17-3　根据 2019 年 4 月份 PubMed 检索的在液体活检背景下分析 EV 的相关研究文章的发表情况

度 EV 分离和检测的新技术。新出现的芯片实验室微流控设备（Liga et al.，2015；Wunsch et al.，2016；Kanwar et al.，2014），具有设计特性的新型纳米材料（Kabe，2019；Im et al.，2015）以及新的更加敏感的检测方法已经被成功引入到 EV 领域（Ramirez et al.，2018；Li，2018；Shao et al.，2018）。这些方法可以实质性地促进在临床中建立基于 EV 的液体活检诊断，下文将会进行讨论。

17.2 新出现的细胞外囊泡的多样性

17.2.1 外泌体

外泌体（exosome）是一个小型纳米尺寸 EV 的群体，起源于一部分被称为多囊泡体（multivesicular body，MVB）的多囊泡次级内含体（Piper & Katzmann，2007）。MVB 与细胞膜融合后会导致外泌体的分泌（Yanez-Mo et al.，2015；Raposo & Stoorvogel，2013）。有几个信号通路可能参与了次级内含体中管腔内囊泡的形成，其中传送所需要的内含体分选复合体（endosomal sorting complex required for transport，ESCRT）机制（Babst，2011）可能与蛋白聚糖-同线蛋白-ALIX 轴线（Baietti et al.，2012）及神经酰胺/nSMase2 调节信号通路（Trajkovic et al.，2008；Tang，2017；Phuyal et al.，2014）有关，前者是一个四跨膜蛋白依赖的信号通路（van Niel et al.，2011）。在后续事件中，MVB 与细胞膜的融合导致了外泌体的分泌，这可能是受小 GTP 酶类 RAB 家族的调控；其中，Rab27（Ostrowski，2010）、Rab11（Pavarotti et al.，2012）和 Rab35（Hsu et al.，2010）已进行了功能分型。此外，如 Bobrie 等（2011）的综述，SNARE 蛋白也参与其中。由于它们的起源，外泌体展现出了特定蛋白的富集，比如四跨膜蛋白 CD63、CD9、CD81，主要组织相容性复合物 Ⅰ（major histocompatibility complex Ⅰ，MHC Ⅰ）、肿瘤易感基因 101（tumor susceptibility gene 101，TSG101）和同线蛋白-1（Kowal et al.，2016）。核酸的募集也有可能受到了密切的调控，而特定的基序可能会促进 microRNA 被募集到外泌体中（Villarroya-Beltri et al.，2013）。外泌体装载物的这种选择性会导致外泌体和供体细胞成分之间的差异（Liga et al.，2015；Wunsch et al.，2016；Kanwar et al.，2014；Kabe，2019；Im et al.，2015；Li，2018；Shao et al.，2018）。然而，供体细胞的蛋白质和核酸的特征模式可以被很好地检测为外泌体中的一种“指纹”或“标签”（Yanez-Mo et al.，2015；Simons & Raposo，2009；Nazarenko et al.，2010；Nawaz et al.，2014），考虑到外泌体在液体活检中的应用，这一点尤其关键。

17.2.2　微囊泡

微囊泡（microvesicle）是大范围不同类型细胞外囊泡的常用称呼。在本章中，我们所采用的微囊泡定义是从直径 100nm 至约 600nm 囊泡的异质性群体，与外泌体相比，它们是在各种刺激下直接从细胞表面以出芽的方式释放（Yanez-Mo et al.，2015）。在血小板或内皮细胞的刺激下释放并被赋予了促凝血和促炎症特性的微囊泡通常被称为微粒（microparticle）（Ridger et al.，2017）。有些文献介绍了肿瘤来源的微囊泡的异质性群体，直径为 100～400nm，从肿瘤细胞释放，并且含有癌基因，它们被定义为癌小体（oncosome）（Meehan et al.，2016；Rak & Guha，2012）。

不同的刺激可以调节微囊泡的释放，如剪切力、钙离子水平的变化及缺氧（Allan et al.，1976；Shukla et al.，1978）。有初步的证据提示，微囊泡的内含物也可能至少在某种程度上受到刺激依赖方式的调节。例如，单核细胞白血病细胞所产生的微囊泡中 LAIR-1 抗原的富集只能在含有 P-选择素嵌合体[而不是脂多糖（LPS）]的细胞受到刺激时才能观察到（Bernimoulin et al.，2009）。细胞表面脂类的不对称分布和线粒体依赖的刺激可能会在微囊泡的产生过程中发挥作用。因此，凝溶胶蛋白（gelsolin）、移位酶（translocase）、转出酶（floppase）、拼接酶（scramblase）和钙蛋白酶（calpain）被证实参与了微囊泡的释放（Alexandru et al.，2017）。与凋亡诱导中的过程类似，细胞内钙离子的增加会导致线粒体介导的半胱天冬酶驱动的细胞骨架降解，抑制翻转酶（flippase）和活化转出酶，允许细胞膜磷脂酰丝氨酸（phosphatidylserine，PS）残基的“翻转”（Connor et al.，1992）。这些事件之后是微囊泡的脱落，在其外表面装配了 PS 残基（Chung et al.，2007）。释放的微粒数量可能也有诊断价值，因此表现为出血障碍的 Scott 综合征可能是在造血干细胞的脂类拼接酶中有缺陷，导致了 PS 在血小板上暴露不足，同时伴有微粒释放的障碍（Morel et al.，2010）。

17.2.3　大的癌小体

除了上面所提到的纳米和亚微米尺寸的细胞外囊泡之外，在几种肿瘤类型（如前列腺癌、膀胱癌和胶质母细胞瘤）中还介绍了直径超过 1μm 的大囊泡（Meehan et al.，2016；Di Vizio et al.，2012），它们从变形虫样的肿瘤细胞中释放，含有金属蛋白酶、RNA 及 ARF6。它们可能含有独特的蛋白质和 miRNA 装载物，与更小的囊泡有所不同，是单独的 EV 群体（Minciacchi et al.，2015）。这些囊泡被称为大的癌小体。然而，目前关于这个 EV 亚类并没有足够可用的数据。

17.2.4 凋亡小体

与外泌体和微囊泡相比，凋亡小体（apoptotic body）不是由细胞释放而是应对细胞凋亡信号而形成。这个不可逆的级联过程开始于半胱天冬酶驱动的细胞骨架裂解、染色质凝集，随后是细胞的收缩、细胞膜出泡、DNA 片段化，最后是囊泡化和凋亡小体的形成（Coleman et al.，2001）。凋亡小体为直径 0.5～3μm 的细胞膜颗粒，含有随机的细胞质碎片和片段化的 DNA（Hashimoto et al.，1998；Ihara et al.，1998）。一旦被释放，凋亡小体就会被附近的细胞或巨噬细胞吞噬。越来越多的证据支持生物活性分子会从凋亡小体转运至受体细胞，如与年龄相关的软骨钙化过程（Hashimoto et al.，1998）或癌症免疫抑制调节（Xie et al.，2009）。有证据表明，凋亡小体中的 DNA 可以转运至受体细胞的核中（Holmgren，2010）。其他的核酸种类，如 mRNA 和 miRNA，能够维持其功能并且在细胞质中可以被检测出（Zernecke et al.，2009）。总之，这些包裹在凋亡小体中的生物活性分子装载物可以参与有机体应对凋亡刺激的适当反应。在癌症中，每天大量的凋亡小体都会释放到循环系统中（Sleeman et al.，2011）。而且，化疗和放疗诱导的凋亡会增加癌症患者血液中凋亡小体的比率，这在某种程度上会增加其在疾病进展和治疗过程中与调节全身效应的相关性，因而支持其在液体活检中的价值。

17.3 液体活检研究背景下特定 EV 装载物的检测

对 EV 生物学和功能的新认识有助于强化其高度潜能以提供新的诊断选择。细胞释放出各种 EV，它们含有特定的生物活性分子谱，保护其不受细胞外蛋白酶、剪切压力和其他外力的作用。它们被证实参与远端受体细胞的调节，因此含有其细胞起源的代表性信息。EV 分布于体液之中，包括血液、尿液、唾液、脑脊液、母乳、腹水等，因此形成了一种容易获取的有关健康和疾病状态的生物标志物资源。在此，我们提供了有关不同 EV 成分的一个综述，这些成分已被鉴定为有潜力的癌症生物标志物。

17.3.1 蛋白质检测

蛋白质是被研究最充分的 EV 成分之一。其中，已经被检测到的有细胞膜蛋白、分子伴侣、细胞骨架成分、生长因子及其受体、代谢酶等。

17.3.1.1　EV 蛋白装载物

一方面，EV 内信号分子的释放使其可以特异地递送到受体细胞。这个机制可能被肿瘤细胞所采用，它们能够产生各种类型的 EV 用于启动和支持局部或全身的作用：调节肿瘤基质及形成转移前的微环境（Peinado et al.，2012）；参与肿瘤血管生成，如通过释放 Dll4（Sheldon et al.，2010）和内皮祖细胞的活化（Nazarenko et al.，2010）；调节免疫抑制（Mignot et al.，2006）；以及凝血功能的失调（Rak，2010）。另一方面，细胞外囊泡中特异蛋白的分泌可以作为一种强有力的机制，通过直接扣留其调节因子至 EV 中，从而参与供体细胞中整个细胞内信号通路活性的调节。通过在 EV 内释放 β-连环蛋白，Wnt 信号通路可以在供体细胞中被拮抗（Chairoungdua et al.，2010）。

所以，EV 的蛋白装载物至少可以传递两类信息：首先是特异分选至 EV 中的一组蛋白，其目的是调节受体细胞中的改变，在全身水平产生改变；其次是从细胞中主动移除至 EV 中的一组蛋白，其目的是转换单个信号通路的级联反应，因此可以反映供体细胞中的整个细胞进程。我们对 EV 蛋白装载物相关认识的提高和智能数据库的创建使得对蛋白功能的注释成为可能，对于全身性改变及肿瘤内的特征来说，这也许可以在液体活检和预测性生物标志物方面提供有益的信息，因为原发肿瘤和转移灶的分子特征可以反映其异质性，因此能够提供关于特定类型治疗反应的有用信息。

17.3.1.2　对体液中 EV 蛋白的现有认识

关于 EV 蛋白内含物的现有文献已在最近几项工作中进行了详细的综述（Rak，2013；Zhang et al.，2018a；Belov et al.，2016），多数研究都应用到了 EV 数据库 ExoCarta（Liang et al.，2013）和 EVpedia（Kim et al.，2015）。然而，需要注意的是，目前所获得的数据都是基于对传统细胞培养所分离的 EV 的分析而产生的。确实，目前有初步的证据显示 2D 和 3D 环境下所释放的 EV 之间是有差别的（Rocha et al.，2019），说明体内肿瘤所释放的 EV 蛋白内含物可能与 2D 细胞培养条件下生长的相应肿瘤细胞所产生的 EV 蛋白内含物有所不同。对血液或其他体液中分离的纯化肿瘤 EV 进行分析是非常有用的；然而，由于方法学方面的挑战，这受到了大量其他成分的干扰，主要是脂蛋白和可溶性的蛋白复合体，由于有类似的大小、密度和电荷，它们会与 EV 一起被共分离出来（Thery et al.，2018；Simonsen，2017；Johnsen et al.，2018）。因此，不能排除目前得到的蛋白质组学数据可能含有一些特殊比例的蛋白，它们作为杂质与 EV 一起被分离出来。要想对体液中分离的纯化 EV 群体进行综合分型，将来需要进一步研发相应的提取和分离技术。

17.3.1.3 在液体活检中进行 EV 蛋白分析的潜力

考虑到几乎体内每一个细胞都会将 EV 释放到细胞外空间，不同来源的 EV 组成了体液的 EV 全貌。这些 EV 携带其起源细胞的相应表面标志物（Fais et al.，2016）。为每一个特定 EV 来源确立这些标志物将会实质性地促进 EV 分析在液体活检中的应用。有几个候选的表面标志物已经在体外和试验性的临床条件下进行了成功的测试。比如，在卵巢癌来源的 EV 上可以检测到 CD47、CD71 和 EpCAM（Zaborowski，2019）；另外，在结直肠癌来源的 EV 上可以检测到 EpCAM 和 CD147（Tian et al.，2018）；而在乳腺癌来源的 EV 表面，EpCAM 则不表达（Rupp et al.，2011）；在前列腺癌患者的 EV 中会发现 PSMA 的增加（Park et al.，2016）；来源于慢性淋巴细胞白血病（chronic lymphocytic leukemia，CLL）血液样本的 EV 会含有水平升高的 CD5、CD19、HLA-A、HLA-B、HLA-C（44）。另外（Belov et al.，2016），位于 EV 上的磷脂酰肌醇蛋白聚糖-1（glypican-1）被鉴定为胰腺癌的终极生物标志物（Melo et al.，2015）；在另外一项研究中，CKAP4 被提示为胰腺癌的 EV 生物标志物（Kimura et al.，2019）。然而，目前仍然没有一个鉴定的生物标志物被确定并批准用于临床。研发能够对体液标本的 EV 直接进行分型的方法（如纳米流式细胞仪或芯片实验室设备）也许可以将 EV 分析引入临床常规检测之中，其中的一些方法将会在本章接下来的部分进行讨论。

17.3.1.4 EV 中可溶蛋白配体的检测

有意思的是，之前被认为只能通过可溶蛋白的形式释放的配体也可以被输送到分泌的囊泡中。因此，在乳腺癌 EV 上可以检测到双向调节因子、肝素结合 EGF 样生长因子、表皮生长因子及转化生长因子，这说明它们在转移前微环境的形成过程中的作用（Peinado et al.，2012）。S100A4 可以作为可溶性因子在 EV 内被释放，促进肿瘤的进展（Forst et al.，2010）。同样，在胰腺癌细胞中，虽然 100kDa 截短的 EGFR 是以可溶蛋白的形式分泌的，但在 EV 中可以检测到 170kDa 的全长蛋白和 65kDa 的细胞内激酶区域（Adamczyk et al.，2011），这强调了循环游离成分和 EV 这二者在液体活检中应用的重要性。最明显的与诊断价值相关的 EV 成分之一是在很多研究中都被证实的组织因子（tissue factor，TF），它们不仅以可溶蛋白的形式释放，也会被 EV 所携带，与凝血系统的调节及各种体液的凝结特性有关（Atkinson et al.，2013；Beer et al.，2016；Bernard，2019；Elsherbini & Bieberich，2018；Bastida et al.，1984）。而且，EV 有可能作为蛋白酶及其底物的传送平台。在卵巢癌患者的腹水中，L1 黏附分子可以被 EV 内的 ADAM 切开，然后以可溶蛋白的形式释放（Keller et al.，2009；

Stoeck et al.，2006）。

17.3.2　EV 中长链和短链 RNA 的检测

Ceccarini 等提供了 mRNA 通过 EV 进行平行转移的初步证据，显示结直肠癌细胞可以释放细胞外 mRNA“颗粒”（Ceccarini et al.，1989）。在很长时间之内都不清楚这个现象的生物学意义。更好的检测和纯化技术的研发使得 EV RNA（Duijvesz et al.2011）的分离和分析成为可能并导致了与癌症（Alderton，2012；Ciardiello et al.，2016；Cocucci et al.，2009；D’Asti et al.，2016；Keller et al.，2006）、免疫反应（Bobrie et al.，2011；Liu et al.，2015；Pulliam & Gupta，2015；Whiteside，2016）、自身免疫疾病和胎儿性别（Keller et al.，2011）相关生物标志物的发现。目前，至少有两个数据库，即 ExoCarta（Cheung et al.，2016）和 EVpedia（Kim et al.，2015），它们含有有关 EV RNA 研究的综合信息。另外，一个 EV 中的 miRNA 谱数据库最近已经被创建并公布（Liu et al.，2019）。

17.3.2.1　编码和非编码长链 RNA

有几个特征证实了长链 RNA EV 装载物的高度相关性。

第一个重要特征是 mRNA 的富集代表了 EV 中真实的供体细胞（Batagov & Kurochkin，2013；Li，2019；Nazarenko et al.，2013；Ratajczak et al.，2006；Baj-Krzyworzeka et al.，2006）。这些基因的模式由信号转导级联反应的全部调节因子组成，如跨膜的激酶受体和转录因子。举例来说，来自于胚胎干细胞的 EV 在编码多能转录因子 Oct4、Nanog、Rex-1 和 SCL 的 mRNA 方面有高达 10 000 倍的富集。这些囊泡被造血前体细胞摄取之后会导致这些 mRNA 的翻译，随后会获得干细胞样的表型（Ratajczak et al.，2006）。持续表达活性癌基因 *EGFRvIII* 的胶质母细胞瘤细胞可以产生含有 *EGFRvIII* mRNA 的 EV。*EGFRvIII* 阴性肿瘤细胞摄取这些囊泡之后会导致囊泡中 *EGFRvIII* mRNA 的翻译以及蛋白的产生，导致细胞成瘤性的显著增强（Skog et al.，2008）。HER-2/new 和 MAGE-1 阳性的人类胃部肿瘤可以产生富含相应 mRNA 的 EV（Baran et al.，2010）。

EV RNA 装载物的第二个重要特征是呈现在供体细胞中的 mRNA 模式是低丰度的但是在 EV 中却高度富集。例如，具有前血管生成特征的胰腺 EV 含有较高含量的 *FGFBP1*、*GDF3* 和 *CCR7* mRNA（Nazarenko et al.，2010），它们在供体细胞中几乎检测不到（Zhao et al.，2011；Abuharbeid et al.，2006）。在这个背景下，血液 EV 中两个 mRNA 的富集（KRTAP5-4 和 MAGEA3）被报道可以作为诊断生物标志物用于结直肠癌的检测（Dong et al.，2016）。

第三个重要的现象是目前报道的大多数工作都含有微阵列数据或 PCR 分

析，并没有披露可用转录本长度方面的信息。然而，RNA 片段的分析证实 3′非翻译区域有强烈的富集（Batagov & Kurochkin，2013），提示在乳腺癌（Batagov & Kurochkin，2013；Jenjaroenpun et al.，2013）和神经胶质瘤原发肿瘤细胞（Wei et al.，2017）的 EV 中，全长转录本的数目较低而截短序列的数目较高。最近在肝细胞癌中的研究数据支持了这一点，证实血液 EV 中含有少量完整的 mRNA 和大量的剪接结点（Li，2019），提示 RNA 的内含物可以提供关于遗传异常和肿瘤特异剪切产物的独特信息。支持证据是，在前列腺癌患者的尿液 EV 中有前列腺癌特异的 *AGR2* mRNA 剪切变异体的 EV 富集，这是一个有高度潜力的新型非侵袭性生物标志物（Neeb et al.，2014）；而且，在去势抵抗前列腺癌患者的血液和尿液 EV 中可以发现雄激素受体的剪切变异体 *AR-V7*，这是一个去势抵抗提示因子（Woo et al.，2018；Seitz et al.，2017）。Exodiagnos 公司最近推出了第一个非侵袭性试剂盒（ExoDx Prostate IntelliScore）用于前列腺癌的检测，采用的是尿液 EV 的 RT-PCR。在这个试剂盒中检测了两个 RNA：非编码的前列腺特异序列 *PCA3* 和 *TMPRSS2*：*ERG* 的剪切产物，而含有 SAM 突出结构域的 Ets 转录因子（SAM pointed domain-containing Ets transcription factor，SPDEF）则被用于标准化（McKiernan et al.，2016）。

在长链 RNA 中，除了高含量的癌基因及其剪切变异体之外，在来源于培养细胞和体液的 EV 中还报道了长链非编码 RNA（Chen et al.，2016；Xie et al.，2019）和循环 RNA（Fanale et al.，2018）的出现。这类长链 RNA 被提示有较高的诊断潜力。一个长链非编码 RNA（BCAR4）最近被证实可以提高结直肠癌非侵袭性检测的能力，该检测是基于血液 EV 中 MAGEA3 和 KRTAP5-4 的 mRNA 水平（Dong et al.，2016）。然而除了这些最初的提示之外，很多细节仍不清楚，因此本章将不再做进一步的讨论。

17.3.2.2 短链 RNA

有数据显示，let-7 家族的肿瘤抑制基因 miRNA 可以在 EV 中被肿瘤细胞释放以维持其致癌潜能（Ohshima et al.，2010）。根据这些数据，有人提出了将过度的调节性非编码核酸留到 EV 中的想法。我们最近提供的一些数据支持如下假说，即肿瘤细胞可以采用 miRNA 的释放作为一种调节机制来获得最优化的环境适应。因此，将细胞培养的环境由 2D 改为 3D 将会导致含有特定 miRNA 谱 EV 的富集，这些 miRNA 会调节 ARF6 信号通路的蛋白（Rocha et al.，2019）。因此，EV miRNA 可以提供一些有用的信息涉及肿瘤进展以及肿瘤细胞对相应改变（如治疗）的反应。

EV miRNA 已经在很多工作和不同的系统中得到了充分的鉴定。然而，实验性的工作证实，被选择用于 EV 和 miRNA 分离的方法对于分离到的 miRNA 成分有直接的影响（Buschmann et al.，2018）。与这个证据相一致的是，从血液和尿液中分离到的细胞外 RNA 的特征、质量和数量被证实强烈依赖所选用的 RNA 分离方法（Srinivasan，2019）。对比分析和计算分析在不同的体液中发现了四类 RNA 装载物，包括与低密度细胞外囊泡有关的装载物、脂蛋白类、Ago2 核糖核蛋白类及不同密度的囊泡载体（Murillo，2019）。如果忽略方法学方面的挑战，多项研究中完成的几乎每种癌症类型都显示出了 EV miRNA 作为生物标志物的潜力，这一点已经在其他部分进行了综述，包括透明细胞肾癌（Zhang et al.，2018b）、脑肿瘤（Fontanilles et al.，2018）、卵巢癌（Yokoi et al.，2017；Giannopoulou et al.，2019）、结直肠癌（Normanno et al.，2018；Fuji et al.，2019）和胰腺癌（Ko et al.，2018）。

17.3.3　DNA

17.3.3.1　EV 中 DNA 的发现

提示前列腺癌患者体外和血液中不同 EV 群体中存在基因组 DNA（包括突变的癌基因 *P53*、*PTEN* 和 *MHL1*）的首个报道发表于 2014 年（Lazaro-Ibanez et al.，2014）。进而，转运 DNA 的功能在被 EV 转运并在体内导致慢性髓样白血病的 *BCR/ABL* 致癌 DNA 上得到了证实（Cai et al.，2014）。突变的癌基因 *RAS* 被证实在 EV 中释放的 DNA 上有活化效应（Lee et al.，2014）。

17.3.3.2　EV DNA 在液体活检中的应用

由于液体活检领域的兴起，一些研究开始将 EV DNA 用于此领域。血液样本中游离循环 DNA 含量与包裹在 EV 中的 DNA 含量之间的简单对比显示，更大比例的 DNA 是在 EV 中（Fernando et al.，2017；Klump，2017）。而且，携带肿瘤 DNA 的 EV 被证实可以穿越血脑屏障，因此提示有可能将 EV 用于各种恶性肿瘤中突变癌基因的检测，包括脑肿瘤（Garcia-Romero et al.，2017）。支持这种观点的是，从胰腺癌患者血液中分离得到的 EV 中检测到了突变 *KRAS* 和 *TP53* 的 DNA（Kahlert et al.，2014）。有几项分析游离循环 DNA 和 EV DNA 的比较性临床试验已经完成。这些数据提示，在不同的癌症类型中，包裹在 EV 中的和那些包含在循环游离成分中的突变癌基因 DNA 的含量可能是不一样的。在胰腺癌中，EV 和循环游离成分中含有同等含量的突变 *KRAS*（Allenson et al.，2017），这可以提供与治疗决策有关的预测和预后价值（Bernard，2019）。

与此相反，在Ⅳ期黑色素瘤患者中，游离循环 DNA 成分与同一血液样本中分离到的 EV 相比含有的 *BRAF*^{V600E}DNA 数量要高几倍，在侵袭性肥大细胞增多

症患者的 *CKIT* 野生型和突变 DNA 的分布中也显示出了类似的结果（Klump，2017）。为了解释这个现象，可以做这样的猜测：虽然多数循环游离 DNA 都是由经历凋亡的肿瘤细胞释放的，但是 EV 是由各种不同的血细胞释放的，它们只有少数来源于肿瘤。EV 含有双链 DNA，代表了人类基因组的完整染色体集合（Thakur et al.，2014）。因此，突变癌基因 DNA（对应的是肿瘤来源的 DNA）的比率可能会明显低于野生型 DNA。

总之，囊泡的基因装载物是一个具有高度吸引力的生物标志物来源。未来研究的挑战将是鉴定递送 RNA、miRNA 和 DNA 至各种类型分泌型膜囊中的分子机制。关于临床应用，需要研发稳定和可重复的方法，能够替代目前研究所采用的耗时费力的纯化步骤（Thery et al.，2006）。能够从低含量的囊泡中，或者直接从体液中对基因和 RNA 种类进行敏感检测的快速和经济的方法将有助于促进外泌体和微囊泡分析在临床实践中的应用。

17.4 体液中 EV 纯化的现有挑战

尽管本章中展示了体液中 EV 用于诊断的高度潜力，可它们在临床的应用尚未确立。在此，我们列出了一些主要的不足，它们多数是由目前尚未解决的技术问题所导致的。进而，我们指出了几项新出现的技术，或许可以改善血液 EV 作为诊断生物标志物的临床应用。

17.4.1 分析前的影响

虽然细胞血液成分的分析依靠的是已建立的技术，但是受到很多参数的影响，非细胞血液成分的分离和纯化（包括各种类型的囊泡）仍然是个技术挑战。

从分析前的开始，由于体外 EV 的释放，抽血的程序和真空采血管类型的选择对 EV 的数量有强烈的影响。不同采血管的对比分析显示，相比其他类型的血浆和血清收集管，采用枸橼酸葡萄糖收集管会导致更低的体外 EV 释放（Gyorgy et al.，2014）。另外，要在样本中控制血小板离心和溶血之后会受到影响的参数，因为两者可能会歪曲真实的 EV 数目，从而影响下游分析的质量（Yuana et al.，2015；Bernet et al.，2011）。

未来研发更好的保存媒介可能是一个目标，这种媒介可以在采血管中保存体外形成的囊泡、蛋白酶和水解酶的活性，这将提供稳定的分析前条件，提高 EV 生物标志物研究的重复性和可靠性。

17.4.2　EV 纯化

通过 EV 分析及根据血液 EV 分析所得出的结论，应该考虑到血液是一种复杂的黏性体液，含有各种成分，包括很高数量的脂蛋白，这些脂蛋白在其生物化学和生物物理学特性上与 EV 非常类似。因此，EV 纯化目前可用的所有一步方法都会导致脂蛋白和 EV 的混合物中 EV 的比例比脂蛋白低很多，后者的绝对数目高度可变且依赖年龄、饮食、代谢，健康/疾病状态等参数（Johnsen et al.，2018）。为了减少脂蛋白和乳糜微粒的比例，禁食个体的血液可能是更好的来源，然而根据患者的健康状况，这一点并不总是可行。如果采用两步法可能会获得更好的纯化，先根据大小进行分离，再根据密度进行分离。碘克沙醇密度梯度离心与随后的尺寸排阻色谱法相结合也许可以显著提高 EV 纯化的质量，前者可以将 EV 与乳糜微粒、极低密度脂蛋白（VLDL）、中密度脂蛋白（IDL）和低密度脂蛋白（LDL）（它们的密度比 EV 更低）分离开，而后者可以将 EV 与其余的 HDL（有类似的密度但是相对更小）分离开（Karimi et al.，2018）。然而，采用密度梯度离心随后进行尺寸排阻色谱法这样的两步纯化非常费时，不能应用于常规临床实践。因此，目前不能排除在患者样本中被确定为 EV 潜在生物标志物对应的是与脂蛋白有关的成分，而不是与 EV 有关的成分（Johnsen et al.，2018）。

要想在大型临床研究的临床样本中实施纯化 EV 群体的分析将需要更好的纯化技术。纳米技术中的一些进展正在解决这样的需求，下文将会做讨论。

17.4.3　EV 定量

由于大多数 EV 都是纳米或亚微米尺寸的囊泡，传统的用于生物对象的定量分析并不适用。根据 2016 年世界范围内的调查，采用光散射技术进行单颗粒追踪分析的技术已经在 EV 计数的研究中得到了证实（Gardiner et al.，2016）。这些技术属于动态光散射（dynamic light scattering，DLS）和纳米颗粒追踪分析（nanoparticle tracking analysis，NTA）。DLS 是基于 EV 的批量散射光的检测。因此，DLS 所提供的大小分布结果是强度加权的，使得容易高估溶液中的大囊泡数目而低估小囊泡的真实数目（Klump，2017）。NTA 被开发用于液体中单分散纳米颗粒的计算，其中光束被用于颗粒的照明而相机会追踪单个颗粒的运动，然后这些结果被用于数学定量计算。因此，在估算纳米和亚微米尺寸颗粒的生理性多元分散混合物的真实数目和尺寸时，NTA 和 DLS 都有一些不足（Thery et al.，2018；Johnsen et al.，2018）。目前技术的发展结合了颗粒计数与标记了特定膜染料或表面蛋白生物标志物的 EV 定量，这有可能提高样本中小 EV 真实数值估算结果的准确性（Wang et al.，2016；Carnell-Morris et al.，2017）。

可调电阻脉冲传感（tunable resistive pulse sensing，TRPS）是为EV定量开发的一种替代分析方法。该分析方法基于单个囊泡转运穿过聚氨酯膜上的可调纳米孔时所产生的离子电流变化。采用不同尺寸的纳米孔，TRPS可以用于分析很大尺寸颗粒，从50nm至1μm。然而，多元分散颗粒混合物的检测需要对同一个样本做多项测试。NTA中所提到的类似不足也适用于TRPS（Maas et al.，2017；Vogel et al.，2016）。

高分辨率的流式细胞仪被证实是一项有前景的用于EV定量和分型的技术（van der Vlist et al.，2012）。传统的流式细胞仪对小于500nm直径颗粒的分辨率有限，小囊泡的数量会被低估，因为需要多个小EV才能产生足够强的荧光被细胞仪检测到。这种现象被称为蜂群（swarm）效果（Libregts et al.，2018）。为了克服这个问题，通常会在相应的抗体上偶联乳胶或磁珠。这种方法被称为磁珠辅助流式细胞仪，可以在配备了传统流式细胞仪的实验室用于半定量的EV分析（Suarez et al.，2017）。

在ISEV学界已经做了相当多的研究对采用流式细胞仪的EV检测进行标准化（de Rond et al.，2018；van der Pol et al.，2018）。目前已经证实市场上可用的设备中只有少数可以检测直径小于400nm的EV。另外，EV制备和设备特性会对检测结果有较大的影响，改变这些参数可能会导致同样的样本产生不同的结果（Wiklander et al.，2018）。

为了解决流式细胞仪检测纳米目标的挑战，目前已经研发了高分辨率的流式细胞仪并且在探索性的临床研究中心进行了测试，显示出了很有前景的结果（Tian et al.，2018；Kabe et al.，2018）。

然而，NTA、TRPS和流式细胞仪分析的比较在颗粒数量的定量方面显示出了一些差异（Maas et al.，2015），结果提示，对于EV鉴定来说，样本的处理和EV的纯度对于结果的重复性具有决定性的作用。几种技术的联合应用是有益处的，因为没有一种现有的方法可以提供EV真实数量和尺寸分布的完整图像。要想增强检测的可靠度和采用临床样本的适用性，需要进一步研发技术和设备并引进可靠的参考材料。

17.5 面向小型化直接分离EV的纳米技术的近期进展

17.5.1 一体化的芯片实验室（Laboratory-on-Chip）方法

关于体液中EV的捕获和生物标志物的检测，近期开发了几种小型化的方法。各种微流控和纳米结构的平台被优化用于体液中的 EV 浓缩，随后或者进行表面蛋白生物标志物的直接定量，或者在捕获之后检测囊泡内的 RNA 或 miRNA 序列。这些方法基于各种原则，如过滤（Liu et al.，2017）、纳米尺度的侧方移位（Wunsch et al.，2016）、纳米线捕获（Wang et al.，2013）、免疫分离（He et al.，2014）和黏弹性流动（Liu et al.，2017）、声学（Lee et al.，2015）、交流电动力学（Ibsen et al.，2017）和流场流，或非对称流场流分级法（Zhang et al.，2018a；Kang et al.，2008）。这些方法的全部种类在最近的综述中有所呈现（Rana et al.，2018）。这里，我们只介绍目前研发方法中的几个主要原则。

检测方法小型化的一个可能性是采用交流电动力学方法，该方法近期被证实作为一个微阵列芯片（ACE chip）可以成功地用于神经胶质瘤和胰腺癌 EV 的检测（Ibsen et al.，2017；Lewis et al.，2018）。这种方法采用介电电泳，在一个微阵列芯片上将血浆或血清与其他非 EV 颗粒直接分离。采用 TSG101 和 CD63 抗体进行 EV 检测，而胰腺癌的检测采用了一个荧光标记的抗-磷脂酰肌醇蛋白聚糖-1 抗体。同样的原则也被应用于结直肠癌患者血浆的分析，采用这个芯片在有转移和没有转移的患者之间检测到了差异（Lewis et al.，2018），另外一个团队采用了相同的原则与微流控通道结合，在一项独立研究中对乳腺癌细胞来源的囊泡同时进行了预浓缩和捕获（Cheung et al.，2018）。

另外，要想进行表面生物标志物的直接定量，囊泡内的分子是有吸引力的生物标志物。因此，ACE 芯片被用于神经胶质瘤样本中，采用 RT-PCR 对芯片捕获的 EV 进行突变 *EGFRvIII* mRNA 的检测（Ibsen et al.，2017）。ACE 芯片的一个有前景的替代方法是采用纳米尺度的决定性侧方移位（nanoscale deterministic lateral displacement，nanoDLD）原则（Smith et al.，2018）。结合一个含有 1024 个纳米尺度阵列的芯片，相比于目前标准的沉淀作用和过滤方法，这种技术可以从血清和尿液中获得更好的 EV 浓缩和产出（Smith et al.，2018）。

除了科学方面的发展，目前 NanoView Biosciences 公司有一种可以商业购买的设备（称为 ExoView™ R100），能够提供芯片上的 EV 分析。这种设备是根据单颗粒干涉测量反射成像传感器（single-particle interferometric reflectance imaging sensor，SP-IRIS）原理而研发的。它可以对基于微阵列的固相芯片上捕获到的单个 EV 进行多重的分型和数字计算（Daaboul et al.，2016）。捕获基于免疫亲和性，因此它能够对同一样本中携带不同表面蛋白的 EV 进行同时定量，提供了第一个商业化的 EV 芯片工具。

17.5.2　基于等离子体检测的应用

与荧光检测平行，基于等离子体的 EV 检测这样的替代技术也已经被研发出来，它可以进行无标记的 EV 检测，有较高的潜能为 EV 检测的敏感性和特异性带来实质性的提高。这种技术的主要成就已在其他部分做了介绍（Rojalin et al.，2019），我们在这里只解释这种技术总体的原理和潜力，其中主要包括表面等离子体共振（surface plasmon resonance，SPR）、局部的 SPR 和表面增强的拉曼光谱（surface-enhanced Raman spectroscopy，SERS）。这个领域的第一项工作证实了等离子共振在 EV 检测中的应用。作者称这种方法为“纳米等离子体外显子检测”（nanoplasmonic exosome assay，nPLEX），在细胞系和卵巢癌患者的腹水中对其进行了成功的测试（Im et al.，2014）。这种方法包含一个 SPR 芯片，由模块化的在金属膜上的周期性纳米孔阵列组成。每个阵列都采用一个 EV 或癌症生物标志物进行功能化处理，包括 EpCAM、CD24、CA-125、MUC18、EGFRR 和 HER2。通过 EV 与阵列的结合，可以记录一次光谱位移。

很有可能在接下来的步骤中考虑开发和完善新型的 3D 等离子体结构，允许有一个增加的感知范围和每毫升 10^4～10^{11} 颗粒的检测范围（Zhu et al.，2018）。除了基于等离子体共振的 EV 检测之外，传统的 SPR 在各种条件下对 EV 的检测进行了成功的测试，包括 SPR 成像（Zhu et al.，2014）。在这种方法中，SPR 与抗体微阵列结合起来用于 EV 的捕获。折光率的改变被 CCD 摄像机监测并转换为定量的 EV 分析，监测了细胞转移性潜能与释放的 EV 数量之间的关系。由于采用细胞系做的测试，这种方法对临床样本的相关性和适用性都很难进行评估，应在单独的研究中进行测试（Zhu et al.，2014）。

虽然最初的方法是专门用于 EV 表面分子的分析，但最近，针对囊泡内蛋白的一个纳米等离子系统（被称作囊泡内纳米等离子系统，intravesicular nanoplasmonic system，iNPS）已被成功证实可以应用于卵巢癌细胞中药物依赖的 EV 标志物的检测（Park et al.，2018）。

17.6 总结和未来前景

EV 是有高度吸引力的生物标志物来源。然而，它们在临床液体活检中的应用却受到了阻碍，主要还是因为缺乏经过验证的技术在体液中对其进行经济和快速地纯化。

采用其特异的表面标志物进行肿瘤来源 EV 的检测也许在未来可以成为癌症早期检测和人群筛选的终极方法。现有的研究显示，健康供者的血液中不会含有大量携带上皮生物标志物的 EV。因此，装配有相应表位（如 EpCAM、CD147、HER2 及 PSMA）的 EV 的出现或增加也许可以作为恶性肿瘤发生的提示。为了这个目的，要考虑对检测工具进行改善和小型化，以使这些工具能够在较高的背景下检测低含量的靶点。而且，治疗过程中的 EV 分析也许可以为肿瘤监测提供一种独特的选择（Whiteside，2018）。更有可能的是，下一步发展中的一个问题是将所介绍的原理应用到最终的产品之中，并将其引入临床。

参考文献

Abuharbeid S，Czubayko F，Aigner A（2006）The fibroblast growth factor-binding protein FGF-BP. Int J Biochem Cell Biol 38：1463-1468. https：//doi.org/10.1016/j.biocel.2005.10.017

Adamczyk KA et al（2011）Characterization of soluble and exosomal forms of the EGFR released from pancreatic cancer cells. Life Sci 89：304-312. https：//doi.org/10.1016/j.lfs.2011.06.020

Alderton GK（2012）Metastasis. Exosomes drive premetastatic niche formation. Nat Rev Cancer 12：447. https：//doi.org/10. 1038/nrc3304

Alexandru N，Costa A，Constantin A，Cochior D，Georgescu A（2017）Microparticles：from biogenesis to biomarkers and diagnostic tools in cardiovascular disease. Curr Stem Cell Res Ther 12：89-102. https：//doi.org/10. 2174/1574888X11666151203224058

Allan D，Billah MM，Finean JB，Michell RH（1976）Release of diacylglycerol-enriched vesicles from erythrocytes with increased intracellular（Ca2+）. Nature 261：58-60

Allenson K et al（2017）High prevalence of mutant KRAS in circulating exosome-derived DNA from early-stage pancreatic cancer patients. Ann Oncol off J Europ Soci Med Oncol 28：741-747. https：//doi.org/10.1093/annonc/mdx004

Atkinson RL et al（2013）Cancer stem cell markers are enriched in normal tissue adjacent to triple negative breast cancer and inversely correlated with DNA repair deficiency. Breast cancer Res（BCR）15：R77. https：//doi.org/10. 1186/bcr3471

Babst M（2011）MVB vesicle formation：ESCRT-dependent，ESCRT-independent and everything in between. Curr Opin Cell Biol 23：452-457. https：//doi.org/10.1016/j.ceb.2011.04.008

Baietti MF et al（2012）Syndecan-syntenin-ALIX regulates the biogenesis of exosomes. Nat Cell Biol 14：677-685. https：//doi.org/10.1038/ncb2502

Baj-Krzyworzeka M et al（2006）Tumour-derived microvesicles carry several surface determinants and mRNA of tumour cells and transfer some of these determinants to Monocytes. Cancer Immunol Immunotherapy CII 55：808-818. https：//doi.org/10.1007/s00262-005-0075-9

Baran J et al（2010）Circulating tumour-derived microvesicles in plasma of gastric cancer patients. Cancer Immunol Immunotherapy（CII）59：841-850. https：//doi.org/10.1007/s00262-009-0808-2

Bastida E，Ordinas A，Escolar G，Jamieson GA（1984）Tissue factor in microvesicles shed from U87MG human glioblastoma cells induces coagulation，platelet aggregation，and thrombogenesis. Blood 64：177-184

Batagov AO，Kurochkin IV（2013）Exosomes secreted by human cells transport largely mRNA fragments that are enriched in the 3′-untranslated regions. Biol Direct 8：12. https：//doi.org/10.1186/1745-6150-8-12

Beer L，Mildner M，Gyongyosi M，Ankersmit HJ（2016）Peripheral blood mononuclear cell secretome for tissue repair. Apoptosis Int J Program Cell Death 21：1336-1353. https：//doi.org/10.1007/s10495-016-1292-8

Belov L et al（2016）Extensive surface protein profiles of extracellular vesicles from cancer cells may provide diagnostic signatures from blood samples. J Extracell Vesicles 5：25355. https：//doi.org/10.3402/jev.v5.25355

Bernard V et al（2019）Circulating nucleic acids are associated with outcomes of patients with pancreatic cancer. Gastroenterology 156：108-118. https：//doi.org/10.1053/j.gastro.2018.09.022（2019）

Bernet C et al（2011）The impact of induction of general anesthesia and a vascular occlusion test on tissue oxygen saturation derived parameters in high-risk surgical patients. J Clin Monit Comput 25：237-244. https：//doi.org/10.1007/s10877-011-9301-5

Bernimoulin M et al（2009）Differential stimulation of monocytic cells results in distinct populations of microparticles. J Thrombosis Haemostasis（JTH）7：1019-1028. https：//doi.org/10.1111/j.1538-7836.2009.03434.x

Bobrie A，Colombo M，Raposo G，Thery C（2011）Exosome secretion：molecular mechanisms and roles in immune responses. Traffic 12：1659-1668. https：//doi.org/10.1111/j.1600-0854.2011.01225.x

Buschmann D et al（2018）Evaluation of serum extracellular vesicle isolation methods for profiling miRNAs by next-generation sequencing. J Extracell Vesicles 7：1481321. https：//doi.org/10.1080/20013078.2018.1481321

Cai J et al（2014）Transferred BCR/ABL DNA from K562 extracellular vesicles causes chronic myeloid leukemia in immunodeficient mice. PLoS ONE 9：e105200. https：//doi.org/10.1371/journal.pone.0105200

Carnell-Morris P，Tannetta D，Siupa A，Hole P，Dragovic R（2017）Analysis of extracellular vesicles using fluorescence nanoparticle tracking analysis. Methods Mol Biol 1660：153-173. https：//doi.org/10.1007/978-1-4939-7253-1_13

Ceccarini M et al（1989）Biochemical and NMR studies on structure and release conditions of RNA-containing vesicles shed by human colon adenocarcinoma cells. Int J Cancer 44：714-721

Chairoungdua A，Smith DL，Pochard P，Hull M，Caplan MJ（2010）Exosome release of beta-catenin：a novel mechanism that antagonizes Wnt signaling. J cell biology 190：1079-1091. https：//doi.org/10.1083/jcb.201002049

Chen M et al（2016）Transcriptome and long noncoding RNA sequencing of three extracellular vesicle subtypes released from the human colon cancer LIM1863 cell line. Sci Rep 6：38397. https：//doi.org/10.1038/srep38397

Cheung KH et al（2016）Extending gene ontology in the context of extracellular RNA and vesicle communication. J Biomed Semantics 7：19. https：//doi. org/10. 1186/s13326-016-0061-5

Cheung LS，Sahloul S，Orozaliev A，Song YA（2018）Rapid detection and trapping of extracellular vesicles by electrokinetic concentration for liquid biopsy on chip. Micromachines 9. https：//doi.org/10.3390/mi9060306

Chung SMet al（2007）Lysophosphatidic acid induces thrombogenic activity through phosphatidylserine exposure and procoagulant microvesicle generation in human erythrocytes. Arterioscler Thromb Vasc Biol 27：414-421. https：//doi.org/10. 1161/01. ATV. 0000252898. 48084. 6a

Ciardiello C et al（2016）Focus on extracellular vesicles：new frontiers of cell-to-cell communication in cancer. Int J Mol Sci 17：175. https：//doi.org/10.3390/ijms17020175

Cocucci E，Racchetti G，Meldolesi J（2009）Shedding microvesicles：artefacts no more. Trends Cell Biol 19：43-51. https：//doi.org/10.1016/j.tcb.2008.11.003

Coleman ML et al（2001）Membrane blebbing during apoptosis results from caspase-mediated activation of ROCK I. Nat Cell Biol 3：339-345. https：//doi.org/10.1038/35070009

Colombo M，Raposo G，Thery C（2014）Biogenesis，secretion，and intercellular interactions of exosomes and other extracellular vesicles. Annu Rev Cell Dev Biol 30：255-289. https：//doi.org/10.1146/annurev-cellbio-101512-122326

Connor J，Pak CH，Zwaal RF，Schroit AJ（1992）Bidirectional transbilayer movement of phospholipid analogs in human red blood cells. Evidence for an ATP-dependent and protein-mediated process. J Biol Chem 267：19412-19417）

D'Asti E，Chennakrishnaiah S，Lee TH，Rak J（2016）Extracellular vesicles in brain tumor progression. Cell Mol Neurobiol 36：383-407. https：//doi.org/10.1007/s10571-015-0296-1

Daaboul GG et al（2016）Digital detection of exosomes by interferometric imaging. Sci Rep 6：37246. https：//doi.org/10. 1038/srep37246

de Rond L，Coumans FAW，Nieuwland R，van Leeuwen TG，van der Pol E（2018）Deriving extracellular vesicle size from scatter intensities measured by flow cytometry. Curr Protocols Cytometry 86：e43. https：//doi.org/10.1002/cpcy.43

Deindl E，Fischer S，Preissner KT（2009）New directions in inflammation and immunity：the multi-functional role of the extracellular RNA/RNase system. Indian J Biochem Biophys 46：461-466

Di Vizio D et al（2012）Large oncosomes in human prostate cancer tissues and in the circulation of mice with metastatic disease. Am J Pathol 181：1573-1584. https：//doi.org/10.1016/j.ajpath.2012.07.030

Dong L et al（2016）Circulating long RNAs in serum extracellular vesicles：their characterization and potential application as biomarkers for diagnosis of colorectal cancer. Cancer Epidemiol Biomarkers Prev 25：1158-1166. https：//doi.org/10.1158/1055-9965. EPI-16-0006（a publication of the American Association for Cancer Research，cosponsored by the American Society of Preventive Oncology）

Duijvesz D，Luider T，Bangma CH，Jenster G（2011）Exosomes as biomarker treasure chests for prostate cancer. Eur Urol 59：823-831. https：//doi.org/10.1016/j.eururo.2010.12.031

Elsherbini A，Bieberich E（2018）Ceramide and exosomes：a novel target in cancer biology and therapy. Adv Cancer Res 140：121-154. https：//doi.org/10.1016/bs.acr.2018.05.004

Fais S et al（2016）Evidence-based clinical use of nanoscale extracellular vesicles in nanomedicine. ACS Nano 10：3886-3899. https：//doi.org/10.1021/acsnano.5b08015

Fanale D，Taverna S，Russo A，Bazan V（2018）Circular RNA in exosomes. Adv Exp Med Biol 1087：109-117. https：//doi.org/10.1007/978-981-13-1426-1_9

Fernando MR，Jiang C，Krzyzanowski GD，Ryan WL（2017）New evidence that a large proportion of human blood plasma cell-free DNA is localized in exosomes. PLoS ONE 12：e0183915. https：//doi.org/10.1371/journal.pone.0183915

Fontanilles M，Duran-Pena A，Idbaih A（2018）Liquid biopsy in primary brain tumors：looking for stardust! Curr Neurol Neurosci Rep 18：13. https：//doi.org/10.1007/s11910-018-0820-z

Forst B et al（2010）Metastasis-inducing S100A4 and RANTES cooperate in promoting tumor progression in mice. PLoS ONE 5：e10374. https：//doi.org/10.1371/journal.pone.0010374

Fuji T et al（2019）Detection of circulating microRNAs with Ago2 complexes to monitor the tumor dynamics of colorectal cancer patients during chemotherapy. Int J Cancer 144：2169-2180. https：//doi.org/10.1002/ijc.31960

Garcia-Romero N et al（2017）DNA sequences within glioma-derived extracellular vesicles can cross the intact blood-brain barrier and be detected in peripheral blood of patients. Oncotarget 8：1416-1428. https：//doi.org/10.18632/oncotarget. 13635

Gardiner C et al（2016）Techniques used for the isolation and characterization of extracellular vesicles：results of a worldwide survey. J Extracell Vesicles 5：32945. https：//doi.org/10.3402/jev.v5.32945

Giannopoulou L，Zavridou M，Kasimir-Bauer S，Lianidou ES（2019）Liquid biopsy in ovarian cancer：the potential of circulating miRNAs and exosomes. Transl Res J Lab Clin Med 205：77-91. https：//doi.org/10.1016/j.trsl.2018.10.003

Goler-Baron V，Sladkevich I，Assaraf YG（2012）Inhibition of the PI3K-Akt signaling pathway disrupts ABCG2-rich extracellular vesicles and overcomes multidrug resistance in breast cancer cells. Biochem Pharmacol 83：1340-1348. https：//doi.org/10.1016/j.bcp.2012.01.033

Grant LR，Milic I，Devitt A（2019）Apoptotic cell-derived extracellular vesicles：structure-function relationships. Biochem Soc Trans. https：//doi.org/10.1042/bst20180080

Gyorgy B et al（2014）Improved circulating microparticle analysis in acid-citrate dextrose（ACD）anticoagulant tube. Thromb Res 133：285-292. https：//doi.org/10.1016/j.thromres.2013.11.010

Hammes SR（2003）The further redefining of steroid-mediated signaling. Proc Natl Acad Sci USA 100：2168-2170. https：//doi.org/10.1073/pnas.0530224100

Hashimoto S et al（1998）Chondrocyte-derived apoptotic bodies and calcification of articular cartilage. Proc Natl Acad Sci USA 95：3094-3099. https：//doi.org/10.1073/pnas.95.6.3094

He M，Crow J，Roth M，Zeng Y，Godwin AK（2014）Integrated immunoisolation and protein analysis of circulating exosomes using microfluidic technology. Lab Chip 14：3773-3780. https：//doi.org/10.1039/c4lc00662c

Holmgren L（2010）Horizontal gene transfer：you are what you eat. Biochem Biophys Res Commun 396：147-151.

https：//doi.org/10.1016/j.bbrc.2010.04.026

Hsu C et al（2010）Regulation of exosome secretion by Rab35 and its GTPase-activating proteins TBC1D10A-C. J Cell Biol 189：223-232. https：//doi.org/10.1083/jcb.200911018

Ibsen SD et al（2017）Rapid isolation and detection of exosomes and associated biomarkers from plasma. ACS Nano 11：6641-6651. https：//doi.org/10.1021/acsnano.7b00549

Ihara T，Yamamoto T，Sugamata M，Okumura H，Ueno Y（1998）The process of ultrastructural changes from nuclei to apoptotic body. Virchows Archiv Int J Pathol 433：443-447

Im H et al（2014）Label-free detection and molecular profiling of exosomes with a nano-plasmonic sensor. Nat Biotechnol 32：490-495. https：//doi.org/10.1038/nbt.2886

Im H，Shao H，Weissleder R，Castro CM，Lee H（2015）Nano-plasmonic exosome diagnostics. Expert review of molecular diagnostics 15：725-733. https：//doi.org/10.1586/14737159.2015.1041378

Jenjaroenpun P et al（2013）Characterization of RNA in exosomes secreted by human breast cancer cell lines using next-generation sequencing. PeerJ 1：e201. https：//doi.org/10.7717/peerj.201

Johnsen KB，Gudbergsson JM，Andresen TL，Simonsen JB（2018）What is the blood concentration of extracellular vesicles? Implications for the use of extracellular vesicles as blood-borne biomarkers of cancer. Biochimica et biophysica acta Rev Cancer 1871：109-116. https：//doi.org/10.1016/j.bbcan.2018.11.006

Kabe Y et al（2018）Development of a highly sensitive device for counting the number of disease-specific exosomes in human sera. Clin Chem 64：1463-1473. https：//doi.org/10.1373/clinchem.2018.291963

Kabe Y et al（2019）Application of high-performance magnetic nanobeads to biological sensing devices. Anal Bioanal Chem. https：//doi.org/10.1007/s00216-018-1548-y

Kahlert C et al（2014）Identification of double-stranded genomic DNA spanning all chromosomes with mutated KRAS and p53 DNA in the serum exosomes of patients with pancreatic cancer. J Biol Chem 289：3869-3875. https：//doi.org/10.1074/jbc.C113.532267

Kang D，Oh S，Ahn SM，Lee BH，Moon MH（2008）Proteomic analysis of exosomes from human neural stem cells by flow field-flow fractionation and nanoflow liquid chromatography-tandem mass spectrometry. J Proteome Res 7：3475-3480. https：//doi.org/10.1021/pr800225z

Kanwar SS，Dunlay CJ，Simeone DM，Nagrath S（2014）Microfluidic device（ExoChip）for on-chip isolation，quantification and characterization of circulating exosomes. Lab Chip 14：1891-1900. https：//doi.org/10.1039/c4lc00136b

Karimi N et al（2018）Detailed analysis of the plasma extracellular vesicle proteome after separation from lipoproteins. Cell Mol Life Sci（CMLS）75：2873-2886. https：//doi.org/10.1007/s00018-018-2773-4

Keller S et al（2009）Systemic presence and tumor-growth promoting effect of ovarian carcinoma released exosomes. Cancer Lett 278：73-81. https：//doi.org/10.1016/j.canlet.2008.12.028

Keller S，Ridinger J，Rupp AK，Janssen JW，Altevogt P（2011）Body fluid derived exosomes as a novel template for clinical diagnostics. J Transl Mede 9：86. https：//doi.org/10.1186/1479-5876-9-86

Keller S，Sanderson MP，Stoeck A，Altevogt P（2006）Exosomes：from biogenesis and secretion to biological function. Immunol Lett 107：102-108. https：//doi.org/10.1016/j.imlet.2006.09.005

Kim DK et al（2015）EVpedia：a community web portal for extracellular vesicles research. Bioinformatics 31：933-939. https：//doi.org/10.1093/bioinformatics/btu741

Kimura H et al（2019）CKAP4，a DKK1 receptor，is a biomarker in exosomes derived from pancreatic cancer and a molecular target for therapy. Clin Cancer Res Off J American Assoc Cancer Res 25：1936-1947. https：//doi.org/10.1158/1078-0432.CCR-18-2124

Klump J et al（2017）Extracellular vesicles or free circulating DNA：where to search for BRAF and cKIT mutations? Nanomed Nanotechnol Biol Med. https：//doi. org/10.1016/j.nano.2017.12.009

Ko J et al（2018）miRNA profiling of magnetic nanopore-isolated extracellular vesicles for the diagnosis of pancreatic cancer. Can Res 78：3688-3697. https：//doi.org/10.1158/0008-5472.CAN-17-3703

Kowal J et al（2016）Proteomic comparison defines novel markers to characterize heterogeneous populations of extracellular vesicle subtypes. Proc Natl Acad Sci USA 113：E968-E977. https：//doi.org/10.1073/pnas.1521230113

Lazaro-Ibanez E et al（2014）Different gDNA content in the subpopulations of prostate cancer extracellular vesicles：apoptotic bodies，microvesicles，and exosomes. Prostate 74：1379-1390. https：//doi.org/10.1002/pros.22853

Lee K，Shao H，Weissleder R，Lee H（2015）Acoustic purification of extracellular microvesicles. ACS Nano 9：2321-2327. https：//doi.org/10.1021/nn506538f

Lee TH et al（2011）Microvesicles as mediators of intercellular communication in cancer-the emerging science of cellular 'debris'. Sem Immunopathol 33：455-467. https：//doi.org/10.1007/s00281-011-0250-3

Lee TH et al（2014）Oncogenic ras-driven cancer cell vesiculation leads to emission of double-stranded DNA capable of interacting with target cells. Biochem Biophys Res Commun 451：295-301. https：//doi.org/10.1016/j.bbrc.2014.07.109

Lewis JM et al（2018）Integrated analysis of exosomal protein biomarkers on alternating current electrokinetic chips enables rapid detection of pancreatic cancer in patient blood. ACS Nano 12：3311-3320. https：//doi.org/10.1021/acsnano.7b08199

Li W et al（2018）Emerging nanotechnologies for liquid biopsy：the detection of circulating tumor cells and extracellular vesicles. Adv Mater e1805344. https：//doi.org/10.1002/adma.201805344（2018）

Li Y et al（2019）Extracellular vesicles long RNA sequencing reveals abundant mRNA，circRNA，and lncRNA in human blood as potential biomarkers for cancer diagnosis. Clin Chem. https：//doi.org/10.1373/clinchem.2018.301291

Liang B et al（2013）Characterization and proteomic analysis of ovarian cancer-derived exosomes. J Proteomics 80：171-182. https：//doi.org/10.1016/j.jprot.2012.12.029

Libregts S，Arkesteijn GJA，Nemeth A，Nolte-'t Hoen ENM，Wauben MHM（2018）Flow cytometric analysis of extracellular vesicle subsets in plasma：impact of swarm by particles of non-interest. J Thrombosis Haemostasis（JTH）16：1423-1436

Liga A，Vliegenthart AD，Oosthuyzen W，Dear JW，Kersaudy-Kerhoas M（2015）Exosome isolation：a microfluidic road-map. Lab Chip 15：2388-2394. https：//doi.org/10.1039/c5lc00240k

Liu C et al（2017b）Field-free isolation of exosomes from extracellular vesicles by microfluidic viscoelastic flows. ACS Nano 11：6968-6976. https：//doi.org/10.1021/acsnano.7b02277

Liu F et al（2017a）The exosome total isolation chip. ACS Nano 11：10712-10723. https：//doi.org/10.1021/acsnano.7b04878

Liu T et al（2019）EVmiRNA：a database of miRNA profiling in extracellular vesicles. Nucleic Acids Res 47：D89-D93. https：//doi.org/10.1093/nar/gky985

Liu Y，Gu Y，Cao X（2015）The exosomes in tumor immunity. Oncoimmunology 4：e1027472. https：//doi.org/10.1080/2162402X.2015.1027472

Maas SL et al（2015）Possibilities and limitations of current technologies for quantification of biological extracellular vesicles and synthetic mimics. J control Release off J Control Release Soc 200：87-96. https：//doi.org/10.1016/j.jconrel.2014.12.041

Maas SL，Broekman ML，de Vrij J（2017）Tunable resistive pulse sensing for the characterization of extracellular vesicles. Methods Mol Biol 1545：21-33. https：//doi.org/10.1007/978-1-4939-6728-5_2

Mahn R et al（2011）Circulating microRNAs（miRNA）in serum of patients with prostate cancer. Urology 77（1265）：e1269-e1276. https：//doi.org/10.1016/j.urology.2011.01.020

Marzesco AM et al（2005）Release of extracellular membrane particles carrying the stem cell marker prominin-1（CD133）from neural progenitors and other epithelial cells. J Cell Sci 118：2849-2858. https：//doi.org/10.1242/jcs.02439

McKiernan J et al（2016）A novel urine exosome gene expression assay to predict high-grade prostate cancer at initial biopsy. JAMA oncology 2：882-889. https：//doi.org/10.1001/jamaoncol.2016.0097

Meehan B，Rak J，Di Vizio D（2016）Oncosomes—large and small：what are they，where they came from? J Extracell Vesicles 5：33109. https：//doi.org/10.3402/jev.v5.33109

Melo SA et al（2015）Glypican-1 identifies cancer exosomes and detects early pancreatic cancer. Nature 523：177-182. https：//doi.org/10.1038/nature14581

Mignot G，Roux S，Thery C，Segura E，Zitvogel L（2006）Prospects for exosomes in immunotherapy of cancer. J Cell Mol Med 10：376-388

Minciacchi VR et al（2015a）Large oncosomes contain distinct protein cargo and represent a separate functional class of tumor-derived extracellular vesicles. Oncotarget 6：11327-11341. https：//doi.org/10.18632/oncotarget.3598

Minciacchi VR，Freeman MR，Di Vizio D（2015b）Extracellular vesicles in cancer：exosomes，microvesicles and the emerging role of large oncosomes. Semin Cell Dev Biol 40：41-51. https：//doi.org/10.1016/j.semcdb.2015.02.010

Morel O，Toti F，Jesel L，Freyssinet JM（2010）Mechanisms of microparticle generation：on the trail of the mitochondrion! Semin Thromb Hemost 36：833-844. https：//doi.org/10.1055/s-0030-1267037

Murillo OD et al（2019）exRNA atlas analysis reveals distinct extracellular RNA cargo types and their carriers present across human biofluids. Cell 177：463-477. https：//doi.org/10.1016/j.cell.2019.02.018

Nawaz M et al（2014）The emerging role of extracellular vesicles as biomarkers for urogenital cancers. Nat Rev Urol 11：688-701. https：//doi.org/10.1038/nrurol.2014.301

Nazarenko I et al（2010）Cell surface tetraspanin Tspan8 contributes to molecular pathways of exosome-induced endothelial cell activation. Can Res 70：1668-1678. https：//doi.org/10.1158/0008-5472.CAN-09-2470

Nazarenko I，Rupp AK，Altevogt P（2013）Exosomes as a potential tool for a specific delivery of functional molecules. Methods Mol Biol 1049：495-511. https：//doi.org/10.1007/978-1-62703-547-7_37

Neeb A et al（2014）Splice variant transcripts of the anterior gradient 2 gene as a marker of prostate cancer. Oncotarget 5：8681-8689. https：//doi.org/10.18632/oncotarget.2365

Nieuwland R，Sturk A（2010）Why do cells release vesicles? Thromb Res 125（Suppl 1）：S49-S51. https：//doi.org/10.1016/j.thromres.2010.01.037

Normanno N，Cervantes A，Ciardiello F，De Luca A，Pinto C（2018）The liquid biopsy in the management of colorectal cancer patients：current applications and future scenarios. Cancer Treat Rev 70：1-8. https：//doi.org/10.1016/j.ctrv.2018.07.007

Ohshima K et al（2010）Let-7 microRNA family is selectively secreted into the extracellular environment via exosomes in a metastatic gastric cancer cell line. PLoS ONE 5：e13247. https：//doi.org/10.1371/journal.pone.0013247

Ostrowski M et al（2010）Rab27a and Rab27b control different steps of the exosome secretion pathway. Nat Cell Biol 12：19-30；sup pp 11-13. https：//doi.org/10.1038/ncb2000

Park J et al（2018）Analyses of intravesicular exosomal proteins using a nano-plasmonic system. ACS photonics 5：487-494. https：//doi.org/10.1021/acsphotonics.7b00992

Park YH et al（2016）Prostate-specific extracellular vesicles as a novel biomarker in human prostate cancer. Sci Rep 6：30386. https：//doi.org/10.1038/srep30386

Pavarotti M，Capmany A，Vitale N，Colombo MI，Damiani MT（2012）Rab11 is phosphorylated by classical and novel protein kinase C isoenzymes upon sustained phorbol ester activation. Biol Cell 104：102-115. https：//doi.org/10.1111/boc.201100062

Peinado H et al（2012）Melanoma exosomes educate bone marrow progenitor cells toward a pro-metastatic phenotype through MET. Nat Med 18：883-891. https：//doi.org/10.1038/nm.2753

Phuyal S，Hessvik NP，Skotland T，Sandvig K，Llorente A（2014）Regulation of exosome release by glycosphingolipids and flotillins. FEBS J 281：2214-2227. https：//doi.org/10.1111/febs.12775

Piper RC，Katzmann DJ（2007）Biogenesis and function of multivesicular bodies. Annu Rev Cell Dev Biol 23：519-547. https：//doi.org/10.1146/annurev.cellbio.23.090506.123319

Pulliam L，Gupta A（2015）Modulation of cellular function through immune-activated exosomes. DNA Cell Biol 34：459-463. https：//doi.org/10.1089/dna.2015.2884

Raab-Traub N，Dittmer DP（2017）Viral effects on the content and function of extracellular vesicles. Nat Rev Microbiol 15：559-572. https：//doi.org/10.1038/nrmicro.2017.60

Rak J（2010）Microparticles in cancer. Semin Thromb Hemost 36：888-906. https：//doi.org/10.1055/s-0030-1267043

Rak J（2013）Extracellular vesicles—biomarkers and effectors of the cellular interactome in cancer. Front pharmacology 4：21. https：//doi.org/10.3389/fphar.2013.00021

Rak J，Guha A（2012）Extracellular vesicles-vehicles that spread cancer genes. BioEssays News Rev Molecular Cellular Develop Biol 34：489-497. https：//doi.org/10.1002/bies.201100169

Ramirez MI et al（2018）Technical challenges of working with extracellular vesicles. Nanoscale 10：881-906. https：//doi.org/10.1039/c7nr08360b

Rana A，Zhang Y，Esfandiari L（2018）Advancements in microfluidic technologies for isolation and early detection of circulating cancer-related biomarkers. The Analyst 143：2971-2991. https：//doi.org/10.1039/c7an01965c

Raposo G，Stoorvogel W（2013）Extracellular vesicles：exosomes，microvesicles，and friends. J Cell Biol 200：373-383. https：//doi.org/10.1083/jcb.201211138

Ratajczak J et al（2006）Embryonic stem cell-derived microvesicles reprogram hematopoietic progenitors：evidence for horizontal transfer of mRNA and protein delivery. Leukemia 20：847-856. https：//doi.org/10.1038/sj.leu.2404132

Ridger VC et al（2017）Microvesicles in vascular homeostasis and diseases. Thromb Haemost 117：1296-1316. https：//doi.org/10.1160/TH16-12-0943

Rocha S et al（2019）3D cellular architecture affects MicroRNA and protein cargo of extracellular vesicles. Adv Sci 6：1800948. https：//doi.org/10.1002/advs.201800948

Rojalin T，Phong B，Koster HJ，Carney RP（2019）Nanoplasmonic approaches for sensitive detection and molecular characterization of extracellular vesicles. Front Chem 7：279. https：//doi.org/10.3389/fchem.2019.00279

Rupp AK et al（2011）Loss of EpCAM expression in breast cancer derived serum exosomes：role of proteolytic cleavage. Gynecol Oncol 122：437-446. https：//doi.org/10.1016/j.ygyno.2011.04.035

Seitz AK et al（2017）AR-V7 in peripheral whole blood of patients with castration-resistant prostate cancer：association with treatment-specific outcome under abiraterone and enzalutamide. Eur Urol 72：828-834. https：//doi.org/10.1016/j.eururo.2017.07.024

Shao H et al（2018）New technologies for analysis of extracellular vesicles. Chem Rev 118：1917-1950. https：//doi.org/10.1021/acs.chemrev.7b00534

Sheldon H et al（2010）New mechanism for Notch signaling to endothelium at a distance by Delta-like 4 incorporation into exosomes. Blood 116：2385-2394. https：//doi.org/10.1182/blood-2009-08-239228

Shukla SD，Berriman J，Coleman R，Finean JB，Michell RH（1978）Membrane protein segregation during release of microvesicles from human erythrocytes. FEBS Lett 90：289-292

Simons M，Raposo G（2009）Exosomes-vesicular carriers for intercellular communication. Curr Opin Cell Biol 21：575-581. https：//doi.org/10.1016/j.ceb.2009.03.007

Simonsen JB（2017）What are we looking at? Extracellular vesicles，lipoproteins，or both? Circ Res 121：920-922. https：//doi.org/10.1161/CIRCRESAHA.117.311767

Skog J et al（2008）Glioblastoma microvesicles transport RNA and proteins that promote tumour growth and provide diagnostic biomarkers. Nat Cell Biol 10：1470-1476. https：//doi.org/10.1038/ncb1800

Sleeman JP，Nazarenko I，Thiele W（2011）Do all roads lead to Rome? Routes to metastasis development. Int J Cancer 128：2511-2526. https：//doi.org/10.1002/ijc.26027

Smith JT et al（2018）Integrated nanoscale deterministic lateral displacement arrays for separation of extracellular vesicles from clinically-relevant volumes of biological samples. Lab Chip 18：3913-3925. https：//doi.org/10.1039/c8lc01017j

Srinivasan S et al（2019）Small RNA sequencing across diverse biofluids identifies optimal methods for exRNA isolation. Cell 177：446-462. https：//doi.org/10.1016/j.cell.2019.03.024

Stoeck A et al（2006）A role for exosomes in the constitutive and stimulus-induced ectodomain cleavage of L1 and CD44. Biochem J 393：609-618. https：//doi.org/10.1042/BJ20051013

Suarez H et al（2017）A bead-assisted flow cytometry method for the semi-quantitative analysis of extracellular vesicles. Sci Rep 7：11271. https：//doi.org/10.1038/s41598-017-11249-2

Tang S et al（2017）Neutral ceramidase secreted via exosome protects against palmitate-induced apoptosis in INS-1 cells. Experim Clin Endocrinol Diabetes Off J 125：130-135. https：//doi.org/10.1055/s-0042-116314

Thakur BK et al（2014）Double-stranded DNA in exosomes：a novel biomarker in cancer detection. Cell Res 24：766-769. https：//doi.org/10.1038/cr.2014.44

Thery C et al（2018）Minimal information for studies of extracellular vesicles 2018（MISEV2018）：a position statement of the International Society for Extracellular Vesicles and update of the MISEV2014 guidelines. J Extracell Vesicles 7：1535750. https：//doi.org/10.1080/20013078.2018.1535750

Thery C，Amigorena S，Raposo G，Clayton A（2006）Isolation and characterization of exosomes from cell culture supernatants and biological fluids. Curr Protocols Cell Biol，Unit 3 22. https：//doi.org/10.1002/0471143030.cb0322s30

Tian Y et al（2018）Protein profiling and sizing of extracellular vesicles from colorectal cancer patients via flow cytometry. ACS Nano 12：671-680. https：//doi.org/10.1021/acsnano.7b07782

Trajkovic K et al（2008）Ceramide triggers budding of exosome vesicles into multivesicular endosomes. Science 319：1244-1247. https：//doi.org/10.1126/science.1153124

Tricarico C，Clancy J，D'Souza-Schorey C（2017）Biology and biogenesis of shed microvesicles. Small GTPases 8：220-232. https：//doi.org/10.1080/21541248.2016.1215283

van der Pol E et al（2018）Standardization of extracellular vesicle measurements by flow cytometry through vesicle diameter approximation. J Thrombosis Haemostasis（JTH）16：1236-1245. https：//doi.org/10.1111/jth.14009

van der Vlist EJ，Nolte-'t Hoen EN，StoorvogelW，Arkesteijn GJ，Wauben MH（2012）Fluorescent labeling of nano-sized vesicles released by cells and subsequent quantitative and qualitative analysis by high-resolution flow cytometry. Nat Protocols 7：1311-1326. https：//doi.org/10.1038/nprot.2012.065

van Niel G et al（2011）The tetraspanin CD63 regulates ESCRT-independent and -dependent endosomal sorting during melanogenesis. Dev Cell 21：708-721. https：//doi.org/10.1016/j. devcel.2011.08.019

Vickers KC，Palmisano BT，Shoucri BM，Shamburek RD，Remaley AT（2011）MicroRNAs are transported in plasma and delivered to recipient cells by high-density lipoproteins. Nat Cell Biol 13：423-433. https：//doi.org/10.1038/ncb2210

Villarroya-Beltri C et al（2013）Sumoylated hnRNPA2B1 controls the sorting of miRNAs into exosomes through binding to specific motifs. Nat Commun 4：2980. https：//doi.org/10.1038/ncomms3980

Vogel R et al（2016）A standardized method to determine the concentration of extracellular vesicles using tunable resistive pulse sensing. J Extracell Vesicles 5：31242. https：//doi.org/10.3402/jev.v5.31242

Wang J et al（2016）Analyses of endothelial cells and endothelial progenitor cells released microvesicles by using microbead and Q-dot based nanoparticle tracking analysis. Sci Rep 6：24679. https：//doi.org/10.1038/srep24679

Wang Z et al（2013）Ciliated micropillars for the microfluidic-based isolation of nanoscale lipid vesicles. Lab Chip 13：2879-2882. https：//doi.org/10.1039/c3lc41343h

Wei Z et al（2017）Coding and noncoding landscape of extracellular RNA released by human glioma stem cells. Nat

Commun 8：1145. https：//doi.org/10.1038/s41467-017-01196-x

Whiteside TL（2016）Tumor-derived exosomes and their role in tumor-induced immune suppression. Vaccines 4. https：//doi.org/10.3390/vaccines4040035

Whiteside TL（2018）The potential of tumor-derived exosomes for noninvasive cancer monitoring：an update. Expert Rev Mol Diagnostics 1-12. https：//doi.org/10.1080/14737159.2018.1544494

Wiklander OPB et al（2018）Systematic methodological evaluation of a multiplex bead-based flow cytometry assay for detection of extracellular vesicle surface signatures. Front Immunol 9：1326. https：//doi.org/10.3389/fimmu.2018.01326

Woo HK et al（2018）Urine-based liquid biopsy：non-invasive and sensitive AR-V7 detection in urinary EVs from patients with prostate cancer. Lab Chip 19：87-97. https：//doi.org/10.1039/c8lc01185k

Wunsch BH et al（2016）Nanoscale lateral displacement arrays for the separation of exosomes and colloids down to 20 nm. Nat Nanotechnol 11：936-940. https：//doi.org/10.1038/nnano.2016.134

Xie Y et al（2009）Tumor apoptotic bodies inhibit CTL responses and antitumor immunity via membrane-bound transforming growth factor-beta1 inducing CD8+ T-cell anergy and CD4+ Tr1 cell responses. Can Res 69：7756-7766. https：//doi.org/10.1158/0008-5472.CAN-09-0496

Xie Y et al（2019）The role of exosomal noncoding RNAs in cancer. Mol Cancer 18：37. https：//doi.org/10.1186/s12943-019-0984-4

Yanez-Mo M et al（2015）Biological properties of extracellular vesicles and their physiological functions. J Extracell Vesicles 4：27066. https：//doi.org/10.3402/jev.v4.27066

Yokoi A et al（2017）A combination of circulating miRNAs for the early detection of ovarian cancer. Oncotarget 8：89811-89823. https：//doi.org/10.18632/oncotarget.20688

Yuana Y et al（2015）Handling and storage of human body fluids for analysis of extracellular vesicles. J Extracell Vesicles 4：29260. https：//doi.org/10.3402/jev.v4.29260

Zaborowski MP et al（2019）Methods for systematic identification of membrane proteins for specific capture of cancer-derived extracellular vesicles. Cell Rep 27：255-268. https：//doi.org/10.1016/j.celrep.2019.03.003

Zernecke A et al（2009）Delivery of microRNA-126 by apoptotic bodies induces CXCL12-dependent vascular protection. Sci Signal 2：ra81. https：//doi.org/10.1126/scisignal.2000610

Zhang H et al（2018a）Identification of distinct nanoparticles and subsets of extracellular vesicles by asymmetric flow field-flow fractionation. Nat Cell Biol 20：332-343. https：//doi.org/10.1038/s41556-018-0040-4

Zhang W et al（2018b）MicroRNAs in serum exosomes as potential biomarkers in clear-cell renal cell carcinoma. Europ Urol Focus 4：412-419. https：//doi.org/10.1016/j.euf.2016.09.007

Zhao B et al（2011）The chemotactic interaction between CCL21 and its receptor，CCR109，facilitates the progression of pancreatic cancer via induction of angiogenesis and lymphangiogenesis. J Hepato-Biliary-Pancreat Sci 18：821-828. https：//doi.org/10.1007/s00534-011-0395-4

Zhu L et al（2014）Label-free quantitative detection of tumor-derived exosomes through surface plasmon resonance imaging. Anal Chem 86：8857-8864. https：//doi.org/10.1021/ac5023056

Zhu S，Li H，Yang M，Pang SW（2018）Highly sensitive detection of exosomes by 3D plasmonic photonic crystal biosensor. Nanoscale 10：19927-19936. https：//doi.org/10.1039/c8nr07051b

第4篇

生物信息学

第18章

对液体活检中所获得的DNA和RNA测序数据进行计算分析

Francesco Marass，Francesc Castro-Giner，Barbara Maria Szczerba，Katharina Jahn，Jack Kuipers，Nicola Aceto，Niko Beerenwinkel

18.1 引言

超过 90%的癌症相关死亡都是因为出现了不可治愈的转移性疾病（www.cancer.gov）。发现新型治疗方式（能够阻止或抑制转移）的一个主要障碍就是原发早灶和转移灶的异质性（Jacoby et al.，2015）。不仅每一个癌症类型中具有异质性（例如，乳腺癌在临床上可以分为 HER2 阳性、雌激素/孕激素受体阳性和三阴性），现在越来越清楚的是来自同一个体肿瘤的细胞可能也是由大量具有不同遗传谱的肿瘤亚克隆组成的（McGranahan & Swanton，2017）。目前已被证实的是，肿瘤内部的异质性是高度可变的，受到原发肿瘤内部以及原发灶和转移灶之间高达 8000 个不同编码变异体的驱动（McGranahan & Swanton，

Francesco Marass 和 Francesc Castro-Giner 对本工作有同等贡献

F. Marass，K. Jahn，J. Kuipers，N. Beerenwinkel *
Department of Biosystems Science and Engineering，ETH Zurich，Basel，Switzerland
* e-mail：niko.beerenwinkel@bsse.ethz.ch
F. Marass
e-mail：francesco.marass@bsse.ethz.ch
K. Jahn
e-mail：katharina.jahn@bsse.ethz.ch
J. Kuipers
e-mail：jack.kuipers@bsse.ethz.ch
F. Marass，F. Castro-Giner，K. Jahn，J. Kuipers，N. Beerenwinkel
Swiss Institute of Bioinformatics，Basel，Switzerland
e-mail：francesc.castro@unibas.ch
F. Castro-Giner，B. M. Szczerba，N. Aceto（*）
Faculty of Medicine，Department of Biomedicine，University of Basel and University Hospital Basel，Basel，Switzerland
* e-mail：nicola.aceto@unibas.ch
B. M. Szczerba
e-mail：barbara.szczerba@unibas.ch

2017；Johnson et al.，2014），甚至在单个细胞间也能够观察到肿瘤异质性和适应性的差别。单个肿瘤细胞已被证实在基因组、基因表达（Tirosh et al.，2016）和肿瘤微环境水平都存在异质性，如它们可以展示出不同程度的免疫细胞浸润（Chevrier et al.，2017）。在有效癌症治疗的障碍之中还包括实现某些癌症类型早期检测的困难（Schiffman et al.，2015），无法从进展的病灶中实时获取样本，以及缺乏广泛应用于预测靶向药物敏感性的方法（Steeg，2016）。

在这个背景下，对于液体活检的出现及其提高癌症治疗的潜力，令肿瘤学领域研究者非常兴奋。液体活检是指对来自癌症患者及健康个体体液（尤其是血液样本）中的循环肿瘤 DNA（ctDNA）和循环肿瘤细胞（CTC）进行分析（Alix-Panabières & Pantel，2016）。CTC 来自于原发灶和转移灶，能够以单细胞或多细胞簇（CTC 簇）的形式出现在患者的血流中，而 CTC 簇与更高的转移倾向有关（Aceto et al.，2014）。最近，CTC 被证实可以用于治疗开始前有效和无效的癌症患者的区分（Carter et al.，2017），转移阶段药物敏感性的个体化测试（Yu et al.，2014），以及对转移进程的研究（Aceto et al.，2014；Szczerba et al.，2019；Gkountela et al.，2019）。就像同一个硬币有两面，ctDNA 在监测疗效（Diehl et al.，2008；Dawson et al.，2013；Khan et al.，2018）、在治疗选择的肿瘤无创基因分型（Chan et al.，2013；Murtaza et al.，2013；Siravegna et al.，2015；Thompson et al.，2016），以及高复发风险患者术后微小残留疾病的检测（Diehl et al.，2008；Tie et al.，2015，2016）等方面发挥着越来越重要的作用。它也有可能作为一种健康个体筛查的方法，在出现临床症状之前检测癌症（Gormally et al.，2006）。虽然在 ctDNA 和 CTC 方面已经完成了一些研究，在数量有限的医院、癌症中心及诊断中心已经开始其临床应用，但是在将其更广泛地应用于癌症相关的健康管理之前，仍然需要更多的研究。要实现这一点，实验和技术方面的改进以及液体活检所获得的二代测序（next-generation sequencing，NGS）数据的分析将发挥关键的作用，最终的目的是提供准确的诊断和预后信息，以及对转移形成生物学方面的重要见解。

18.1.1 DNA 测序

癌症通常被认为是一种基因组的疾病，因此 DNA 测序为其特征和发展提供了关键的信息，这一点也并不奇怪（Garraway & Lander，2013）。目前，用于遗传异常研究的主要有三种方法，它们主要在覆盖幅度和深度以及应用领域方面有差别。

第一，扩增产物测序可以提供预先选择基因组区域的深度信息，总计可达数万碱基。这种方法能够聚焦于特定的热点和癌症相关基因，在低频突变研究方面尤其有用，因为它有更深的覆盖度和更高的敏感性（Forshew et al.，2012）。扩增产物测序的新生突变读数能够在捕获区域内鉴定单碱基变异（single-nucleotide variant，SNV）和小的插入/缺失（indels）。如果结构变异的断裂点已知且被扩增产物覆盖，则可以进行鉴定，而其他的异常则会被错失掉。

第二，全外显子组测序（whole-exome sequencing，WES）只靶向已知基因的所有编码区域（1%～2%的人类基因组）。扩展的外显子组捕获试剂可能也包括内含子、非翻译区（untranslated region，UTR）和额外的调控元件。总的来说，WES 能够筛选影响编码序列的突变，它们很有可能与特定疾病有关。与扩增产物测序相比，WES 一般会要求更高的输入和更好的样本质量。探针杂交效率的变化通常会导致不均匀的覆盖、靶点区域的不完全捕获（通常＜90%）（Meienberg et al.，2015），以及参考等位基因误差（Asan et al.，2011）。这些误差可能会使拷贝数变异检测变得复杂化（Zare et al.，2017）。另外，不同的外显子组捕获试剂盒之间也会存在差异，这可能会使某些试剂盒比其他试剂盒更适合于特定的应用（Meienberg et al.，2015；Warr et al.，2015）。

第三，全基因组测序（whole-genome sequencing，WGS）的目的是为整个基因组提供误差最小的概貌。这种方法促进了综合性的分析，包括编码和非编码区域的 SNV、indels 和结构变异的检测。与 WES 相比，WGS 提供更加均匀的读取覆盖和更加平衡的等位基因频率，增加了变异检测的敏感性，代价是测序费用和所需输入 DNA 的增加（Belkadi et al.，2015；Meynert et al.，2014）。基因组低重复性区域的分析仍然具有挑战性，尤其是采用短读长的技术（36～250bp）（Treangen & Salzberg，2011）。新出现的三代测序平台，其读长可以达到几千个碱基对，可以研究这样的区域并重新定义拷贝数谱（Garraway & Lander，2013）。WGS 的一个变化形式是浅 WGS（shallow WGS，sWGS），它可以从低测序覆盖中（＜1×）单独获得拷贝数谱。

18.1.2　RNA 测序

转录组可以提供关于基因表达和 RNA 相关事件的信息，如选择性剪切和基因融合（Wang et al.，2009），而且它也可以提供 SNV 的信息（如果它被表达的话）。可以通过一种靶向的方式来进行测序，聚焦于转录组和一组基因的被选择区域，或者更综合性地考虑整个转录组。

全转录组测序事实上可以对所有细胞系统地进行广泛的基因表达谱分析。这种方法也可以对新转录本、选择性剪切事件，以及影响基因功能的其他转录后修饰进行检测。在癌症背景下，RNA 分析被广泛地应用于异常表达模式和融合基因的检测，以及癌症进展和内在耐药机制的研究（Aceto et al.，2014；Lee et al.，2014）。

根据定量的策略，转录组测序的方法可以分为全长的和基于标签的测序。基于全长的方法尝试覆盖整个转录本，而基于标签的方法则只关注于 5′或 3′端，这样就可以减少转录本检测和定量所需要的读取次数。基于全长的方法一般用于包含中等数量样本的研究设计。基于标签的方法最近被开发用于单细胞研究，能够进行数千个样本的筛查（Zheng et al.，2017；Macosko et al.，2015）。另外，基于标签的方法可以与唯一分子标识符（unique molecular identifier，UMI）联合使用。UMI 是随机的核苷酸条形码，它与每一个转录本结合，能够在整个扩增过程中进行单个分子的追踪。属于同一 SMI 家族的读数被计算性地折叠，只保留家族中最常见（如果不是全部的话）读数的测序变异体，这样就可以去掉多数扩增和测序的失真以及 PCR 的副本，产生更加清晰的测序数据。与全长分析相比，基于标签的方法只能进行基因水平的定量，因此不适合异构体的定量。

18.1.3 DNA 和 RNA 平行测序

多组学的方法使得对细胞进程的全面分析成为可能。传统上，每种组学的检测已经应用于同一肿瘤的不同切片。然而，大样本中肿瘤内异质性的程度提示，这样的样本在彼此之间会有很多差别，对这些数据的整合可能会具有挑战性。因此，近期的研究集中在单细胞中平行检测的开发（Bock et al.，2016）。例如，已有不同的策略可以对单细胞的 DNA 和 RNA 进行同时测序（Macaulay et al.，2015，2017；Dey et al.，2015）。对于遗传变异和转录本水平之间因果关系的剖析来说，这些方法可能尤其有用。同样，亚硫酸氢盐转换后的 DNA 和 RNA 的平行测序可以为甲基化和基因表达之间的相互作用提供有价值的见解（Angermueller et al.，2016）。然而，考虑到这些方法的多步骤属性，高质量的 DNA 和 RNA 输入还是有必要的，同时还要对样本进行仔细的处理。

18.1.4 生物信息学的挑战

液体活检的测序可以在各种尺度上进行，每一种都适合不同的应用领域（表 18-1 和表 18-2）。例如，ctDNA 分析主要会受到样本中低肿瘤成分含量的限制。因此需要敏感的技术来检测肿瘤相关信号并将其与技术性的噪声区分开。至于 CTC，可能很难分离得到大量的细胞，扩增过程中产生的失真会影响体细胞变异的鉴定。这些问题以及可以克服它们的方法将会在本章其余的部分进行讨论。

表 18-1　液体活检 DNA 测序实验的总结及其与肿瘤组织样本的比较

	液体活检主要的 DNA 测序方法及其与肿瘤组织样本的比较		
	肿瘤组织样本	CTC	ctDNA
AMP	检测 SNV、indels 和 SV（如果断裂点已被明确定义），包括低频率的亚克隆突变	与 WES 和 WGS 相比，有更高的覆盖深度和敏感性	准确检测 AF 低至约 0.1%的突变；需要模拟噪声和误差的抑制
WES	在外显子区域检测 AF 低至 2%的 SNV 和 indels，对 CNA 进行分型；也许可以检测 SV	需要 WGA；检测 SNV 和 indels；中断（dropout）水平较高（10%～20%）	需要足够高的肿瘤含量（多个样本需>5%）；对 SNV、indels 和 CAN 进行分型；也许可以检测 SV
WGS	高丰度 SNV 和 indels（约 10% AF）的分型；检测 SV，准确检测 CNA	需要 WGA；检测 SNV、indels 和 CNA；由于覆盖深度更低，中断水平更高	需要较高的肿瘤含量（>20%）；对多数高丰度的 SNV、indels、SV、CNA 进行分型

注：AF，等位基因分数（allele fraction）；AMP，靶向扩增产物测序（targeted amplicon sequencing）；CAN，拷贝数变异（copy-number alteration）；indels，短的插入/缺失（short insertion or deletion）；SNV，单核苷酸变异（single-nucleotide variant）；SV，结构变异（structural variant）；WES，全外显子组测序（whole-exome sequencing）；WGS，全基因组测序（whole-genome sequencing）；WGA，全基因组扩增（whole-genome amplification）。

表 18-2　液体活检 RNA 测序实验的总结及其与肿瘤组织样本的比较

	肿瘤组织样本	CTC
全长	基因和亚型定量	需要 WTA；基因和亚型定量；少到中等数量的细胞（通常少于 500）；中断水平较高
基于标签	只能做基因水平定量	需要 WTA，采用 UMI 扩增；只能做基因水平的定量；能够对数千个细胞进行分型；中断水平较高

注：WTA，全转录组扩增（whole-transcriptome amplification）。

18.2　循环肿瘤 DNA 的分析

关于肿瘤的基因组分型，ctDNA 的分析与大块的肿瘤样本类似：在这两种情况下，许多基因组被一起进行分析。然而，有几个重要的特征使得 ctDNA 与众不同。其中有两点与计算性的数据分析尤其有关，即较低的肿瘤含量和细胞游离 DNA（cfDNA）的片段化模式。

cfDNA 主要由来自血细胞的野生型 DNA 片段组成（Sun et al.，2015；Snyder et al.，2016）。在癌症患者中，由于肿瘤细胞的额外贡献，cfDNA 的水平会有所升高。肿瘤的成分一般比较低，尤其是与常规的肿瘤活检相比较时，晚期癌症患者的中位等位基因频率低于 10%，而早期阶段则低于 1%（Diehl et al., 2005；Bettegowda et al., 2014）。由于循环系统中的肿瘤 DNA 很少，要想对 ctDNA 进行检测，追踪和分型时就必须要采用敏感的方法和可靠的分析。

cfDNA 会呈现出特征性的片段化模式，反映一定的生物学进程，可以在实验和分析方面加以利用。来自非肿瘤细胞的 cfDNA 片段约为 167nt 长，对应的是染色体中的 DNA。在这个长度的倍数上可以观察到微弱的信号，而短于 167nt 的片段会每隔 10nt 出现一个峰（Snyder et al., 2016；Mouliere et al., 2018）。相反，肿瘤来源的片段通常更短（图 18-1）。虽然片段长度分布差异背后的机制还不清楚，但这种差异提供了一定的可能性，即集中在一定长度的间隔来增加肿瘤的信号（Mouliere et al., 2018；Underhill et al., 2016）。片段长度分析也可以帮助区分肿瘤细胞来源的突变和血液克隆的突变。除了片段的长度之外，在片段的基因组定位中也有规律：片段的对齐坐标并不是均一地分布，而是反映了核小体的占用模式，从中可以推测组织的起源和肿瘤基因的表达（Snyder et al., 2016；Ulz et al., 2016）。

接下来，我们会考虑 ctDNA 测序分析的两个主要目标，即肿瘤含量的定量（ctDNA 作为一个生物标志物）和肿瘤基因组的非侵袭性分型（ctDNA 作为液体活检）。

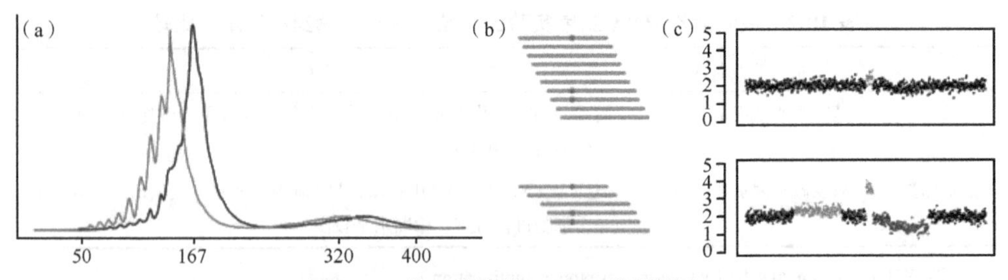

图 18-1　基于测序的 ctDNA 分析概述

（a）ctDNA 中片段长度的分布。肿瘤来源的片段（橙色）比非肿瘤细胞来源的分子（黑色）总体更短。（b）突变读取。上部：较低的肿瘤含量意味着体细胞突变（橙色点）只发生在少数读长之中（灰色条）。底部：片段长度的选择可以增加突变读长的比例。（c）拷贝数分型。上部：较低的肿瘤含量会妨碍体细胞拷贝数变异的鉴定，因为野生型 DNA 的双倍体谱会稀释肿瘤的信号。底部：长度的选择，或者较高的肿瘤含量可以提高分析的分辨率

18.2.1　ctDNA 的检测和定量

ctDNA 的部分临床用途在于能够在患者治疗期间对肿瘤水平进行微创的监测，包括微小残留疾病的检测和复发的出现。这些任务都需要对血液样本中的肿瘤成分进行准确检测。可以使用超敏感的定制方法或通用目的的 DNA 测序进行定量。前者可以达到几万或几十万分之一 DNA 片段的敏感性，但却局限于检测

约 100 个突变，而且需要提前定制好检测（Diehl et al.，2006；Taly et al.，2013）。这些突变可能是之前在患者的肿瘤样本中发现的热点或变异体。采用靶向测序方法可以对数千到数百万碱基中的突变进行筛查（Forshew et al.，2012；Newman et al.，2014；Phallen et al.，2017）。这个策略对于缺乏明确热点的基因尤其有用，如肿瘤抑制基因。然而，受到 cfDNA 片段的总数、测序的深度，以及来自 PCR 和测序的噪声等因素的影响，测序方法的灵敏度通常只局限于 0.1%～1%。

对于测序方法，较低的 ctDNA 水平需要做 PCR 扩增和深度测序（＞1000×），这样才能可靠地捕获低频的突变片段。这些过程会引入误差和造成失真，因此新生的突变读数必须要加以考虑。并不是像组织测序实验的标准做法那样将肿瘤样本与其匹配的正常组织进行简单比较，对于 ctDNA 的深度测序，变异体读数的计算通常会采用一组健康对照样本进行测试。如果测试样本中观察到的变异体读数的数目明显超过对照中观察到的数目（这说明这个现象不可能仅仅由噪声引起）则可确认为突变（Forshew et al.，2012；Newman et al.，2016）。每个靶点位置和每个可能的突变都要运行这个程序，因为噪声水平会因为基因组位置和碱基的改变而有所不同。为了更好地解释 PCR 或测序所遗留的人为突变标记，错误模型可能要在三核苷酸的背景下考虑碱基改变。普通的 SNP 可以采用公共数据库来过滤，而特殊的 SNP 则需要匹配的正常样本，通常是同一份血液样本的血沉棕黄层。可以采用同样的方式读取 indels，要考虑位置、indels 类型和长度作为协变量。在追踪已知突变时，可能会采用更加宽松的阈值来增加敏感性。其他方案也可以用于异常值的检测以便区分真实的变异和背景的噪声（Hodge & Austin，2004）。

为了提高测序方法的敏感性，必须要增加信号噪声比。ctDNA 的信号会被过量的野生型片段稀释。分析野生型和突变片段的长度分布可以发现一些间隔，这里的大多数片段都起源于肿瘤。在实验中或生物信息学分析中可以采用片段选择来移除那些高度可能来源于非肿瘤细胞的片段（Mouliere et al.，2018）。另外，噪声也可以减少。这通常涉及 UMI 的整合和冗余测序，这会识别和移除多数失真：背景误差率会因此而降低，增强了读取真正变异的能力（Phallen et al.，2017；Newman et al.，2016；Kinde et al.，2011）。内源性条形码，即一个片段的对齐坐标也可以被用作条形码，但是必须要小心，因为片段的定位并非均一分布（Snyder et al.，2016）。与假设相违背的是，所有片段都有独特的坐标可能会导致更低的敏感性。

ctDNA 的检测和定量也可以采用结构变异（structural variant，SV）和拷贝数变异（CNA）来完成。对肿瘤样本中发现的 SV 进行靶向测序可以提供一种检测 ctDNA 的敏感方法，因为在同一个断裂点上没有人为的读数（Leary et al.，2010，2012）。相反，首次检测到 SV，或者需要足够高的覆盖深度，或者需要较高的肿瘤负荷。可以采用 sWGS 或者更粗略一些采用靶向方法来检测 CNA（Belic et al.，2015；Heitzer et al.，2013；Adalsteinsson et al.，2017）。基于 CNA 的方法通常要求最少 10%的肿瘤含量来可靠地区分低水平的 CNA 和背景变异体，它可能更适合用于决定如何进一步分析一个患者的样本：如果估计肿瘤成分较低，后续实验将要求较高的敏感性并使用更小的组合；否则，样本可能会适合全外显子组或全基因组测序。然而，解释来自 sWGS 数据的拷贝数谱时需要小心，总体来说没有足够的信息来鉴定哪个片段是拷贝数的中线。因此，不能得出绝对的肿瘤拷贝数，只能对片段之间的相对改变进行定量。

上述所有方法都是通过指标的方式对肿瘤含量进行定量，或者采用 SNV、indels 和 SV 的等位基因频率，或者采用 CNA 的幅度。重要的是，要记住这些检测都是针对样本克隆结构的功能。只有这个突变是纯合子，没有受到 CNA 的影响，并且它发生在肿瘤中最近的选择性扫描之前或期间，突变的等位基因频率才可以匹配样本的肿瘤含量。然而，总的来说，等位基因频率（或者拷贝数片段均值）与肿瘤成分之间的关系更加复杂，需要仔细检查相关的变化（Marass，2016）。在实践中，通常会假设一个均一的肿瘤，而且变异结合性或流行率的校正并不适用。这个问题对于亚克隆突变的影响更加严重，对早期变异的拷贝数中线影响则要少一些。另外，应该直接从整体片段长度谱中对肿瘤含量进行定量（Mouliere et al.，2018），尽管这可能需要对片段化的生物学及不同肿瘤类型间的验证有更好的理解。

18.2.2 非侵袭性全基因组分型

当常规活检无法获得时，液体活检也许可以提供肿瘤的唯一分子描述。肿瘤进化时这个问题会重新出现，人们希望再次分析改变后的基因组，例如查看复发时的耐药突变。因此，对整个肿瘤基因组进行非侵袭性分型的能力非常重要。

通过 ctDNA 进行肿瘤基因组的基因分型可以采用宽范围的组合测序、全外显子组测序或全基因组测序。然而，如果没有较高的测序深度，这种方法的敏感性会比较低，低频的突变和克隆会被错过。多个样本的分析也许有助于提高敏感性（Josephidou et al.，2015）。总的来说，检测会向早期突变偏倚，这些突变由大多数肿瘤细胞共享（Murtaza et al.，2015）。这个现象只是克隆进化过程中突变积累的一个后果，有助于免疫治疗干性突变的选择。体细胞变异的读取可以按照大块肿瘤样本的分析来进行，将 ctDNA 样本与匹配的正常样本或者如上所述的一组正常对照进行比较。这里需要注意的是，肿瘤成分的含量非常低。事实上，设计用于组织块测序的方法可能会表现不佳，应该要做基准测试以评价它们为 ctDNA 数据所提供的敏感性和特异性。同样，尺寸选择可以用于增加肿瘤的信号，否则信号将会特别弱，而分子条形码可以用于减少噪声。

18.2.3　ctDNA 的系统进化分析

最近，测序技术和分析的进步使得从活检的测序数据中推测肿瘤进化的历史成为可能（Griffith et al.，2015；Nik-Zainal et al.，2012）。在这里，将通过分析一个或多个样本中被定量的一组突变来揭示肿瘤克隆分类群的种系发生。肿瘤及其克隆组成的检测需要有强的信号，在 ctDNA 数据上进行这样的分析具有以下优势。第一，有可能收集每位患者的纵向数据集。如果循环系统中不同克隆的比率在样本之间变化很大，那就可以获得更多的信息来正确地区分这些信号并且将突变对应到正确的克隆。第二，ctDNA 可以更好地捕获异质性，因为它比穿刺活检可能有更小的空间误差，它收集的肿瘤片段来自于身体的多个病灶（Chan et al.，2013；Forshew et al.，2012；Murtaza et al.，2015）。第三，较短的半衰期[据报道是 2 小时（Diehl et al.，2008）]确保了 ctDNA 中所获得的信息都是最新的，可以实时监测肿瘤应对治疗的进化和克隆动态（Dawson et al.，2013；Siravegna et al.，2015）。这种分析的主要挑战在于较低的肿瘤负荷。因此，要想鉴别亚克隆的变异并获得准确的拷贝数信息，需要较高深度的测序和较低的背景信号，后者对于推断过程中突变等位基因频率的调整来说至关重要。采用 ctDNA 的多数肿瘤克隆性分析依赖的是突变的聚类（Murtaza et al.，2015；Gremel et al.，2016；Abbosh et al.，2017），而种系发生的解卷积是通过 Marass 而完成的（2016）。

18.3　循环肿瘤细胞的分析

CTC 是来源于癌症病灶并且于血流之中发现的肿瘤细胞。它们以单细胞或多细胞簇的形式出现，可能与其他细胞类型相关，如血小板和白细胞（Aceto et al.，2015；Szczerba et al.，2019）。在癌症患者中，CTC 与其周围的血细胞相比非常稀少，其平均浓度为每十亿个血细胞中有 1 个 CTC（Yu et al.，2011）。这种稀有性是研究 CTC 的主要不足，也刺激了用于其分离和分型的专业技术的发展。

18.3.1　捕获

第一代检测 CTC 的方法是基于生物学特征，例如上皮特异标志物的表达（EpCAM 和细胞角蛋白），这些标志物在正常血细胞中没有表达但是在上皮来源的大多数肿瘤细胞中却高表达（Joosse et al.，2015；Went et al.，2004）。CellSearch 采用了这种方法（Riethdorf et al.，2007），这是目前唯一被 FDA 批准用于癌症患者血液 CTC 计数的工具。CellSearch 技术基于一个两步法的 CTC 富集流程，包括采用磁珠进行基于 EpCAM 的 CTC 捕获，以及采用上皮的细胞角蛋白和白细胞的标志物 CD45 进行固定和染色。然而，阳性分选和抗体依赖的方法可能会忽略掉那些所选标志物表达水平较低的细胞。而且，因为固定的原因，CellSearch 所捕获到的细胞并没有活性，因此其 DNA 和 RNA 的定量可能会受到影响，影响下游的分析。出于这些原因，非抗体依赖的方法得以开发，它们关注于红细胞和白细胞的去除，或者利用 CTC 的物理特征进行富集（Hou et al.，2013；Ozkumur et al.，2013；Sarioglu et al.，2015；Chudziak et al.，2016；Galanzha & Zharov，2013）。例如，Parsortix 技术通过变窄的微流控管道以生理性的流速进行非抗体依赖的基于大小的 CTC 富集，可以保存 CTC 的完整性和活性以用于下游的分子和细胞检测（Chudziak et al.，2016）。

18.3.2 DNA 和 RNA 测序

归功于 CTC 分离和分型的专业技术的发展，现在已经可以对单个和成簇的 CTC 进行基因组和转录组的研究。捕获之后，CTC 测序的下一个挑战在于每个细胞能够获得的输入比较有限。因此，基因组和转录组的扩增是测序流程中的一个关键步骤。目前已经开发了多种扩增方案，每种都有其特定的优势和不足。

从单个细胞中进行全基因组扩增（WGA）的主流方法是多重置换扩增（multiple displacement amplification，MDA），采用的是具有高度持续合成能力和链置换特性的 phi29 聚合酶（Spits et al.，2006）。这种方法是基于退火随机六聚体和连续的链合成，其中新合成的 DNA 片段会作为新的反应模板，这会导致指数级的扩增率。最近引进了一种新的方法，叫作基于多重退火和环化的扩增循环（multiple annealing and looping-based amplification cycle，MALBAC）。与 MDA 的稳定链扩增相比，MALBAC 是基于 PCR，遵循标准的 DNA 变性、退火和延伸的循环。WGA 过程的不足包括较高的错误率、不均匀的覆盖度、某些区域覆盖度的完全丢失、等位基因中断和等位基因失衡等。目前已对现有扩增方法进行了定量比较，然而没有哪个方法能够在每种条件下都能胜过其他所有方法（Hou et al.，2015；Huang et al.，2015）。因此，扩增方法的选择应该根据每项研究的目的来进行调整（de Bourcy et al.，2014）。总的来说，MDA 显示出了更好的覆盖幅度，被认为是 SNV 分析的最佳选择，因为其假阳性率明显更低。已发表的采用 MDA 扩增的研究报道的单细胞外显子覆盖率为 50%～80%（Gawad et al.，2016）。同时，MALBAC 可以形成更加均一的覆盖，在 CNV 分型方面可以获得更好的数据（Gawad et al.，2016）。

同样的方法已被开发用于单细胞的全转录组扩增（whole-transcriptome amplification，WTA）。这些方法可以归类为基于 PCR、MDA 或 mRNA 的体外转录（*in vitro* transcription，IVT）（Van Loo & Voet，2014；Saadatpour et al.，2015）。多数方法捕获多聚腺苷酸 RNA，可以集中在全长转录本或偏向于 3′或 5′端（Van Loo & Voet，2014）。Smart-seq 扩增方法是其中应用最为广泛的全长转录组扩增方法（Picelli et al.，2013）。它依赖逆转录、模板转换寡核苷酸（在 cDNA 3′端锚定一个引物结合位点），以及 PCR 的扩增（Picelli et al.，2013）。Smart-seq 可以在转录本中获得较高的覆盖度，促进 SNV 和异构体的检测。这种方法及其他 WTA 方法的一个不足是低表达转录本（每个细胞少于 10 个拷贝）的扩增效率较低（Van Loo & Voet，2014）。

另外一个需要考虑的重要因素是 CTC 在体内暴露时的外在压力，例如，血流之中的血流动力学剪切力（剪切应力）（Phillips et al.，2014），宿主免疫系统或癌症治疗的攻击。细胞压力可能会导致低质量 DNA 和 RNA 材料比例的增加，这可能会导致对测序结果的错误解读。因此，为了弃去低质量的细胞，非常关键的是在基因组提取和数据分析时要进行仔细的质量控制（Ilicic et al.，2016）。

18.3.3 突变和拷贝数分析

尽管在扩增技术方面有很多进展，基因组间隔的噪声和中断仍然很普遍，使得 SNV 的检测非常有挑战性。虽然针对组织块的测序数据已经很好地建立了模拟噪声和读取突变的计算方法，但是单细胞测序的可靠方法还处在发展的早期阶段。除了丢失数据和等位基因中断（假阴性）外，每个细胞也可能会因为 PCR 和测序的误差而展现示出假阳性突变。有三种主要方法被开发用于单细胞中的 SNV 读取。SCcaller 可为局部的扩增误差进行变异读取校正（Dong et al.，2017）。Monovar 汇集细胞之间的信息来计算变异真实的可能性；在一个细胞中观察到的突变通常会被过滤掉（Zafar et al.，2016）。最近出现的一个工具（SCIφ）可用于细胞基因型及其系统发生关系的推断以提高变异读取的敏感性和稳定性（Singer et al.，2018）。

CNV 的检测也会受到 WGA 偏倚的影响。截至目前，已经发表了 3 种方法用于从 scDNA-seq 数据中计算 CNV（Garvin et al.，2015；Knouse et al.，2016；Zhang et al.，2013）。通过环形二进制分割所定义的基因组片段，这些方法可以从 GC-标准化的读数覆盖中推断拷贝数（Olshen et al.，2004）。然而，考虑到扩增的偏差以及单细胞所获得的覆盖度通常较低，这些方法的分辨率只限于兆碱基的尺度（Garvin et al.，2015；Knouse et al.，2016）。另外，通过对超过大基因组区域的相对表达水平进行平均化（Tirosh et al.，2016；Patel et al.，2014）或采用等位基因失衡（Fan et al.，2018），一些研究在尝试从单细胞 RNA 测序（single-cell RNA sequencing，scRNA-seq）数据中推断拷贝数谱。

18.3.4 单细胞系统发生学

通过 DNA 测序数据重构某个肿瘤的亚克隆组成和突变史是一种有前景的途径，可以更好地了解肿瘤发生、肿瘤内异质性和转移种植模式。由于更高的数据可用性，多数方法目前依赖的是组织块的测序数据。然而，归功于单细胞技术的发展，越来越多的单细胞数据集正在生成，从而可以进行更高分辨率的系统发生重构。

与有机体的所有细胞一样，肿瘤细胞来源于单一的祖先，它们的谱系可以用一个细胞谱系树来表示，这被认为是一个完美的系统发生过程。这个假设的动机是，相比于基因组的长度来说突变的数目相对较少，因此没有一个基因组位点会被一个突变击中一次以上。经典的系统发生算法（如分层聚类、邻近结合法）以及完美的系统发生算法可以应用于单细胞数据，但是并不够完善，不能处理其噪声。在实践中，由于较高的噪声水平，所观察到的突变谱通常与其真实状态有较大的差距，其特点是数据的丢失，因为等位基因中断而导致的强烈升高的假阴性率，以及假阳性率和假阴性率之间的失衡。为了解决这些挑战，最近研究者发表了一些概率方面的方法（Kuipers et al.，2017a）。

总的来说，单细胞的系统发生方法尝试找到树状拓扑，在所有的可能性中，它与所观察到的数据最为适合（图 18-2）。为了评价这个拓扑，将在每个细胞中观察到的一组突变与该细胞在树状拓扑中位置的期望特征进行比较。根据这个树状拓扑，如果一个本应该出现的突变没有在细胞中被观察到，这会被认为是假阴性结果；相反，如果一个突变被认为出现在细胞中，但是它在树状拓扑中的位置却提示了别的信息，这会是假阳性结果。然后，通过对所有细胞的所有观察结果可能性的不断累积，对所观察到的突变谱来自于所测试的树状拓扑的可能性进行计算。适合度的另一种检测是给出观察数据的树状拓扑的后验概率，这些数据通过贝叶斯定理而获得。此外，有些方法还允许研究者从数据中了解假阴性和假阳性的比率（Jahn et al.，2016；Ross & Markowetz，2016）。

各方法间所不同的一个方面是用于重构的树状模型（Davis & Navin，2016）。除了二进制的细胞谱系树之外（也称为样本树），还可以采用一个克隆树，它联合了可能属于同一亚克隆的细胞。这种细胞聚类（可能与突变谱稍微有些不同）可以被解释为一种方法，用于校正一个系统发生框架内 scDNA-seq 数据

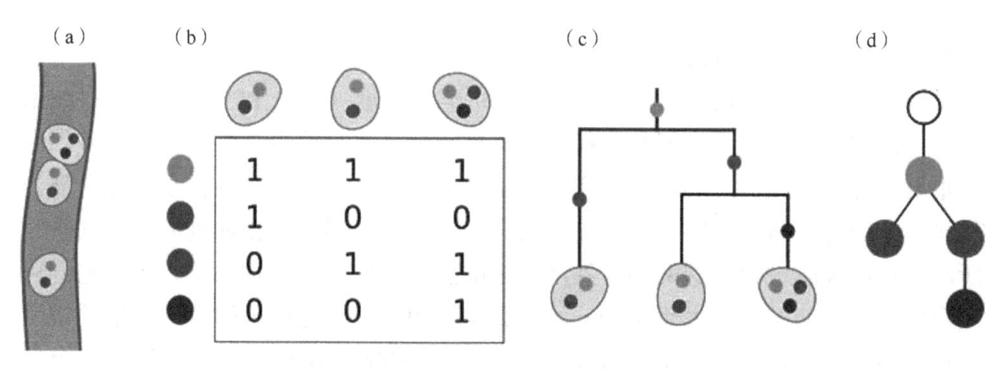

图 18-2 CTC 的单细胞系统发生

（a）血管中的循环肿瘤细胞，有颜色的点表示细胞的突变负荷。（b）通过单细胞 DNA 测序所获得的 CTC 突变谱。（c）从突变谱中重构的细胞谱系树。（d）代表部分时间顺序的突变树，其中的突变已经获得

的高错误率。或者，我们也可以考虑肿瘤系统发生的一个突变中心视角，即突变树。在这个模型中，节点是突变的事件而边缘代表的是肿瘤中获得突变的部分时间顺序。为了充分聚焦于突变史，这个模型平均了样本在树中的位置。很方便的是，这也避免了从有噪声的 scDNA-seq 数据中推测某个细胞所假设的真实基因型的必要性，与突变史的推测相比，这个过程通常不是那么可靠。

第一个概率性的单细胞方法是由 Kim 和 Simon（2014）发明的。它采用了突变树的模型，从编码时间顺序配对后验概率的图形中构建一个最大加权的生成树。通过限制配对顺序，这种方法放弃了任何更高阶的关系参与树状推论的形成，因此将效率优先放在准确性之前。BitPhylogeny 是一种完整的贝叶斯方法，它采用了 Markov chain Monte Carlo（MCMC）推论方案（Yuan et al.，2015）将具有相同突变谱的细胞聚类到各个克隆中。贝叶斯框架的一个优势是树的后验分布和参数与单点估计相比可以更好地代表其不确定性。然而，对于更大的数据集，推断的成本可能会相当高。

OncoNEM 采用样本树来表示，这是一个使用采样细胞作为叶子的细胞谱系树，突变的位置位于边缘（Ross & Markowetz，2016）。这种方法通过贪心搜索（greedy search）来检测可能的树状拓扑的空间，目的是找到一个最大可能性的树。在第二步中，OncoNEM 聚类相似的细胞获得一个克隆树。SCITE 聚焦于突变树的表示，但是也可以采用样本树（Jahn et al.，2016）。采用 MCMC 方案来进行树的搜索，这可以提供单个最大可能性估计或提供一个完整的后验样本来代表推测树中的不确定性。由于突变树和样本树可以彼此转换，树模型的选择可以根据效率原因来推动：对于有较多突变和较少细胞的数据集，样本树模型下的搜索空间将会更小，在相反的情况下，可以在突变树模型下进行考虑的候选树会更少。

在采用 scDNA-seq 数据的肿瘤系统发生学中有一些开放性的挑战，如组织

块测序信息的整合（Malikic et al., 2017）。一个主要的挑战是将拷贝数改变整合到系统发生重构中。虽然从同样的细胞中可靠地读取 CNV 和 SNV 的现有技术困难可以解释这个不足，但是两种数据类型的整合将是获得肿瘤突变史完整图像的重要步骤。另外一个局限是与完美系统发生不一致的数据点的自动解释会被当作噪声，因此忽略了趋同进化或突变丢失的可能性。然而，正如近期的一项研究所示，在体细胞进化中这两种事件都比之前想象的发生得更加频繁，忽略它们可能会导致不正确的系统发生（Kuipers et al., 2017b）。允许这种事件发生的模型正在开始研发（Zafar et al., 2017, 2018；El-Kebir, 2018）。最后，没有一个单细胞的系统发生方法适合处理多细胞 CTC 簇（作为一个样本进行测试）的数据。因为预期读数来自于单个细胞，现有的方法会倾向于高估噪声水平并推断出错误的系统发生学结果。

18.3.5 单细胞转录组学

单细胞基因表达谱的聚类分析可以发现功能相关细胞的亚群。然而，scRNA-seq 所能获得的输入材料非常低，并不是所有都能被捕获进行测序。这会在检测读数和表达基因的中断方面产生较高变异性（Stegle et al., 2015）。中断会导致数据删失，影响内在表达水平的重构。更低的表达水平也会导致相对不确定性的增加，因此影响差异表达分析。很多方法和统计学手段被开发出来用于解释 scRNA-seq 数据中的这种效果（Kharchenko et al., 2014；Pierson & Yau, 2015；Finak et al., 2015；Vallejos et al., 2016）。基因的中断在基因表达水平的分布中产生了一个二次模型，在零点或低表达值附近出现峰值，这个现象被称作零点膨胀（zero inflation）（Kharchenko et al., 2014；Pierson & Yau, 2015；Finak et al., 2015）。机器学习技术也开始被用于 scRNA-seq 数据中（Lin et al., 2017；Wang et al., 2017；Iacono et al., 2018）。

为了比较细胞之间或细胞群体之间的表达水平，需要对数据进行标准化以移除一些实验的混杂因素，如细胞周期。然而，这种标准化为单细胞实验分析带来了挑战（Vallejos et al., 2017）。最近，单细胞特异的标准化技术被开发出来（Buettner et al., 2015；Lun et al., 2016；Qiu et al., 2017；Bacher et al., 2017；McCarthy et al., 2017）。例如，隐藏性变异模型已被用于发现和移除混杂因素（Buettner et al., 2015），或者采用等级聚类分析对细胞进行分组，针对每个群体采用不同的标准化因素（Lun et al., 2016），或者以不同的比例因子通过分位数回归聚类分析对每个群体的基因进行分组（Bacher et al., 2017）。数千个细胞 scRNA-seq 的普通下游分析是将其聚类为不同的细胞群体（Tirosh et al., 2016a, 2016b；Zheng et al., 2017；Patel et al., 2014；Gerber et al., 2017；Li et al.,

2017；Venteicher et al.，2017），尤其是与正常细胞相比发现新类型的细胞并探索肿瘤群体内的差别。这为以下方面提出了普遍性的挑战：将 scRNA-seq 原始数据的建模和标准化整合到其聚类之中并且可视化为大规模的数据集（Buettner et al.，2017；Risso et al.，2018）。

针对 scRNA-seq 数据建模和标准化的这些方法研究人员开发了一些软件，与此同时，更多通用管线被引入并且进行了进一步的开发，其中包括 10×Genomics 的 Cell Ranger and Browser 软件（https：//www.10xgenomics.com/ software/）、Seurat（http：//satijalab.org/seurat/）及 ASAP（Gardeux et al.，2017）。这些工具提供了一系列标准聚类和可视化的方法，甚至是路径的富集（ASAP），尤其聚焦在含有数万个细胞（通过侵袭性肿瘤活检所获得）的大规模数据集。较低细胞数目的液体活检、中断和零点膨胀的随机效应，以及细胞周期这样的实验混杂因素可能会对分析造成更加显著的影响。同时，计算的负担会降低，使得能够进行更加细化和集中的分析。因此，在现有模型之上还有更广的范围可以进行建设，这样就可以回答液体活检中特异性的问题，比如在单个 CTC 和 CTC 簇之间发现表达的差异。

18.4　总结

液体活检可以改善癌症的检测和治疗，增进我们对侵袭性癌症的特征和弱点的了解，为癌症患者的治疗提供整体获益，这些方面的潜力激发了人们对该领域强烈的兴趣。在接下来的 5～10 年很有可能会见到液体活检在临床阶段的应用，最终会在某些情况下取代侵袭性的肿瘤采样，为精准治疗、疾病监测以及可能的癌症早期诊断提供一个有价值的额外工具。要想实现这些远大的目标，将需要根据目前在研究阶段所采用的一些方法，执行专门的计算数据分析来检测 ctDNA 和 CTC。

液体活检中所出现的 DNA 和 RNA 测序数据分析中的计算挑战是多方面的。它们来自于一些技术困难，包括以一种有效和无偏倚的方式从血浆中捕获游离循环肿瘤 DNA 或肿瘤细胞，以及对扩增基因组材料进行均一测序。了解短读数数据结果中的特定模式将是区分技术失真和真实生物学信号的关键。如果这些不足能够被新的实验和生物信息学方法所克服，液体活检则将会在研究和临床实践中展现其全部的潜能。

参 考 文 献

Abbosh C，Birkbak NJ，Wilson GA，Jamal-Hanjani M，Constantin T，Salari R et al（2017）Phylogenetic ctDNA analysis depicts early-stage lung cancer evolution. Nature 545（7655）：446-451

Aceto N，Bardia A，Miyamoto DT，Donaldson MC，Wittner BS，Spencer JA et al（2014）Circulating tumor cell clusters are oligoclonal precursors of breast cancer metastasis. Cell 158（5）：1110-1122

Aceto N，Toner M，Maheswaran S，Haber DA（2015）En route to metastasis：circulating tumor cell clusters and epithelial-to-mesenchymal transition. Trends Cancer 1（1）：44-52

Adalsteinsson VA，Ha G，Freeman SS，Choudhury AD，Stover DG，Parsons HA et al（2017）Scalable whole-exome sequencing of cell-free DNA reveals high concordance with metastatic tumors. Nat Commun 8（1）：1324

Alix-Panabières C，Pantel K（2016）Clinical applications of circulating tumor cells and circulating tumor DNA as liquid biopsy. Cancer Discov 6（5）：479-491

Angermueller C，Clark SJ，Lee HJ，Macaulay IC，Teng MJ，Hu TX et al（2016）Parallel single-cell sequencing links transcriptional and epigenetic heterogeneity. Nat Methods 13（3）：229-232

Asan，Xu Y，Jiang H，Tyler-Smith C，Xue Y，Jiang T et al（2011）Comprehensive comparison of three commercial human whole-exome capture platforms. Genome Biol 12（9）：R95

Bacher R，Chu L-F，Leng N，Gasch AP，Thomson JA，Stewart RM et al（2017）SCnorm：robust normalization of single-cell RNA-seq data. Nat Methods 14（6）：584-586

Belic J，Koch M，Ulz P，Auer M，Gerhalter T，Mohan S et al（2015）Rapid identification of plasma DNA samples with increased ctDNA levels by a modified FAST-SeqS approach. Clin Chem 61（6）：838-849

Belkadi A，Bolze A，Itan Y，Cobat A，Vincent QB，Antipenko A et al（2015）Whole-genome sequencing is more powerful than whole-exome sequencing for detecting exome variants. Proc Natl Acad Sci USA 112（17）：5473-5478

Bettegowda C，Sausen M，Leary RJ，Kinde I，Wang Y，Agrawal N et al（2014）Detection of circulating tumor DNA in early- and late-stage human malignancies. Sci Transl Med 6（224）：224

Bock C，Farlik M，Sheffield NC（2016）Multi-omics of single cells：strategies and applications. Trends Biotechnol 34（8）：605-608

Buettner F，Natarajan KN，Casale FP，Proserpio V，Scialdone A，Theis FJ et al（2015）Computational analysis of cell-to-cell heterogeneity in single-cell RNA-sequencing data reveals hidden subpopulations of cells. Nat Biotechnol 33（2）：155-160

Buettner F，Pratanwanich N，McCarthy DJ，Marioni JC，Stegle O（2017）f-scLVM：scalable and versatile factor analysis for single-cell RNA-seq. Genome Biol 18（1）：212

Carter L，Rothwell DG，Mesquita B，Smowton C，Leong HS，Fernandez-Gutierrez F et al（2017）Molecular analysis of circulating tumor cells identifies distinct copy-number profiles in patients with chemosensitive and chemorefractory small-cell lung cancer. Nat Med 23（1）：114-119

Chan KCA，Jiang P，Zheng YWL，Liao GJW，Sun H，Wong J et al（2013）Cancer genome scanning in plasma：detection of tumor-associated copy number aberrations，single-nucleotide variants，and tumoral heterogeneity by massively parallel sequencing. Clin Chem 59（1）：211-224

Chevrier S，Levine JH，Zanotelli VRT，Silina K，Schulz D，Bacac M et al（2017）An immune atlas of clear cell renal cell carcinoma. Cell 169（4）：736-749. e18

Chudziak J，Burt DJ，Mohan S，Rothwell DG，Mesquita B，Antonello J et al（2016）Clinical evaluation of a novel microfluidic device for epitope-independent enrichment of circulating tumour cells in patients with small cell lung cancer. Analyst 141（2）：669-678

Davis A，Navin NE（2016）Computing tumor trees from single cells. Genome Biol 17（1）：113 Dawson S-J，Tsui DWY，Murtaza M，Biggs H，Rueda OM，Chin S-F et al（2013）Analysis of circulating tumor DNA to monitor metastatic breast cancer. N Engl J Med 368（13）：1199-1209

de Bourcy CFA，De Vlaminck I，Kanbar JN，Wang J，Gawad C，Quake SR（2014）A quantitative comparison of single-cell whole genome amplification methods. PLoS ONE 9（8）：e105585

Dey SS，Kester L，Spanjaard B，Bienko M，van Oudenaarden A（2015）Integrated genome and transcriptome sequencing of the same cell. Nat Biotechnol 33（3）：285-289

Diehl F，Li M，Dressman D，He Y，Shen D，Szabo S et al（2005）Detection and quantification of mutations in the plasma of patients with colorectal tumors. Proc Natl Acad Sci USA 102（45）：16368-16373

Diehl F，Li M，He Y，Kinzler KW，Vogelstein B，Dressman D（2006）BEAMing：single-molecule PCR on microparticles in water-in-oil emulsions. Nat Methods 3（7）：551-559

Diehl F，Schmidt K，Choti MA，Romans K，Goodman S，Li M et al（2008）Circulating mutant DNA to assess tumor dynamics. Nat Med 14（9）：985-990

Dong X，Zhang L，Milholland B，Lee M，Maslov AY，Wang T et al（2017）Accurate identification of single-nucleotide variants in whole-genome-amplified single cells. Nat Methods 14（5）：491-493

El-Kebir M（2018）SPhyR：tumor phylogeny estimation from single-cell sequencing data under loss and error. Bioinformatics 34（17）：i671-i679

Fan J，Lee H-O，Lee S，Ryu D-E，Lee S，Xue C et al（2018）Linking transcriptional and genetic tumor heterogeneity through allele analysis of single-cell RNA-seq data. Genome Res 28（8）：1217-1227

Finak G，McDavid A，Yajima M，Deng J，Gersuk V，Shalek AK et al（2015）MAST：a flexible statistical framework for assessing transcriptional changes and characterizing heterogeneity in single-cell RNA sequencing data. Genome Biol 16：278

Forshew T，Murtaza M，Parkinson C，Gale D，Tsui DWY，Kaper F et al（2012）Noninvasive identification and monitoring of cancer mutations by targeted deep sequencing of plasma DNA. Sci Transl Med 4（136）：136-168

Galanzha EI，Zharov VP（2013）Circulating tumor cell detection and capture by photoacoustic flow cytometry in vivo and ex vivo. Cancers（Basel）5（4）：1691-1738

Gardeux V，David FPA，Shajkofci A，Schwalie PC，Deplancke B（2017）ASAP：a web-based platform for the analysis and interactive visualization of single-cell RNA-seq data. Bioinformatics 33（19）：3123-3125

Garraway LA，Lander ES（2013）Lessons from the cancer genome. Cell 153（1）：17-37

Garvin T，Aboukhalil R，Kendall J，Baslan T，Atwal GS，Hicks J et al（2015）Interactive analysis and assessment of single-cell copy-number variations. Nat Methods 12（11）：1058-1060

Gawad C，Koh W，Quake SR（2016）Single-cell genome sequencing：current state of the science. Nat Rev Genet 17（3）：175-188

Gerber T，Willscher E，Loeffler-Wirth H，Hopp L，Schadendorf D，Schartl M et al（2017）Mapping heterogeneity in patient-derived melanoma cultures by single-cell RNA-seq. Oncotarget 8（1）：846-862

Gkountela S，Castro-Giner F，Szczerba BM，Vetter M，Landin J，Scherrer R et al（2019）Circulating tumor cell clustering shapes DNA methylation to enable metastasis seeding. Cell 176（1-2）：98-112. e14

Gormally E，Vineis P，Matullo G，Veglia F，Caboux E，Le Roux E et al（2006）TP53 and KRAS2 mutations in plasma DNA of healthy subjects and subsequent cancer occurrence：a prospective study. Cancer Res 66（13）：6871-6876

Gremel G，Lee RJ，Girotti MR，Mandal AK，Valpione S，Garner G et al（2016）Distinct subclonal tumour responses to therapy revealed by circulating cell-free DNA. Ann Oncol 27（10）：1959-1965

Griffith M，Miller CA，Griffith OL，Krysiak K，Skidmore ZL，Ramu A et al（2015）Optimizing cancer genome sequencing and analysis. Cell Syst 1（3）：210-223

Heitzer E，Ulz P，Belic J，Gutschi S，Quehenberger F，Fischereder K et al（2013）Tumor-associated copy number changes in the circulation of patients with prostate cancer identified through whole-genome sequencing. Genome Med 5（4）：30

Hodge V，Austin J（2004）A survey of outlier detection methodologies. Artif Intell Rev 22（2）：85-126

Hou HW，Warkiani ME，Khoo BL，Li ZR，Soo RA，Tan DS-W et al（2013）Isolation and retrieval of circulating tumor cells using centrifugal forces. Sci Rep 3：1259

Hou Y，Wu K，Shi X，Li F，Song L，Wu H et al（2015）Comparison of variations detection between whole-genome amplification methods used in single-cell resequencing. Gigascience 4：37

Huang L，Ma F，Chapman A，Lu S，Xie XS（2015）Single-cell whole-genome amplification and sequencing：methodology and applications. Annu Rev Genomics Hum Genet 16：79-102

Iacono G，Mereu E，Guillaumet-Adkins A，Corominas R，Cuscó I，Rodríguez-Esteban G et al（2018）bigSCale：an analytical framework for big-scale single-cell data. Genome Res 28（6）：878-890

Ilicic T，Kim JK，Kolodziejczyk AA，Bagger FO，McCarthy DJ，Marioni JC et al（2016）Classification of low quality cells from single-cell RNA-seq data. Genome Biol 17（1）：29 Jacoby MA，Duncavage EJ，Walter MJ（2015）Implications of tumor clonal heterogeneity in the era of next-generation sequencing. Trends Cancer 1（4）：231-241

Jahn K，Kuipers J，Beerenwinkel N（2016）Tree inference for single-cell data. Genome Biol 17：86

Johnson BE，Mazor T，Hong C，Barnes M，Aihara K，McLean CY et al（2014）Mutational analysis reveals the origin and therapy-driven evolution of recurrent glioma. Science 343（6167）：189-193

Joosse SA，Gorges TM，Pantel K（2015）Biology，detection，and clinical implications of circulating tumor cells. EMBO Mol Med 7（1）：1-11

Josephidou M，Lynch AG，Tavaré S（2015）multiSNV：a probabilistic approach for improving detection of somatic point mutations from multiple related tumour samples. Nucleic Acids Res 43（9）：e61

Khan KH，Cunningham D，Werner B，Vlachogiannis G，Spiteri I，Heide T et al（2018）Longitudinal liquid biopsy and mathematical modeling of clonal evolution forecast time to treatment failure in the PROSPECT-C Phase II colorectal cancer clinical trial. Cancer Discov 8（10）：1270-1285

Kharchenko PV，Silberstein L，Scadden DT（2014）Bayesian approach to single-cell differential expression analysis. Nat Methods 11（7）：740-742

Kim KI，Simon R（2014）Using single cell sequencing data to model the evolutionary history of a tumor. BMC Bioinform 15：27

Kinde I，Wu J，Papadopoulos N，Kinzler KW，Vogelstein B（2011）Detection and quantification of rare mutations with massively parallel sequencing. Proc Natl Acad Sci USA 108（23）：9530-9535

Knouse KA，Wu J，Amon A（2016）Assessment of megabase-scale somatic copy number variation using single-cell sequencing. Genome Res 26（3）：376-384

Kuipers J，Jahn K，Beerenwinkel N（2017a）Advances in understanding tumour evolution through single-cell sequencing. Biochim Biophys Acta 1867（2）：127-138

Kuipers J，Jahn K，Raphael BJ，Beerenwinkel N（2017b）Single-cell sequencing data reveal widespread recurrence and loss of mutational hits in the life histories of tumors. Genome Res 27（11）：1885-1894

Leary RJ，Kinde I，Diehl F，Schmidt K，Clouser C，Duncan C et al（2010）Development of personalized tumor biomarkers using massively parallel sequencing. Sci Transl Med 2（20）：20 Leary RJ，Sausen M，Kinde I，Papadopoulos N，Carpten JD，Craig D et al（2012）Detection of chromosomal alterations in the circulation of cancer patients with whole-genome sequencing. Sci Transl Med 4（162）：154-162

Lee M-CW，Lopez-Diaz FJ，Khan SY，Tariq MA，Dayn Y，Vaske CJ et al（2014）Single-cell analyses of transcriptional heterogeneity during drug tolerance transition in cancer cells by RNA sequencing. Proc Natl Acad Sci USA 111（44）：E4726-E4735

Li H，Courtois ET，Sengupta D，Tan Y，Chen KH，Goh JJL et al（2017）Reference component analysis of single-cell transcriptomes elucidates cellular heterogeneity in human colorectal tumors. Nat Genet 49（5）：708-718

Lin C，Jain S，Kim H，Bar-Joseph Z（2017）Using neural networks for reducing the dimensions of single-cell RNA-Seq data. Nucleic Acids Res 45（17）：e156

Lun ATL，Bach K，Marioni JC（2016）Pooling across cells to normalize single-cell RNA sequencing data with many zero counts. Genome Biol 17：75

Macaulay IC，Haerty W，Kumar P，Li YI，Hu TX，Teng MJ et al（2015）G&T-seq：parallel sequencing of single-cell genomes and transcriptomes. Nat Methods 12（6）：519-522

Macaulay IC，Ponting CP，Voet T（2017）Single-cell multiomics：multiple measurements from single cells. Trends Genet 33（2）：155-168

Macosko EZ，Basu A，Satija R，Nemesh J，Shekhar K，Goldman M et al（2015）Highly parallel genome-wide expression profiling of individual cells using nanoliter droplets. Cell 161（5）：1202-1214

Malikic S，Jahn K，Kuipers J，Sahinalp C，Beerenwinkel N（2017）Integrative inference of subclonal tumour evolution from single-cell and bulk sequencing data. Nat Commun 10（1）：2750

Marass F（2016）Latent feature models and non-invasive clonal reconstruction. Doctoral dissertation，University of Cambridge

McCarthy DJ，Campbell KR，Lun ATL，Wills QF（2017）Scater：pre-processing，quality control，normalization and visualization of single-cell RNA-seq data in R. Bioinformatics 33（8）：1179-1186

McGranahan N，Swanton C（2017）Clonal heterogeneity and tumor evolution：past，present，and the future. Cell 168（4）：613-628

Meienberg J，Zerjavic K，Keller I，Okoniewski M，Patrignani A，Ludin K et al（2015）New insights into the performance of human whole-exome capture platforms. Nucleic Acids Res 43（11）：e76

Meynert AM，Ansari M，FitzPatrick DR，Taylor MS（2014）Variant detection sensitivity and biases in whole genome and exome sequencing. BMC Bioinform 15：247

Mouliere F，Chandrananda D，Piskorz AM，Moore EK，Morris J，Ahlborn LB et al（2018）Enhanced detection of circulating tumor DNA by fragment size analysis. Sci Transl Med 10（466）：eaat4921

Murtaza M，Dawson S-J，Tsui DWY，Gale D，Forshew T，Piskorz AM et al（2013）Non-invasive analysis of acquired resistance to cancer therapy by sequencing of plasma DNA. Nature 497（7447）：108-112

Murtaza M，Dawson S-J，Pogrebniak K，Rueda OM，Provenzano E，Grant J et al（2015）Multifocal clonal evolution characterized using circulating tumour DNA in a case of metastatic breast cancer. Nat Commun 6：8760

Newman AM，Bratman SV，To J，Wynne JF，Eclov NCW，Modlin LA et al（2014）An ultrasensitive method for quantitating circulating tumor DNA with broad patient coverage. Nat Med 20（5）：548-554

Newman AM，Lovejoy AF，Klass DM，Kurtz DM，Chabon JJ，Scherer F et al（2016）Integrated digital error suppression for improved detection of circulating tumor DNA. Nat Biotechnol 34（5）：547-555

Nik-Zainal S，Van Loo P，Wedge DC，Alexandrov LB，Greenman CD，Lau KW et al（2012）The life history of 21 breast cancers. Cell 149（5）：994-1007

Olshen AB，Venkatraman ES，Lucito R，Wigler M（2004）Circular binary segmentation for the analysis of array-based DNA copy number data. Biostatistics 5（4）：557-572

Ozkumur E，Shah AM，Ciciliano JC，Emmink BL，Miyamoto DT，Brachtel E et al（2013）Inertial focusing for tumor antigen-dependent and -independent sorting of rare circulating tumor cells. Sci Transl Med 5（179）：179

Patel AP，Tirosh I，Trombetta JJ，Shalek AK，Gillespie SM，Wakimoto H et al（2014）Single-cell RNA-seq highlights intratumoral heterogeneity in primary glioblastoma. Science 344（6190）：1396-1401

Phallen J，Sausen M，Adleff V，Leal A，Hruban C，White J et al（2017）Direct detection of early-stage cancers using circulating tumor DNA. Sci Transl Med 9（403）

Phillips KG，Kuhn P，McCarty OJT（2014）Physical biology in cancer. 2. The physical biology of circulating tumor cells. Am J Physiol Cell Physiol 306（2）：C80-C88

Picelli S，Björklund ÅK，Faridani OR，Sagasser S，Winberg G，Sandberg R（2013）Smart-seq2 for sensitive full-length transcriptome profiling in single cells. Nat Methods 10（11）：1096-1098

Pierson E，Yau C（2015）ZIFA：Dimensionality reduction for zero-inflated single-cell gene expression analysis.

Genome Biol 16：241

Qiu X，Hill A，Packer J，Lin D，Ma Y-A，Trapnell C（2017）Single-cell mRNA quantification and differential analysis with Census. Nat Methods 14（3）：309-315

Riethdorf S，Fritsche H，Müller V，Rau T，Schindlbeck C，Rack B et al（2007）Detection of circulating tumor cells in peripheral blood of patients with metastatic breast cancer：a validation study of the cell search system. Clin Cancer Res 13（3）：920-928

Risso D，Perraudeau F，Gribkova S，Dudoit S，Vert J-P（2018）A general and flexible method for signal extraction from single-cell RNA-seq data. Nat Commun 9（1）：284

Ross EM，Markowetz F（2016）OncoNEM：inferring tumor evolution from single-cell sequencing data. Genome Biol 17：69

Saadatpour A，Lai S，Guo G，Yuan G-C（2015）Single-cell analysis in cancer genomics. Trends Genet 31（10）：576-586

Sarioglu AF，Aceto N，Kojic N，Donaldson MC，Zeinali M，Hamza B et al（2015）A microfluidic device for label-free，physical capture of circulating tumor cell clusters. Nat Methods 12（7）：685-691

Schiffman JD，Fisher PG，Gibbs P（2015）Early detection of cancer：past，present，and future. Am Soc Clin Oncol Educ Book 57-65

Singer J，Kuipers J，Jahn K，Beerenwinkel N（2018）Single-cell mutation identification via phylogenetic inference. Nat Commun 9（1）：5144

Siravegna G，Mussolin B，Buscarino M，Corti G，Cassingena A，Crisafulli G et al（2015）Clonal evolution and resistance to EGFR blockade in the blood of colorectal cancer patients. Nat Med 21（7）：795-801

Snyder MW，Kircher M，Hill AJ，Daza RM，Shendure J（2016）Cell-free DNA comprises an in vivo nucleosome footprint that informs its tissues-of-origin. Cell 164（1-2）：57-68

Spits C，Le Caignec C，De Rycke M，Van Haute L，Van Steirteghem A，Liebaers I et al（2006）Whole-genome multiple displacement amplification from single cells. Nat Protoc 1（4）：1965-1970

Steeg PS（2016）Targeting metastasis. Nat Rev Cancer 16（4）：201-218

Stegle O，Teichmann SA，Marioni JC（2015）Computational and analytical challenges in single-cell transcriptomics. Nat Rev Genet 16（3）：133-145

Sun K，Jiang P，Chan KCA，Wong J，Cheng YKY，Liang RHS et al（2015）Plasma DNA tissue mapping by genome-wide methylation sequencing for noninvasive prenatal，cancer，and transplantation assessments. Proc Natl Acad Sci USA 112（40）：E5503-E5512

Szczerba BM，Castro-Giner F，Vetter M，Krol I，Gkountela S，Landin J et al（2019）Neutrophils escort circulating tumor cells to enable cell cycle progression. Nature 566：553-557

Taly V，Pekin D，Benhaim L，Kotsopoulos SK，Le Corre D，Li X et al（2013）Multiplex picodroplet digital PCR to detect KRAS mutations in circulating DNA from the plasma of colorectal cancer patients. Clin Chem 59（12）：1722-1731

Thompson JC，Yee SS，Troxel AB，Savitch SL，Fan R，Balli D et al（2016）Detection of therapeutically targetable driver and resistance mutations in lung cancer patients by next-generation sequencing of cell-free circulating tumor DNA. Clin Cancer Res 22（23）：5772-5782

Tie J，Kinde I，Wang Y，Wong HL，Roebert J，Christie M et al（2015）Circulating tumor DNA as an early marker of therapeutic response in patients with metastatic colorectal cancer. Ann Oncol 26（8）：1715-1722

Tie J，Wang Y，Tomasetti C，Li L，Springer S，Kinde I et al（2016）Circulating tumor DNA analysis detects minimal residual disease and predicts recurrence in patients with stage Ⅱ colon cancer. Sci Transl Med 8（346）：346-392

Tirosh I，Venteicher AS，Hebert C，Escalante LE，Patel AP，Yizhak K et al（2016a）Single-cell RNA-seq supports a developmental hierarchy in human oligodendroglioma. Nature 539（7628）：309-313

Tirosh I，Izar B，Prakadan SM，Wadsworth MH，Treacy D，Trombetta JJ et al（2016b）Dissecting the multicellular ecosystem of metastatic melanoma by single-cell RNA-seq. Science 352（6282）：189-196

Treangen TJ，Salzberg SL（2011）Repetitive DNA and next-generation sequencing：computational challenges and solutions. Nat Rev Genet 13（1）：36-46

Ulz P，Thallinger GG，Auer M，Graf R，Kashofer K，Jahn SW et al（2016）Inferring expressed genes by whole-genome sequencing of plasma DNA. Nat Genet 48（10）：1273-1278

Underhill HR，Kitzman JO，Hellwig S，Welker NC，Daza R，Baker DN et al（2016）Fragment length of circulating tumor DNA. PLoS Genet 12（7）：e1006162

Vallejos CA，Richardson S，Marioni JC（2016）Beyond comparisons of means：understanding changes in gene expression at the single-cell level. Genome Biol 17：70

Vallejos CA，Risso D，Scialdone A，Dudoit S，Marioni JC（2017）Normalizing single-cell RNA sequencing data：challenges and opportunities. Nat Methods 14（6）：565-571

Van Loo P，Voet T（2014）Single cell analysis of cancer genomes. Curr Opin Genet Dev 24：82-91

Venteicher AS，Tirosh I，Hebert C，Yizhak K，Neftel C，Filbin MG et al（2017）Decoupling genetics，lineages，and microenvironment in IDH-mutant gliomas by single-cell RNA-seq. Science 355（6332）：eaai8478

Wang Z，Gerstein M，Snyder M（2009）RNA-Seq：a revolutionary tool for transcriptomics. Nat Rev Genet 10（1）：57-63

Wang B，Zhu J，Pierson E，Ramazzotti D，Batzoglou S（2017）Visualization and analysis of single-cell RNA-seq data by kernel-based similarity learning. Nat Methods 14（4）：414-416

Warr A，Robert C，Hume D，Archibald A，Deeb N，Watson M（2015）Exome sequencing：current and future perspectives. G3（Bethesda）5（8）：1543-1550

Went PT，Lugli A，Meier S，Bundi M，Mirlacher M，Sauter G et al（2004）Frequent EpCam protein expression in human carcinomas. Hum Pathol 35（1）：122-128

Yu M，Stott S，Toner M，Maheswaran S，Haber DA（2011）Circulating tumor cells：approaches to isolation and characterization. J Cell Biol 192（3）：373-382

Yu M，Bardia A，Aceto N，Bersani F，Madden MW，Donaldson MC et al（2014）Cancer therapy. Ex vivo culture of circulating breast tumor cells for individualized testing of drug susceptibility. Science 345（6193）：216-220

Yuan K，Sakoparnig T，Markowetz F，Beerenwinkel N（2015）BitPhylogeny：a probabilistic framework for reconstructing intra-tumor phylogenies. Genome Biol 16：36

Zafar H，Wang Y，Nakhleh L，Navin N，Chen K（2016）Monovar：single-nucleotide variant detection in single cells. Nat Methods 13（6）：505-507

Zafar H，Tzen A，Navin N，Chen K，Nakhleh L（2017）SiFit：inferring tumor trees from single-cell sequencing data under finite-sites models. Genome Biol 18（1）：178

Zafar H，Navin N，Chen K，Nakhleh L（2018）SiCloneFit：Bayesian inference of population structure，genotype，and phylogeny of tumor clones from single-cell genome sequencing data. Genome Res 29（11）：1847-1859

Zare F，Dow M，Monteleone N，Hosny A，Nabavi S（2017）An evaluation of copy number variation detection tools for cancer using whole exome sequencing data. BMC Bioinformatics 18（1）：286

Zhang C，Zhang C，Chen S，Yin X，Pan X，Lin G et al（2013）A single cell level based method for copy number variation analysis by low coverage massively parallel sequencing. PLoS ONE 8（1）：e54236

Zheng GXY，Terry JM，Belgrader P，Ryvkin P，Bent ZW，Wilson R et al（2017）Massively parallel digital transcriptional profiling of single cells. Nat Commun 8：14049